科学出版社普通高等教育案例版医学规划教材
高等医药院校教材

案例版

供临床、预防、基础、麻醉、影像、药学、检验、护理、法医等专业使用

口腔科学

第2版

主　　编　牛卫东　邓嘉胤
副 主 编　赵　今　高秀秋　白晓峰
编　　委　（以姓氏笔画为序）

王丽娜（大连医科大学）
邓嘉胤（天津医科大学）
曲卫国（大连大学附属大连市口腔医院）
张婷婷（天津医科大学）
金海威（大连医科大学）
袁昌青（青岛大学）
高秀秋（锦州医科大学）
管晓燕（遵义医科大学）
牛卫东（大连医科大学）
白晓峰（中国医科大学）
李武伟（大连医科大学）
范丽苑（西南医科大学）
赵　今（新疆医科大学）
凌　彬（新疆医科大学）
谢伟丽（哈尔滨医科大学）

科学出版社
北　京

郑 重 声 明

图书在版编目（CIP）数据

口腔科学 / 牛卫东，邓嘉胤主编 . —2 版 . —北京：科学出版社，2022.1

ISBN 978-7-03-068962-7

Ⅰ . ①口… Ⅱ . ①牛… ②邓… Ⅲ . ①口腔科学－医学院校－教材 Ⅳ . ① R78

中国版本图书馆 CIP 数据核字（2021）第 102726 号

责任编辑：王　颖 / 责任校对：宁辉彩
责任印制：赵　博 / 封面设计：陈　敬

科学出版社 出版
北京东黄城根北街 16 号
邮政编码：100717
http://www.sciencep.com
北京凌奇印刷有限责任公司 印刷
科学出版社发行　各地新华书店经销
*
2008 年 5 月第　一　版　开本：850×1168　1/16
2022 年 1 月第　二　版　印张：16
2024 年 1 月第三次印刷　字数：527 000

定价：65.00 元
（如有印装质量问题，我社负责调换）

前　　言

《口腔科学》（案例版，第 2 版）是根据教育部提出的深化教育教学改革的要求，以培养 21 世纪创新型医学人才为目的来进行编写的。

本次编写按照“坚持创新、注重实践、提高素质、整体优化、面向未来”的培养目标，本着强调“三基”（基本理论、基础知识、基本技能）和体现“五性”（思想性、科学性、启发性、先进性、实用性）的原则进行。

本版教材在第 1 版教材的基础上，优化了案例和图片，有利于提高学生的学习兴趣和主动性。在内容上增加了“口腔疾病与全身系统性疾病的关系”；对于“牙周疾病”“口腔黏膜常见疾病”“口腔卫生保健”“颞下颌关节常见疾病”“唾液腺疾病”的内容进行了补充、完善和更新；对于近年来新的口腔治疗技术，如“种植修复技术”亦有所论述。

本版教材邀请了天津医科大学、新疆医科大学、锦州医科大学、中国医科大学、哈尔滨医科大学、遵义医科大学、青岛大学、西南医科大学、大连大学的口腔同仁共同参与编写，具有一定的覆盖面。尤其承蒙邓嘉胤教授、赵今教授、高秀秋教授、白晓峰教授及各位编委的鼎力支持与协作，对大家的辛苦付出表示衷心感谢！同时，对为第 1 版教材编写付出辛勤努力的主编、副主编及各位编委致以崇高的敬意！

由于我们的水平有限，编写经验不足，书中可能存在不足之处，恳请同行专家和广大读者批评指正。

牛卫东

2021 年 5 月

前 言

目　录

第一章　口腔颌面部解剖生理

【目的要求】

掌握：①面部表面解剖标志。②口腔局部解剖特点及生理功能。③牙体解剖常用名词及应用术语。

熟悉：①面部表情肌及咀嚼肌的位置和功能。②面颈部神经及血管的分布及应用解剖。③头颈淋巴结配布规律及应用解剖。④牙的解剖特点、神经支配及应用解剖。

了解：①上、下颌骨的结构特点及应用解剖。②颞下颌关节的构成及功能。③唾液腺应用解剖及唾液的分泌。④牙的萌出和乳恒牙更替规律。

第一节　颌面部解剖生理

颌面部（maxillofacial region）由颜面部的中 1/3 和下 1/3 两部分组成。颜面部也称面部，指上起发际，下达下颌骨下缘，两侧至下颌支后缘之间的部位。通常以经过眉间点及鼻下点的两条水平线将颜面部分为上 1/3、中 1/3 和下 1/3 三等份（图 1-1）。随着现代口腔医学的迅速发展，口腔临床范围已由面下 1/3 和面中 1/3 向面上 1/3 及颅部拓宽、加深。

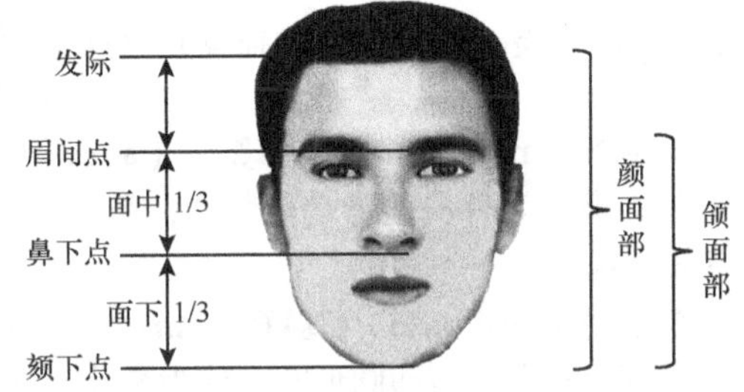

图 1-1　面上、中、下部

颌面部是人体经常外露的部位，是外形美的重要代表区之一和敏感部位，具有眼、鼻、唇、咽和口腔等重要器官，手术时既要注意保护视觉、嗅觉、味觉、呼吸、摄食、吞咽、咀嚼、语言和面部表情等功能，又不能影响颜面美。

颌面部易受到损伤，由于血供丰富、组织疏松，所以损伤后出血多、局部组织肿胀明显；颌面部窦、腔多，受损后应尽早关闭与这些窦、腔相通的创口，减少感染机会；颌面部有三叉神经、面神经、腮腺及其导管等结构，损伤后会导致麻木、面瘫及涎瘘等并发症；颌面部损伤可同时并发颅脑损伤，在抢救时应注意及时治疗，以免产生严重后果。但颌面部血运丰富，组织再生修复与抗感染能力强，外伤或手术后，伤口愈合快；且罹患疾病后，容易早期发现、及时治疗。

一、面部分区及表面解剖标志

（一）面部分区

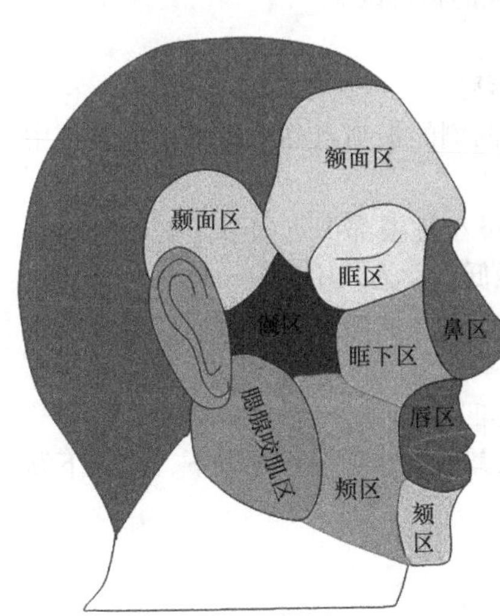

图 1-2　面部的解剖分区

根据面部形态及解剖特点，可将其分为以下各区：眶区、鼻区、唇区、颏区、眶下区、颧区、颊区、腮腺咬肌区、面侧深区、额面区和颞面区（图 1-2）。

1. 眶区（orbital region）　四周以眶缘为界，为视器所在。

2. 鼻区（nasal region）　上界为鼻根点，下界为鼻底，两侧界为内眦与鼻翼点的连线。

3. 唇区（lip region）　上界为鼻底，两侧界为唇面沟，下以颏唇沟与颏区分界。

4. 颊区（buccal region）　前界为唇区和颏区，后界为咬肌前缘，上邻眶下区和颧区，下界为下颌下缘。

5. 眶下区（infraorbital region）　上界为眶下缘，内邻鼻区；外侧界为上颌骨颧突根部的垂线；下界为唇面沟中点至上颌骨颧突根下缘的连线。

6. 颧区（zygomatic region）　上界为颧弓上缘，下界为颧骨下缘，前界为上颌骨颧突根部，后界是颧弓后端。

笔记栏

7. 颏区（mental region） 上界为颏唇沟，两侧界为口角的垂线，下以下颌下缘为界。

8. 腮腺咬肌区（parotideomasseteric region） 上界为颧弓及外耳道下缘，前界为咬肌前缘，后界为胸锁乳突肌、乳突、二腹肌后腹的前缘，下以下颌下缘为界。

9. 面侧深区（deep region of lateral face） 位于颧弓和下颌支的深面，前界为上颌骨的后面，后界为腮腺深叶，内为翼外板，外以下颌支为界。

10. 额面区（frontaofacial region） 上界为发际，下界为眶上缘，两侧界为上颞线。

11. 颞面区（temporofacial region） 后界为发际，下界为颧弓上缘，前上界为上颞线。

（二）颌面部表面解剖标志和测量点

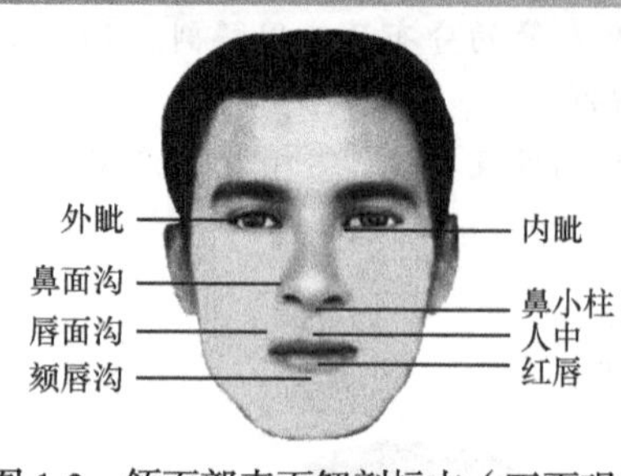

图 1-3 颌面部表面解剖标志（正面观）

颌面部具有许多临床常用的表面解剖标志（图 1-3）。

1. 睑裂（palpebral fissure） 为上睑和下睑之间的裂隙。正常睑裂的宽度和高度分别约为 3.5cm 和 1.0 ～ 1.2cm。

2. 睑内侧连合（medial palpebral commissure）和睑外侧连合（lateral palpebral commissure） 为上、下睑在内侧和外侧的结合处。

3. 内眦（medial angle of eye）和外眦（lateral angle of eye） 分别为睑内侧连合和睑外侧连合处所成的角点。面部垂直比例作垂线时经此点。外眦较内眦高约 3 ～ 4mm。

4. 鼻根（root of nose）、鼻尖（apex of nose）和鼻背（back of nose） 鼻根为外鼻上端连于额部处；鼻尖为外鼻前下端隆起处；鼻根与鼻尖之间称为鼻背（图 1-4）。

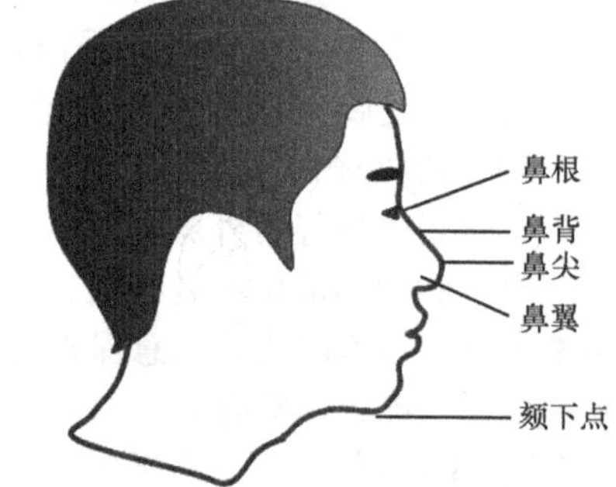

图 1-4 颌面部表面解剖标志（侧面观）

5. 鼻底（nasi base）和鼻孔（nare） 锥形外鼻之底为鼻底；鼻底上有左、右卵圆形孔，称为鼻孔，又称鼻前孔。

6. 鼻小柱（nasal columella）和鼻翼（wing of nose） 两侧鼻孔之间的隆嵴称鼻小柱；鼻孔外侧的隆起称鼻翼。

7. 鼻面沟（nasofacial sulcus） 为鼻外侧之长形凹陷。沿鼻面沟做手术切口，愈合后瘢痕不明显。

8. 唇面沟（labiofacial sulcus） 为上唇与颊部之斜行凹陷。沿唇面沟做手术切口，愈合后瘢痕不明显。在矫治修复时，唇面沟常作为判断面容恢复情况的指征。

9. 鼻唇沟（nasolabial sulcus） 鼻面沟与唇面沟合称为鼻唇沟。

10. 口裂（oral fissure） 为上、下唇之间的横形裂隙。

11. 口角（angle of mouth） 口裂两端为口角，其正常位置约相当于尖牙与第一前磨牙之间。实施口角开大或缩小术时，应注意此关系。

12. 红唇（vermilion） 为上、下唇的游离缘，属皮肤与黏膜的移行区。

13. 红唇缘（vermilion border） 为红唇与皮肤之交接处。

14. 唇弓（labial arch） 上唇的红唇缘整体呈 M 形，也称唇弓。

15. 唇峰和唇珠（vermilion tubercle） M 形唇弓在人中点两侧的最高点称为唇峰；上唇正中红唇呈珠状向前下方突出称为唇珠。

16. 人中（philtrum）和人中点 上唇皮肤的表面正中，由鼻小柱根部中点向下至红唇缘的纵行浅沟称为人中；人中与红唇缘的交点，即 M 形唇弓在中线的最低点称为人中点。

17. 人中嵴（philtrum ridge） 人中的两侧各有一条与其并行的皮肤嵴，系自鼻小柱根部两侧向下延伸至唇峰，称为人中嵴。

18. 颏唇沟（mentolabial sulcus） 为下唇与颏部之间的横形凹陷。

19. 耳屏（tragus） 为外耳道前方之结节状突起。临床常在其前方、颧弓根部以下，检查下颌骨髁突的活动情况。在耳屏前方约 1cm 可触及颞浅动脉的搏动。

颌面部常用测量点及体表投影主要包括以下内容。

1. 眉间点（glabella） 为左、右眉头间的正中点。

2. 鼻下点（subnasale） 鼻中隔向上唇转折之点。

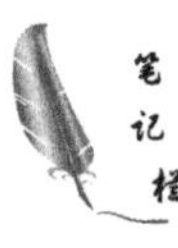

3. 颏前点（pogonion）　为颏部正中最前点。

4. 颏下点（gnathion）　为颏部正中最低点，常用作测量面部距离的标志。

5. 眶下孔（infraorbital foramen）　位于眶下缘中点下约 0.5cm，其体表投影为自鼻尖至睑外侧连合连线的中点。眶下孔是眶下神经阻滞麻醉的部位。

6. 颏孔（mental foramen）　位于下颌体外侧面，成人多位于第二前磨牙或第一、二前磨牙之间的下方，下颌体上、下缘中点稍上方，距正中线 2 ～ 3cm。颏孔为颏神经阻滞麻醉的部位。

7. 腮腺管（parotid duct）　腮腺管体表投影为耳垂下缘至鼻翼下缘与口角间中点连线的中 1/3 段。颊部手术时了解腮腺管的位置有助于避免损伤腮腺管。

二、颌　骨

（一）上颌骨

1. 解剖结构　上颌骨（maxilla）是面中部重要的支架骨，左右各一，两侧对称，与额骨、鼻骨、泪骨、颧骨、蝶骨、犁骨、腭骨等相邻接，通过骨缝连接为一体，参与构成整个上颌部、口腔顶的大部分、眼眶底部、鼻腔底部和侧壁、颞下窝、翼腭窝、翼上颌裂及眶下裂。上颌骨的解剖形态不规则，大致可分为一体（含一窦）和四突（图 1-5，图 1-6）。

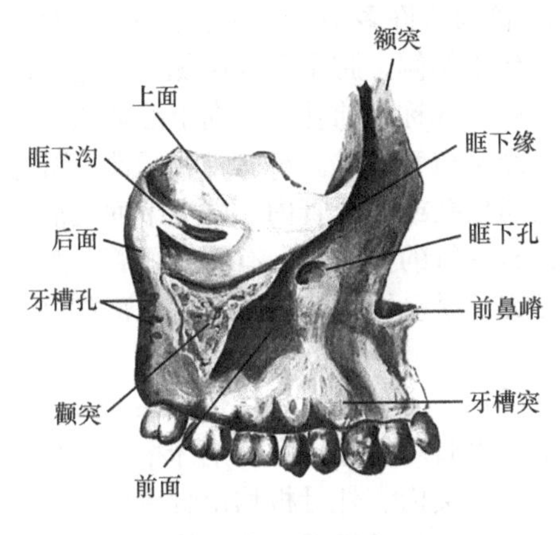

图 1-5　上颌骨（前面观）

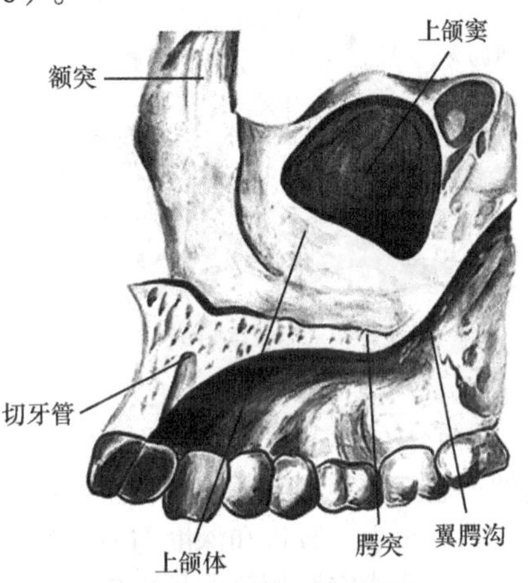

图 1-6　上颌骨（内面观）

（1）上颌体（body of maxilla）：为上颌骨的主体部分，分为前、后、上、内四面以及位于其内的上颌窦。

1）前面（anterior surface）：又称脸面，上界为眶下缘，内界为鼻切迹，下方移行于牙槽突，后界为颧突及颧牙槽嵴与后面分界。在眶下缘中点下方约 0.5cm 处有椭圆形的眶下孔，孔内有眶下神经、血管通过。眶下孔向后、上、外方通入眶下管，眶下神经阻滞麻醉时，进针时应注意此方向。在眶下孔下方骨面上有一深窝，称尖牙窝，提口角肌在此起始。尖牙窝一般位于前磨牙根尖的上方，此处与上颌窦腔相隔的骨质菲薄，故上颌窦手术常由此开窗进入窦腔。

2）后面（posterior surface）：又称颞下面，参与颞下窝及翼腭窝前壁的构成。该面与前外面之间的颧牙槽嵴在面部或口腔前庭均可触及，为上牙槽后神经阻滞麻醉的重要标志。后面中部有数个小孔称牙槽孔，向下导入上颌窦后壁之牙槽管，有上牙槽后神经、血管通过。上牙槽后神经阻滞麻醉时麻醉药即注入牙槽孔周围。后面之下部，有粗糙之圆形隆起，称上颌结节，为翼内肌浅头之起始处。

3）上面（superior surface）：又称眶面，呈三角形，构成眶下壁的大部。中部有眶下沟向前、下、内通眶下管并开口于上颌体前面的眶下孔。眶下管的前段发出一牙槽管，经上颌窦之前侧骨壁穿行，内有上牙槽前神经、血管通过。眶下管之后段亦发出一牙槽管，经上颌窦之前外侧骨壁下行，有上牙槽中神经及血管通过。因此，眶下管麻醉可以同时麻醉上牙槽前、中神经及眶下神经。眶下管长约 1.5cm，眶下管麻醉时进针不可过深，以免损伤眼球。

4）内面（medial surface）：又称鼻面，参与鼻腔外侧壁的构成。该面后上方有三角形的上颌窦裂孔通向鼻腔。上颌窦裂孔后方，有向前下方的翼腭沟与蝶骨翼突和腭骨垂直部相接，构成翼腭管（长约 3.1cm），管内有腭降动脉及腭神经通过，向下出腭大孔。临床上可通过翼腭管施行上颌神经阻滞麻醉。

笔记栏

5）上颌窦（maxillary sinus）：位于上颌体中央，是鼻旁窦中最大的一对窦腔。上颌体构成上颌窦的壁，内覆盖有黏膜。上颌窦外形呈椎体状，尖向外伸入颧突，底向内与鼻腔相邻，通过半月裂孔开口于中鼻道，四个壁分别与眶底、牙槽突、上颌体前面及上颌体后面的翼腭窝、颞下窝邻接。上颌窦的下壁盖过上颌第二前磨牙到上颌第三磨牙的根尖，与上述牙根尖之间以较薄的骨板相隔，有时甚至无骨板而仅以上颌窦黏膜相隔。因此，上颌磨牙的感染可累及上颌窦，引起上颌窦炎症；同时在拔除上颌后牙时应避免将断根推入上颌窦内或穿通窦壁造成上颌窦瘘。

（2）四突：上颌骨外侧部的四个突起部分分别为额突、颧突、腭突及牙槽突。

1）额突（frontal process）：在上颌体之内上方，其上、前、后缘分别与额骨、鼻骨和泪骨相接。额突参与构成泪沟、眶内缘、鼻背及鼻腔侧壁，上颌骨骨折累及鼻腔及眶底时，复位应注意保证鼻泪管通畅。

2）颧突（zygomatic process）：粗短呈三角锥形，向外上与颧骨相接，向下至第一磨牙处形成颧牙槽嵴。

3）腭突（palatine process）：系水平骨板，在上颌体与牙槽突的移行处伸向内侧，与对侧腭突在中线相接，形成腭中缝，参与构成口腔顶的大部及鼻腔底部。腭突下面略凹而粗糙，参与构成硬腭的前3/4，该面有许多小孔以通小血管。腭突下面于上颌中切牙之腭侧、腭中缝与两侧尖牙连线的交点上有切牙孔（或称腭前孔），向上后通入切牙管，有鼻腭神经及血管通过。鼻腭神经阻滞麻醉时，药物可注入切牙孔或切牙管内。腭突下面之后外近牙槽突处，有纵行的沟或管，有腭大血管及腭前神经通过。腭突后缘呈锯齿状与腭骨水平部相接，构成腭横缝（图1-7）。

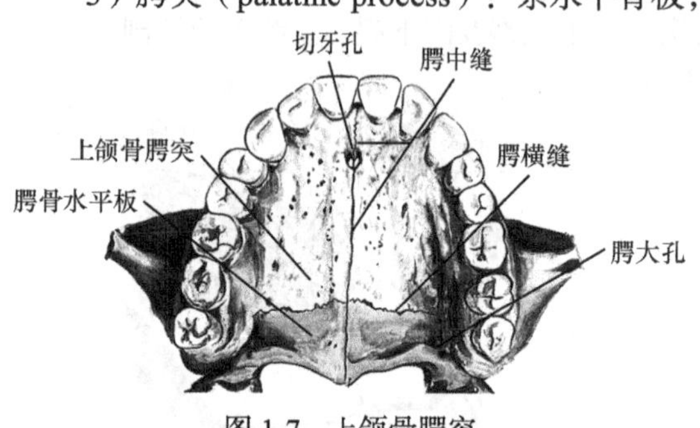

图1-7　上颌骨腭突

4）牙槽突（alveolar process）：又称牙槽骨，自上颌体向下方伸出，呈弓形，系上颌骨包绕牙根周围的突起部分。两侧牙槽突在中线结合形成蹄铁形的牙槽骨弓。牙槽突容纳牙根的部分为牙槽窝，其形态、大小、数目和深度与所容纳的牙根相适应。牙槽突内、外骨板均由骨密质构成，中间夹以骨松质。牙槽突唇颊侧的骨板较薄，且有多数小孔通向其内的骨松质，此结构特点有利于临床上采用局部浸润麻醉术时麻醉药液的渗透，同时在拔前牙时，向唇侧方向用力时阻力较小。

2. 上颌骨的解剖特点及临床意义

（1）支柱与支架结构：上颌骨在承受咀嚼压力明显的区域，骨质增厚形成三对支柱，有利于将咀嚼压力传导至颅底。同时上颌骨还与额骨、筛骨、蝶骨、颞骨等相连形成连接支架，如眶上弓、眶下弓、鼻骨弓等。这些解剖特点使上颌骨及其邻骨可以承担相当大的咀嚼压力并承受一定的外力打击；但暴力打击则可造成上颌骨及其邻骨的同时骨折，甚至合并颅脑损伤。

（2）临床应用解剖：由于上颌骨主要为肌束薄弱的表情肌附着，故骨折后移位与肌肉的收缩牵拉无明显关系。上颌骨血供极为丰富，故其抗感染能力强，骨折后愈合亦较快，但手术或外伤时出血较多。

（二）下颌骨

下颌骨（mandible）是颌面部骨中唯一能活动的骨，分为下颌体（水平部）和下颌支（垂直部）两部分。下颌支后缘与下颌体下缘相交的转角称下颌角（图1-8、图1-9）。

1. 下颌体（body of mandible）　为下颌骨水平部，呈弓形，分为内外两面、牙槽突和下颌体下缘。

（1）外面：中线处可见正中联合，其两旁近下颌体下缘处，左右各有一隆起的颏结节。从颏结节经颏孔下方、向后上与下颌支前缘相连的骨嵴，称外斜线，有降下唇肌及降口角肌附着；外斜线之下，有颈阔肌附着。在外斜线上方，下颌第二前磨牙的下方或第一、第二前磨牙之间，下颌体上、下缘之间的稍上方有颏孔，开口朝向后、上、外方，有颏神经和血管通过。

（2）内面：近中线处上、下两对突起分别为上颏棘和下颏棘，为颏舌肌和颏舌骨肌的附着处。自下颏棘下方斜向后上与外斜线相对应的骨嵴为内斜线（或称下颌舌骨线），有下颌舌骨肌附着。内面中线两侧近下颌体下缘处有二腹肌窝，为二腹肌前腹的附着处；内斜线上方，颏棘两侧有舌下腺窝与舌下腺相邻；二腹肌窝后上方有下颌下腺窝，为下颌下腺所在处。

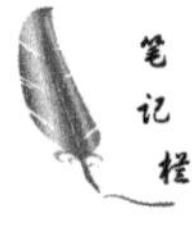
笔记栏

（3）牙槽突：下颌体上缘为牙槽突，有容纳牙根的牙槽窝。牙槽突内、外骨板均由较厚的骨密质构成，除切牙区外，很少有小孔与其内的骨松质相通。因此下颌拔牙及牙槽骨手术中，除切牙区可采用浸润麻醉外，一般均采用神经阻滞麻醉。

（4）下颌体下缘：又称下颌下缘，为下颌骨骨质最致密处，外形圆钝。常作为颈部的上界及下颌下区手术切口定点的标志。

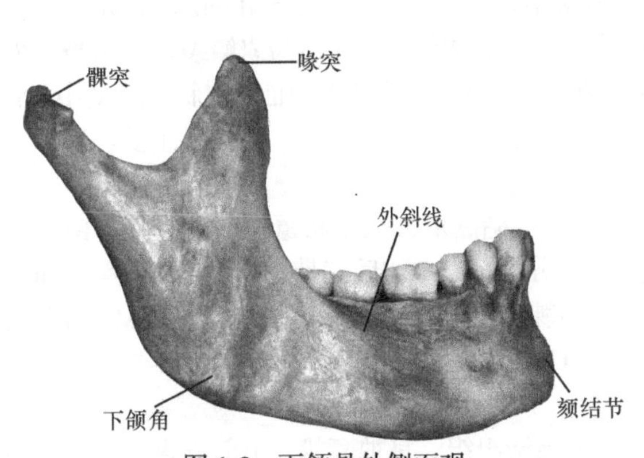

图 1-8　下颌骨外侧面观

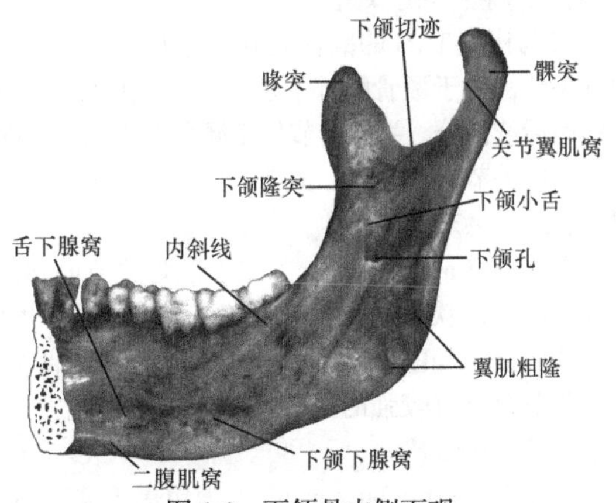

图 1-9　下颌骨内侧面观

2. 下颌支（ramus of mandible）　为下颌骨垂直部，左右各一，分为上方的喙突、髁突及内、外两面。喙突与髁突之间"U"形的下颌支上缘称下颌切迹或下颌乙状切迹。前方的喙突呈扁三角形，有颞肌和咬肌附着，又称肌突或冠状突。后方的髁突参与颞下颌关节的构成，又称髁状突或关节突。髁突下部缩小为髁突颈部，其前上方的小凹陷称关节翼肌窝，为翼外肌下头附着处。髁突是下颌骨的主要生长中心之一，如该处在发育完成前遭受损伤或破坏，将导致颌面部畸形。

下颌支外面下部粗糙骨面为咬肌附着处，称为咬肌粗隆。内面中央稍偏后上方处有下颌孔，其后上方有下颌神经沟（位置相当于下颌磨牙咬合平面上方约 1cm 处），下牙槽神经和血管通过此沟经下颌孔进入下颌管。下颌孔前方有锐薄的小骨片，称下颌小舌，为蝶下颌韧带附着处。下颌小舌后下方的骨面粗糙，称为翼肌粗隆，为翼内肌附着处。

3. 下颌骨的解剖特点及临床意义

（1）下颌骨正中联合、颏孔区、下颌角、髁突颈部等部位的骨质较薄弱，骨折常易发生在这些部位。由于下颌骨上有咀嚼肌附着，骨折后常因咀嚼肌的牵拉使骨折块发生移位，导致咬合紊乱，甚至舌后坠，可引起呼吸困难或窒息。

（2）下颌骨的血液供应主要来自双侧下牙槽动脉，血供较上颌骨少，且周围有强大致密的肌肉和筋膜包绕，在炎症化脓时不易得到引流，因此骨髓炎的发生较上颌骨多。

三、颞下颌关节

颞下颌关节（temporomandibular joint，TMJ）是人体中结构、功能最复杂的双侧联动关节，具有转动和滑动两种运动功能。其活动与咀嚼、语言、表情等功能密切相关。TMJ 由下颌骨髁突、颞骨关节面、位于其间的关节盘、包绕关节周围的关节囊以及调节和限制下颌骨运动范围的关节韧带组成（图 1-10）。

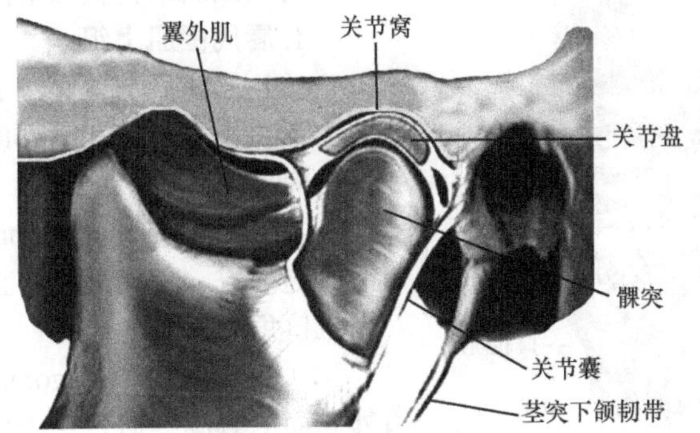

图 1-10　颞下颌关节

笔记栏

（一）髁突

髁突（condyle）为下颌支上后方的梭形突起，内外径大于前后径。从侧面观，顶部有内外向走行的横嵴，将髁突分为前、后两个斜面，前斜面较后斜面窄，上面覆盖有较厚的纤维软骨。髁突前斜面是髁突的功能面，与关节结节后斜面构成一对负重区。

（二）颞骨关节面

参与构成TMJ的颞骨关节窝与关节结节合称为颞骨关节面（articular surface of temporal bone）。颞骨关节窝位于颞骨鳞部下表面，呈三角形，其底在前，为关节结节嵴，内后为岩鳞裂及鼓鳞裂，外为颧弓后续部分。关节结节位于颧弓的根部，侧面观是圆丘形突起，分为两个斜面，前斜面斜度小，后斜面构成关节窝的前壁。关节结节的后斜面及关节结节顶附近关节软骨较厚，是TMJ的主要功能区。

（三）关节盘

关节盘（articular disc）位于颞骨关节面和髁突之间，呈椭圆形，似帽状覆盖于髁突上，由坚韧而致密的纤维软骨构成。矢状方向上可根据厚度将关节盘分为前、中、后三带，厚度分别约为2mm、1mm和3mm。正常情况下，中带介于关节结节后斜面和髁突前斜面之间，共同构成了TMJ的功能区。关节盘具有较强的抗剪切能力和抗压能力，使得TMJ运动灵活而稳定。

（四）关节囊

关节囊（articular capsule）为包裹于关节周围的纤维结缔组织，呈袖套状。上前方附着于关节结节前斜面的前缘，上后方附着于鼓鳞裂及岩鳞裂，内外侧附着于关节窝边缘，下方附着于髁突颈部。

（五）TMJ囊外韧带

TMJ囊外韧带的主要功能是悬吊下颌骨，限制下颌在正常范围内进行运动。TMJ的主要囊外韧带每侧各有3条，分别是颞下颌韧带（外侧韧带）、蝶下颌韧带（内侧韧带）和茎突下颌韧带（后韧带）。

1. 颞下颌韧带（temporomandibular ligament） 系关节囊外壁增厚的部分，又称外侧韧带。功能：可防止髁突向外侧脱位。

2. 蝶下颌韧带（sphenomandibular ligament） 位于下颌支内侧，起于蝶骨角棘，止于下颌小舌和下颌孔下缘。功能：迅速张大口时悬吊下颌防止张口过大。对进入下颌孔的神经和血管具有保护作用。

3. 茎突下颌韧带（stylomandibular ligament） 由颈深筋膜增厚形成。起于茎突，止于下颌角及下颌支后缘。功能：可限制下颌过度前伸。

四、口腔颌面部肌

口腔颌面部的表情肌和咀嚼肌参与表达喜、怒、哀、乐等表情和下颌运动。

（一）表情肌

表情肌位置表浅，薄而短小，收缩力弱，起于骨面或筋膜浅面，止于眼、鼻、口腔和面部皮肤，肌纤维多围绕眼、鼻和口腔等裂孔，呈环形或放射状排列（图1-11）。肌肉收缩时，可拉动皮肤产生纹理、表达感情。由于表情肌与皮肤紧密相连，故外伤或手术切开皮肤和表情肌后，创口易裂开，应予以逐层缝合，以免形成内陷瘢痕。面部表情肌的运动由面神经支配，如面神经受到损伤，可引起表情肌瘫痪，从而出现面瘫的系列临床表现。

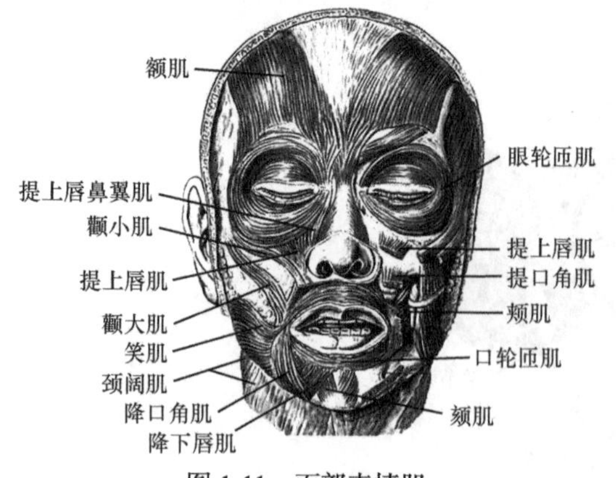

图1-11　面部表情肌

唇周围肌群包括以下内容。

1. 唇周围肌上组

（1）笑肌（risorius）：起自腮腺咬肌筋膜，行向前下，止于口角和唇部的皮下。主要作用是牵拉口角向外上。

（2）颧大肌（zygomaticus major）：起自颧骨颧颞缝前方，行向前下，止点同笑肌。主要作用是牵拉口角向外上。

（3）颧小肌（zygomaticus minor）：起自颧骨外侧面的颧颌缝后，止于口角内侧和上唇外侧的皮

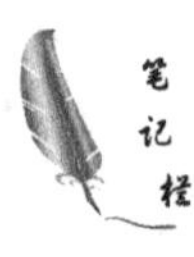
笔记栏

下。作用同颧大肌。

（4）提上唇肌（levator labii superioris）：起自上颌骨眶下缘和颧突附近，下行与口轮匝肌交织。主要作用是牵拉上唇向上。

（5）提上唇鼻翼肌（levator labii superioris alaeque nasi）：起自上颌骨额突和眶下缘，斜向下外分成两束：内侧束止于鼻大翼软骨和周围皮下，外侧束与提上唇肌共同参与口轮匝肌的构成。主要作用是牵拉鼻翼向上。

（6）提口角肌（levator anguli oris）：又称尖牙肌。位于提上唇肌的深面，起自上颌骨的尖牙窝，向下止于口角的皮下，参与口轮匝肌的构成。主要作用是牵拉口角向上。

2. 唇周围肌下组

（1）降口角肌（depressor anguli oris）：起自下颌骨外斜线，肌束止于口角的皮下或与唇周围肌上组的肌肉相交织，参与口轮匝肌的构成。主要作用是下降口角。

（2）降下唇肌（depressor labii inferioris）：起自下颌骨外斜线，行向内上与对侧同名肌汇合，止于颏部及下唇的皮下和黏膜下。主要作用是降下唇。

（3）颏肌（mentalis）：位于降下唇肌深面，起自下颌侧切牙根尖处牙槽突骨面，下行止于颏部皮下。主要作用是上提颏部皮肤，前伸下唇。

3. 口轮匝肌（orbicularis oris）　由环绕口裂周围的浅、中、深三层扁环形肌纤维组成。主要作用是闭唇，封闭口腔，并参与吮吸、进食、咀嚼与发音等。

4. 颊肌（buccinator）　位于颊部，呈四边形，起自上、下第三磨牙牙槽突的外面及翼突上颌缝（翼下颌韧带），向前于口角处汇集，止于口角上、下唇和颊部的皮下，参与口轮匝肌的组成。主要作用是牵拉口角向后，使颊部贴近上、下牙列，参与完成咀嚼、吮吸及口腔的鼓腮排气等功能。

（二）咀嚼肌

咀嚼肌与下颌运动及咀嚼功能密切相关。主要作用是运动下颌骨，完成开口、闭口、前伸及侧方运动。狭义的咀嚼肌主要包括咬肌、颞肌、翼内肌和翼外肌，其运动神经支配均来自三叉神经下颌支。与下颌运动相关的肌群还包括舌骨上肌群，也称为广义的咀嚼肌。

1. 咬肌（masseter）　分为三层，浅层起于颧骨上颌突和颧弓下缘的前 2/3，止于下颌支外侧面的下后部和咬肌粗隆；中层起于颧弓前 2/3 的内侧和后 1/3 的下缘，止于下颌支中部；深层起于颧弓深面，止于下颌支外侧面的上半部和喙突。主要作用是牵引下颌骨向上，并辅助下颌前伸及侧方运动。

2. 颞肌（temporalis）　呈扇形，起于颞窝和颞深筋膜深面，穿过颧弓深面，聚集成肌腱止于下颌支前缘和喙突。主要作用是牵引下颌骨向上，后退下颌，参与下颌的侧方运动。

3. 翼内肌（medial pterygoid）　呈四边形，分为浅、深两头，起于上颌结节、腭骨锥突和蝶骨翼外板的内面，止于下颌角的内侧面和翼肌粗隆。主要作用是牵引下颌骨向上，并辅助下颌前伸及侧方运动。

4. 翼外肌（lateral pterygoid）　有上、下两头，上头起于蝶骨大翼之颞下嵴和颞下面，下头起于翼外板之外侧面，水平向后，上头止于颞下颌关节的关节囊、关节盘前缘，下头止于髁突颈部的关节翼肌窝。主要作用是牵引髁突和关节盘向前，与下颌的前伸、下降和侧向运动有关（单侧收缩，下颌向对侧运动）；翼外肌的另一重要功能为开、闭颌过程中，稳定协调关节盘 - 髁突复合体。

5. 舌骨上肌群（suprahyoid muscles）

（1）二腹肌（digastric）：分为前腹、后腹和中间腱，前腹起于下颌骨二腹肌窝，后腹起于颞骨乳突切迹，前、后腹在舌骨平面形成由腱膜样结缔组织包裹的中间腱，附着于舌骨体及其大角交界处。主要作用是牵引下颌骨向下或向上提舌骨。

（2）下颌舌骨肌（mylohyoid）：起于下颌体内侧的下颌舌骨线，止于舌骨体。两侧肌纤维在正中线融合，构成肌性与功能性口底。主要作用是下降下颌骨，上提舌骨。

（3）颏舌骨肌（geniohyoid）：起于下颌骨下颏棘，向后止于舌骨体前面。主要作用是牵引下颌骨向下，拉舌骨向前上。

笔记栏

五、面颈部血管

（一）动脉

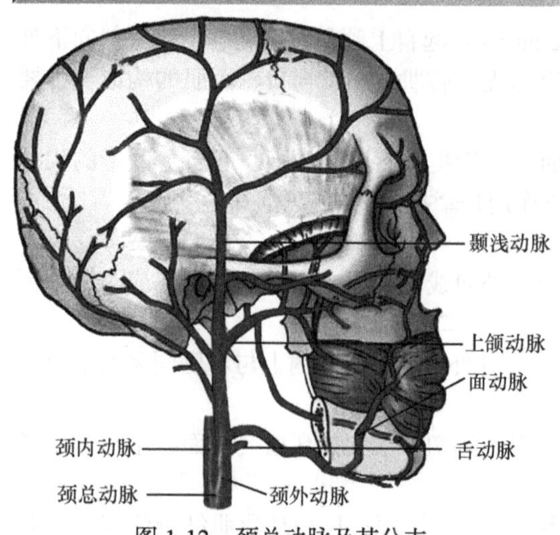

图 1-12 颈总动脉及其分支

口腔颌面部血液供应十分丰富，主要来源于颈总动脉。颈总动脉约在甲状软骨上缘水平，分为颈内、颈外动脉，颈内动脉供应脑的前 3/5、眶内及额部等；颈外动脉则主要供应颈前部、口腔颌面部、颅顶及硬脑膜等。颈外动脉在口腔颌面部的主要分支有舌动脉、面动脉、上颌动脉和颞浅动脉等。左、右两侧的同名动脉及各分支之间，通过其末梢血管网彼此吻合，使口腔颌面部血管非常丰富，有利于创伤的愈合和整形手术的成功，同时外伤后出血也较多（图 1-12）。

1. 舌动脉（lingual artery） 自颈外动脉前壁平舌骨大角水平发出，向前上方走行，分布于舌和口底，主要供应舌的肌肉和黏膜、舌下腺和口底黏膜。舌动脉的起始部是临床上结扎颈外动脉的标志，也可经舌动脉插管注射化学药物，治疗舌部肿瘤。

2. 面动脉（facial artery） 或称颌外动脉，为面部软组织的主要动脉。在舌动脉稍上方，自颈外动脉前壁发出，进入下颌下三角后，经下颌下腺体上缘，急转向外，于咬肌前缘绕过下颌下缘上行至面部，发出腭升动脉、颏下动脉、下唇动脉、上唇动脉、内眦动脉等主要分支，分布于唇、颏、颊和内眦等部位。面颊部软组织损伤出血时，可在咬肌前缘、下颌下缘，压迫面动脉达到止血的目的。

3. 上颌动脉（maxillary artery） 或称颌内动脉，系颈外动脉的终支之一，为口腔颌面部的主要供血动脉，位置较深，分支较多，于下颌骨髁突颈部的后内方自颈外动脉分出，向内前方走行，经颞下窝进入翼腭窝，发出脑膜中动脉、下牙槽动脉、上牙槽后动脉、眶下动脉、腭降动脉、蝶腭动脉等主要分支，供应硬脑膜、上颌骨、下颌骨、牙、腭、鼻窦、咀嚼肌和鼻腔等。

4. 颞浅动脉（superficial temporal artery） 为颈外动脉的另一终支，在下颌骨髁突颈部由颈外动脉分出，穿腮腺组织经颞骨颧突根部表面上行，分出面横动脉、额支和顶支，供应耳前部、腮腺、颞下颌关节、额部和颅顶部等。颞浅动脉位置表浅，在颧弓根部上方皮下可扪及动脉搏动，可在此测量脉搏和压迫动脉止血，亦可经此进行动脉插管灌注化疗药物和血管造影。

（二）静脉

口腔颌面部静脉的行径和分布大多与动脉一致，但分支多而细、变异较多，常吻合成网。面部静脉的特点为：静脉瓣较少，或有静脉瓣但功能薄弱，不能阻止血液反流，当面部发生感染时，特别是鼻根至两侧口角形成的面部“危险三角区”感染，若处理不当或受到挤压时，易使感染源或血栓逆流入颅内，导致颅内海绵窦化脓性、血栓性静脉炎等严重并发症。

口腔颌面部静脉可分为浅、深两类。浅静脉主要由面静脉和颞浅静脉组成，深静脉包括上颌静脉、下颌后静脉、面总静脉和翼静脉丛（图 1-13）。

1. 面静脉（facial vein） 起于内眦静脉，向后下外沿面动脉后方到咬肌前下方，斜向后下方进入下颌下三角，与下颌后静脉前支汇合成面总静脉，于舌骨大角附近汇入颈内静脉。沿途收纳内眦、鼻背、眶下区、上下唇及颏下区域的静脉血，通过面深静脉与翼静脉丛相通，

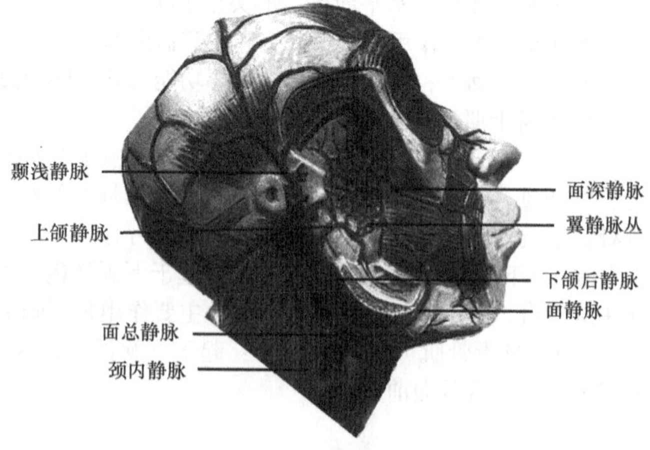

图 1-13 面颈部静脉

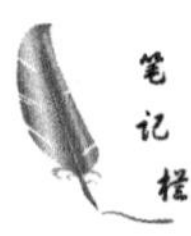

并经翼静脉丛通向颅内海绵窦。

2. 颞浅静脉（superficial temporal vein） 由额支和顶支汇合而成，在颞浅动脉后方经颧弓浅面穿腮腺与上颌静脉汇合成下颌后静脉，沿途收纳来自腮腺、颞下颌关节、耳廓的静脉血。

3. 上颌静脉（maxillary vein） 即颌内静脉，起于翼静脉丛的后份，与上颌动脉伴行至下颌骨髁突颈后方与颞浅静脉汇合，于下颌支后缘处汇入下颌后静脉。

4. 下颌后静脉（retromandibular vein） 即面后静脉，由颞浅静脉和上颌静脉在腮腺内汇合而成，向下走行至下颌角，分为前、后两支。前支向前下与面静脉汇成面总静脉，后支向后下与耳后静脉汇成颈外静脉。

5. 面总静脉（common facial vein） 由面静脉和下颌后静脉的前支在颈动脉三角内汇合而成，向后经颈内、外动脉浅面行至舌骨大角水平汇入颈内静脉。

6. 翼静脉丛（pterygoid venous plexus） 或称翼丛，位于颞下窝，相当于上颌结节后上方，分布于颞肌与翼内外肌之间，与上颌动脉分支伴行的静脉均参与此丛的构成。向后外经上颌静脉与下颌后静脉相通，向前经面深静脉与面静脉相通，亦可通过卵圆孔和破裂孔等与海绵窦相通。主要收纳口腔颌面部及眼的静脉血。在行上牙槽后神经阻滞麻醉时，应注意进针的方向、角度和深度，避免刺破翼丛而发生血肿。

六、面颈部淋巴组织

口腔颌面部的淋巴结和淋巴管分布极其丰富，淋巴管密集成网状结构，收纳淋巴液，流向相应区域的淋巴结，是口腔颌面部重要的防御系统。正常情况下，淋巴结与软组织硬度相似，不易触及，当炎症或肿瘤侵及时，相应区域的淋巴结就会发生疼痛或肿大，具有重要的临床意义。

口腔颌面部的淋巴大部分引流至腮腺淋巴结、面淋巴结、下颌下淋巴结、颏下淋巴结以及位于颈部的颈浅和颈深淋巴结，经颈淋巴干、胸导管或右淋巴导管注入静脉角或锁骨下静脉和颈内静脉（图 1-14）。

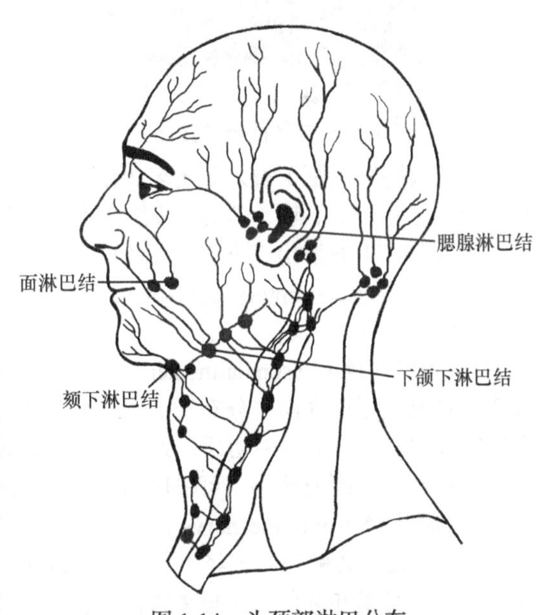

图 1-14　头颈部淋巴分布

1. 腮腺淋巴结（parotid lymph nodes） 为面部较大的淋巴结群，一般约 20 个，分为浅、深淋巴结两组。腮腺浅淋巴结位于腮腺表面和腮腺咬肌筋膜浅面，按其位置可分为耳前淋巴结和耳下淋巴结，收纳来自颞区、额区、眼睑、鼻根、外耳道、耳廓等的淋巴液，引流到腮腺深淋巴结和颈深上淋巴结。腮腺深淋巴结 5～10 个，位于腮腺内，收集腮腺及其相应的面部皮肤、眼睑外侧的结膜、外耳道、咽鼓管和鼓室黏膜的淋巴液，引流到颈深上淋巴结的颈内静脉二腹肌淋巴结。

2. 面淋巴结（facial lymph nodes） 较小且不恒定，一般位于面部皮下蜂窝组织内、表情肌的浅面，沿面动脉和面静脉排列。常分布于咬肌前缘、面动脉前后、颊肌表面、眶下孔附近等，收纳来自眼睑内侧、眶内侧、鼻、上唇、颊部、颧部内侧的淋巴液，引流到下颌下淋巴结。

3. 颏下淋巴结（submental lympha nodes） 位于颏下三角，收纳来自下唇中部、颏部、下颌切牙、舌尖和口底前部等处的淋巴液，引流到同侧或对侧的下颌下淋巴结及颈深上淋巴结的颈内静脉二腹肌淋巴结或颈内静脉肩胛舌骨肌淋巴结。

4. 下颌下淋巴结（submandibular lympha nodes） 位于下颌下三角，收纳来自下颌下腺、舌下腺、颊部、鼻、上唇、下唇外侧、牙龈、舌前 2/3、软腭、上下颌牙（下颌切牙除外）等处的淋巴液，同时还收纳颏下淋巴结、面淋巴结输出管的淋巴液，引流到颈深上、下淋巴结。

5. 颈内静脉二腹肌淋巴结（jugulodigastric lymph nodes） 又称角淋巴结或扁桃体淋巴结，有 1～5 个。其中一个淋巴结较大，位于二腹肌后腹与颈内静脉所成的夹角内，紧贴颈内静脉前面。该淋巴结在临床上较为重要，主要收纳舌根、鼻咽、腭扁桃体、鼻根部的淋巴液，当其收集区

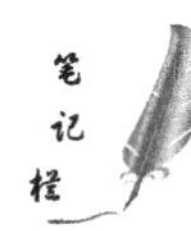

域有炎症或肿瘤转移时，如鼻咽癌，常首先累及颈内静脉二腹肌淋巴结，故肿瘤临床上称其为前哨淋巴结。

6. 颈内静脉肩胛舌骨肌淋巴结（juguloomohyoid lymph nodes） 位于肩胛舌骨肌下腹上方，在肩胛舌骨肌跨越颈内静脉处。舌癌转移时，常累及此淋巴结。

七、口腔颌面部神经

（一）三叉神经

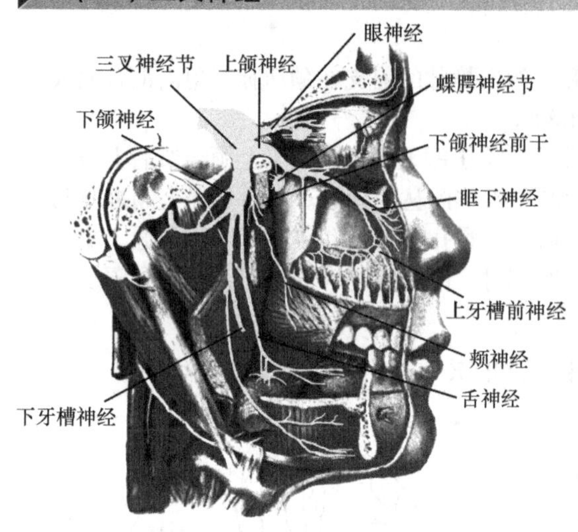

图 1-15　三叉神经及其分支

三叉神经（trigeminal nerve）即第五对脑神经，为脑神经中最大的一对混合神经，含有一般躯体感觉神经纤维和特殊内脏运动神经纤维，司口腔颌面部感觉和咀嚼肌运动。三叉神经的感觉神经纤维自颅内三叉神经节发出，构成眼神经、上颌神经和下颌神经；运动神经纤维起自脑桥中部的三叉神经运动核，加入下颌神经，支配咀嚼肌。因此，三叉神经是以感觉神经为主的混合性神经（图 1-15）。

1. 眼神经（ophthalmic nerve） 经眶上裂入眶，分为额神经（frontal nerve）、泪腺神经（lacrimal nerve）、鼻睫神经（nasociliary nerve），分布于眶、眼球、结膜、泪腺、睑裂以上前额、顶部皮肤及鼻的大部分皮肤和部分黏膜。

2. 上颌神经（maxillary nerve） 自圆孔出颅，向前进入翼腭窝达眶下裂入眶更名为眶下神经，经眶下沟入眶下管，最后出眶下孔分为睑支、鼻支和上唇支，分布于下睑、鼻侧及鼻腔前庭皮肤和上唇的皮肤、黏膜。

上颌神经沿途发出以下与口腔颌面部密切相关的主要分支。

（1）翼腭神经（pterygopalatine nerve）：上颌神经在翼腭窝内下降，穿经翼腭神经节，并形成以下主要分支。

1）鼻腭神经（nasopalatine nerve）：翼腭神经分支经蝶腭孔进入鼻腔，沿鼻中隔向前下方走行，入切牙管经切牙孔穿出，分布于上颌切牙、尖牙腭侧的黏骨膜和牙龈，且发出分支与上牙槽前神经交通，共同分布于上颌中切牙，另有分支与腭前神经在上颌尖牙腭侧吻合。

临床拔除上颌前牙时，可采用切牙孔注射法行鼻腭神经阻滞麻醉。

2）腭神经（palatine nerve）：下行于翼腭管内，分为前、中、后三支。腭前神经（anterior palatine nerve）又称腭大神经（greater palatine nerve），出腭大孔后前行分布于磨牙、前磨牙及尖牙的腭侧黏骨膜和牙龈，并与鼻腭神经在尖牙区吻合。腭中和腭后神经出腭小孔，分布于软腭及腭扁桃体。

临床拔除上颌后牙时，可采用腭大孔注射法行腭大神经阻滞麻醉。

（2）上牙槽后神经（posterior superior alveolar nerve）：由上颌神经在翼腭窝内发出后，经翼上颌裂进入颞下窝，在上颌结节后壁处发出上牙龈支，分布于上颌磨牙颊侧的黏膜及牙龈，另有分支进入牙槽孔，沿上颌窦壁下行，分布于上颌磨牙牙髓腔（上颌第一磨牙近中颊根除外）及相应的牙周膜、牙槽骨、上颌窦黏膜，并与上牙槽中、前神经交织成上牙槽神经丛。

（3）上牙槽中神经（middle superior alveolar nerve）：上颌神经经眶下裂入眶后，在眶下管后段发出上牙槽中神经，经上颌窦前外侧壁牙槽管下行，参与构成上牙槽神经丛，分布于上颌前磨牙、上颌第一磨牙近中颊根及其牙周膜、牙槽骨、颊侧牙龈和相应的上颌窦黏膜。

（4）上牙槽前神经（anterior superior alveolar nerve）：自眶下管中段由眶下神经分出，沿上颌窦前外侧壁的牙槽管下行，分支加入上牙槽神经丛，分布于上颌切牙、尖牙及其相应的牙周膜、牙槽骨、唇侧牙龈及上颌窦黏膜。

临床可经眶下孔行眶下神经阻滞麻醉（麻醉上牙槽前、中神经），在上颌骨体后面上颌结节上方行上牙槽后神经阻滞麻醉。

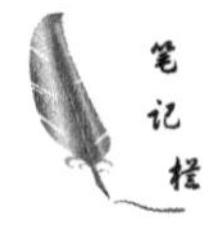

3. 下颌神经（mandibular nerve） 为三叉神经最大的分支，含感觉和运动两种神经纤维，属

混合神经。下颌神经自卵圆孔出颅后，入颞下窝时感觉纤维与运动根合并，发出脑膜支和翼内肌神经后分为前干和后干。前干细小，大部分为支配咀嚼肌的运动神经纤维，感觉神经纤维几乎都集中于颊神经；后干粗大，主要分为耳颞神经、舌神经和下牙槽神经，其中耳颞神经、舌神经为感觉神经，下牙槽神经为混合神经。

下颌神经沿途发出以下与口腔颌面部密切相关的主要分支。

（1）颊神经（buccal nerve）：为下颌神经前干分支中唯一的感觉神经，自翼外肌上、下头之间穿出，沿颞肌下份下降至颞肌腱前缘、颊肌的外侧面，发出分支分布于下颌磨牙、下颌第二前磨牙的颊侧牙龈及颊部黏膜和皮肤。

（2）舌神经（lingual nerve）：自下颌神经后干发出，经翼外肌深面至其下缘，于翼内肌和下颌支之间下行，越过下颌第三磨牙的远中至其舌侧，经舌骨舌肌与下颌舌骨肌之间，向下内侧"钩绕"下颌下腺管，伴舌深动脉走行至舌尖。分布于下颌牙舌侧牙龈、舌前2/3黏膜、口底黏膜和舌下腺。

舌神经在下颌第三磨牙远中及舌侧，位置表浅，表面仅有黏膜覆盖，在临床操作时应注意防止舌神经损伤。

（3）下牙槽神经（inferior alveolar nerve）：自下颌神经后干发出，由翼外肌下缘穿出，在蝶下颌韧带与下颌支之间下行，与下牙槽动、静脉伴行经下颌孔入下颌管，沿途发出分支分布于下颌牙的牙髓、牙周膜和牙槽骨，并在中线与对侧下牙槽神经吻合。下牙槽神经终支之一为颏神经，向后、上、外经颏孔穿出，分布于下颌切牙、尖牙和第一前磨牙的唇/颊侧牙龈、下唇黏膜和皮肤及颏部皮肤，并在中线与对侧颏神经分支相吻合。

（二）面神经

面神经（facial nerve）是第七对脑神经，为混合神经。含有支配面部表情肌的特殊内脏运动纤维；支配泪腺、鼻、腭腺、舌下腺、下颌下腺等的一般内脏运动纤维；支配舌前2/3味蕾的特殊内脏感觉纤维；传导耳廓、外耳道及耳后皮肤等部位感觉的一般躯体感觉纤维。

面神经于脑桥延髓沟外侧发出后入内耳门，穿内耳道底进入面神经管，出茎乳孔后，向前穿腮腺形成腮腺丛，终支呈扇形分布于面部表情肌。以茎乳孔为界，面神经可分为面神经管段及颅外段。面神经出茎乳孔后，其总干向前、外、下走行，进入腮腺深、浅两叶之间，常分为颞面干和颈面干，颞面干行向前上分为颞支、颧支和上颊支；颈面干行向前下分为下颊支、下颌缘支和颈支。面神经两干及各分支之间相互吻合交叉，形成网状分布，当面神经分支受到损伤时，可以通过这些吻合支得到一定的代偿（图1-16）。

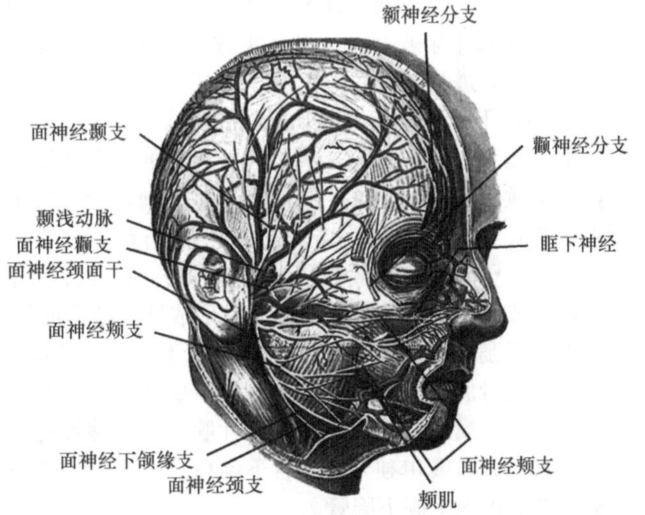

图1-16　面神经及其颅外段分支

面神经腮腺内分支如下。

（1）颞支（temporal branches）：自腮腺上缘穿出，越过颧弓后段浅面向前上，主要分布于额肌。颞支受损后，可出现同侧额纹消失。

（2）颧支（zygomatic branches）：自腮腺前上缘穿出，越过颧骨表面，主要分布于上、下眼轮匝肌。颧支损伤后，眼睑不能闭合。

（3）颊支（buccal branches）：自腮腺前缘穿出，行于咬肌筋膜的表面，上、下颊支走行于腮腺管上、下方各10mm的范围内。主要分布于颧大肌、颧小肌、颊肌、笑肌和口轮匝肌等面部表情肌，颊支损伤后，可出现鼻唇沟变浅或消失、鼓腮无力、上唇运动力减弱或偏斜、食物积存于颊龈沟等症状。

（4）下颌缘支（marginal mandibular branches）：由腮腺下前缘穿出，在下颌角下方前行于颈阔肌深面与颈深筋膜浅层之间。然后转向上平下颌下缘前行，越过下颌后静脉和面静脉浅面，分布于降口角肌、降下唇肌、笑肌和颏肌。临床上在行下颌下区切口时，应在下颌骨下缘下方15mm处做

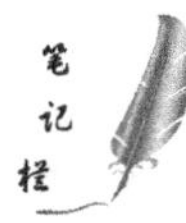

切口，避免损伤下颌缘支，否则可导致患侧口角下垂及流涎。

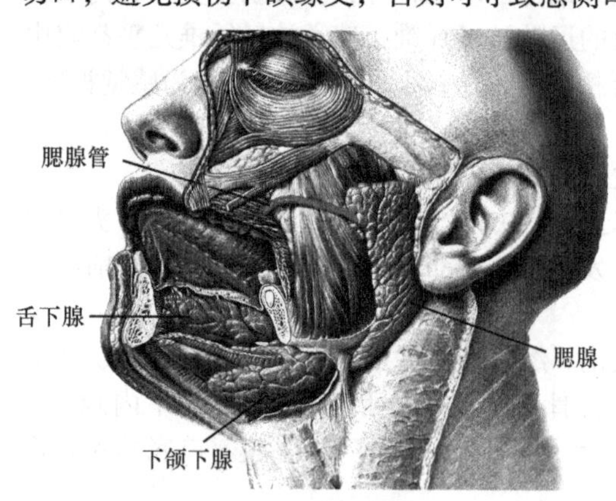

图 1-17　唾液腺

（5）颈支（cervical branches）：由腮腺下缘穿出，经下颌下三角分布于颈阔肌。

八、唾液腺及唾液

口腔颌面部有 3 对大唾液腺（major salivary gland），即腮腺、下颌下腺和舌下腺，其分泌的唾液通过各自的导管系统排入口腔。此外，还有许多散在分布于唇、颊、舌、腭等处的小唾液腺（minor salivary gland），可通过口腔黏膜将唾液分泌入口腔。唾液腺分泌的唾液，为泡沫状、稍浑浊、微乳光色的黏稠液体，具有消化、润滑、溶解食物、保护口腔黏膜、清洁口腔、抗菌及免疫等作用（图 1-17）。

（一）唾液腺

1. 腮腺（parotid gland）　位于颜面两侧，颧弓下、外耳道前下、下颌支后外方，大部分腺体位于下颌后窝内，外形呈底朝向外的不规则锥体形，是最大的一对唾液腺，属浆液性腺。

腮腺实质内有面神经主干及分支穿过，临床上以面神经主干及分支经过的平面为界，浅面的腮腺组织称为浅叶，深面的腮腺组织称深叶。

腮腺管长 5 ~ 7cm，在颧弓下 1.5cm 处由腺体前缘穿出，与颧弓平行前行，越过咬肌表面，在其前缘处近直角向内，穿颊脂垫、颊肌，开口于上颌第二磨牙牙冠颊面相对应的颊黏膜处，即腮腺管乳头。腮腺管开口通常作为腮腺造影和腮腺冲洗、药物灌注的入口。腮腺管的体表投影：耳垂下缘至鼻翼下缘与口角间中点连线的中 1/3 段。在做面颊部手术时，注意不要损伤腮腺管。

腮腺被颈深筋膜浅层延续形成的腮腺鞘包裹，浅面筋膜致密，并伸入腺体将其分成许多小叶。深面筋膜在腮腺上部和深面咽旁区薄弱且多不完整。由于这些解剖特点，腮腺化脓时，不易扪及波动感，不易向外穿破引流，腺小叶易受压缺血而坏死，产生剧烈疼痛；脓肿多分散，脓液易向筋膜薄弱区的外耳道和咽旁间隙扩散。

2. 下颌下腺（submandibular gland）　下颌下腺位于下颌下三角内，扁椭圆形，左右各一，借茎突下颌韧带与腮腺分隔，属浆液性为主的混合性腺。下颌下腺分为较大的浅部和较小的深部，浅部位于下颌舌骨肌的下方，深部可绕过下颌舌骨肌后缘至其上面进入舌下间隙。起自浅部深面的下颌下腺管长约 5cm，自下后方斜向前上方走行，开口于舌系带两侧的舌下肉阜。下颌下腺管细长弯曲，开口位置高于腺体，唾液在管内流速较慢；且导管的开口较大、位置低，口腔内异物、牙垢等易入导管内形成钙盐沉积的核心，因此易形成导管结石而导致炎症的发生。

3. 舌下腺（sublingual gland）　舌下腺扁长条状，位于舌下区，口底黏膜舌下襞深面、口底黏膜与下颌舌骨肌之间。前端与对侧舌下腺在中线上相邻，后端邻下颌下腺深部。为三对大唾液腺中最小的一对，属黏液性为主的混合性腺。舌下腺管有两种，舌下腺大管经下颌下腺管外侧，与下颌下腺管共同开口或单独开口于舌下肉阜；舌下腺小管短而细，多开口于舌下肉阜两侧向后斜行的舌下襞，部分汇入下颌下腺管。

4. 小唾液腺（minor salivary gland）　小唾液腺多为黏液性为主的混合腺。主要分布于口腔黏膜下层，多无包膜、腺泡数量不多、直接开口于口腔黏膜。根据所在部位，分别称为唇腺、颊腺、腭腺、舌腺、磨牙后腺等。

（二）唾液

唾液（saliva）是口腔三对大唾液腺和许多小唾液腺所分泌的混合液的总称，为泡沫状黏稠液体，稍浑浊，微乳光色。比重为 1.004 ~ 1.009，pH6.0 ~ 7.9。唾液中约 99.4% 为水分，固体物质占 0.6%，其中 0.4% 为有机物，如黏蛋白、球蛋白、唾液淀粉酶、溶菌酶等，0.2% 为无机物，如钾、钠、钙、氯化物、磷酸氢盐等。正常成人每天的唾液分泌量为 1000 ~ 1500 ml，无刺激的情况下基础分泌率为每分钟 0.5ml。唾液具有消化、辅助咀嚼、溶媒、润滑、保护、缓冲和稀释、清洁、杀菌和抗菌、黏附与固位、缩短凝血时间、排泄、调节体液和内分泌等作用。

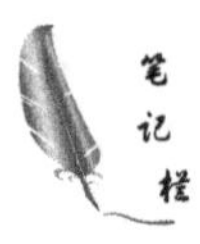

第二节 口腔局部解剖及其生理功能

口腔（oral cavity）是消化道的起始部分，具有重要的生理功能，如参与消化过程、具有感觉功能、辅助呼吸、完成构音和协助发音等。

口腔的前壁为上、下唇，经口裂通向外界，后经咽口（由腭垂、腭咽弓和舌根共同组成）通口咽部，两侧壁为颊，上、下壁分别由腭和舌下区组成。闭口时，口腔以牙列、牙龈、牙槽黏膜为界将口腔分为两部分，前外侧部为口腔前庭（oral vestibule），后内侧部为固有口腔（oral cavity proper）。口腔包含在进化过程中分化而成的诸器官结构，如牙齿、唇、舌、唾液腺及味觉感受器等。

一、口腔前庭及其表面解剖标志

口腔前庭为位于唇、颊与牙列、牙龈、牙槽黏膜之间的蹄铁形潜在腔隙。牙尖交错位时，口腔前庭与固有口腔通过最后磨牙远中面与翼下颌皱襞之间的空隙相交通，颌间结扎、牙关紧闭时，可经此间隙输入流质食物。口腔前庭内可见以下具有临床意义的表面解剖标志（图 1-18）。

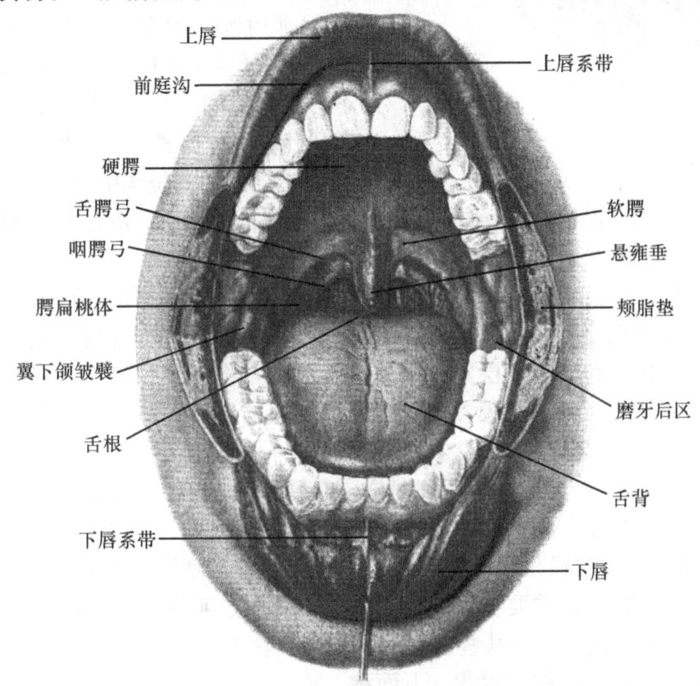

图 1-18 口腔结构

1. 口腔前庭沟 又称唇颊龈沟，为口腔前庭的上、下界，唇、颊黏膜移行于牙槽黏膜的沟槽。该部位黏膜下组织松软，是口腔局部麻醉、穿刺及手术切口处。

2. 上、下唇系带 为口腔前庭沟在中线上分别形成的呈扇形或线形的黏膜皱襞。上唇系带一般较下唇系带明显。

3. 颊系带 为口腔前庭沟在尖牙或前磨牙处的扁圆形黏膜皱襞，其数目不恒定，一般上颌颊系带较下颌颊系带明显。

4. 腮腺管乳头 为平对上颌第二磨牙牙冠颊面相对应的颊黏膜上的乳头状突起，是腮腺管的开口处。做腮腺造影或腮腺管内注射治疗时，经此口注入造影剂或药液。

5. 磨牙后区 位于下颌第三磨牙的远中，由磨牙后三角（尖朝后，底朝前，恰为下颌第三磨牙远中面颈缘）与覆盖于其表面的软组织（又称磨牙后垫）组成。在发生下颌智齿冠周炎时，此部位常呈明显红肿。

6. 翼下颌皱襞 为延伸于上颌结节后内侧与磨牙后垫后方之间呈垂直状的黏膜皱襞。其深面是翼下颌韧带。翼下颌皱襞是下牙槽神经阻滞麻醉的重要标志，也是翼下颌间隙和咽旁间隙口内切口的标志。

7. 颊脂垫尖 大张口时，平对上、下颌后牙颌面之间外侧黏膜上的三角形隆起，称颊脂垫，其尖即为颊脂垫尖。

笔记栏

二、固有口腔

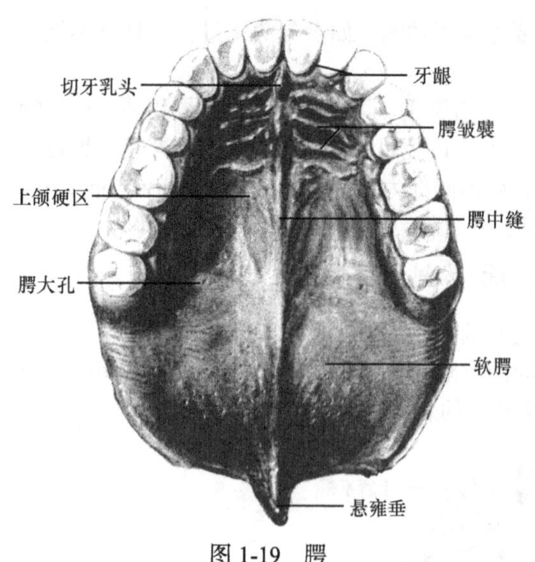

图 1-19　腭

固有口腔是口腔的主要部分，前方及两侧以上、下牙弓为界，上以硬腭、软腭为顶，下为舌下及口底，向后延伸至咽门。除牙列以外，固有口腔内的主要解剖结构有腭、舌、舌下区。

1. 腭（palate） 又名口盖，为固有口腔的上壁，分隔口腔和鼻腔，参与吞咽、发音、言语的构音等活动。腭分为前 2/3 的硬腭和后 1/3 的软腭两部分（图 1-19）。

（1）硬腭（hard palate）：呈穹隆状，有牙弓围绕。硬腭由上颌骨的腭突和腭骨的水平板构成骨性支架，表面覆盖以软组织。硬腭表面的主要解剖标志如下。

1）腭中缝：硬腭中线上纵行的黏膜隆起。

2）切牙乳头（incisive papilla）：又称腭乳头，位于腭中缝前端，上颌中切牙腭侧的黏膜隆起，深面为切牙孔，是鼻腭神经局部麻醉的表面标志。

3）腭皱襞（palatal rugae）：位于硬腭前部，自腭中缝向两侧呈辐射状的软组织嵴。

4）腭大孔的表面解剖位置：位于硬腭后缘前约 0.5cm，上颌第三磨牙腭侧龈缘至腭中缝的中、外 1/3 处。此处黏膜略凹陷，深面为腭大孔。

5）翼钩的表面触摸位置：为上颌结节后内侧约 1cm 处可触及的骨质隆起。

硬腭软组织层次从下至上依次为，硬腭口腔面黏膜、黏膜下层、骨板（包括骨膜）、鼻腔面黏膜。硬腭骨膜与口腔面黏膜和黏膜下层紧密附着，手术时常将黏膜、黏膜下层及骨膜视为一层，称黏骨膜。硬腭的口腔面黏膜为咀嚼黏膜，能耐受摩擦和咀嚼压力；口腔面黏膜下层在硬腭的前、后部各有不同，前部无腺体，后部则含有较多的腭腺。

（2）软腭（soft palate）为可运动的肌肉膜样隔，厚约 1cm，主要由黏膜、黏膜下层、腭腱膜及腭肌等组成。腭腱膜主要由腭帆张肌的腱膜组成，位于软腭的前 1/3，构成软腭的支架。腭肌位于软腭的后 2/3，五对腭肌分别为腭帆张肌、腭帆提肌、腭舌肌、腭咽肌、腭垂肌。

2. 舌（tongue） 为口腔内重要器官，参与言语、吞咽、咀嚼、感受味觉和一般感觉等重要生理功能活动。此外，舌又是观察全身某些疾病的重要窗口。

舌分上、下两面，上面拱起称为舌背，下面称为舌腹。舌背上“∧”形界沟将舌分为两部分，即舌前 2/3 的舌体（舌的口部）和舌后 1/3 的舌根（舌的咽部）。界沟尖端向后有一凹陷处是甲状舌管残迹，称为舌盲孔（图 1-20）。

舌背黏膜粗糙，与舌肌紧密相连。舌后 1/3 黏膜无乳头，但有许多结节状淋巴组织，称舌扁桃体。舌前 2/3 遍布乳头，分为丝状乳头（司一般感觉）、菌状乳头、轮廓乳头和叶状乳头，后三种舌乳头含有味蕾（taste bud），司味觉。味觉包括酸、甜、苦、咸四种基本味觉及鲜觉。舌不同部位对四种基本味觉的敏感性不同，舌尖对甜味最敏感，舌根对苦味最敏感，舌侧面对酸味敏感，舌的各部分对咸味均很敏感（图 1-21）。

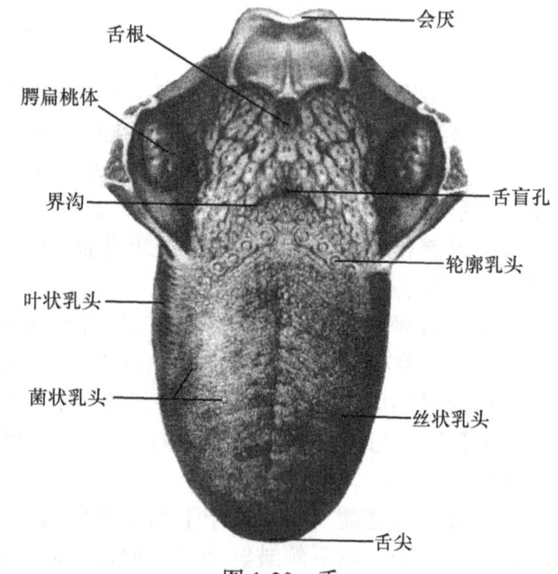

图 1-20　舌

3. 舌下区（sublingual region） 是指舌及口底黏膜以下，两侧为下颌体内面，底为下颌舌骨肌和舌骨舌肌的口腔底部。主要解剖标志有：舌系带、舌下肉阜、舌下襞。当舌向上方翘起时，舌腹黏膜返折与舌下区的黏膜相延续并在中线形成舌系带。舌系带两侧的口底黏膜上各有一小的突起，

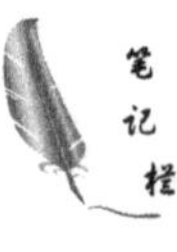

称舌下肉阜，是下颌下腺管及舌下腺大管的共同开口。舌下肉阜两侧各有一条向后外斜行的表面隆起的黏膜皱襞称舌下襞，为舌下腺小管的开口，也是下颌下腺管的表面标志。在做口底手术时注意勿损伤导管和神经（图 1-22）。

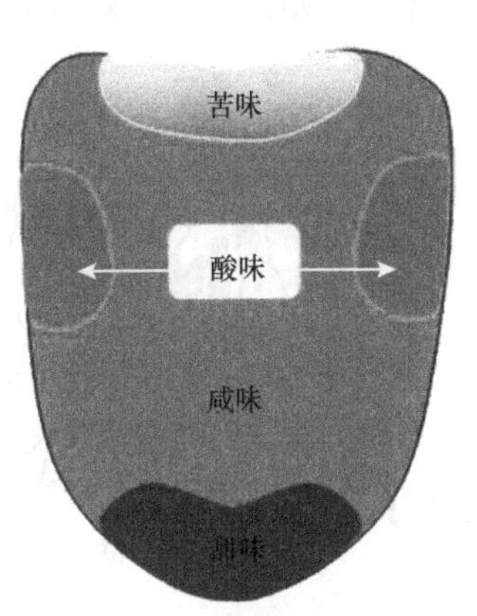

图 1-21　舌不同部位对不同味质的敏感度

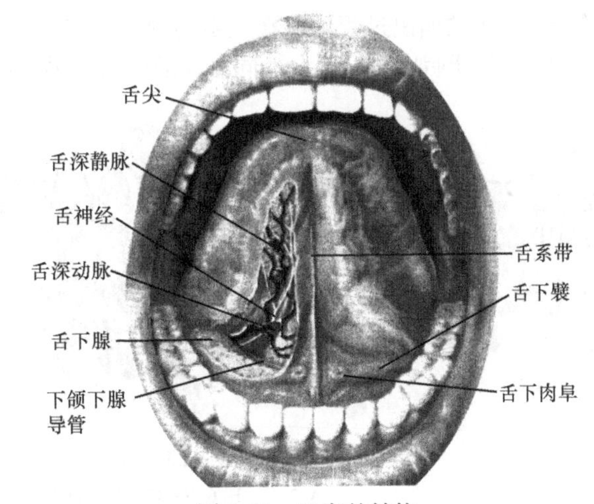

图 1-22　口底的结构

第三节　牙体解剖生理

一、牙的分类

人的一生有两副牙，分别为乳牙（deciduous tooth）和恒牙（permanent tooth）。人类乳牙共 20 颗，恒牙共 32 颗。根据牙的形态特点和功能特性，乳牙分为乳切牙、乳尖牙、乳磨牙三类，恒牙分为切牙、尖牙、前磨牙、磨牙四类。

（一）乳牙

乳牙共 20 颗，上、下颌各 10 颗，位于中线两侧，左右成对排列。乳牙名称自中线向两侧远中依次为：乳中切牙、乳侧切牙、乳尖牙、第一乳磨牙、第二乳磨牙。

（二）恒牙

恒牙是继乳牙脱落后人类的第二副牙，正常不脱落，疾病及意外导致脱落后再无牙替代。近代人第三磨牙常因颌骨发育不足而出现萌出变异，可终身不萌出或因遗传因素影响先天缺少，故恒牙总数为 28 ～ 32 颗，上、下颌骨的左、右侧各 7 ～ 8 颗。

恒牙名称从中线起向两侧依次命名为：中切牙、侧切牙、尖牙、第一前磨牙、第二前磨牙、第一磨牙、第二磨牙、第三磨牙。切牙和尖牙位于牙弓前部，统称为前牙。前磨牙和磨牙位于牙弓后部，统称为后牙。

（三）乳恒牙的萌出和更替

牙冠出龈至达到咬合接触的全过程称为萌出。婴儿出生后约 6 个月乳牙开始萌出，至 2.5 岁左右 20 颗乳牙全部萌出。一般情况下，乳牙的萌出顺序为：乳中切牙、乳侧切牙、第一乳磨牙、乳尖牙、第二乳磨牙。2.5 岁至 6 ～ 7 岁期间，儿童口腔内仅有乳牙，为乳牙期。

6 ～ 7 岁至 12 ～ 13 岁，乳牙逐渐脱落，并逐渐为恒牙所替换，此段时期为替牙期。乳牙在口腔内的时间，最短者为 5 ～ 6 年，最长者可达 10 年左右。乳牙是儿童的主要咀嚼器官，对消化和营养的吸收、刺激颌骨的正常发育、引导恒牙的正常萌出都极为重要。

恒牙一般从 6 岁左右开始萌出，最早萌出的恒牙是下颌第一磨牙，位于下颌第二乳磨牙的远中，不替换任何乳牙。随后乳中切牙开始脱落，恒中切牙萌出后，侧切牙、尖牙、前磨牙、磨牙逐渐萌出，替换乳牙。替牙期口腔内乳牙、恒牙同时存在（图 1-23）。

12 ～ 13 岁后，口腔内全部为恒牙，称为恒牙期。第三磨牙萌出较晚，约在 20 岁，故俗称“智齿”。恒牙萌出也有一定的顺序规律，上颌牙萌出顺序为第一磨牙、中切牙、侧切牙、第一前磨牙、尖牙、第二前磨牙、第二磨牙、第三磨牙（6-1-2-4-3-5-7-8）；或为第一磨牙、中切牙、侧切牙、第一前磨牙、第二前磨牙、尖牙、第二磨牙、第三磨牙（6-1-2-4-5-3-7-8）。下颌牙萌出顺序多

笔记栏

为第一磨牙、中切牙、侧切牙、尖牙、第一前磨牙、第二前磨牙、第二磨牙、第三磨牙（6-1-2-3-4-5-7-8）；或为第一磨牙、中切牙、侧切牙、第一前磨牙、尖牙、第二前磨牙、第二磨牙、第三磨牙（6-1-2-4-3-5-7-8）。

乳牙和恒牙的萌出过程均存在一定的规律：在一定时间内、按照一定顺序，左右成对萌出，下颌牙比上颌同名牙萌出略早，女性同名牙的萌出略早于男性。

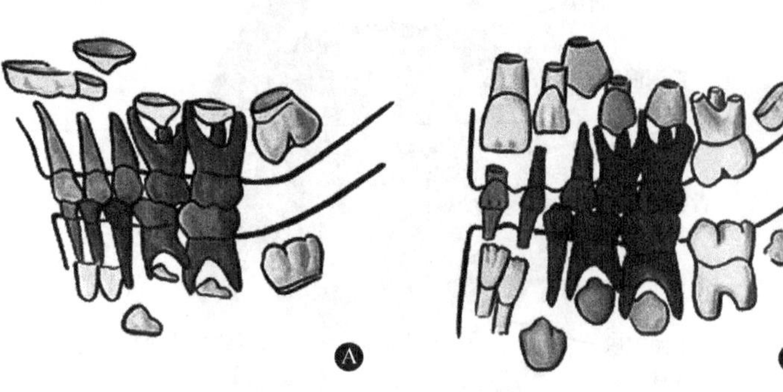

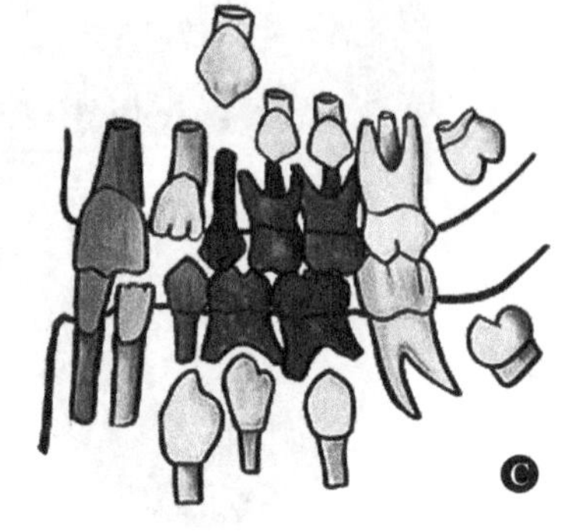

图 1-23　乳恒牙的萌出和更替

A. 3 岁；B. 6 岁；C. 8 岁（深色为乳牙，浅色为恒牙）

二、临床牙位记录法

1. 部位记录法　上、下颌牙按一定的位置、方向、顺序紧密地排列在牙槽骨上，形成弓形，即为牙弓。部位记录法进行牙位记录时，以“+”符号将上、下牙弓分为四个区。横线划分上、下颌，纵线划分左、右（被记录者的左右）；用罗马数字Ⅰ～Ⅴ依次代表每区中的五颗乳牙，中线至远中依次为乳中切牙至第二乳磨牙；恒牙用阿拉伯数字 1 ～ 8 依次代表中切牙至第三磨牙（图 1-24）。

例如：⌊6 表示左上颌第一磨牙。

乳牙				Ⅴ	Ⅳ	Ⅲ	Ⅱ	Ⅰ	Ⅰ	Ⅱ	Ⅲ	Ⅳ	Ⅴ			
				Ⅴ	Ⅳ	Ⅲ	Ⅱ	Ⅰ	Ⅰ	Ⅱ	Ⅲ	Ⅳ	Ⅴ			
恒牙	8	7	6	5	4	3	2	1	1	2	3	4	5	6	7	8
	8	7	6	5	4	3	2	1	1	2	3	4	5	6	7	8

图 1-24　部位记录法记录临床牙位

2. Palmer 记录系统　Palmer 记录系统的牙弓分区方法同部位记录法一致。恒牙记录方法与部位记录法相同，用阿拉伯数字 1 ～ 8 依次代表中切牙至第三磨牙，而乳牙则用大写英文字母 A ～ E 表示。

例如：A⌉表示右下颌乳中切牙。

3. 国际牙科联合会（Federation Dentaire International，FDI）系统　FDI 牙位记录法是 1970 年国际牙科联盟提出的牙位表示法，为世界通用。采用二位数记录牙位，十位数表示牙所在的区域象限，个位数表示牙的排列顺序，越近中线数字越小（图 1-25）。

例如：65 表示左上颌第二乳磨牙；27 表示左上颌第二磨牙。

乳牙				55	54	53	52	51	61	62	63	64	65			
				85	84	83	82	81	71	72	73	74	75			
恒牙	18	17	16	15	14	13	12	11	21	22	23	24	25	26	27	28
	48	47	46	45	44	43	42	41	31	32	33	34	35	36	37	38

图 1-25　FDI 记录临床牙位

三、牙的组成

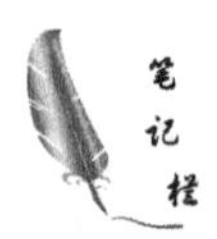

（一）牙体外部形态

从外部观察，牙体由牙冠、牙根及牙颈三部分组成（图 1-26）。

1. 牙冠（crown）　牙体被牙釉质覆盖的部分称牙冠，也称为解剖牙冠（anatomical crown），解剖牙冠与牙根以牙颈为界。牙冠是发挥咀嚼功能的主要部分，其形态随功能而异。正常情况下，牙冠的大部分显露于口腔中，与牙根以龈缘为界，龈缘上方的牙体部分称为临床牙冠（clinical crown）。

2. 牙根（root）　牙体由牙骨质覆盖的部分称解剖牙根（anatomical root）。正常情况下，牙根整个包埋于牙槽骨中，是牙体的支持部分，其形态与数目因咀嚼力的大小和功能而有所不同。根的尖端称为根尖，每个牙根尖处通常有通过牙髓血管神经的小孔，称为根尖孔（apical foramen）。

3. 牙颈（dental cervix）　牙冠与牙根交界处呈弧形曲线，称为牙颈，又称颈缘或颈线（cervical line）。

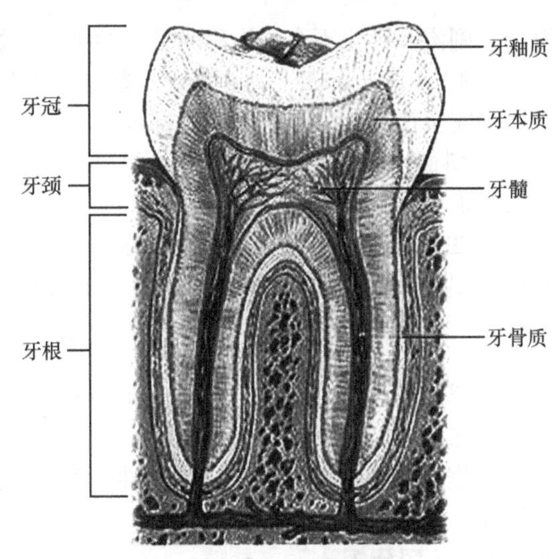

图 1-26　牙的组成

（二）牙体剖面形态

从牙体的纵剖面可见牙体由三种硬组织及一种软组织构成。

1. 牙釉质（enamel）　是覆盖于牙冠表层的半透明的白色硬组织，是牙体组织中高度钙化的最坚硬的组织。

2. 牙骨质（cementum）　是覆盖于牙根表层的色泽较黄的硬组织。硬度低于牙釉质，其结构和硬度与密质骨相似。

3. 牙本质（dentin）　是构成牙的主体，位于牙釉质与牙骨质的内层，色淡黄，硬度低于牙釉质、高于骨组织。牙本质围成的与牙体外形相似的腔隙称为髓腔（dental cavity），容纳牙髓组织。

4. 牙髓（dental pulp）　是充满在牙髓腔中的疏松结缔组织，内含丰富的血管、淋巴管、神经通过根尖孔和牙周组织相通。

四、牙冠解剖常用名词及表面标志

（一）牙冠各面的名称

牙有与牙体长轴平行的四个轴面和与牙体长轴垂直的𬌗面或切嵴。

1. 唇面（labial surface）和颊面（buccal surface）　前牙的牙冠接近口唇的一面，称为唇面；后牙的牙冠接近颊黏膜的一面，称为颊面。

2. 舌面（lingual surface）　牙冠靠近舌侧的一面，统称为舌面。上颌牙的舌面又称腭面。

3. 近中面（medial surface）与远中面（distal surface）　牙冠与邻牙相邻接的两个面，总称邻面（proximal surface）。离中线较近的邻面，称为近中面；离中线较远的邻面，称为远中面。

4. 𬌗面（occlusal surface）和切嵴（incisal ridge）　上、下颌后牙咬合时发生接触的一面，称为𬌗面。前牙无𬌗面，其切端舌侧有切咬功能的部分称切嵴。

（二）牙冠的表面标志

1. 牙冠的突起部分

（1）牙尖（cuspis of tooth）：为位于牙冠表面近似锥体形的显著隆起，常位于尖牙的切端、前磨牙和磨牙的𬌗面。

（2）结节（tubercle）：为牙冠上牙釉质过度钙化所形成的小突起。切牙初萌时切缘上所见的结节又称为切缘结节（mamelon），常随牙的磨耗而逐渐消失。

（3）嵴（ridge）：为牙釉质的长形线状隆起。根据其位置和构成不同可分为切嵴、边缘嵴、牙尖嵴、三角嵴、横嵴、斜嵴、轴嵴、颈嵴。

（4）舌隆突（cingulum）：为牙釉质的半月形突起，位于前牙舌面近颈 1/3 处。

2. 牙冠的凹陷部分

（1）窝（fossa）：为牙冠表面的不规则、盆地状的凹陷。如前牙的舌面窝、后牙的𬌗面窝。

（2）沟（groove）：位于牙冠各面，介于牙尖和嵴之间，或窝的底部的细长形凹陷部分。如发

笔记栏

育沟、副沟。钙化不全的沟称为裂，为龋齿的好发部位。

（3）点隙（pit）：为3条或3条以上的发育沟相交处，或发育沟的末端形成的点形凹陷。此处釉质未完全连接，为龋齿的好发部位。

3. 斜面（inclined surface） 组成牙尖的各面称为斜面。两斜面相交成嵴，四斜面相交则组成牙尖的顶。

4. 生长叶（lobe） 牙生长发育的钙化中心称为生长叶，其融合交界处为发育沟。多数牙是由4个生长叶发育而成，部分牙是由5个生长叶发育而成。

五、恒牙外形

人类的恒牙共32颗，上、下颌各有8对左右成对的同名牙，其解剖形态相同，故恒牙有16种不同形态。

根据牙齿的形态特点和功能特性，恒牙分为切牙、尖牙、前磨牙和磨牙，每组牙具有各自的形态特征。

（一）切牙组

切牙（incisor）位于口腔的前部，在中线两侧，上下左右共8颗，包括上颌中切牙、上颌侧切牙、下颌中切牙、下颌侧切牙各2颗。切牙的主要功能为切割食物，但由于其位置的特殊性，在辅助发音、面容美观方面有重要作用。

切牙的共同特点如下。

1. 牙冠 形态简单，由唇面、舌面、邻面（近中面、远中面）和切嵴组成。

（1）牙冠唇面呈梯形，由切缘、颈缘、近中缘、远中缘组成，其中近中缘和远中缘与切缘相交分别构成近中切角和远中切角。

（2）牙冠舌面小于唇面，中央凹陷成舌窝。近远中隆起为边缘嵴，颈部呈半月形隆起为舌面隆突，切端有切嵴。

（3）邻面观牙冠呈三角形，颈部厚、切端薄。三角形的底呈"V"字形曲线，称为颈曲线。

2. 牙根 均为单根，上颌切牙牙根较粗壮而直，下颌切牙牙根扁圆而细长。切牙的形态比较见图1-27～图1-30。

（二）尖牙组

尖牙（canine）又称犬牙，位于口角处，上下左右共4颗。包括上颌尖牙、下颌尖牙各2颗。尖牙的主要功能为穿刺和撕裂食物。尖牙具有支撑口角、维持口唇丰满的作用。

尖牙的共同特点如下。

1. 牙冠 较厚，由唇面、舌面、近中面、远中面4个轴面和长大的牙尖组成。

（1）唇面似五边形，由颈缘、近中缘、远中缘、近中斜缘与远中斜缘组成。初萌的尖牙，近、远中斜缘在牙尖顶相交呈约90°的角。唇面中央自牙尖向牙颈方向有隆起的嵴，称为唇轴嵴，该嵴将唇面分为近、远中唇斜面。

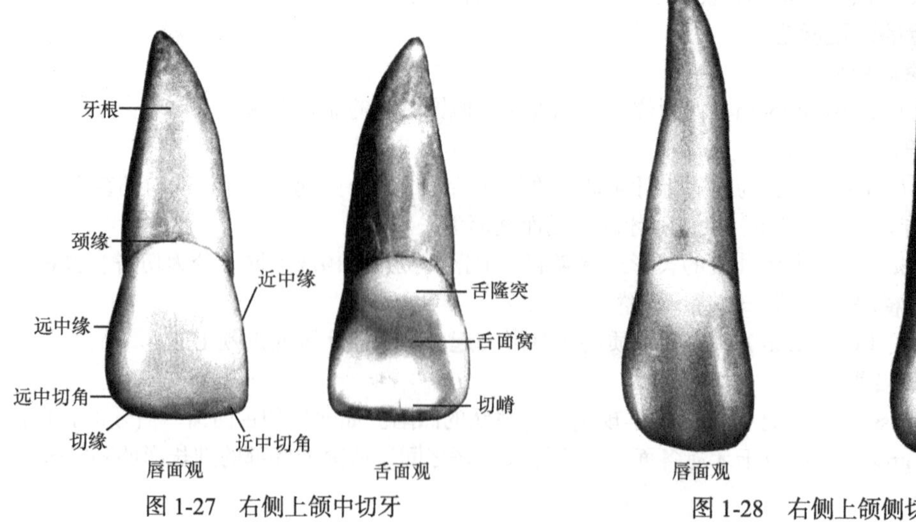

图1-27 右侧上颌中切牙　　图1-28 右侧上颌侧切牙

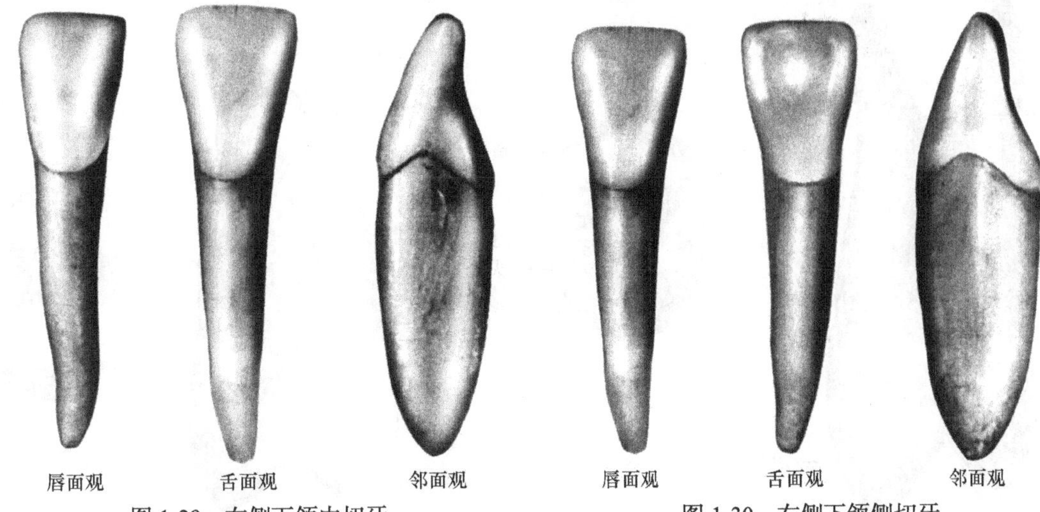

图 1-29 右侧下颌中切牙 图 1-30 右侧下颌侧切牙

（2）舌面与唇面外形相似，但小于唇面，中央凹陷为舌窝，有一纵嵴称舌轴嵴，将舌窝分成近中舌窝和远中舌窝。舌隆突显著。

（3）邻面似三角形，较切牙的邻面突出。

（4）切端有牙尖，由唇轴嵴，舌轴嵴，近、远中牙尖嵴及近、远中唇斜面和近、远中舌斜面构成，牙尖偏向近中。

2. 牙根 为单根，根长远大于冠长。上颌尖牙牙根粗壮，根长约为冠长的 2 倍。

上、下颌尖牙的形态比较见图 1-31。

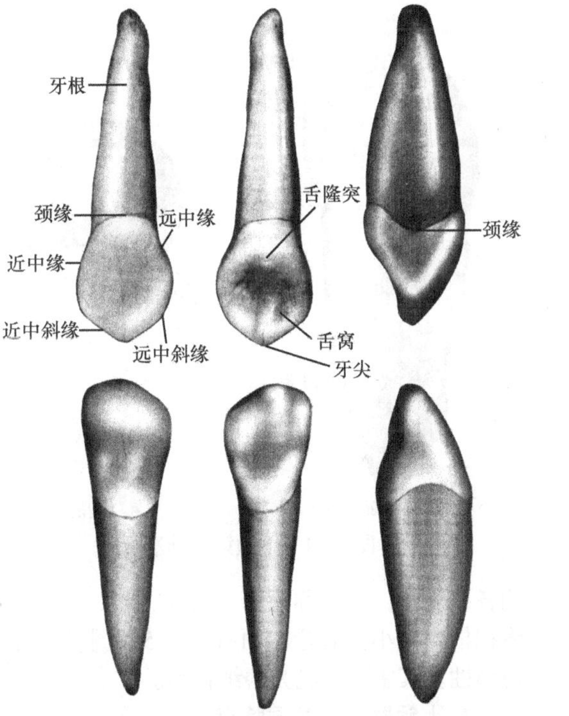

牙根
颈缘
远中缘
近中缘
近中斜缘
远中斜缘
舌隆突
舌窝
牙尖
颈缘
唇面观
舌面观
邻面观

图 1-31 左侧上、下颌尖牙

（三）前磨牙组

前磨牙（premolar）又称双尖牙（bicuspid teeth），位于尖牙之后磨牙之前，上下左右共 8 颗，包括上颌第一前磨牙、上颌第二前磨牙、下颌第一前磨牙、下颌第二前磨牙各 2 颗。牙冠呈立方形，𬌗面有 2 ～ 3 个牙尖（下颌第二前磨牙有三尖型者，故“双尖牙”的命名不准确）。前磨牙的主要功能为协助尖牙撕裂食物和捣碎食物。

前磨牙的共同特点如下。

1. 牙冠 呈小立方形，由颊面、舌面、近中面、远中面 4 个轴面和𬌗面组成。

（1）颊面与尖牙唇面相似，呈五边形，但牙冠较短小。上颌前磨牙有颊轴嵴与牙体长轴约平行。颊尖略偏近中（上颌第一前磨牙颊尖偏远中）。

（2）舌面小于颊面，似卵圆形，光滑而圆突，舌尖略偏近中。

（3）邻面呈四边形，颈部较宽，颈缘线较为平直，远中面比近中面较突。

（4）𬌗面形似六边形，上颌前磨牙较下颌前磨牙轮廓显著。𬌗面有颊、舌两尖，颊尖长大锐利，舌尖短小圆钝。下颌第二前磨牙𬌗面有两尖型及三尖型（1 个颊尖、2 个舌尖，近中舌尖大于远中舌尖）。𬌗面中央凹下成窝，称中央窝。窝的四周有近、远中边缘嵴和颊、舌尖的牙尖嵴围绕。

2. 牙根 根扁，多为单根，上颌第一前磨牙在牙根中部或根尖 1/3 处分叉为颊舌两根，有利于牙的稳固。

前磨牙的形态比较见图 1-32 ～图 1-35。

（四）磨牙组

磨牙（molar）位于第二前磨牙的远中，上、下牙弓的末端，共有 12 颗。上、下颌左右两侧每

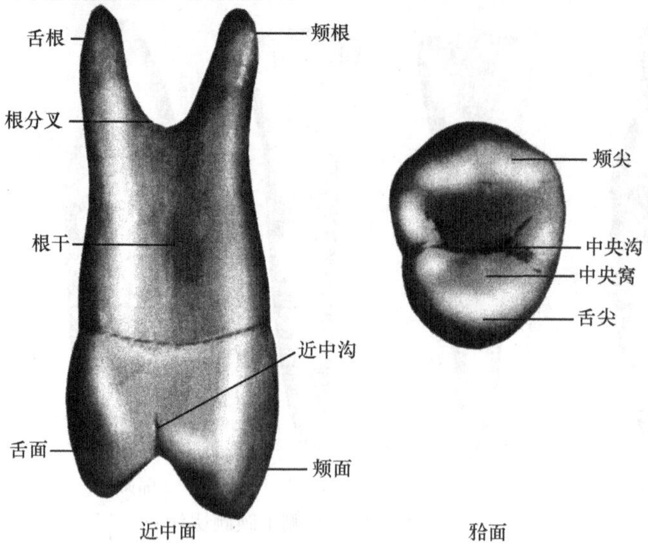

近中面　𬌗面

图 1-32　上颌第一前磨牙

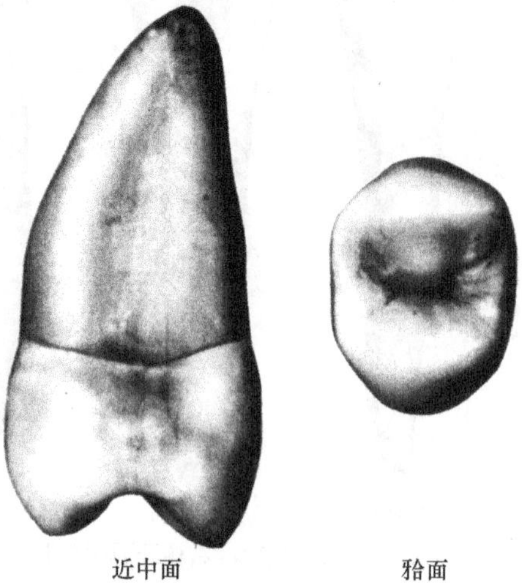

近中面　𬌗面

图 1-33　上颌第二前磨牙

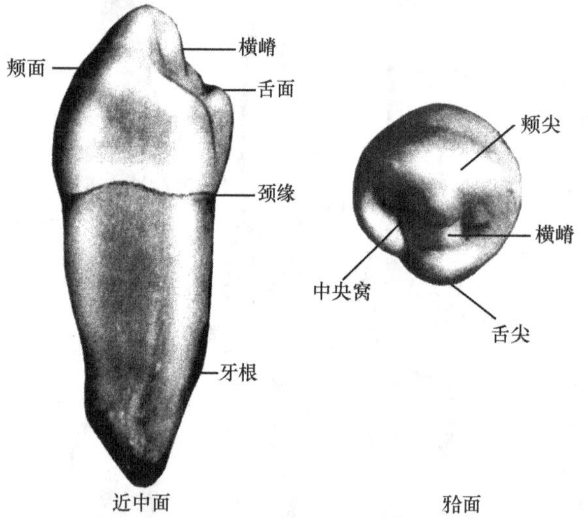

近中面　𬌗面

图 1-34　下颌第一前磨牙

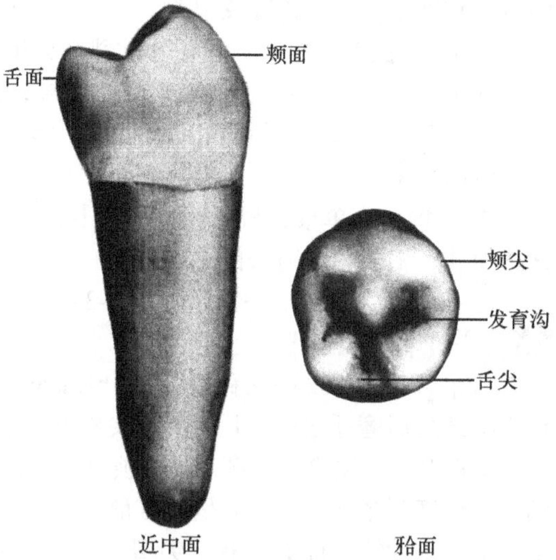

近中面　𬌗面

图 1-35　下颌第二前磨牙

侧各有 3 颗，依次称为第一磨牙、第二磨牙、第三磨牙。磨牙牙冠体积大，由第一磨牙至第三磨牙体积依次减小。磨牙𬌗面有 4 ～ 5 个牙尖，上颌磨牙可有 3 个牙根，下颌磨牙为 2 根，以增强牙的稳固性。其主要功能为磨细食物。

1. 上颌磨牙的共同特点

（1）牙冠呈立方形，由颊面、舌面、近中面、远中面、𬌗面构成。

1）颊面呈梯形，近远中宽度大于𬌗颈高度，𬌗缘长于颈缘，有近中颊尖和远中颊尖，两尖之间有颊沟通过。

2）舌面大小与颊面相近或稍小。近中舌尖宽于远中舌尖，两舌尖之间有远中舌沟通过。

3）邻面为梯形，颊舌厚度大于𬌗颈高度，远中面略小于近中面。

4）𬌗面呈斜方形，结构复杂，有 4 个牙尖分别为近中颊尖、远中颊尖、近中舌尖及远中舌尖，近中舌尖最大。舌尖为功能牙尖，故颊尖锐而舌尖钝。𬌗面中部凹陷成窝，分为较大的中央窝和较小的远中窝。有发育沟起自中央点隙，自中央点隙伸向颊侧的称颊沟，伸向近中的称近中沟，伸向远中及舌面的称远中舌沟。

5）上颌第一磨牙远中颊尖三角嵴与近中舌尖三角嵴在𬌗面斜行相连形成斜嵴，为其特有的解剖特征，上颌第二磨牙𬌗面斜嵴不如上颌第一磨牙明显。

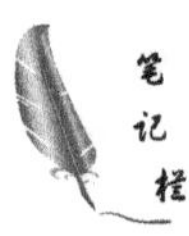

（2）牙根由三根组成，舌侧根称舌根，在颊侧的两根分别称为近中颊根和远中颊根。舌根为三根中最大者，两颊根相距较近，颊根与舌根分开较远。三根之间分叉较大，故有利于牙的稳固。

上颌磨牙的形态比较见图 1-36，图 1-37。

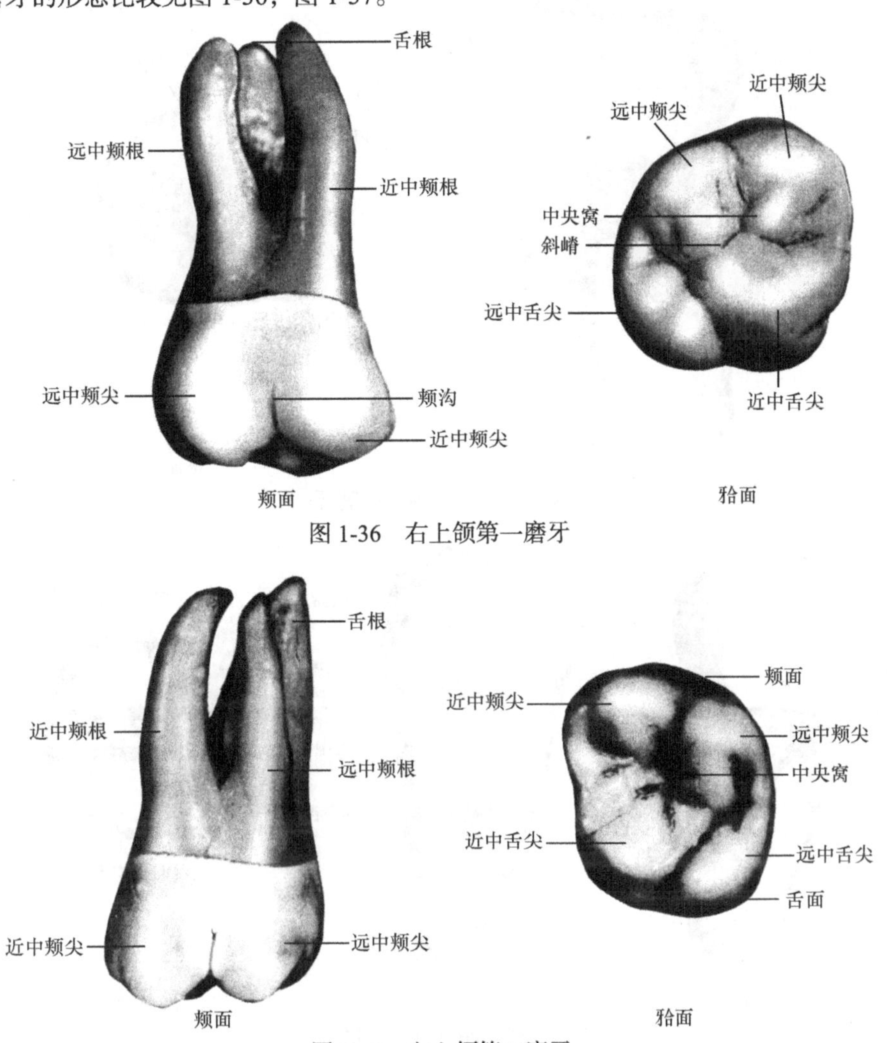

图 1-36　右上颌第一磨牙

图 1-37　左上颌第二磨牙

2. 下颌磨牙的共同特点

（1）牙冠呈立方形，向舌侧倾斜，由颊面、舌面、近中面、远中面、𬌗面构成。

1）颊面呈梯形，近远中径大于𬌗颈径，𬌗缘长于颈缘。

2）舌面较颊面稍小而圆突，有近中舌尖和远中舌尖，舌沟由两舌尖之间通过。

3）邻面呈四边形，颊舌厚度大于𬌗颈高度，远中面小于近中面。

4）𬌗面略呈长方形，近远中径大于颊舌径，形态复杂。下颌第一磨牙有 5 个牙尖，分别为近、远中颊尖，远中尖，近、远中舌尖；下颌第二磨牙有 4 尖型（无远中尖）和 5 尖型（与下颌第一磨牙形态相似）。𬌗面中央凹陷成窝，分为中央窝和较小的近中窝。下颌第一磨牙有 5 条发育沟呈“大”字形，4 尖型下颌第二磨牙有 4 条发育沟呈“＋”字形。

（2）牙根为双根，扁而厚，根干短。近中根较远中根稍大，两根相距较近。

下颌磨牙的形态比较见图 1-38 和图 1-39。

（五）乳牙与恒牙形态的区别

1. 与恒牙相比，乳牙具有以下特点

（1）乳牙牙冠为乳白色，而恒牙牙冠略乳黄色。

（2）乳牙牙冠短宽，体积小于同名的恒牙。

（3）乳牙的颈部显著窄缩，颈嵴更为突出，故冠根分明；恒牙冠根分界不很明显。

（4）乳磨牙体积依次递增，即第二乳磨牙较第一乳磨牙大；而恒牙的磨牙体积依次递减，即第二磨牙体积较第一磨牙小。

（5）乳前牙宽冠窄根，牙根细长，根尖偏向唇侧（上颌乳中切牙除外，为宽冠宽根）。

笔记栏

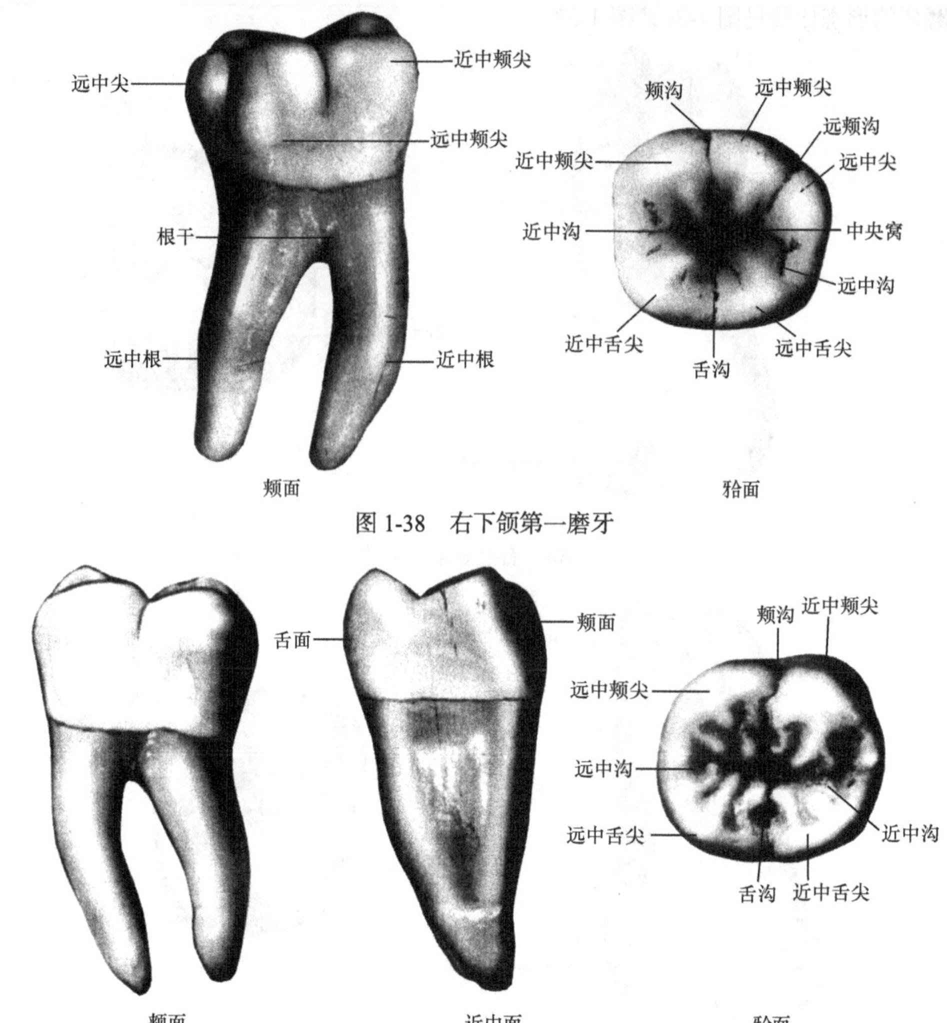

图 1-38　右下颌第一磨牙

图 1-39　左下颌第二磨牙

（6）乳磨牙根干较短，根分叉显著增大、外展。

2. 乳牙的形态　见图 1-40。

六、牙列与咬合

口腔内所有牙齿的牙根生长在上、下颌骨的牙槽窝内，其牙冠彼此邻接。牙按照一定的顺序、方向和位置排列成弓形，形成牙弓（dental arch）或称牙列（dentition）。

按照牙列中牙的排列情况，可分为正常牙列和异常牙列。正常牙列指牙数正常、各牙排列整齐、无间隙；异常牙列包括牙数异常和牙排列异常，如牙数过多（额外牙）或过少、弓外牙、异位牙等。

（一）牙列的形态及其生理意义

上、下牙列形态一般相似，上牙列大于下牙列。牙列形态与颜面外形、上中切牙唇面形态相协调者较自然、美观。正常牙列牙与牙紧密连接，互相支持，使全牙列成为一个整体，在咀嚼运动中保持稳固，分散殆力，有利于咀嚼效率的发挥，并避免食物嵌塞对牙周组织造成创伤。同时，上、下颌牙列的殆曲线，包括横殆曲线和纵殆曲线，均彼此相似或吻合，使得上、下颌牙在咀嚼运动中能保持紧密接触，并与下颌运动的方式相协调，与咀嚼运动产生的力相适应，从而使咀嚼牙力沿牙体长轴传递，保护牙周组织。

（二）殆与咬合

殆（occlusion）一词是口腔医学专有词。下颌运动过程中，上、下颌牙发生接触的现象被称为殆或咬合。上、下颌牙的这种接触关系被称为殆关系或咬合关系。

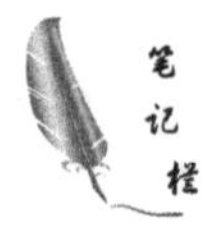

显而易见，咬合关系随着下颌骨位置的不同可产生多种接触状态，其中临床上最重要和最常用的咬合接触关系为牙尖交错殆，即上、下颌牙牙尖交错，是达到最广泛、最紧密接触时的一种咬合

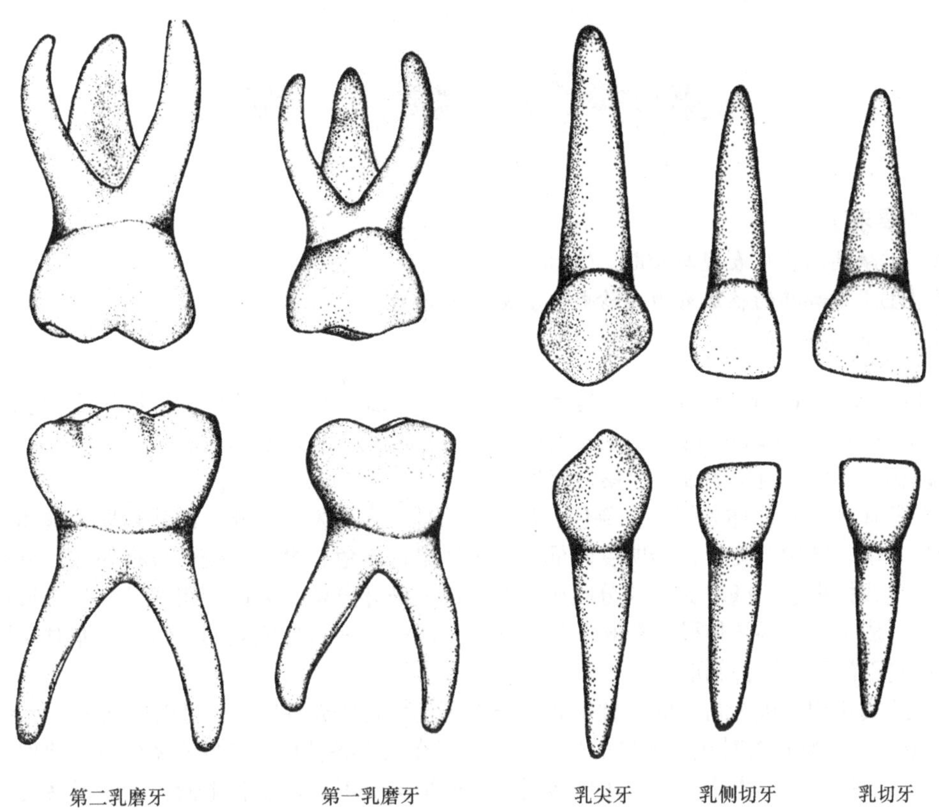

图 1-40　乳牙外形

关系，称为牙尖交错𬌗（intercuspal occlusion，ICO）。

正常 ICO 的咬合接触特征如下。

1. 近远中向关系的临床标志及参考指标

（1）尖牙接触关系：反映前牙的近、远中接触关系。正常时，上颌尖牙牙尖顶对应下颌尖牙的远中唇斜面，下颌尖牙牙尖顶对应上颌尖牙的近中舌斜面。

（2）第一磨牙接触关系：也称为𬌗关键，反映后牙的近、远中接触关系。正常时上颌第一磨牙近颊尖对着下颌第一磨牙的颊面沟，下颌第一磨牙远颊尖对着上颌第一磨牙的中央窝，这种咬合接触关系又称为中性关系。

2. 唇（颊）舌向关系的参考指标　ICO 时，上颌牙盖过下颌牙唇（颊）面的垂直距离称为覆𬌗（overbite）；ICO 时上颌牙盖过下颌牙的水平距离称为覆盖（overjet）。前牙覆𬌗、覆盖正常值为 2 ～ 4mm，为浅覆𬌗、浅覆盖。

（金海威）

第二章　龋　病

【目的要求】

掌握：①龋病的临床表现与诊断。②龋病的病因。

熟悉：①儿童龋病的临床表现与诊断。②龋病的治疗。

了解：儿童龋病的治疗。

龋病（dental caries or tooth decay）是牙体硬组织在以细菌为主的多种因素影响下，发生的慢性、进行性破坏性疾病。引起龋病的因素主要包括牙菌斑、食物及牙所处的环境等，从病因学角度来讲，龋病也可以称为牙体硬组织的细菌感染性疾病。

龋病的临床特征是牙体硬组织在颜色、形态、质地等方面发生变化。龋病初期，龋坏部位硬组织发生脱矿，微晶结构改变，牙透明度降低，牙釉质呈白垩色，继之病变部位有外源性色素沉着，局部呈黄褐色或棕褐色，随着无机成分脱矿、有机成分破坏分解，牙体硬组织发生疏松软化，最终牙体缺损，形成龋洞。因牙体硬组织缺乏生长和修复能力，一旦形成龋洞，组织不能对缺损进行自我修复以恢复正常的牙体解剖形态。

龋病是人类历史上极为古老的一种疾病，据龋病流行病学资料显示，可以追溯至公元前5000—公元前3000年，即新石器时代。到目前为止，龋病仍在人类各种疾病的发病率中位居前列，是人类的常见病、多发病之一，由于其病程进展缓慢，一般情况下不危及患者生命，因此不易受到人们的重视。实际上龋病给人体造成的危害极大，特别是病变向牙体深部发展时，可引起牙髓组织感染、根尖周组织感染、颌骨炎症等一系列并发症。随着病变的发展，可导致牙冠缺损，形成残根，最终使牙体丧失，破坏咀嚼器官的完整性，既影响了消化功能，又影响了儿童时期牙颌系统的正常发育。此外，龋病及其继发病作为病灶，还可引起远隔脏器的疾病。

龋病有一定的好发部位，在恒牙列，患龋频率最高的是下颌第一磨牙，其次是下颌第二磨牙，以后依次是：上颌第一磨牙、上颌第二磨牙、前磨牙、第三磨牙、上颌前牙，下颌前牙患龋率最低。在乳牙列，下颌第二乳磨牙患龋率最高，其次是上颌第二乳磨牙，以后依次是：第一乳磨牙、乳上颌前牙、乳下颌前牙。龋损好发牙面以咬合面居首位，其次是邻面，再次是颊面。

本章将通过龋病的病因、龋病的临床表现及分类、龋病诊断与治疗、儿童龋病这五部分内容对龋病相关知识进行详细介绍。

第一节　病　因

关于龋病的病因，人类早在公元前5000年就有“虫牙学说”（legend of worm）的记载，随着人类社会的进步和科学的发展，人们对龋病的病因进行了长期的探索，提出了许多关于龋病发病机制及病因的学说和理论，其中关于龋病的病因学说有多种：最早期希腊医师提出了体液学说，认为龋病是由于辛辣和腐蚀性液体的内部作用而发生，这种学说被认为是龋病研究的萌芽；也有学者认为龋病是简单的无机酸分解牙体组织的理论，也有人认为龋病始于蛋白质溶解的学说，直到1889年Miller提出化学细菌学说，才把微生物及微生物的产酸代谢与食物中的糖类联系起来，该学说认为口腔微生物发酵糖类产酸，酸导致牙矿物质的溶解，细菌使牙体组织的蛋白质分解。Miller的化学细菌学说是现代龋病病因学的基础。目前比较公认的龋病病因学说是四联因素理论，该理论从三联因素理论发展而来。三联因素论认为，龋病是一种多因素导致的疾病，致龋微生物、宿主和饮食因素在疾病的发病过程中起重要作用，当三种因素共存的条件下龋病得以发生。后有学者发现，龋病的发生需要在一定的时间内才能完成，即提出四联因素理论：致龋菌群、适宜的食物、敏感的宿主及一定的时间。

一、微生物因素

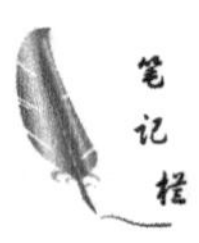

细菌的生存是细菌致龋的必要条件，口腔中有大量的微生物，唾液的抗菌作用和冲洗作用、咀

嚼活动、吞咽活动都在不停地清除和分散着游离于口腔中的细菌，唾液的缓冲系统也使口腔的pH稳定在一定水平，一般认为pH达到5.5以上，牙体不会发生脱矿。因此，细菌要在口腔中致病，必须具备稳定的生存环境，并能在这样的环境中代谢产酸，使牙体局部的pH降低致使牙体组织脱矿，而牙菌斑无疑是细菌生存的最佳环境。

（一）牙菌斑

牙菌斑（dental plaque）是牙面菌斑的总称，为牙面上白色或暗白色的聚集物，经过清水冲洗口腔、牙面后，可直接或通过染色剂染色后在牙面上观察到。菌斑牢固地黏附于牙面和修复体表面，为未矿化的细菌性沉积物，由黏性基质和嵌入的细菌组成，约含80%水和20%固体物质，固体物质包括糖类、蛋白质、脂肪和无机成分。牙菌斑是细菌的微生态环境，细菌在其中生长、代谢、繁殖、死亡，菌斑中2/3的成分是细菌。菌斑基本结构分为三层：菌斑-牙界面层、中间层和菌斑表层。菌斑的形成首先是由唾液蛋白或糖蛋白吸附在牙面上形成获得性膜（acquired pellicle），清洁牙面后20分钟以内牙表面就可以形成厚度为5～20μm的无结构物质形成的拱形团块，即为获得性膜。随后有细菌选择性地附着，其中细菌产生的细胞外多糖可介导细菌间的集聚及细菌与牙面的黏附，8小时至2天细菌迅速生长，约2天后菌斑开始成形。早期菌斑以链球菌为主，其后有厌氧菌和丝状菌丛加入，特别是放线菌量增加，形成有多种细菌种类、具有一定结构和秩序的细菌微生态环境，为细菌在口腔定居、生存、代谢提供了条件。

（二）致龋微生物

口腔中与龋病有关的主要微生物包括链球菌属、乳杆菌属和放线菌属的细菌。链球菌属中主要是变形链球菌。

1. 变形链球菌（*Streptococcus mutans*） 变形链球菌是革兰氏阳性兼性厌氧菌，目前已证明变形链球菌与人类龋病密切相关。变形链球菌是数种具有不同血清型的链球菌的总称，与人类龋病密切相关的是变形链球菌组中的变形链球菌和茸毛链球菌（远缘链球菌）。变形链球菌可利用蔗糖产生非水溶性细胞外多糖，如葡聚糖和果聚糖，使细菌选择性附着于平滑牙面，并构成菌斑的胶状基质。变形链球菌有较强的产酸和耐酸能力，在菌斑中能使局部pH下降到5.5以下，并维持时间较长，可避开唾液的缓冲作用，使局部组织脱矿，导致龋病发生。

2. 乳杆菌属（*Lactobacillus*） 包括一些革兰氏阳性兼性厌氧和专性厌氧杆菌。乳杆菌属分为同源发酵菌种和异源发酵菌种两组，在有龋洞的部位有较高的检出率。乳杆菌与牙面亲和力低，在牙菌斑中所占的比例不大，产酸总量亦低，对人类龋病的发生作用较弱，但在龋病发展过程中有较大作用，尤其是牙本质龋。有些学者认为乳杆菌数量的增加是龋病进展的结果，并不是导致龋病的始动原因。

3.放线菌属（*Actinomycetes*） 放线菌是一种革兰氏阳性、无芽孢形成、不具动力的微生物，呈杆状或丝状，在口腔中分为兼性厌氧和厌氧两类，放线菌在龈下菌群和人类根面龋的牙菌斑中常可分离到，故可能与根面龋有关。

二、食物因素

龋病的发生与食物关系十分密切。精细的糖类、黏性大的食物和增加蔗糖摄入量会使龋病的发病机会增大；相反，粗制的食物或纤维性食物，如蔬菜、水果等对牙面具有不同程度的清洁作用，细菌不易附着在牙面，可减少龋病的发生。从流行病学资料中发现，糖消耗水平高，龋病的发病率也高。糖的致龋作用与糖的种类、糖的摄入量和摄入频率有关。各类糖类中蔗糖的致龋能力最强，但是若蔗糖与淀粉1∶1比例混合食用，其致龋能力超过单纯蔗糖。糖本身并不致龋，糖必须被细菌代谢后产酸才导致龋的发生，各种糖的产酸能力与其致龋性呈正相关，致龋能力从高到低的排列顺序为：蔗糖、葡萄糖、麦芽糖、乳糖、果糖、山梨糖、木糖醇，致龋菌基本上不能利用山梨糖和木糖醇产酸，故可用作蔗糖的替代品。细菌对糖的代谢包括：①糖的分解代谢，细菌通过糖的无氧酵解产生乳酸，使局部pH下降，导致牙体脱矿。②糖的合成代谢，细菌利用蔗糖合成胞外多糖，包括葡聚糖、果聚糖和杂多糖，非水溶性胞外多糖有很强的黏性，可介导细菌的黏附，并构成菌斑的黏性基质；细菌也可合成细胞内多糖作为细菌的能量储存形式，以保证细菌在缺乏外源性糖的情况下可继续生存并致病。

笔记栏

三、宿主因素

宿主对龋病的易感程度包括牙的形态与结构、唾液的流量、流速、机体的全身状况等多方面因素。

（一）牙的形态、结构、排列

牙的窝沟、点隙、邻面等部位自洁作用差，易形成牙菌斑，是龋病的好发部位；凡有滞留区形成的部位均易造成龋病损害，牙排列不整齐，如拥挤和重叠有助于龋病的发生；牙的理化性质、钙化程度、微量元素含量等因素也影响龋病的发生，釉质中有较高含量的氟、锌时，患龋病的概率下降。

（二）唾液

唾液是由口腔中各大小唾液腺的分泌液、龈沟液及混悬其中的食物碎片、微生物和口腔上皮脱落细胞所构成的混合性液体。牙长期浸泡在唾液之中，唾液作为牙的外环境影响着牙的代谢，并在龋病发生方面起着重要作用。如唾液中含有重碳酸盐，使唾液具有缓冲能力，能中和细菌所产生的酸；唾液中的无机盐通过离子交换促进早期龋损害的修复和脱矿釉质的再矿化；唾液中无机成分的存在，能维持牙体组织的完整性，促进萌出后釉质成熟；唾液中的有机成分中蛋白质是最有意义的，与龋病发生密切相关，分泌型 IgA（SIgA）、抗菌蛋白等抗菌物质可以对抗致龋菌，有些唾液蛋白可参与获得性膜的形成，并在维持唾液高浓度的钙、磷离子方面有重要意义。

（三）免疫及全身状况

机体的全身状况与龋病发病有一定关系，而全身状况又受到营养、内分泌、遗传、机体免疫状态、环境等因素的影响。只有在牙的结构、形态存在某种缺陷或不足，对龋病敏感性增高的前提下龋病才会发生。

四、时间因素

龋病是发生在牙齿硬组织的慢性破坏性疾病，在龋病发生的每个阶段都需要一定的时间。从唾液蛋白或糖蛋白选择性地吸附至牙面形成获得性膜，到细菌在获得性膜上附着，形成牙菌斑；从糖类被细菌代谢产酸到造成釉质脱矿均需要一定的时间，而且在此过程中，若致龋的某个因素被抑制，仍会发生釉质再矿化，因此龋病的发生与时间有着密切的关系。总之，在龋病的发生过程中，细菌和菌斑、食物、宿主、时间等因素都起着很重要的作用。只有在四种因素共同作用下才能发生龋病，缺一不可。目前，人们对龋病病因的研究还在不断地深入。

第二节　临床表现及分类

龋病的临床表现主要概括为患牙在色、形、质的变化及患者的感觉变化。颜色变化：正常的牙釉质表面光滑呈半透明状，牙本质呈淡黄色，龋病发生的早期，病变部位表面粗糙、光泽度消失，呈白垩色改变，随着龋病进一步进展，着色进一步加深呈棕黄色或黑褐色。形和质的变化为：一旦龋坏发生，牙体硬组织将表现为实质性缺损，称为龋洞。患者感觉变化为：患者可以从完全没有临床症状到感觉冷、热刺激痛或食物嵌塞痛等多种敏感症状。龋病的分类可从动力学角度按发病情况和进展速度分类，也可从形态学角度按损害的解剖部位分类，还可按病变深度进行分类。

一、按发病情况和进展速度分类

（一）急性龋

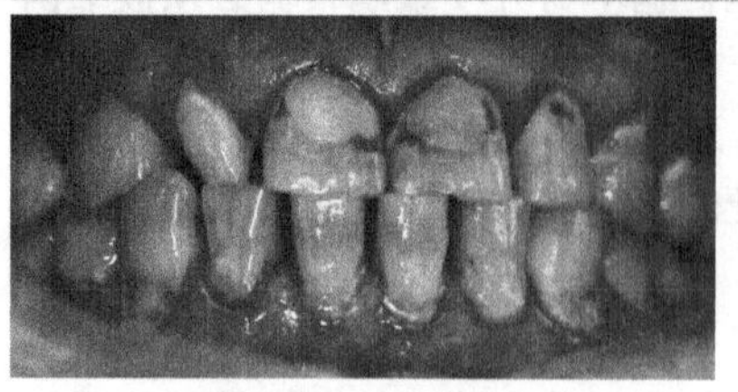

图 2-1　猖獗龋

急性龋（acute caries）又称湿性龋。多见于儿童、青少年或易感个体，病变组织呈浅棕色，质地软，湿润，用挖匙易去除。病变进展较快，容易发生牙髓病变。

猖獗龋（rampant caries）又称放射性龋，是急性龋的一种类型，是指口腔在短时间内（6～12个月）多个牙和牙面出现龋坏（图 2-1）。常见于颌面及头颈部接受放射治疗的患者，病程发

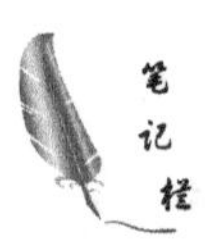

展迅猛，在短时期内多数牙同时患龋。口干综合征患者或有严重全身性疾病的患者，由于唾液分泌量减少或未注意口腔卫生，亦可能发生猖獗龋。也可发生于儿童初萌的牙列，主要与牙的发育和钙化不良有关。

（二）慢性龋

慢性龋（chronic caries）又称干性龋。临床上多数龋病属此种类型。病变进展缓慢，病变组织呈黑褐色、质地干硬，用挖匙不易剔除。

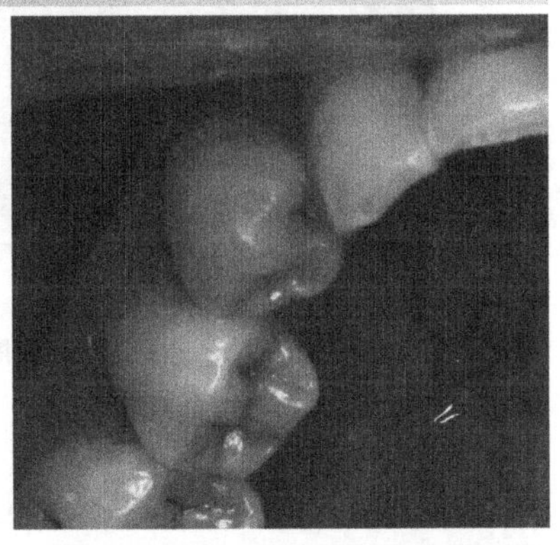
图 2-2　14，15 𬌗面窝沟静止龋

静止龋（arrested caries）为慢性龋的特殊类型。在龋病发展时，由于引起龋病病损的环境、致病条件发生变化，如隐蔽部位变得开放或外露，易于清洁，使原龋损不再继续发展，保持原状，处于停止状态，这种龋损称为静止龋。如邻面龋由于邻牙被拔除，龋损表面容易清洁，唾液缓冲和冲洗作用容易影响到牙面菌斑，使病变进程自行停止。又如咬合面龋，由于咀嚼作用，可将龋病损害部分磨平，菌斑不易堆积，龋病因而停止，成为静止龋（图 2-2）。

（三）继发龋

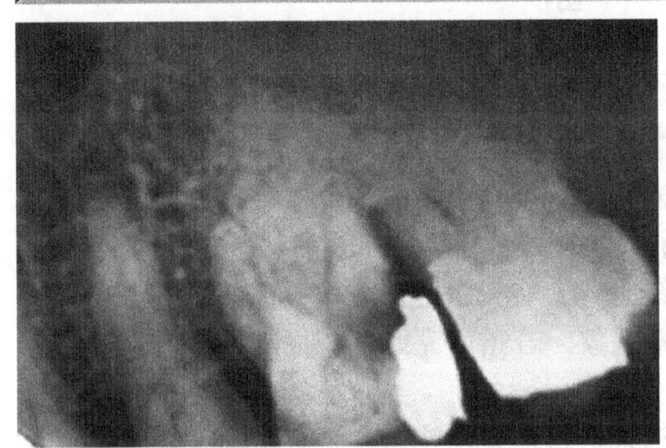
图 2-3　26 牙颈部与高密度充填物之间有低密度影像为继发龋

继发龋（secondary caries）是指龋病充填治疗后，由于充填物边缘或窝洞周围牙体组织破损，形成菌斑滞留区；或修复材料与牙体组织不密合存在裂隙；或因龋病治疗时，病变组织未去净使龋损在充填体周围或底部再发生，X 线片显示修复体周围牙体组织低密度影像（图 2-3）。

二、按解剖部位分类

（一）窝沟龋

窝沟龋是指发生在磨牙、前磨牙咬合面，磨牙颊面沟和上前牙舌面的龋损。龋损首先在窝沟侧壁产生，然后向基底扩散。窝沟龋损为底朝向牙本质，尖向釉质表面的尖锥形损害。有些龋损的釉质表面虽无明显破坏，但狭而深的窝沟处损害已很严重，具有这类临床特征的龋损又称潜行性龋。

（二）平滑面龋

平滑面龋是指发生在窝沟以外牙面的龋病损害，分为两个亚类：发生于近远中接触点处的损害称邻面龋；发生于颊面或舌面，靠近釉牙骨质界处为颈部龋。釉质平滑面龋损为底朝向釉质表面、尖向牙本质的三角形损害。当损害达到釉牙本质界时，可沿釉牙本质界部位向侧方扩散，在正常的釉质下方逐渐发生潜行性破坏。

（三）根面龋

根面龋发生于牙根面，龋病从牙骨质或直接从牙本质表面进入，在根部牙骨质发生的龋病损害称为根面龋。此类型龋损多发生于牙龈退缩、根面外露的老年人牙列。但有一部分患者，牙冠很少有龋，而牙根暴露后则多发生龋坏，提示根面龋与冠部釉质龋发病机制可能不同。

（四）线性釉质龋

线性釉质龋为一种非典型性龋损害，主要发生于上颌前牙唇面的新生线处，龋病损害为新月形，新生线代表出生前和出生后釉质的界线，是所有乳牙具有的组织学结构。

（五）隐匿性龋

釉质脱矿从表面下层开始，在看似完整的釉质下方形成龋坏，因其具有隐匿性，故称隐匿性龋（图 2-4），临床上常容易漏诊。隐匿性龋好发于磨牙沟裂下方或邻面，临床仔细检查可发现病变区变暗，有时用探针能探入洞中，X 线检查可以帮助确诊。

笔记栏

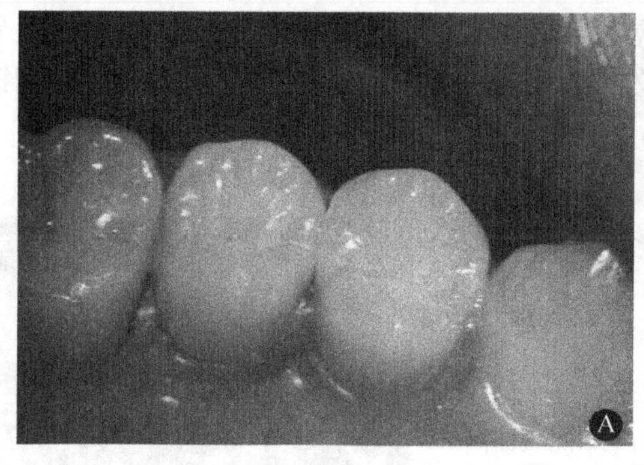
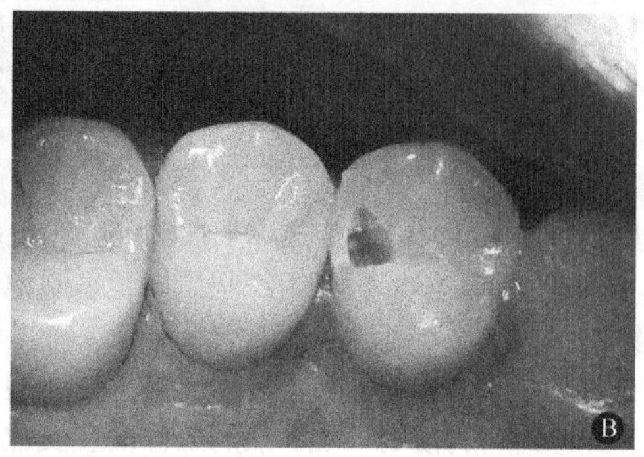

图 2-4 隐匿性龋

A. 14 远中隐匿性龋；B. 14 远中隐匿性龋，去除釉质壁，暴露龋损

三、按病变深度分类

龋病按病变深度分为浅龋、中龋和深龋，该分类方法是临床上为最常用的分类方法，将在诊断中做详细介绍。

第三节 诊 断

一、龋病的诊断方法

（一）常规诊断方法

1. 问诊 问诊是所有疾病诊断的基础。在龋病诊断中，主要对患者自觉症状进行询问，并问询与龋病有关的其他因素，对患者的口腔保健情况做一了解，有利于制定治疗方案。

2. 视诊 观察龋病的好发牙、好发牙面、釉质色泽变化，有无白垩色或黑褐色的斑点，有无龋洞形成；观察邻面边缘嵴，从殆面观察有无釉质的黑晕现象，若殆面完好，应仔细检查牙颈部有无龋洞。

3. 探诊 对可疑有龋损的部位和龋损部位用尖头探针进行探查，注意是否有粗糙、勾拉或插入感。若未形成龋洞，则要观察探针能否探入窝沟或探针钩挂在窝沟中；若已形成龋洞，应检查洞的深度、范围，牙本质的硬度，探诊时是否有疼痛、酸软、敏感点，有无穿髓孔；对于邻面龋及牙龈下方的龋洞，应检查龋洞边缘，是否有探针钩挂现象，对已充填的牙面应检查充填物边缘是否密合。

4. 叩诊 一般用口镜柄或镊子末端叩击牙冠部。龋病叩诊检查时应无疼痛，若有叩诊疼痛，应考虑是否有牙髓病变的并发症。

（二）特殊检查方法

1. 温度刺激试验 虽然不能用于发现龋坏，但可用来检查和确定牙髓活力状况，对于深龋检查有重要意义。冷、热诊检查时应观察患牙是否有刺激性疼痛，疼痛是否持续。

2. X 线检查 对邻面龋（图 2-5，图 2-6）、继发龋、潜行性龋可用 X 线协助诊断，通过 X 线片可观察龋损部位与髓腔的关系，但对于早期龋或龋损范围较小者，由于 X 线片为平面投影，有影像重叠等情况，仅凭 X 线检查很难发现，此时，应结合临床检查进行判断。

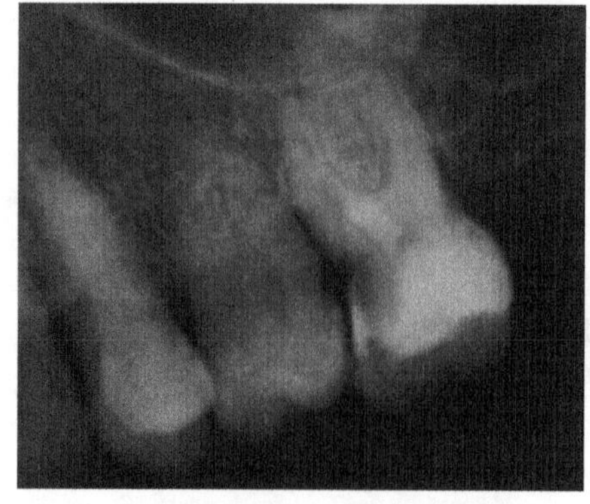

图 2-5 17 近中颈部邻面龋

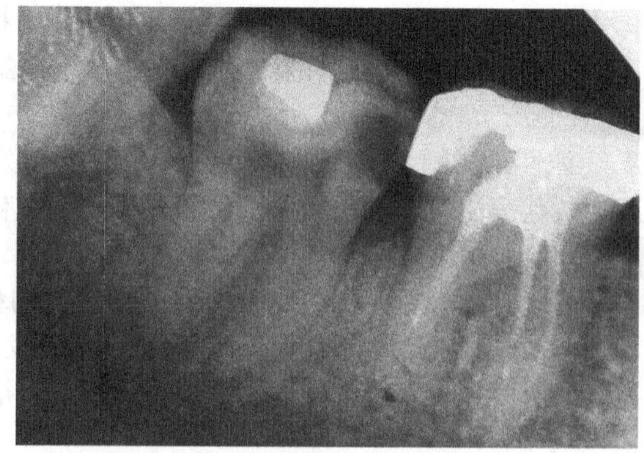

图 2-6 47 远中邻面龋

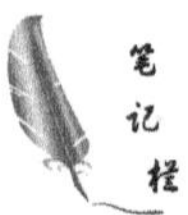

3. 牙线检查 对于探针检查很难判断、视诊难以发现的邻面早期龋，用牙线从两牙之间的间隙进入，仔细体会有无粗糙感及刮线感，牙线从牙颈部间隙拉出后，注意检查牙线有无发毛或撕断情况。

4. 透照 利用光导纤维透照技术对前牙殆面进行检查，对于发现前牙殆面龋尤为有效。

二、龋病的诊断标准

临床上常用的龋病诊断标准是按照不同的病变侵入深度来制定的，据此将龋病分为浅、中、深龋。

案例 2-1

患者，男性，25 岁。

主诉：右上后牙变黑 1 年。

现病史：1 年前发现右上后牙变黑，近日发现牙面变黑范围变大，反复刷牙均无法去除，故来院就诊。发病以来不影响进食，喝冷、热水时无疼痛。

检查：窝沟呈黑褐色，探针探查釉质表面粗糙，冷、热诊试验反应不敏感，无叩痛。扩开窝沟釉质后，见软化变色的牙体组织终止于牙釉质层。

问题：

1. 考虑为何诊断？
2. 诊断依据是什么？
3. 如何治疗？

（一）浅龋

浅龋是指侵犯浅层牙体组织的龋损，位于牙冠部时龋的范围局限于牙釉质层，为釉质龋或早期釉质龋；位于牙颈部时为牙骨质龋或牙本质龋。牙冠部的浅龋分为窝沟龋和平滑面龋。早期龋损部位为白垩色改变，以后变为黄褐色或褐色斑点；探针检查有粗糙感或能钩住探针尖端。牙髓活力检查时患牙反应与对侧同名牙反应相接近，无叩痛、松动。浅龋多无主观症状，对冷、热、酸、甜等外界的物理和化学刺激无明显反应。

案例 2-1 分析

1. 诊断 浅龋。
2. 诊断依据

（1）症状：无自觉症状，无冷、热、酸、甜刺激痛。

（2）检查：窝沟黑褐色，探釉质粗糙，冷、热诊试验未诱发疼痛或不适，龋坏的组织位于牙釉质内。

（二）中龋

中龋是指龋病发展到牙本质浅层，并已形成龋洞，牙本质因脱矿而软化，随着色素的侵入，病变呈黄褐色或深褐色。患者对酸甜饮食敏感，过冷、过热的饮食进入窝洞也能产生酸痛感觉，冷刺激尤为明显，但刺激去除后症状立即消失，颈部牙本质龋的症状更为明显，病变通常进展较快。但是有一部分患者因为有修复性牙本质的形成，龋坏进展缓慢，可无明显临床症状。

案例 2-2

患者，男性，28 岁。

主诉：右下后牙嵌塞食物伴冷刺激酸痛 1 个月。

现病史：近 1 个月来感觉右下后牙有洞，且逐渐扩大，嵌塞食物，不敢吃甜食。近日疼痛明显，遇冷水时出现一过性酸痛不适，无自发痛、夜间痛史。

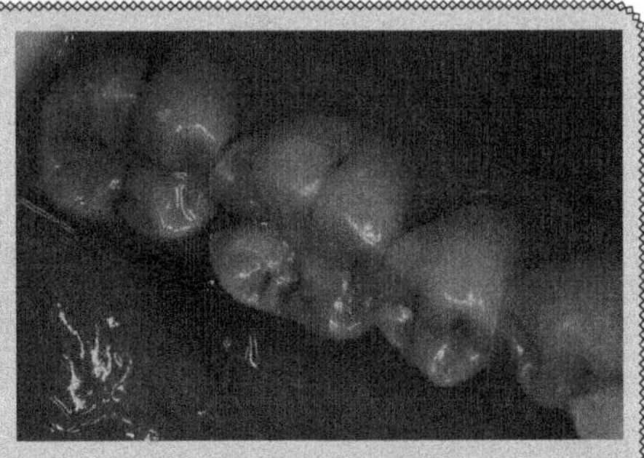

图 2-7 右下后牙口内照片

检查：46 远中殆面缺损，呈褐色，质软，病损达牙本质中层，洞内见食物残渣，远中邻殆面病损处边缘嵴透黑，探诊敏感，冷刺激诱发一过性敏感，刺激除去后敏感消失，无叩痛、松动。47 颊面窝沟呈黑褐色，探其粗糙，扩开窝沟釉质后，见软化变色的病变组织位于牙本质浅层，探诊不敏感，冷刺激试验反应同对侧同名牙，无叩痛、松动。图 2-7 所示为患牙口内照片。

笔记栏

问题：

1. 考虑为何诊断？
2. 诊断依据是什么？
3. 如何治疗？

案例 2-2 分析

1. 诊断：46、47 中龋。

2. 诊断依据：

（1）主观症状：有进甜食及喝冷水时疼痛，无自发痛史，无夜间痛史。

（2）46 检查：46 远中𬌗面缺损，病损达牙本质中层，洞内见食物残渣，远中邻𬌗面病损处边缘嵴透黑，探诊敏感，冷刺激诱发一过性敏感，刺激去除后敏感消失，无叩痛、松动。47 颊面窝沟呈黑褐色，探其粗糙，扩开窝沟釉质后，见软化变色的病变组织位于牙本质浅层，探诊不敏感。

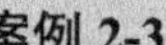

（三）深龋

深龋是指龋损达到牙本质深层，同时牙髓组织尚未发生病变。临床上可检查到较深的龋洞，深龋洞口开放时，食物嵌入洞内可引起明显疼痛，遇冷、热和化学刺激产生疼痛较中龋时更加明显。但位于邻面的深龋洞或隐匿性龋，外观略有色泽变化，洞口较小而病变较深，检查时不易发现，必要时应去除无基釉、扩开洞口后再进行检查诊断。深龋可根据患者的主观症状、体征，结合 X 线片诊断。在诊断中应注意排除牙髓病变的可能。

1. 主观症状　患者进酸甜饮食时有疼痛，遇过冷过热的饮食时有酸痛感觉，以冷刺激尤为显著，但刺激去除后，疼痛立即消失。常有食物嵌入洞内产生明显疼痛。

2. 临床检查

（1）龋损发生在𬌗面时容易看到很深的龋洞，位于邻面或龈缘以下的龋洞，在龋坏的釉质边缘有透黑的晕区，探诊可探到龋洞且能钩住探针，有酸痛感。

（2）温度刺激试验：冷、热刺激龋洞时有一过性激发痛。

（3）患牙无叩痛。

（4）X 线片显示患牙有透影区，并接近髓腔，根尖周区组织影像无异常，需要注意的是 X 线片显示的病变范围通常较实际病变范围要小。

（5）牙髓电活力测验：患牙与对侧同名牙的刺激阈值基本一致。

根据患者的主观症状、临床体征，结合 X 线片可确诊，但由于深龋接近牙髓，易引起牙髓病变，因此必须与牙髓病变相鉴别。

案例 2-3

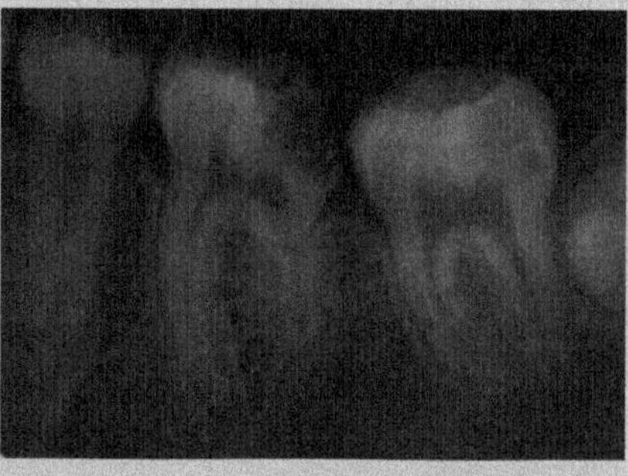

图 2-8　右下后牙 X 线片

患者，男性，21 岁。

主诉：右下后牙喝冷水疼痛 3 周。

现病史：近 3 周来感右下后牙喝冷水时疼痛，不敢用该牙咬食物，食物嵌入洞内时疼痛明显，无自发痛史，无夜间痛史。

检查：46 远中𬌗面龋缺损，质软，接近牙本质深层，损害周围软化牙本质较多，呈黄褐色，探诊敏感、酸痛，未探及露髓点，冷水刺激试验反应为一过性疼痛，刺激停止后疼痛立刻消失，无叩痛、松动，牙龈无红肿。特殊检查：电活力检测患牙与对侧同名牙反应阈值接近。X 线片显示牙冠远中缺损，缺损底部与髓室间有一薄层牙本质影像，接近髓角，根尖区影像未见异常（图 2-8）。

问题：

1. 考虑为何诊断？
2. 诊断依据是什么？
3. 需要与哪些疾病鉴别诊断？
4. 如何治疗？

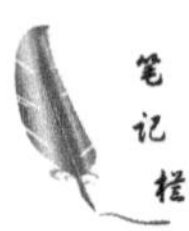
笔记栏

三、龋病的鉴别诊断

龋病的鉴别诊断主要有浅龋和深龋与相关的疾病鉴别诊断。

(一)浅龋

浅龋应与正常窝沟、釉质钙化不全、釉质发育不全相鉴别。

1. 正常窝沟 有的窝沟因色素沉着可呈黄褐色，但用探针检查时不可深入，且釉质光滑质地坚硬。

2. 釉质钙化不全 表现为表面光洁的白垩状损害，可出现在牙面的任何部位，有节段性分布特点，且釉质表面光滑，质地坚硬。

3. 釉质发育不全(enamel hypoplasia) 轻者表现为釉质表面的变黄或变褐色条纹，重者表现为釉质表面不同程度的缺损，探诊时损害区质硬而且光滑，多有对称性、节段性分布特点。

(二)深龋

深龋应与可复性牙髓炎、慢性牙髓炎、牙髓坏死相鉴别。主要根据患者的主观症状、体征，结合X线片进行鉴别。

1. 可复性牙髓炎 临床上可见近髓腔的牙体硬组织病损，主要症状为刺激性疼痛，遇冷刺激时产生尖锐的疼痛，去除刺激后疼痛立即消失，不持续。无叩痛，洞底探诊敏感或有酸痛。

2. 慢性牙髓炎 冷热刺激均可引起疼痛或迟缓性疼痛，刺激去除后疼痛会持续一段时间，洞底探诊敏感或酸痛，部分患牙可发现有露髓孔，有叩诊不适感或轻度疼痛，部分患者有自发痛史。X线片有时可见根周膜轻度增宽。

3. 牙髓坏死 多无明显的临床症状，洞底探诊无疼痛反应，或有穿髓孔，但无探痛。牙髓温度刺激实验为无反应，也无叩痛。有的深大龋洞由于病史较长，牙髓可产生修复性反应形成修复性牙本质，对外界的刺激不敏感，治疗时应注意观察患者的反应和检查牙髓的活力，以免将牙髓活力正常的牙误诊为牙髓坏死。

案例2-3分析

1. 诊断：46深龋。

2. 诊断依据

(1)主观症状：遇冷水和进食时疼痛，刺激停止时疼痛消失，无自发痛史，无夜间痛史。

(2)临床体征：患牙龋损深达牙本质深层，龋损周围软化牙本质较多；探针检查有酸痛感，未发现露髓孔；冷刺激可引起疼痛，刺激去除后疼痛立刻消失，无叩痛和松动，电活力检测患牙与对侧同名牙阈值接近。可排除牙髓病变。X线片显示牙冠有一较大的缺损，洞底与髓室间有一薄层牙本质影像，接近髓角，根尖区影像未见异常。

根据以上临床表现和体征确诊为深龋。

3. 鉴别诊断 本病例(46深龋)应与可复性牙髓炎和慢性牙髓炎相鉴别。

(1)可复性牙髓炎：与深龋的主要区别是刺激性疼痛稍严重，冷刺激时可产生尖锐的疼痛，去除刺激后疼痛立即消失，不持续。无自发痛史。

(2)慢性牙髓炎：冷、热刺激均可引起疼痛，刺激去除后可持续一段时间或者引起迟缓性疼痛，有叩诊不适感或轻度叩痛，偶有自发痛史。

第四节 治 疗

龋病是发生在牙体硬组织的一种慢性进行性破坏性疾病，牙体组织一旦发生破坏，很难自行停止；牙釉质、牙本质本身无修复功能，无法通过细胞和组织的再生来修复其组织缺损，因此必须用人工材料来进行修复。

牙髓与牙本质无论在胚胎发育上还是在组织结构和功能上都有密切的联系，在对外界的刺激的反应上有互联效应，任何施加在牙本质的刺激，包括温度、化学、机械的刺激，都可引起牙髓反应，长期的轻微刺激可使牙髓发生修复性反应；急性强刺激会导致牙髓组织充血、炎症或坏死。所以在治疗过程中必须尽量减少对牙本质、牙髓的刺激，并应积极地保护牙髓，调动牙髓的修复潜能。

龋病的治疗目的：①终止病变发展；②恢复牙体形态功能及其与邻近组织的关系；③保护牙髓，促进组织修复。

笔记栏

龋病的治疗方法随着对龋病研究的深入及粘结修复材料和技术的不断完善而不断改进，牙体预备更趋于保守，保留更多的牙体组织，扩大了治疗的适应证。

一、龋病的非手术治疗

龋病的非手术治疗是采用药物或再矿化等方法使龋病病变终止的治疗方法，但是不能修复已经有实质性缺损的龋齿。治疗方法主要有药物治疗、再矿化治疗和窝沟封闭。

（一）药物治疗

药物治疗是采用化学药物处理龋损，使龋坏病变终止的治疗方法。

1. 适应证

（1）恒牙早期釉质龋，尚未形成龋洞，尤其是平滑面龋损。

（2）乳牙邻面浅龋及𬌗面广泛性浅龋，1 年内将被恒牙替换者。

（3）静止龋。

2. 常用药物

（1）氟化物：75% 氟化钠甘油糊剂、8% 氟化亚锡溶液、酸性磷酸氟化钠（APF）溶液、含氟凝胶（如 1.5%APF 凝胶）及含氟涂料等。氟化物对组织无腐蚀性，前、后牙均可使用。用氟化物定期处理早期釉质龋，可促进牙齿再矿化，使龋病病变停止。

（2）硝酸银：10% 硝酸银液或氨硝酸银液。硝酸银具有腐蚀性，有杀菌和抑菌作用。用丁香油或 10% 甲醛液作还原剂，反应后产生的银离子沉积于牙本质小管中，可堵塞牙本质小管，并对细菌的生长繁殖有抑制作用。由于治疗后牙体局部变黑，故只适用于恒牙的后牙或乳牙，现在较少应用。

3. 治疗方法

（1）磨除牙表面龋坏，暴露病变部位，去除无基釉及尖锐边缘，修整外形。

（2）清洁牙面，隔湿，吹干牙面。

（3）涂药要有足够的时间，反复涂擦在牙齿的表面，每周 1 ～ 2 次，3 周为一疗程，使用腐蚀性药物时应注意避免伤及牙龈和黏膜。

（二）再矿化治疗

再矿化治疗（remineralizative therapy）是用人工的方法使已经脱矿、变软的釉质发生再矿化，恢复组织硬度，使早期釉质龋终止的方法。

1. 适应证

（1）光滑面早期釉质龋、白垩斑或褐斑，尚未形成龋洞的早期釉质龋。

（2）可用于龋病易感者的龋病预防。

（3）急性龋、猖獗龋充填修复治疗时的辅助药物。

2. 药物　再矿化液配有不同比例的钙、磷、氟。为了使矿化液稳定，常在矿化液中加入适量的氯化钠。

3. 治疗方法

（1）局部涂擦：暴露病损区，清洁、隔湿、干燥，用浸有矿化液的饱和小棉球置于患处，每次放置 2 ～ 3 分钟，反复 2 ～ 3 次。

（2）配制成含漱剂，每日漱口。

案例 2-1 治疗

可采用非手术治疗方法，局部涂氟化物，定期观察。

（三）窝沟封闭

窝沟封闭（pit and fissure sealing）是窝沟龋的有效防治方法。原理是用高分子的树脂材料（窝沟封闭剂）涂布于牙齿𬌗面的窝沟点隙裂，防止细菌及食物残渣等进入，进而达到防止龋病的目的。

1. 适应证

（1）窝沟可疑龋。

（2）窄而深的窝沟，有患龋倾向的磨牙或前磨牙。

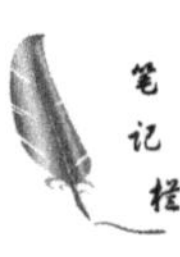

2. 窝沟封闭剂　主要由树脂、稀释剂、引发剂、填料、氟化物、染料等成分组成，分为光固化

窝沟封闭剂和化学固化窝沟封闭剂两种，目前常用的是光固化窝沟封闭剂。

3. 治疗方法

（1）小毛刷蘸牙膏或摩擦剂清除牙面和窝沟的菌斑。

（2）术区隔湿，涂布酸蚀剂，冲洗，吹干，酸蚀部位应呈白垩色。

（3）隔湿，涂布窝沟封闭剂，光固化 20 秒。

（4）探针仔细检查是否有遗漏，若有封闭不全的窝沟，重新封闭。

（四）预防性树脂充填

预防性树脂充填（preventive resin restoration）是有效防治窝沟龋的方法，是窝沟封闭技术衍生而成的，该治疗技术采用窝沟封闭剂。适用于可疑或已经发生龋坏的患牙。

1. 适应证

（1）窝沟内的微小龋损，龋坏未累及牙本质。

（2）窝沟可疑龋坏。用小球钻来钻磨敞开窝沟，探查窝沟底部是否发生龋坏并备洞，之后用窝沟封闭剂进行充填。

2. 治疗方法 治疗步骤包括清洁牙面、隔湿、酸蚀、涂布窝沟封闭剂，具体方法参考窝沟封闭术和复合树脂充填治疗的内容。

二、龋病的手术治疗——牙体修复性治疗

（一）牙体修复性治疗的概念、基本原则

1. 牙体修复性治疗的概念 用手术的方法清除病变的组织，并在牙体上制备一定的洞形，然后选用适当的填充材料修复缺损，恢复牙体形态和功能。

2. 牙体修复性治疗的基本原则

（1）消除感染，终止病变，防止继发龋。

（2）遵循牙体组织的生物学原则。

（3）遵循机械力学和生物力学原则。

（4）恢复牙体的形态功能及建立正常的牙体牙周关系。

牙体修复时应尽量保护牙髓、牙本质，更多地保留健康的牙体组织；为防止修复材料的松动、脱落及修复体和牙体的折裂，需对牙体进行一定的手术预备以获得一定形态的窝洞，用适当的充填材料修复，恢复牙的外形和功能。

（二）牙体手术的基本知识

用牙体外科手术的方法去净龋坏组织，将缺损制备成一定形状的洞形，以容纳和支持修复材料、恢复牙外形和咀嚼功能，所制备的洞称为窝洞。

1. 窝洞的分类 临床常用的分类方法是 G.V.Black 分类，该方法是根据龋洞发生的部位来分类（图 2-9）的。

（1）Ⅰ类洞：为发生在所有牙面点隙裂沟的龋损所备的窝洞。包括磨牙和前磨牙的𬌗面洞、上前牙腭面洞、磨牙的颊面或腭（舌）面𬌗 2/3 的窝洞。

（2）Ⅱ类洞：发生于后牙邻面的龋损所备的窝洞。包括磨牙和前磨牙的邻面洞、邻𬌗洞、邻颊洞、邻舌（腭）洞和邻𬌗邻洞。

（3）Ⅲ类洞：前牙邻面未累及切角的龋损所备的窝洞。包括切牙和尖牙的邻面洞、邻舌洞和邻唇洞。

（4）Ⅳ类洞：前牙邻面累及切角龋损所备的窝洞。包括切牙和尖牙的邻切洞。

（5）Ⅴ类洞：所有牙的颊（唇）舌面颈 1/3 处龋损所备的窝洞。包括前牙和后牙颊舌面颈 1/3 洞。

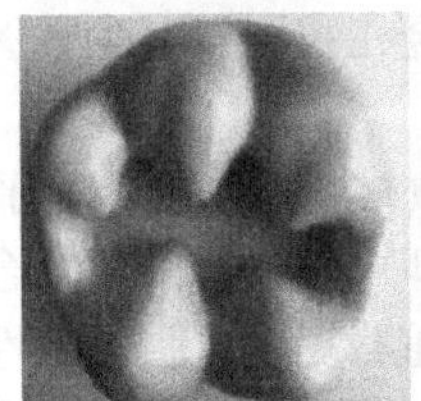
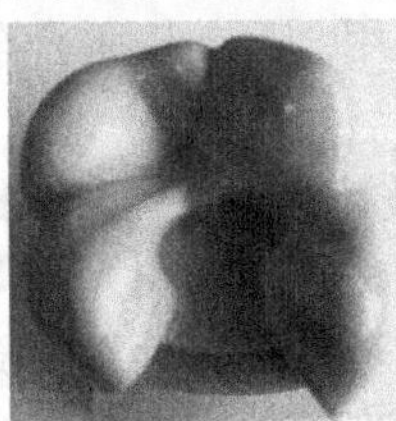
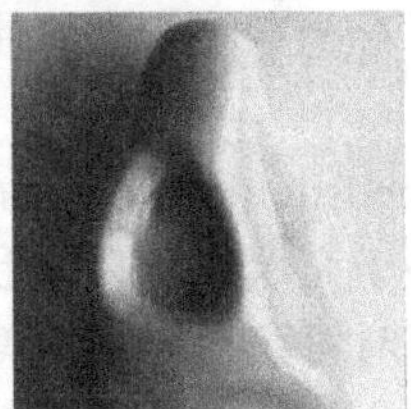
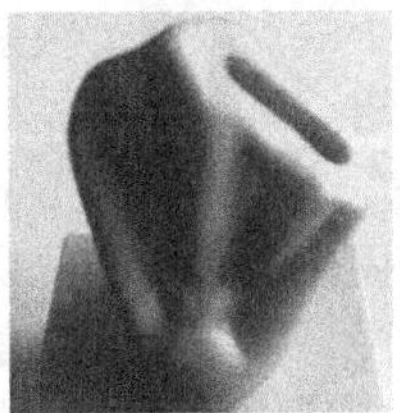
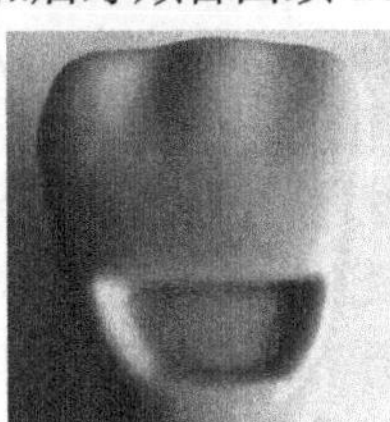

图 2-9 G.V.Black 窝洞分类

从左至右依次为：Ⅰ、Ⅱ、Ⅲ、Ⅳ、Ⅴ类洞

笔记栏

还可按窝洞涉及的牙面数分类：单面洞、双面洞和复杂洞。

2. 窝洞的结构和命名 窝洞是由洞壁、洞角和洞缘构成。

（1）洞壁：是指窝洞的壁，分为侧壁、髓壁和轴壁。

1）侧壁（lateral walls）：与牙表面垂直且相交的洞壁，以所在的牙面命名，如位于舌面则称舌壁。

2）髓壁（pulpal walls）：与洞侧壁垂直，位于洞底覆盖着髓室的洞壁称髓壁。

3）轴壁（axial walls）：与牙长轴平行的髓壁称轴壁。

（2）洞角：是指洞壁相交形成的角，分为点角和线角。两壁相交构成线角，三壁相交构成点角。洞角以构成各壁联合命名。

（3）洞缘：洞缘是指窝洞侧壁与牙表面相交构成的边缘，即洞缘或洞面角。

3. 窝洞预备的基本原则 应根据机械力学原理，并遵循牙体组织的生物学特点。在窝洞制备过程中须遵守的原则是：去尽龋坏组织，保护牙髓，尽量保留健康牙体组织，必要时要预备一定的抗力形和固位形。

（1）去除龋坏组织：按病理标准去除龋坏组织时，应去除的龋坏组织包括崩解层和透入层，保留脱矿层和透明层。临床上常采用硬度标准去除龋坏组织，保留质硬的脱矿层和透明层，即使组织有着色，也不必去除着色组织；如果组织质地松软，即使组织颜色正常，也应予以去除。

（2）保护牙髓组织：在进行牙体手术时，应间断操作，扩展时注意掌握扩展深度，不向髓腔加压，必须配有冷却设备和措施，以减少对牙髓、牙本质的刺激。

（3）保留健康的牙体组织：窝洞预备时保留健康的牙体组织不仅使修复材料得到固位，也使剩余的牙体组织能有足够的支持强度，因此在预备洞形时，颊舌方向、髓腔方向只做最低程度的扩展；龈方向的扩展止于健康的组织；不做预防性扩展。

（4）预备抗力形（resistance form）：使修复体和余留牙体组织结构获得足够的抗力，在承受咬合力时不发生折断的窝洞形状或结构称抗力形。常用的抗力形有：①一定的洞深，使充填体有足够的厚度，要求在釉牙本质界下 0.2 ～ 0.5mm。②一定的外形，为圆缓的、避让牙尖嵴的形状。③盒状洞形，为洞底平，侧壁垂直于洞底，两壁形成的线角圆钝的形态。盒状洞形有利于咬合力的均匀分布，稳定充填体。④去除无牙本质支持的悬空釉质，适当降低薄壁弱尖。⑤邻殆交界为阶梯形。

（5）预备固位形（retention form）：防止修复体在侧向或垂直向力量作用下发生移位、脱落的窝洞形状或结构称固位形。基本固位形有侧壁固位、倒凹固位、鸠尾固位、梯形固位（图 2-10）。

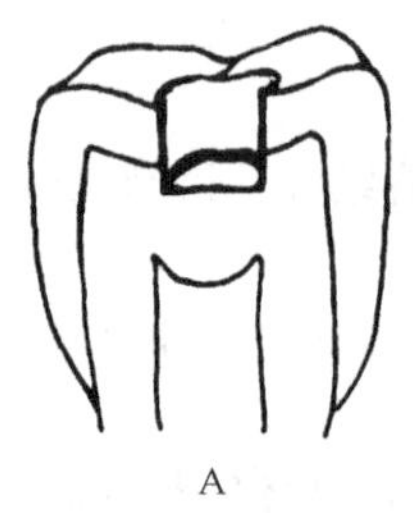
A

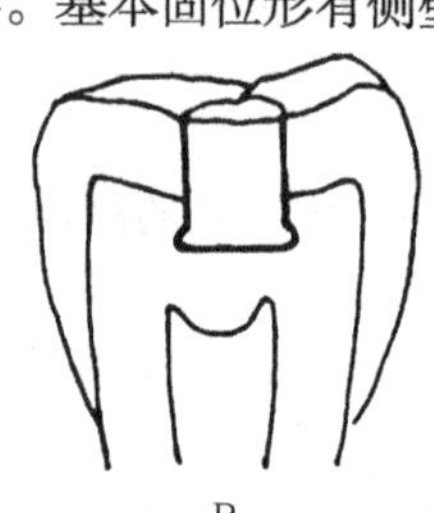
B

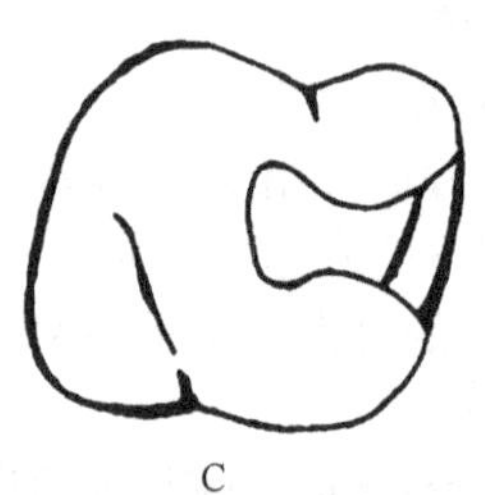
C

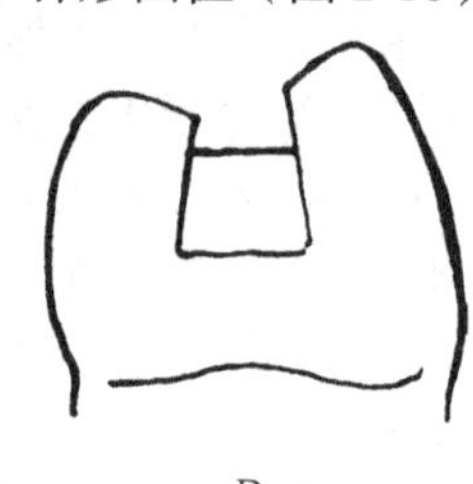
D

图 2-10 固位形

A. 侧壁固位；B. 倒凹固位；C. 鸠尾固位；D. 梯形固位

（三）牙体修复治疗的方法

根据使用的材料不同，有银汞合金修复术、复合树脂修复术、玻璃离子水门汀修复术等方法。

1. 银汞合金修复术 银汞合金（silver amalgam）具有最大的抗压强度、硬度和耐磨性，且性能稳定，可塑性大，操作方便，是充填后牙的主要充填材料。银汞合金的缺点是颜色与牙不一致，与牙无粘结性，为了获取足够的机械固位需要磨除部分健康的牙体组织，另外，汞生产和使用过程中可对环境造成污染。以上缺点限制了银汞合金在临床上的使用。目前银汞合金在我国只有少数医院在使用，故不作重点介绍。

2. 复合树脂修复术 复合树脂（composite resin）作为较理想的牙色充填材料，主要由树脂基质和无机填料组成，未固化时为糊状，易于充填和雕刻成形，成形后用光照即可固化。由于复合树脂与牙有最佳的颜色匹配，在前牙的修复时可获得较好的美观效果，近年来随着复合树脂抗压性能的提高，后牙的修复也广泛使用复合树脂。复合树脂是目前临床上应用最多的窝洞充填材料，本节将以光固化复合树脂为例介绍龋病充填的基本步骤。

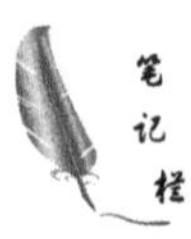

3. 玻璃离子水门汀修复术 传统的玻璃离子水门汀与复合树脂相比有一定的优点，它可以释放氟离子，具有防龋能力；与牙有内在的粘结性，无须使用额外的粘结剂，有较高的固位能力；固化收缩低，具有较好的边缘封闭性，减少微渗漏；具有良好的生物相容性，对牙髓刺激小。但其抗磨能力差，美观与材料的稳定等方面都不如复合树脂，在临床上主要应用于乳牙的充填修复。

（四）复合树脂修复的基本步骤

1. 窝洞的预备 确定病变范围，打开洞口进入病变区，查清病变范围和深度，去净龋坏组织，窝洞预备时点、线角应圆钝，倒凹呈圆弧形，不直接承受咬合力的部位可适当保留无基釉。为了产生更强的釉质 - 树脂结合，增加修复体固位，减少微渗漏和变色，洞缘釉质壁应制成45°斜面。复合树脂耐磨性较差，洞缘尽量避免位于咬合接触处。

2. 比色 比色需在自然光下进行，比色时牙保持湿润，对照VITA比色板进行比色，选择适合的树脂进行充填。

3. 术区隔离 手术区的隔离是将准备修复的牙与口腔环境隔离开，防止唾液进入窝洞，避免洞壁被唾液污染，因为水分和蛋白等成分会影响充填材料的性能并使材料与洞壁不密合。常用的隔离方法有以下几种。

（1）简易隔离法：用消毒棉卷吸去术区附近的唾液，隔离患牙。

（2）吸唾器：牙科综合治疗机中均配有吸唾器装置，利用抽气和水流产生的负压，吸出口腔内的唾液。

（3）橡皮障隔离（rubber dam isolation）：用橡皮膜打孔后套在牙上，利用橡皮的弹性紧箍牙颈部，使牙与口腔完全隔离，橡皮障是最佳隔湿方法。

4. 垫底（basing） 为了隔绝外界和树脂材料本身的化学刺激，对于较深的窝洞需要垫底。常用的垫底材料有氢氧化钙、聚羧酸锌水门汀及玻璃离子水门汀等。氢氧化钙作为优秀的护髓材料，强度差，无粘结性，只用于深龋近髓的窝洞，在近髓处垫一薄层可固化的氢氧化钙，促进修复性牙本质形成。对于未近髓的中等深度窝洞的垫底，可直接选择对牙髓刺激性小的聚羧酸水门汀或玻璃离子水门汀。

5. 牙面处理 根据窝洞的洞形类别、釉质及牙本质缺损的情况选择适合的粘结系统处理牙面。目前常用的粘结系统为全酸蚀粘结剂或自酸蚀粘结剂。全酸蚀粘结系统使用方法如下：先用小棉球蘸30%～50%磷酸凝胶涂布于釉质壁、釉质短斜面及垫底表面，再涂于牙本质，釉质酸蚀时间30秒，牙本质酸蚀时间少于15秒，然后高压冲洗，涂布粘结剂，厚度0.2mm左右，光固化20秒。自酸蚀黏结系统使用方法：两步法先涂布牙齿处理剂，20秒后涂布粘结剂，注意勿用水冲洗。一步法两组分混合在一起，施压涂布20秒后吹匀，光固化20秒。

6. 充填复合树脂 邻面洞前牙一般采用聚酯薄膜成形片，后牙使用不锈钢成型片，均用楔子固定好。复合树脂最大的缺点是聚合收缩，其聚合收缩特点是向心性聚缩、向光性聚缩、向粘结力更强的方向聚缩，故充填时应采用斜分层充填，每层材料厚度不超过2mm，并呈斜形，每层固化20秒。

7. 修形和抛光 复合树脂修形和抛光可以使修复体与天然牙混成一体，呈现自然外观。树脂完全固化后，用金刚砂车针修整外形，去除邻面充填体悬突，恢复与对颌牙咬合关系，最后依次用粗、细砂片打磨，橡皮轮或细绒轮蘸抛光剂打磨抛光。图2-11～图2-15介绍了复合树脂充填时所需的粘结剂、复合树脂、光固化灯及前牙、后牙复合树脂修复步骤。

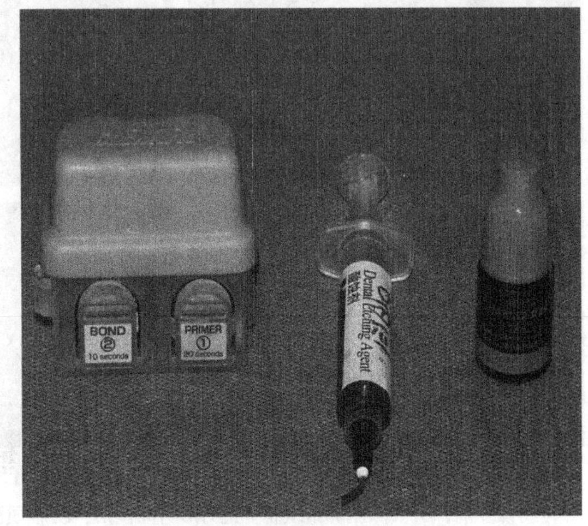

图2-11 酸蚀剂与粘结剂

案例2-2 治疗

首先去净腐质，制备洞形，窝洞隔湿、复合树脂修复。

（五）深龋的治疗

由于深龋时龋坏已达牙本质深层，病变处于龋坏向牙髓病发展的临界阶段，损害接近牙髓，外

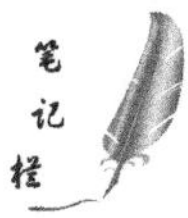

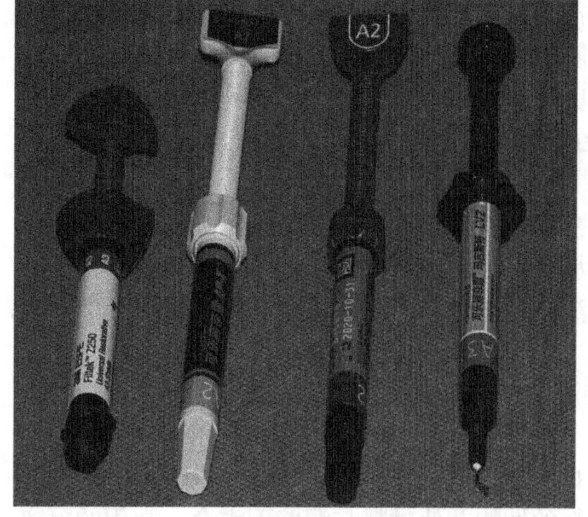

图 2-12　光固化树脂

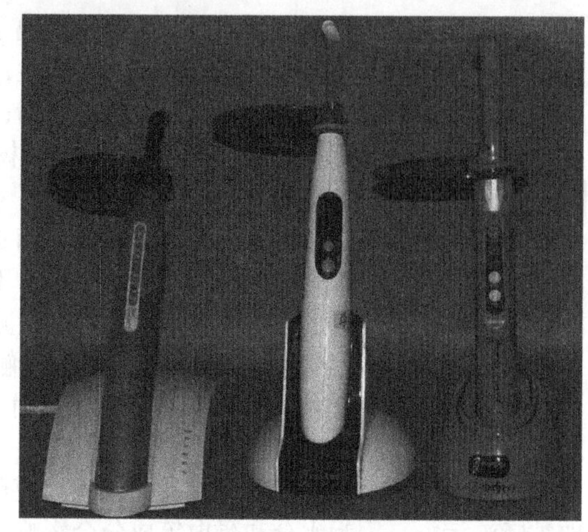

图 2-13　光固化灯

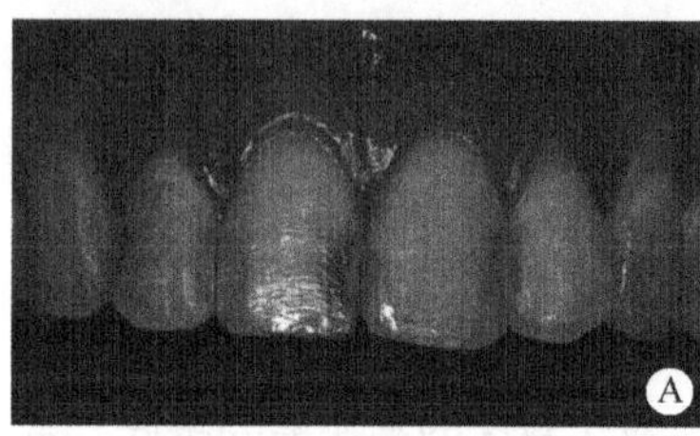

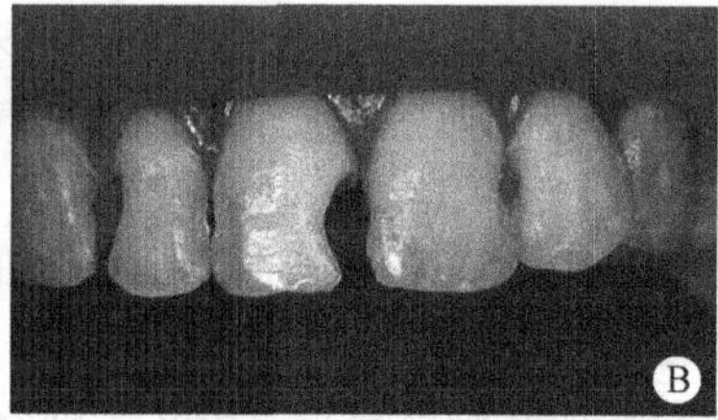

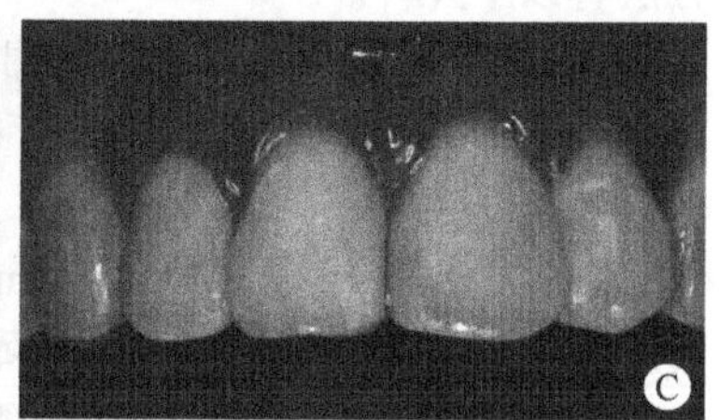

图 2-14　前牙缺损的树脂修复

A. 树脂修复前；B. 去除龋坏组织制备抗力形与固位形；C. 修复后

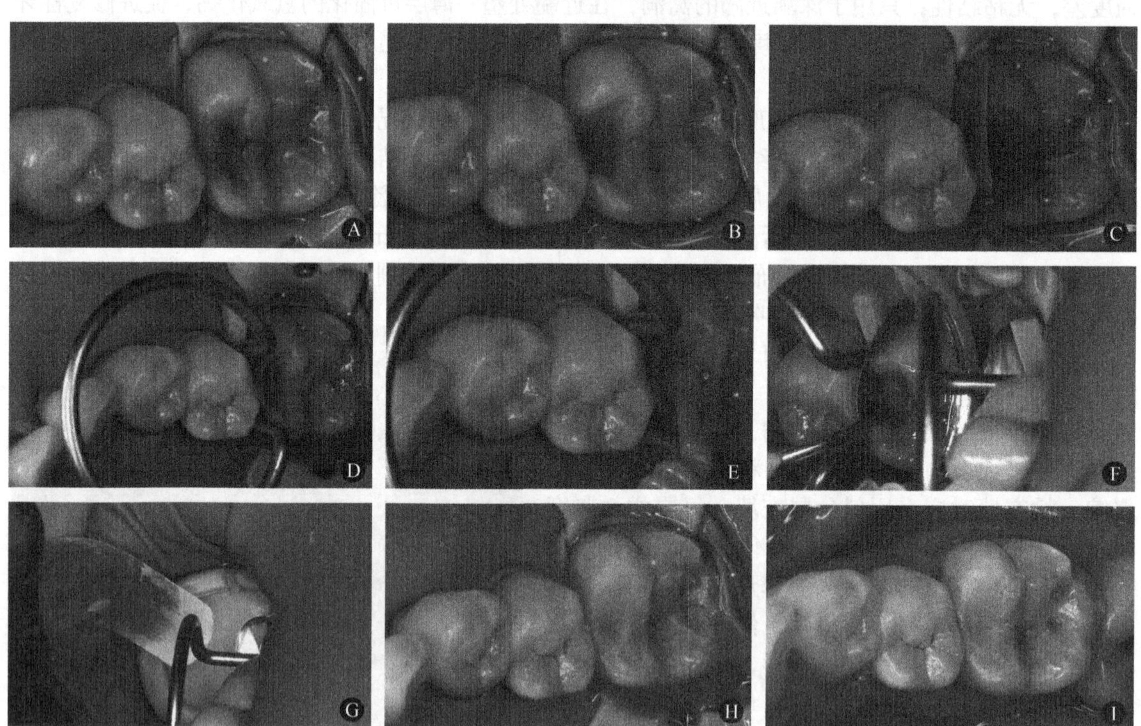

图 2-15　后牙缺损的树脂修复

A. 树脂修复前；B. 去除龋坏组织制备抗力形与固位形；C. 釉质酸蚀；D. 酸蚀后釉质白垩色改变；E. 牙本质酸蚀，涂布粘结剂；F. 树脂充填；G. 光固化灯光照固化；H. 复合树脂修复后；I. 撤去橡皮障，树脂修复后

界刺激如物理、化学、温度和龋坏牙本质中的细菌及其代谢产物很容易激惹牙髓。如治疗不当，极易造成对牙髓的损害。所以对深龋必须做出正确的诊断并制定正确的治疗方案。

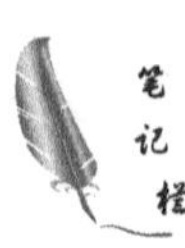

笔记栏

1. 治疗原则

（1）停止龋病的发展，促进牙髓的修复：应彻底去除侧壁的龋坏组织，对于洞底的龋坏组织，

如去除时有穿髓的可能且牙髓无病变时，可保留少量软化牙本质，并做特别处理。

（2）保护牙髓：①操作中避免过强的机械、温度、压力刺激；②通过垫底等措施隔绝化学、温度刺激；③垫底时原则上应为双层垫底；④备洞时不要盲目追求底平壁直，注意掌握扩展的深度。

（3）促进牙髓的防御性反应。

（4）正确判断牙髓状况，注意与可复性牙髓炎、慢性闭锁性牙髓炎、牙髓坏死等牙髓病变进行鉴别。不要将已有牙髓病变的患牙误诊为深龋进行简单的充填处理。

2. 治疗方法 深龋治疗前，必须先判断能否将洞内龋坏组织去除干净；检查洞底与牙髓腔是否穿通，仔细观察牙本质、牙髓的反应，根据这些观察结果采取不同的治疗方法。深龋的治疗方法有以下几种。

（1）垫底后即刻充填：如能去净龋坏牙本质，激发痛不严重，刺激去除后疼痛消失，无自发痛的患牙，可一次完成充填。即预备好洞形后，直接氢氧化钙＋聚羧酸锌水门汀（或玻璃离子水门汀）双层垫底后充填。

（2）安抚治疗后延迟充填：安抚治疗是指在窝洞内封入具有安抚、镇痛、消炎作用的药物，使牙髓充血恢复正常，消除临床症状的治疗方法。如果患牙激发痛明显，冷刺激时引起尖锐的一过性疼痛，备洞时极其敏感，龋坏组织可去除干净，应先行安抚治疗，用氧化锌丁香油黏固粉封洞，观察1～2周，待症状消除后再做永久充填。

（3）间接盖髓术（indirect pulp capping，IPC）：间接盖髓术是为了保存全部生活牙髓，用具有促进牙髓-牙本质修复反应的制剂覆盖于洞底，促进软化牙本质再矿化和修复性牙本质形成的治疗方法。常用的盖髓剂是氢氧化钙制剂。

对于急性龋，因病程进展快，软化牙本质多，细菌侵入深度相对较浅，若去净软化牙本质则有穿髓的可能，可在洞底保留少量软化牙本质，窝洞预备好后，于洞底垫一薄层氢氧化钙，然后垫底充填。如一次充填把握不大，氢氧化钙垫底后，用聚羧酸锌水门汀或玻璃离子黏固剂封洞，观察1～3个月，复诊时无症状，牙髓活力正常，可去除部分黏固剂，做永久充填。

对于慢性龋，因病程进展慢，细菌可侵入脱矿区，软化牙本质可能有细菌感染，如果一次性去净软化牙本质有穿髓的可能，可在洞底保留少量软化牙本质，然后氢氧化钙垫底，用聚羧酸锌水门汀或玻璃离子封洞，观察1～3个月，等待修复性牙本质形成。复诊时若无症状，应去除全部封物及残余软化牙本质，如无穿髓则可重新氢氧化钙盖髓、垫底后永久充填，一旦出现牙髓穿通则需牙髓治疗。

案例 2-3 治疗

46深龋的治疗：去除患牙软化牙本质，由于窝洞内软化牙本质较多，说明是急性深龋，X线片上已显示龋损部位接近髓角，治疗时可在近髓角处保留少部分软化牙本质，放置一薄层氢氧化钙，玻璃离子黏固粉暂时充填，3个月后复诊。复诊时检查牙髓活力，若正常，可去除大部分玻璃离子充填体，制备洞形后复合树脂充填。若在观察期间出现自发性疼痛，或复诊时牙髓活力出现问题，则需进行牙髓治疗。

第五节 儿童龋病

龋病对儿童的危害甚于成人，儿童龋病造成的危害比恒牙龋病更广泛，更严重，这种危害既影响局部也影响全身，因此，对儿童龋病应予以重视并尽早防治。认为乳牙是暂时性牙，早晚要被替换，不需要治疗的观点是错误的。

一、儿童龋病的患病情况

（一）乳牙龋病的流行状况

由于儿童口腔环境的特点，牙体一旦萌出就暴露于致龋的环境之中，乳牙萌出后2～3个月就可出现龋损，并随着年龄的增长，乳牙的患龋率迅速上升，5岁以后趋于高峰；恒牙在6岁时即可出现龋坏，12岁后，患龋率明显增加。全国口腔健康流行病学抽样调查结果显示，1995年5岁组乳牙患龋率城市为75.69%，农村为78.28%；2005年5岁组乳牙患龋率为66.0%。近年来的调查表明，儿童龋病发病年龄提前，有学者调查结果显示1～2岁儿童乳牙患龋率为8.2%，而3～3.5岁可达57%。

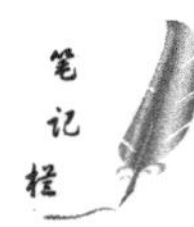

儿童口腔内所有的乳牙均可患龋，左、右同名牙同时患龋的现象较为突出。

案例 2-4

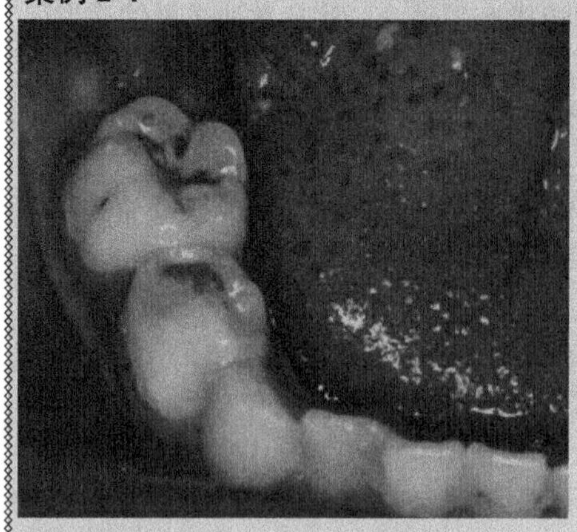
图 2-16　右侧下颌乳磨牙龋坏

患者，男性，5 岁。

主诉：右下后牙变黑 1 个月余。

现病史：其母诉近 1 个月来发现儿童右侧下后牙变黑，刷牙后并未缓解，无疼痛病史。

检查：乳牙列，84 殆面窝沟黑色龋坏组织，探诊略粗糙，探痛（–），冷诊（–），85 殆面窝沟黑色龋坏组织，探针能钩住龋洞，探痛（±），冷诊（–），去净龋坏组织，84 龋坏终止于牙釉质层，85 龋坏大于牙本质浅层（图 2-16）。

问题：诊断、治疗计划是什么？

（二）儿童易患龋的因素及龋损特点

1. 儿童易患龋的原因　乳牙较恒牙易于患龋，这与乳牙的解剖形态、组织结构、矿化程度及所处的口腔环境有关，有以下几个方面的原因。

（1）乳牙的解剖形态特点：乳牙殆面有较深的窝沟，牙颈部明显缩窄，使这些部位易于滞留菌斑；乳牙邻面之间为面接触，加之因颌骨发育出现的牙间生理间隙，这些因素易导致食物残渣滞留。

（2）乳牙牙体组织结构特点：乳牙的牙釉质、牙本质薄，矿化程度低，抗酸力弱。

（3）儿童饮食特点：儿童饮食多为质软、黏稠、含糖量高、易发酵产酸的食物。

（4）口腔自洁及清洁作用差：儿童睡眠时间长，此时口腔处于非活动状态，唾液分泌减少，自洁作用差，细菌易于黏附；儿童常不能充分咀嚼及有效地刷牙，食物、软垢、细菌易于滞留于牙面。这两方面的原因均能促进致龋细菌的滋生、繁殖，增加患龋机会。

（5）难以做到早发现、早治疗：由于乳牙龋的自觉症状多不明显，往往在晚期出现明显症状或已严重影响咀嚼时才去就诊。

2. 儿童龋损的特点　与恒牙龋相比，乳牙龋的特点如下。

（1）发病早、患龋率高：乳牙萌出后不久即可患龋。

（2）龋损进展速度快，急性龋多见：乳牙牙体硬组织因脱矿而快速崩解，短时期可内发展为牙髓炎、根尖周炎甚至残冠、残根等。

（3）龋损多发而广泛：同一患者多颗乳牙常同时患龋，同一颗乳牙多个牙面可同时患龋。

（4）自觉症状不明显，容易被忽视：乳牙龋损进展快速，但自觉症状不如恒牙明显，常被家长忽视，当发展为牙髓病或根尖周病时才去就诊。

案例 2-5

患者，女性，3 岁。

主诉：左下后牙进食时疼痛 1 周余。

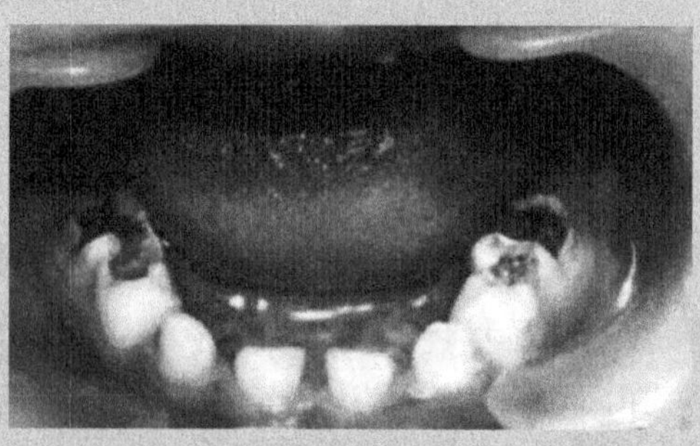
图 2-17　下颌乳磨牙龋坏

现病史：其母诉近 1 周儿童进食时述说左侧牙疼痛，去除食物后疼痛仍存在，有自发痛、夜间痛。

检查：混合牙列，75 殆面大面积黑褐色龋坏组织，龋洞较大，深龋洞，75 探痛（±）叩诊（–），未探及穿髓孔，去净龋坏组织后，洞深到牙本质深层。74 近中邻殆面大面积褐色龋坏组织，质软，探痛（++），叩痛（±），探及穿髓孔。84，85 殆面大面积黑褐色龋坏组织，探痛（–），冷诊（–）（图 2-17）。

问题：诊断、治疗计划是什么？

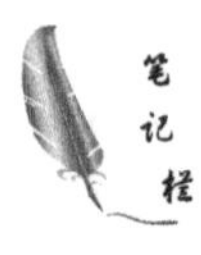
笔记栏

二、儿童龋病的分类

儿童龋病因其自身的特点，与成人龋病分类稍有不同，根据儿童龋病形态学、发展动力学和发病年龄的特点，可进行以下分类。

（一）根据龋病的形态学分类

根据龋病的形态学分类可分为窝沟龋和平滑面龋。

1. 窝沟龋 窝沟是儿童龋病主要的好发部位，从龋的发生到形成缺损需要 3 ～ 48 个月，一般的氟防龋措施对窝沟龋的效果甚微，因此，窝沟龋应作为儿童龋病防治的重点。窝沟封闭是目前预防窝沟龋最为有效的方法。

2. 平滑面龋 可发生在乳牙的唇面、颊面、舌面、腭面、近远中面及牙颈部。乳前牙唇面、邻面龋病发展较快，形成围绕牙冠的、广泛的、呈卷脱状的龋坏，称环形龋。氟防龋措施能有效预防和控制该类龋的发生。

（二）根据龋病发展动力学分类

根据龋病发展动力学将乳牙龋分为初期龋和猖獗龋。

1. 初期龋 特点是牙体仅有釉质表层脱矿，尚未形成龋洞。检查见釉质光滑面呈白垩色斑，可继续破坏形成龋洞，也可以再矿化而停止发展，这类龋坏可行再矿化治疗。

2. 猖獗龋 猖獗龋常突发性地累及多个牙、多个牙面，即使不好发龋的牙及牙面也易受累，在短时间内牙冠很快被破坏，早期即可累及牙髓，甚至发展成为残冠和残根，多见于瘦弱及特喜甜食的儿童（图 2-18）。

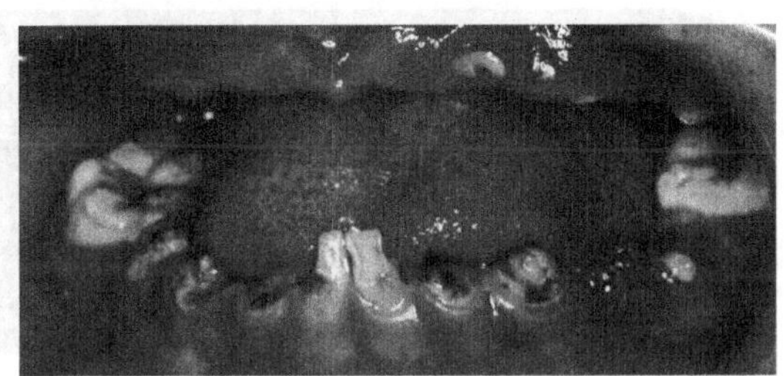

图 2-18 5 岁儿童猖獗龋

（三）根据龋病好发年龄分类

根据龋病发病年龄分为婴幼儿龋和青少年龋。

1. 婴幼儿龋 是发生在婴幼儿时期的急性龋。婴幼儿在乳牙萌出时期用奶瓶喂养时，若含奶瓶入睡，会使乳上前牙浸泡在奶液里，乳牙发生脱矿，并迅速发展为龋坏。该类龋坏的特点是发病年龄早，上颌乳中切牙首先发生，继之上、下颌乳磨牙𬌗面发生龋坏，破坏面积较广，龋蚀发展速度快，这种由哺乳不当引起的龋坏，称为奶瓶龋（bottle caries）、哺乳龋（nursing caries）或喂养龋（feeding caries）。1994 年美国疾病预防与控制中心建议使用儿童早期龋（early childhood caries，ECC）来描述该种类型的龋坏。

2. 青少年龋 指发生在刚萌出的年轻恒牙的急性龋。恒牙萌出后不久即患龋，从窝沟开始或从前牙邻面开始，进展迅速并波及牙尖及牙髓组织（图 2-19，图 2-20）。年轻恒牙龋坏进展快速与以下因素有关：①年轻恒牙牙体表面釉质尚未发育成熟，牙体硬组织较薄，矿化度差，易于受到酸的侵袭；②年轻恒牙窝沟点隙较多且深，形态复杂，食物残渣进入后不易清洁，自洁能力较差；③在替牙期，从恒牙的萌出到咬合关系的建立需要一定时间，此时的年轻恒牙尚未完全萌至咬合水平，处于低位，易堆积食物、软垢及菌斑；④青少年常不能认真刷牙，或不能有效地清洁牙齿；⑤在替牙期，乳、恒牙并存，颌骨的发育与牙体的发育的不同步造成牙体排列拥挤或稀疏，存在较多的细菌滞留区，易发生龋坏。

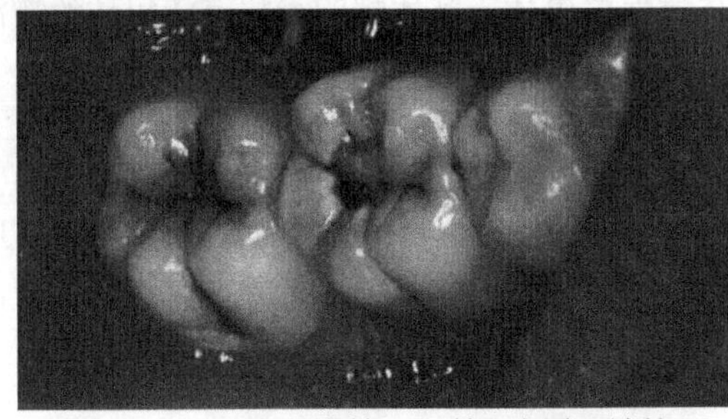

图 2-19 12 岁儿童第一、第二恒磨牙龋坏

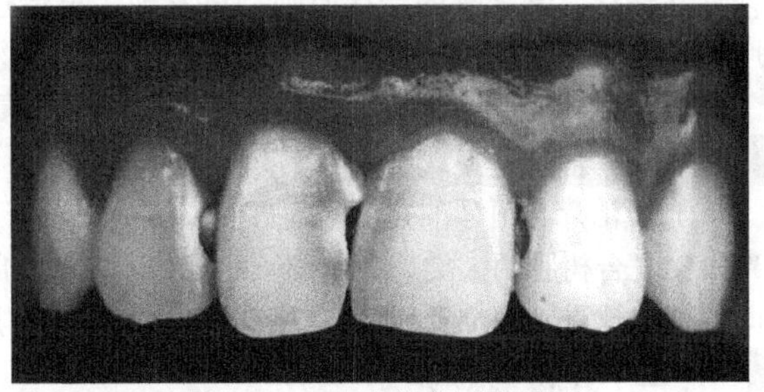

图 2-20 11 岁儿童恒牙龋坏

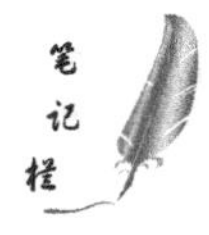

三、儿童龋病的危害

龋病对儿童的危害包括两个方面，一是对口腔局部的影响，另一方面是对全身的危害。由于龋病对儿童牙颌系统及全身健康影响严重，因此对乳牙龋及年轻恒牙龋应重视和尽早防治。

（一）局部影响

1. 影响咀嚼功能 牙体因龋造成缺损或过早缺失，使咀嚼功能降低。

2. 乳牙龋对恒牙及恒牙列的影响 乳牙龋病可诱发恒牙龋，龋坏的乳牙与相邻恒牙之间易于积存食物残渣，使恒牙发生龋坏；当乳牙龋发展为慢性根尖周病变时，会影响继承恒牙牙胚的发育，导致恒牙牙釉质发育不良等牙体组织的发育障碍（图 2-21），有时会引起恒牙胚囊肿、恒牙不能正常萌出；龋病还可引起乳牙早失，致使相邻牙向缺隙处移位，造成咬合关系紊乱，形成恒牙错𬌗畸形（图 2-22）。

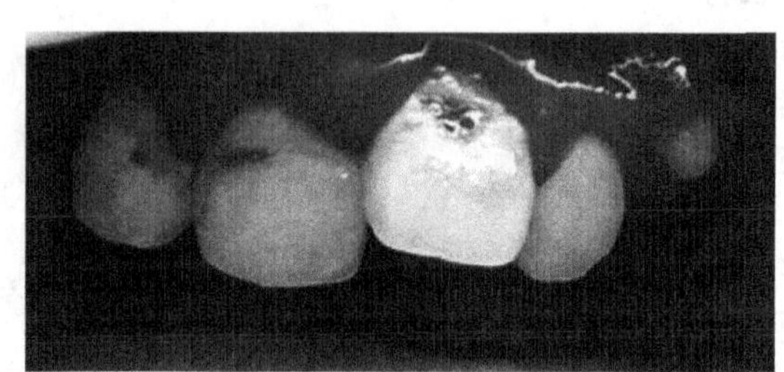

图 2-21 乳牙根尖炎导致恒牙牙釉质发育不良

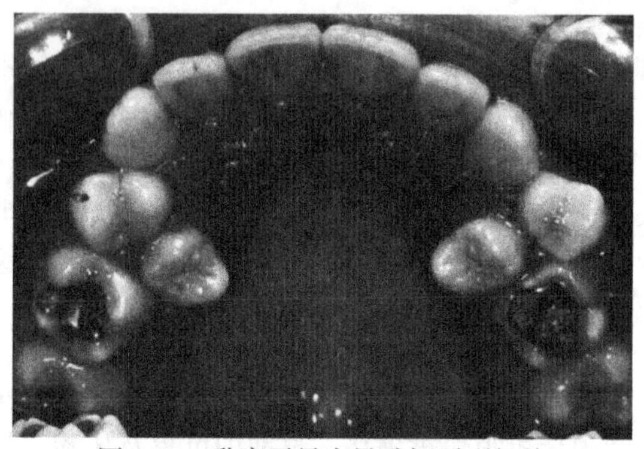

图 2-22 乳磨牙早失导致恒牙列拥挤

3. 对颌面部发育的影响 乳牙龋可造成多个乳牙的丧失，导致乳牙列长度缩短，咬合高度降低，使相邻的牙向缺隙处倾斜，上、下牙的咬合关系改变，影响颌骨及颜面的正常生长发育或造成偏侧咀嚼习惯，久之可造成颌面部发育不对称。

4. 损伤口腔黏膜及软组织 残破的牙冠和牙根可刺激口腔软组织形成创伤性溃疡。

（二）全身危害

1. 影响生长发育 多个牙患龋，使咀嚼力下降，导致食物不能充分咀嚼，增加了胃肠道的负担，易引起消化不良，影响营养的摄取，从而影响全身生长发育。

2. 成为全身感染的病灶 龋坏所致的慢性根尖周炎，可作为病灶使机体的其他组织和器官发生感染，如风湿性关节炎、肾炎等。

3. 影响发音、美观及心理健康 幼儿期是学习语言的关键时期，前牙的龋齿既影响发音又影响美观，会对幼儿的心理产生不良的影响。

四、乳牙龋病的治疗

随着口腔医学的发展，乳牙龋病治疗的目的和要求已不再是暂时性的观念，即不再停留在暂时抑制龋蚀的发展或暂时性充填，而是：①终止龋蚀的发展；②保护牙髓的活力，避免因龋而引起的并发症；③恢复牙体形态及生理功能，维持乳牙列的完整，使乳牙能正常地被替换，有利于恒牙的萌出及颌骨的生长发育。在乳牙龋病的治疗中应考虑儿童发音、美观、心理要求等综合因素来进行修复性治疗。乳牙龋的治疗原则是早发现、早治疗，尽量保留患牙。乳牙龋的治疗方法包括药物治疗和修复治疗，其中药物治疗与恒牙龋的治疗药物相同。

乳牙的修复治疗分为充填治疗和不锈钢冠修复两种。

（一）充填治疗

充填治疗与恒牙的充填治疗方法一致，目前用于儿童牙科常用的充填材料主要有玻璃离子水门汀、光固化复合树脂两大类。玻璃离子水门汀材料中的树脂改性玻璃离子水门汀在儿童牙科充填修复中占据了越来越重要的位置。随着口腔材料学的发展，用于儿童牙科的充填材料的种类也日益增多。

（二）不锈钢冠修复

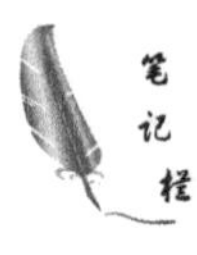

适应证：①牙体缺损明显、龋坏范围较广；②一个牙多个牙面患龋；③治疗后的无髓牙，残留

牙体少，单纯充填易发生折断；④釉质发育不全的修复；⑤作为间隙保持器的固位装置；⑥龋病活跃，易发生继发龋者（图 2-23）。

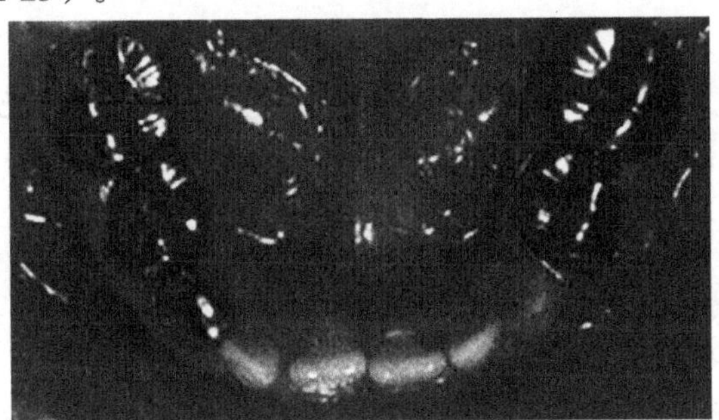

图 2-23 龋坏牙不锈钢冠修复后

案例 2-4 分析

诊断：

（1）84 浅龋。

（2）85 中龋。

治疗计划：84、85 去净龋坏组织后玻璃离子或者树脂充填。

案例 2-5 分析

诊断：

（1）74 牙髓炎。

（2）75，85 深龋。

（3）84 中龋。

治疗计划：

（1）74 根管治疗后树脂充填或不锈钢冠修复。

（2）75，85 去净龋坏组织，制备窝洞，氢氧化钙垫底后玻璃离子或树脂充填。

（3）84 去净龋坏组织后玻璃离子或者树脂充填。

（王丽娜）

笔记栏

第三章　牙体硬组织非龋性疾病

【目的要求】

掌握：①着色牙，尤其是氟牙症的发病机制和预防原则。②牙外伤的种类及处理原则。③磨损、磨耗、楔状缺损、酸蚀症的概念。

熟悉：①着色牙的分类及诊断标准。②楔状缺损的病因。③牙本质过敏症处理原则。

第一节　着　色　牙

着色牙（discoloration of teeth）是口腔中常见的疾病，各个年龄组人群均可发生，既可以发生在乳牙，也可以发生在恒牙。根据病因的不同，又可以分为内源性着色牙（intrinsic discoloration）和外源性着色牙（extrinsic discoloration）两大类。内源性着色牙是指由于受到疾病或药物的影响，牙内部结构包括釉质、牙本质等均发生着色，常伴有牙发育的异常，活髓牙和无髓牙均可以受累。外源性着色牙主要指由于药物、食物、饮料（如茶叶、咖啡、巧克力等）中的色素沉积在牙表面引起牙着色，牙内部组织结构完好，只影响牙的美观，不影响牙的功能。

【临床表现】

1. 外源性着色　主要表现为在牙的表面，如牙颈部、牙近远中邻面、下颌牙舌面和上颌牙腭面有条状、线状或者块状色素沉着。根据着色原因不同，可有多种色素沉着，严重者覆盖整个牙面，极大影响了美观（图 3-1A）。

2. 内源性着色　由于许多内源性着色均发生在牙萌出前牙冠形成时期，因此通常为多个牙同时受累，且常伴有牙结构的发育缺陷（图 3-1B）。

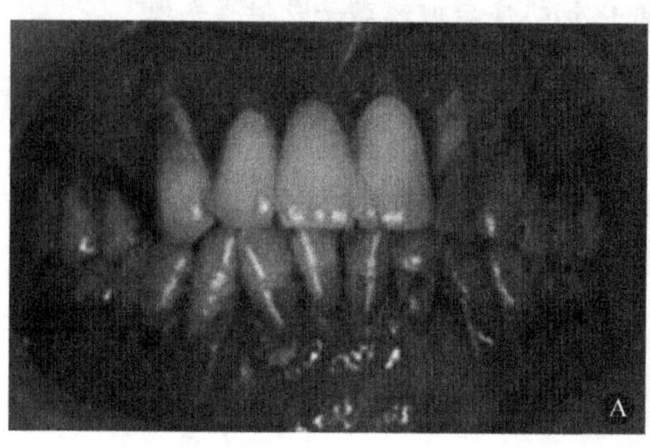

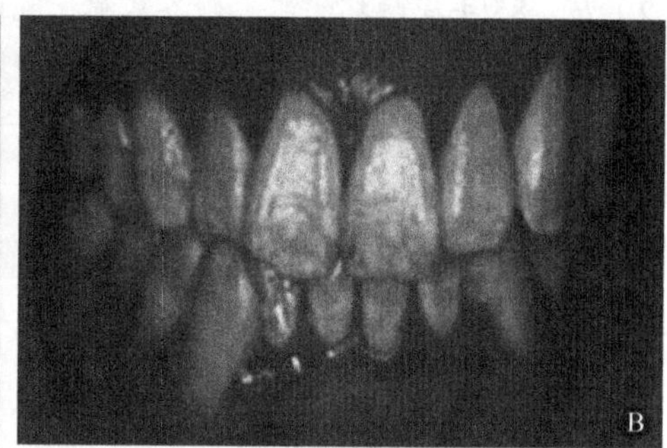

图 3-1　着色牙

A. 外源性着色；B. 内源性着色

【治疗要点】

1. 外源性着色牙　一般采用常规口腔卫生清洁措施，包括超声波洁牙、喷砂洁牙均可去除，严重者可能需经过多次反复清洁才能去除。

2. 内源性着色牙　内源性着色牙的治疗方法，主要包括树脂修复、牙漂白、烤瓷冠修复等，可根据牙着色的程度不同而选择不同治疗方法。

一、氟　斑　牙

氟牙症（dental fluorosis）又称氟斑牙或斑釉牙（mottled enamel），具有地区性分布特点，我国氟牙症流行区很多。氟牙症为慢性氟中毒早期最常见且突出的症状。氟中毒除了影响牙齿外，严重者同时患氟骨症，应引起高度重视。

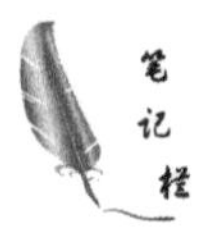

案例 3-1

患者，女性，23 岁。

主诉：前牙发黄十余年。

现病史：十余年前换牙后感牙齿发黄，尤其是门牙有小块黄褐色斑，无疼痛史，不影响进食，5 年前曾做过漂白治疗，但效果不理想。同村居民牙齿也有类似情况。

既往史：出生并生活于大庆，足月顺产，幼儿时期身体健康，否认慢性疾病史。

家族史：父母身体健康，兄长的牙齿有相同情况。

检查：上前牙釉质表面约 1/2 区域可见白垩不透明的条纹，边界不清，中间有黄褐色斑块，探釉质表面光滑，质地坚硬，未见龋损，探痛（–），温度刺激试验未诱发不适，叩痛（–），不松动。殆面磨耗，牙本质暴露，探诊一过性敏感，冷诊无不适，叩痛（–）。

问题：

1. 诊断是什么？诊断依据有哪些？

2. 应与何种疾病相鉴别？

【临床表现】

氟牙症临床表现特点是在同一时期萌出牙的釉质上有白垩色到褐色的斑块，严重者还并发釉质的实质缺损。临床上常按其程度而分为白垩型（轻度）、着色型（中度）和缺损型（重度）3 种类型（图 3-2）。

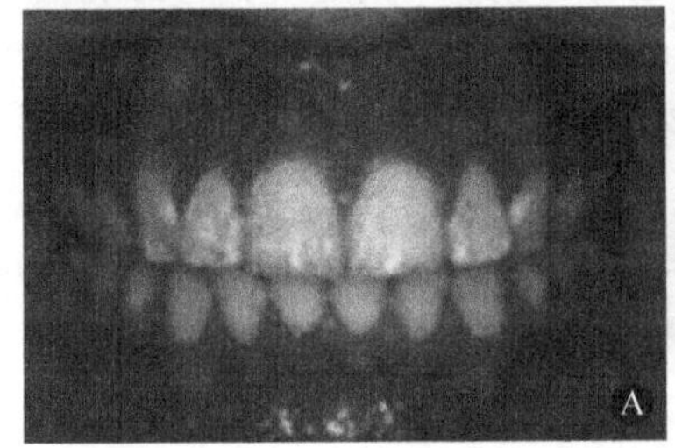

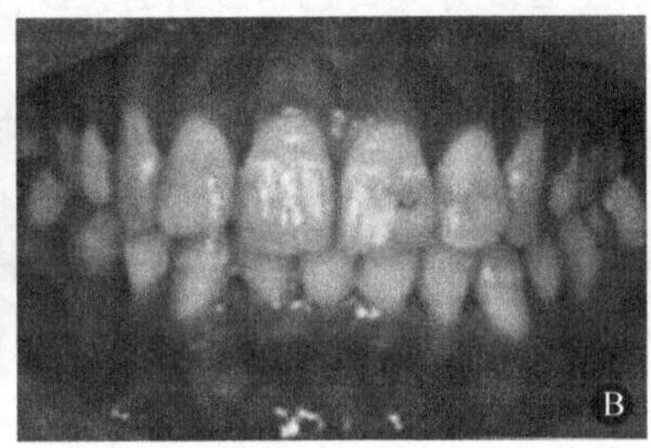

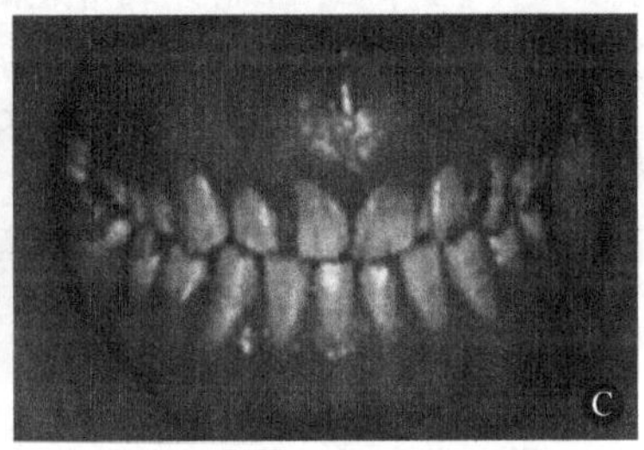

图 3-2　氟牙症

A. 白垩型（轻度）；B. 着色型（中度）；C. 缺损型（重度）

（1）白垩型：牙面失去光泽，出现不透明斑块。

（2）着色型：牙面出现黄色、黄褐色或棕褐色。

（3）缺损型：除以上改变外，牙面出现浅窝或凹坑状缺损或因磨损使牙失去正常外形。

多见于恒牙，发生在乳牙者甚少，程度亦较轻。这是由于乳牙的发育分别在胚胎期和婴儿期，而胎盘对氟有一定的屏障作用。但如氟摄入量过多，超过胎盘筛除功能的限度时，也能不规则地表现在乳牙上。对摩擦的耐受性差，但对酸蚀的抵抗力强。严重的慢性氟中毒患者，可有骨骼的增殖性变化，骨膜、韧带等均可钙化，从而产生腰、腿和全身关节症状。急性中毒症状为恶心、呕吐、腹泻等。

【鉴别诊断】

氟牙症需与以下疾病进行鉴别，见表 3-1。

表 3-1　氟牙症的鉴别诊断

	釉质发育不全	氟牙症	四环素牙
病史	牙齿发育矿化期，有感染等疾患史	牙齿发育矿化期，有高氟地区居住史	牙齿发育矿化期，有四环素族药物服用史
病因	全身疾病、营养障碍、严重的乳牙根尖周炎	饮水或食物中摄入过量的氟	服用四环素族药物
临床表现	矿化不良——无釉质缺损 发育不良——有釉质缺损，与时间有关联	白垩色 着色，褐色至灰黑色	着色在牙本质层 可伴有釉质缺损
缺损情况	带状或窝状	可伴有缺损窝状	窝状
累及牙齿	恒牙	恒牙，很少乳牙	恒牙，也可累及乳牙
治疗	复合树脂 烤瓷冠	外漂白 复合树脂、烤瓷冠	外漂白 复合树脂、烤瓷冠

笔记栏

【防治原则】 最理想的预防是选择新的含氟量适宜的水源。对已形成的氟牙症可用磨除、酸蚀涂层法、复合树脂修复和烤瓷冠修复等方法处理。

【治疗方法】

1. 磨除、酸蚀涂层法（用于釉质染色牙面）

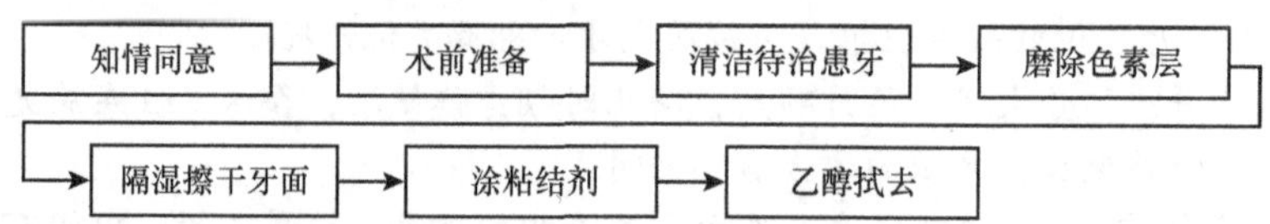

2. 复合树脂修复法（用于釉质缺损牙面）

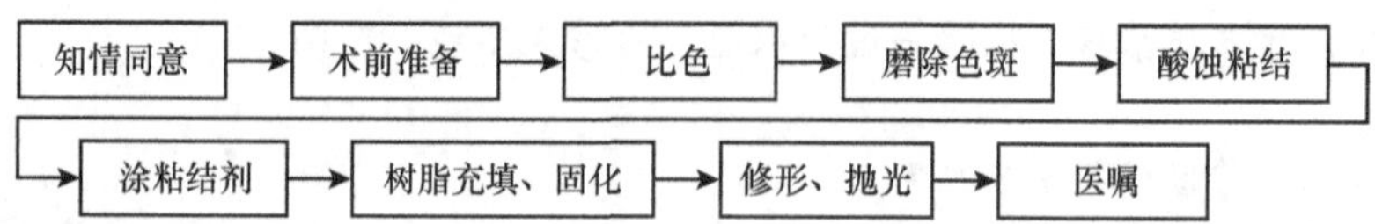

案例 3-1 分析

诊断：氟牙症（轻度）。

诊断依据：

（1）患者生活在高氟地区，同村居民牙齿也有类似状况。

（2）体征：上前牙釉质表面 1/2 区域可见白色不透明的条纹，边界不清，中间有黄褐色斑块，牙齿形态正常，探诊牙齿表面釉质光滑、质地较硬，无缺损。

鉴别诊断：应与釉质发育不全相鉴别。釉质发育不全有边缘较轻的白垩色斑，其纹线与釉质的生长发育线相吻合，呈节段性分布。

治疗：本案例可采用脱色法治疗，若效果不理想可改为复合树脂修复法。

二、四环素牙

牙齿发育矿化期服用了四环素类药物，使牙齿的颜色和结构发生改变的疾病称为四环素牙。

案例 3-2

患者，女性，49 岁。

主诉：上前牙呈褐色伴缺损十余年。

现病史：十余年前感牙齿呈黄褐色，以后随着年龄的增长，颜色逐渐加深，8 年前曾做过漂白，颜色略有变白，但 1 年后感与原来牙齿颜色接近。近半年自觉上前牙有缺损，偶有进食时酸痛，影响美观。

既往史：自幼体弱，多次患肺炎，用过大量四环素。

检查：全口牙冠呈黄褐色，31、32、41、42 颜色较深，31、32、41、42 切端及 16、26、36、46 𬌗面牙本质暴露，呈黄褐色，探诊敏感，质地硬，叩痛（–）。

问题：

1. 诊断是什么？诊断依据有哪些？

2. 如何预防？

【临床表现】 根据四环素牙形成阶段、着色程度和范围，四环素牙可以分为以下 4 个阶段（图 3-3）。①第一阶段（轻度四环素着色）：整个牙面呈现黄色或灰色，且分布均匀，没有带状着色。②第二阶段（中度四环素着色）：牙着色的颜色由棕黄色至黑灰色。③第三阶段（重度四环素着色）：牙表面可见到明显的带状着色，颜色呈黄 - 灰色或黑色。④第四阶段（极重度四环素着色）：牙表面着色深，严重者可呈灰褐色，任何漂白治疗均无效。

【防治原则】 为防止四环素牙的发生，妊娠和哺乳期妇女及 8 岁以下的儿童不宜使用四环素类药物。着色牙可通过光固化复合树脂修复、烤瓷冠修复或漂白等方法进行治疗。

【治疗方法】 诊室漂白术（in-office vital bleaching technique）使用药物大多为强氧化剂，如 30% 过氧化氢，10% ～ 15% 过氧化尿素等药物，置于牙冠表面进行漂白。在放置药物的同时还可

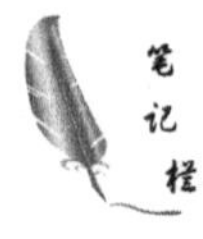

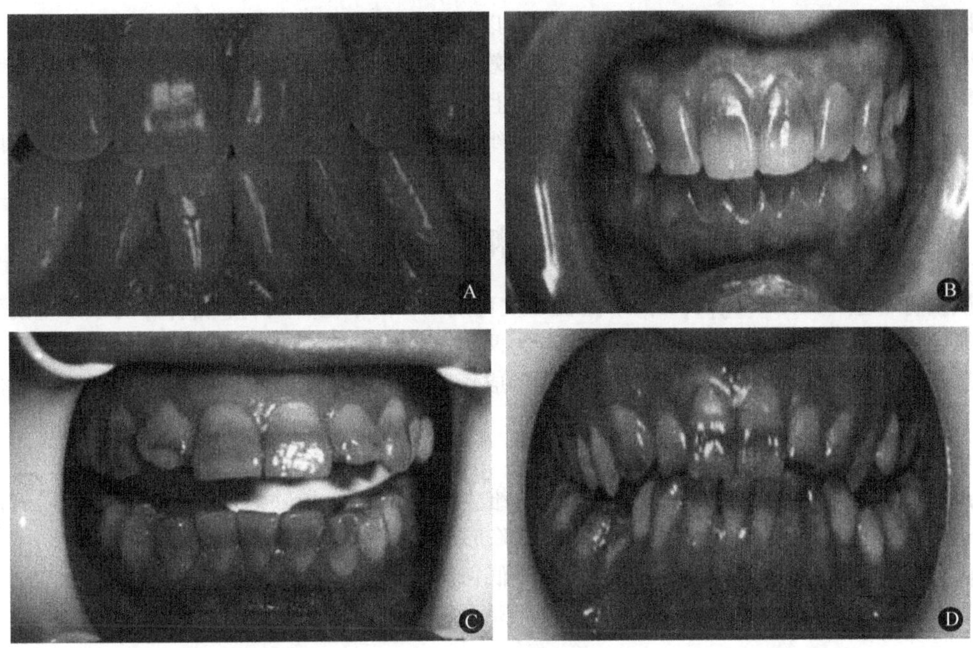

图 3-3　四环素牙

A. 第一阶段（轻度四环素着色）；B. 第二阶段（中度四环素着色）；C. 第三阶段（重度四环素着色）；D. 第四阶段（极重度四环素着色）

辅助加用激光照射、红外线照射、冷光源照射等方法增加脱色效果。

1. 适应证　适用于无实质缺损的氟斑牙，轻、中度四环素牙，外染色牙和其他原因引起的轻、中度变色牙，而且主要适用于活髓牙。

2. 方法步骤　见图 3-4。

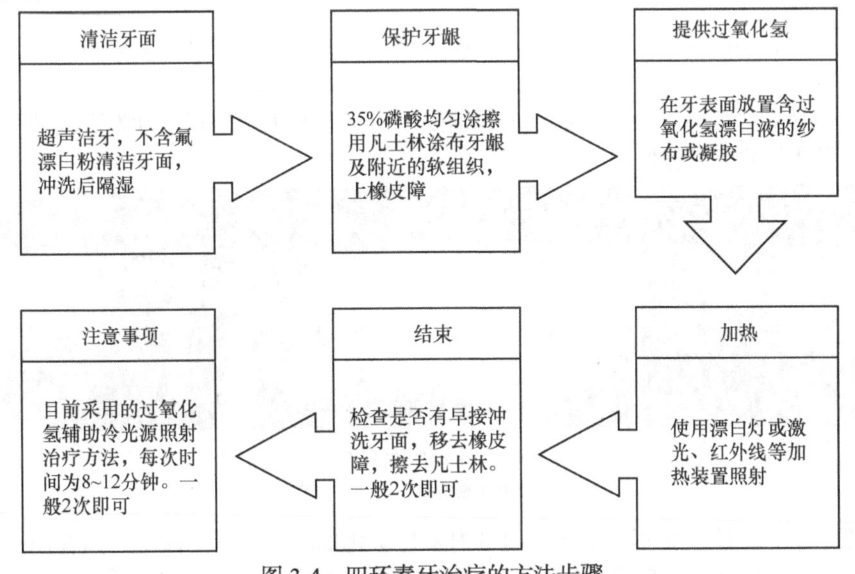

图 3-4　四环素牙治疗的方法步骤

案例 3-2 分析

临床诊断：四环素牙。

诊断依据：

（1）病史：自幼体弱，曾用过大量四环素。

（2）检查：31、32、41、42 切端及 16、26、36、46 殆面釉质缺损，牙冠呈黄褐色。

根据以上临床表现和体征确诊为四环素牙。

笔记栏

为防止四环素牙的发生，妊娠和哺乳期妇女以及8岁以下儿童不宜使用四环素类药物。患者自替换牙后即发现牙齿呈黄褐色，经过漂白治疗后效果不佳。这是因为四环素牙着色是牙齿发育矿化期间药物沉积在牙体组织中形成的内源性着色，且在牙本质中的沉积量比釉质多。虽然在牙着色的同时，骨组织也有着色，但是四环素能够随着骨组织的生理代谢逐渐排除，而牙齿却无法排除沉积在牙体组织中的四环素。

第二节 牙釉质发育不全

釉质发育不全（enamel hypoplasia）指在牙发育期间，由于全身疾病、营养障碍或严重的乳牙根尖周感染导致釉质结构异常。根据性质不同分为两类：釉质发育不全，因釉质基质形成障碍所致，临床上常有实质缺损；釉质矿化不全，系基质形成正常而矿化不良所致，临床上一般无实质缺损。两者可单独发病，也可同时存在。

【病因】

1. 严重的营养障碍，维生素A、维生素C、维生素D及钙、磷缺乏可影响牙釉质基质的形成及钙化，导致钙磷的沉积不足或停止，釉质基质塌陷形成缺损。

2. 内分泌失调 甲状旁腺功能减退，血钙降低，影响牙釉质的钙化和形成。

3. 婴儿和母体疾病 婴儿时期的严重感染、消化不良，孕妇患病毒感染都会使釉质的发育形成受影响。

【临床表现】 根据釉质发育不全的程度可将其分为轻症和重症（图3-5）。

1. 轻症 釉质形态基本完整，仅有色泽和透明度的改变，形成白垩状釉质，这是由于矿化不良、折光率改变而形成的，一般无自觉症状。

2. 重症 牙面有实质性缺损，即在釉质表面出现带状或窝状的棕色缺陷。

（1）带状（横沟状）缺陷：在同一时期釉质形成全面遭受障碍时，可在牙面上形成带状缺陷。带的宽窄可以反映障碍时间的长短，如果障碍反复发生，就会有数条并列的带状缺陷的出现。

（2）窝状缺陷：由于成釉细胞成组地破坏，而其邻近细胞却继续生存并形成釉质所致。严重者牙面呈蜂窝状。

另外还有前牙切缘变薄，后牙牙尖缺损或消失。由于致病因素出现在牙发育期才会导致釉质发育不全，故受累牙往往呈对称性。

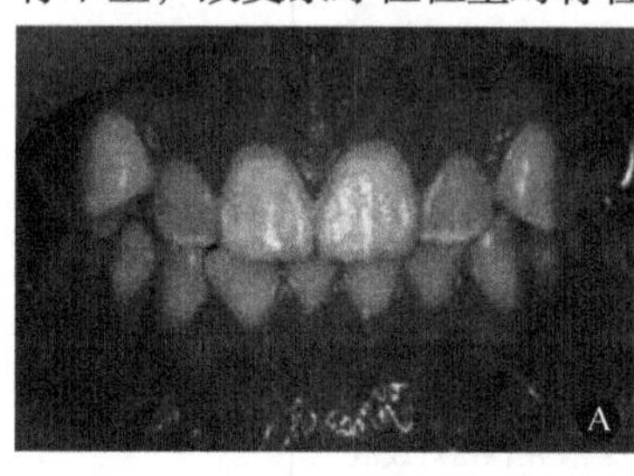

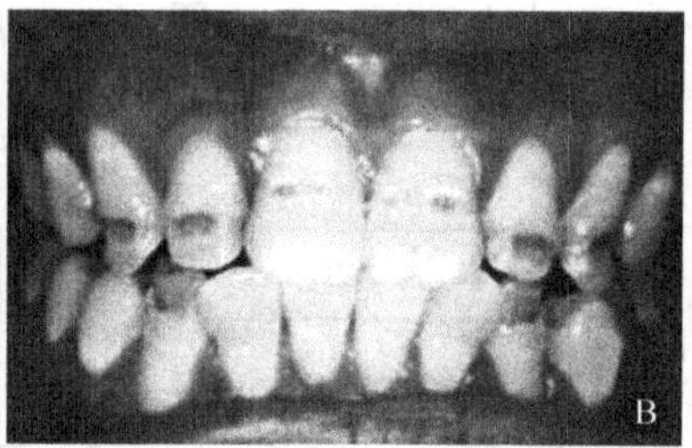

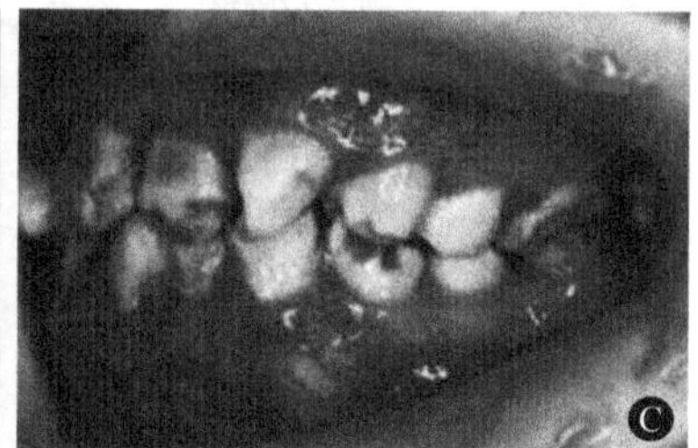

图3-5 牙釉质发育不全

A. 轻症；B. 带状（横沟状）缺陷；C. 窝状缺陷

【防治原则】 釉质发育不全系牙在颌骨内发育矿化期间所留下的缺陷，而在萌出后被发现，并非牙萌出后机体健康状况的反映。所以对这类患牙再补充维生素D和矿物质是毫无意义的。由于这类牙发育矿化较差，往往容易磨耗。患龋后发展较快，应进行防龋处理。牙齿发生着色、缺陷的可通过复合树脂充填修复、树脂贴面、烤瓷贴面、烤瓷冠修复等方法进行治疗。

第三节 牙体慢性损伤

一、牙 磨 损

磨损（dental abrasion）是指正常的咀嚼运动之外，高强度、反复的机械摩擦造成的牙体硬组织的快速丧失。磨损为非咀嚼磨损，是病理性的，应采取措施加以防治。

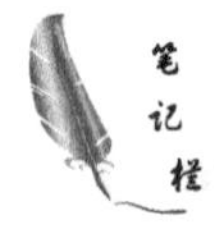

【临床表现】 后牙磨损一般重于前牙，且以殆面为重。磨损导致牙齿的尖、窝、沟、嵴结构模糊，牙本质外露（图 3-6）。因磨损不均，常见高耸的牙尖、锐利的边缘。磨损处一般没有色素，表面坚硬光滑，与未磨损部位间没有明显界限。后牙邻面磨损重者因为邻牙间原来紧密的点状接触变成较为松弛的面状接触。检查中可有食物嵌塞、邻面龋及牙周疾病等体征。前牙磨损多见于咬合关系不好、有不良咬合习惯者。严重的前牙磨损可使牙冠明显变短。磨损可引起牙本质敏感症、牙髓和根尖周病。

图 3-6　牙磨损

【治疗要点】

（1）戒除不良的咬合习惯，改善刷牙方法。

（2）发现高耸的牙尖和锐利的边缘，应通过调磨予以纠正。

（3）食物嵌塞者，应通过调殆、恢复接触关系等措施加以改善。

（4）牙本质过敏，牙髓、根尖周病和颞下颌关节综合征等症状出现时，应做相应处理。

（5）磨牙症患者应通过戴咬合垫、肌电反馈治疗以及精神、心理干预等方法加以改善。

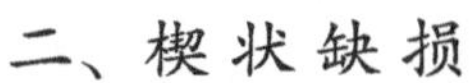

二、楔状缺损

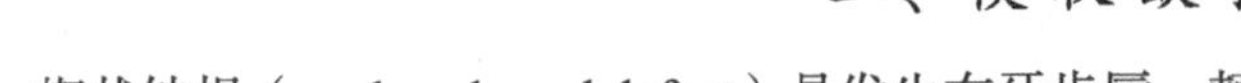

楔状缺损（wedge-shaped defect）是发生在牙齿唇、颊面颈部的慢性硬组织缺损。

案例 3-3

患者，女性，45 岁。

主诉：双侧后牙有沟槽伴进食时酸痛半个月余。

现病史：近 1 年来，发现两侧后牙有沟槽，进食时酸痛，喝冷水时偶感疼痛。近 1 周来左侧后牙疼痛加重，吸冷气时也感疼痛，无自发病史，无夜间痛史。习惯用右手横刷牙。

检查：14，15，24，25 颊面牙冠与牙颈交界处有楔形的缺损，探诊敏感，光滑质硬，色泽正常，冷诊一过性敏感，叩痛（–）。

问题：

1. 诊断是什么？

2. 如何治疗？

【病因】

1. 刷牙方法不当　用力横刷牙的人易发生。

2. 牙颈部结构　牙颈部釉牙骨质界处的结构薄弱，易被磨损。

3. 酸的作用　缺损与龈沟内酸性渗出物有关。

4. 牙体组织疲劳　颊侧牙颈部是应力集中区。

【临床表现】 楔状缺损往往发生在同一患者的多个牙。一般上颌牙重于下颌牙，口角附近的牙多于其他区域的牙。一般可分为浅、中、深 3 种程度（图 3-7）。

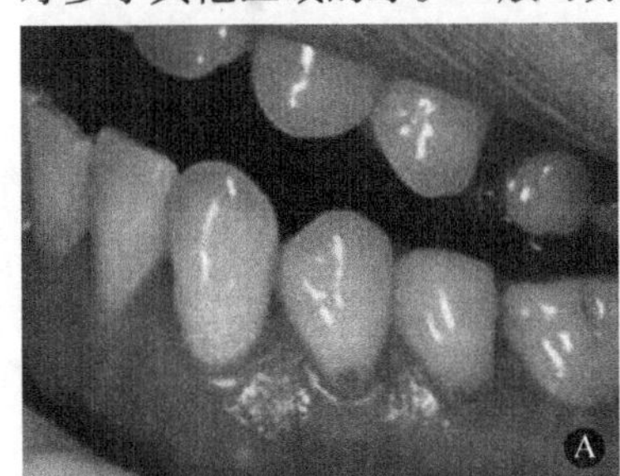

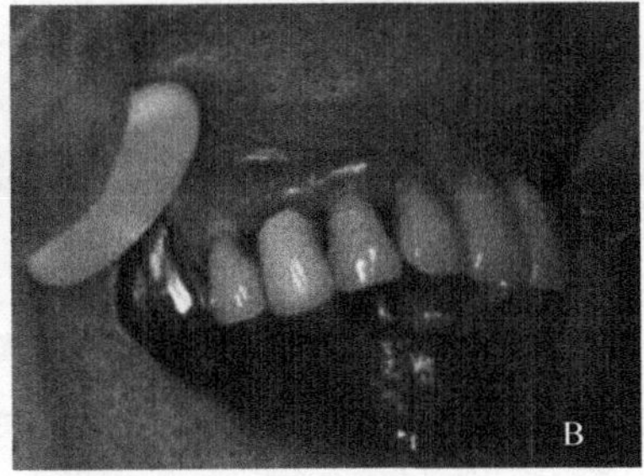

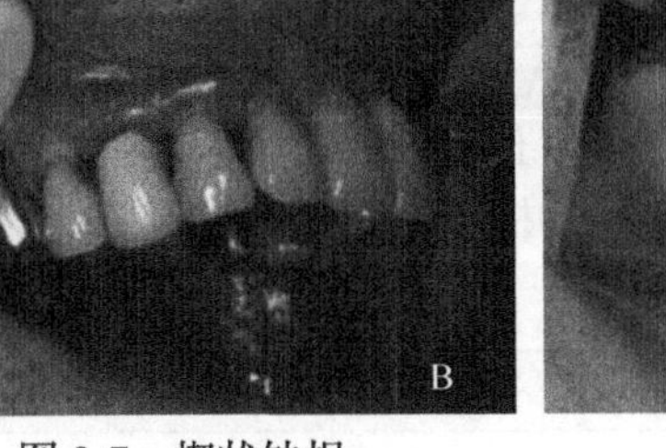

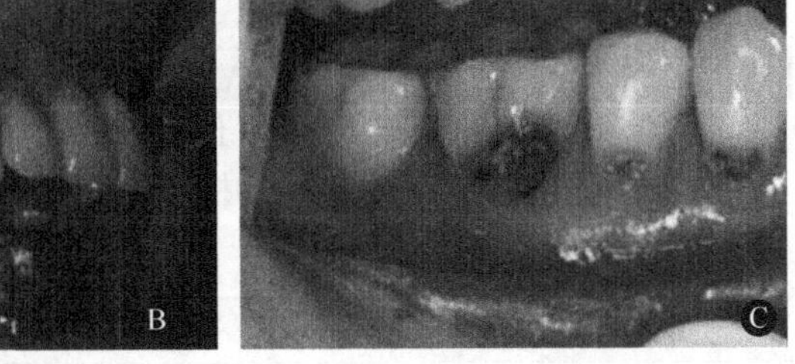

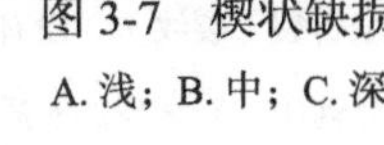

图 3-7　楔状缺损

A. 浅；B. 中；C. 深

笔记栏

1. 浅 损害局限在釉质或牙骨质内，可有轻度的敏感症状，检查发现缺损很浅甚至没有。在此阶段就诊者很少。

2. 中 损害深度在牙本质中层或深层。遇到冷热酸甜等刺激时会有明显的不适或激发痛。临床检查可见典型的表现：缺损大致由两个夹面组成，口大底小，缺损处质地坚硬，表面光滑，边缘整齐，无染色或轻度染色。

3. 深 可导致牙髓腔暴露甚至牙齿的横向折断。这个阶段会出现牙髓、根尖周病的相应症状。

【防治要点】

1. 预防 消除高耸的牙尖、锐利的边缘，必要时通过正畸、修复等方法恢复咬合关系。正确选用牙膏牙刷，采用正确的刷牙手法。避免大量摄取酸性饮食。戒除不良习惯，避免咬异物、硬物等不良习惯。

2. 治疗 缺损不深、症状不明显者可以不做处理。有过敏症状可做脱敏治疗。缺损较深者可行充填修复。缺损达到牙髓腔，有牙髓感染或根尖周病时，应做相应的治疗。已经或几乎导致牙齿横折者，可在根管治疗术完成后，作桩核冠修复。

案例 3-3 分析

诊断：14，15，24，25 楔状缺损。

诊断依据：①两侧后牙位于牙颈部釉牙骨质交界处的楔形的缺损；②缺损探诊敏感，光滑质硬；③冷诊一过性敏感，叩痛（–）。

治疗：可用复合树脂充填。

第四节 牙 外 伤

牙外伤（traumatic dental injuries，TDI）是指牙齿受到急剧创伤，特别是打击或撞击所引起的牙体硬组织、牙髓组织和牙周支持组织的损伤。这些损伤可单独发生，亦可同时出现，损伤的形式和程度具有多样性和复杂性。本节将根据世界卫生组织（World Health Organization，WHO）临床分类法对常见牙外伤的临床特点、诊断和治疗要点进行分别叙述。

一、牙齿硬组织和牙髓损伤

案例 3-4

患者，女性，8 岁。

主诉：上前牙外伤 2 小时。

现病史：2 小时前玩耍时不慎被同学撞倒，伤及上前牙，吸气时感疼痛，无头晕、呕吐症状。

既往史：无外伤史及手术史。

检查：全身检查未见异常。口腔科检查：11 近中切角缺损，牙本质暴露，见一露髓点，叩痛（+），不松动，牙龈未见出血。21 牙体折裂，牙本质暴露，未见牙髓暴露，叩痛（–），不松动，余牙及牙龈正常。

问题：

1. 诊断是什么？诊断依据是什么？
2. 为明确诊断，该患者还需做哪些辅助检查？
3. 如何治疗？

（一）冠折

【临床分类】 冠折（crown fracture）的分类是建立在解剖学、治疗方法和预后等因素基础上的（表 3-2，图 3-8）。在恒牙外伤中，冠折构成比例占 26% ～ 76%。

表 3-2 冠折的分类

损伤类型	定义
牙釉质损伤	牙釉质不完全折裂（裂纹），没有牙齿的实质性缺损
牙釉质折断	冠折局限在牙釉质，有牙齿的实质性缺损（简单冠折）

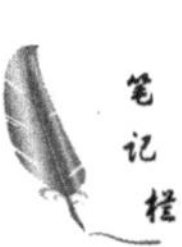

续表

损伤类型	定义
牙釉质 - 牙本质折断	冠折包括牙釉质和牙本质，有牙齿的实质性缺损，没有牙髓暴露（简单冠折）
复杂冠折	冠折包括牙釉质和牙本质，有牙齿的实质性缺损，牙髓暴露

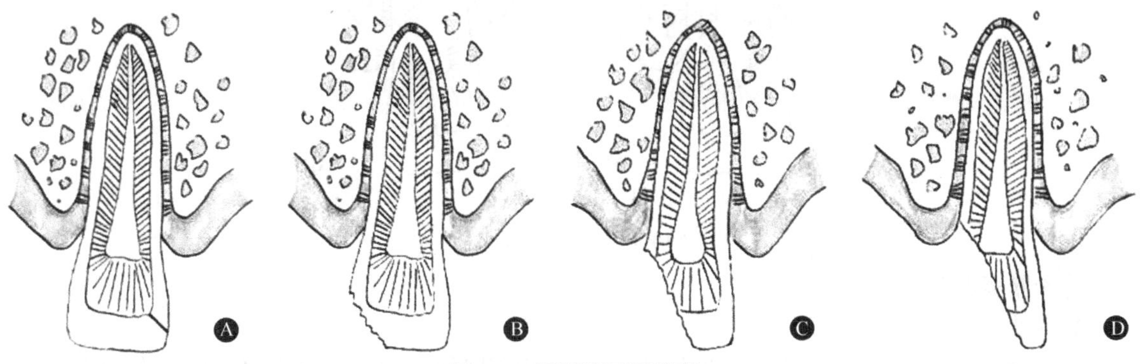

图 3-8　冠折的不同类型

A. 牙釉质损伤；B. 牙釉质折断；C. 牙釉质 - 牙本质折断；D. 复杂冠折

【诊断要点】

1. 症状

（1）牙釉质损伤：又称釉质裂纹，没有缺损，在牙外伤中很常见但易被忽视，患者无不适症状。

（2）牙釉质折断：多发于单颗前牙，特别是上颌中切牙的近、远中切角，没有暴露牙本质，一般无自觉症状，有时粗糙断面会划伤唇、舌黏膜。

（3）牙釉质 - 牙本质折断：属于没有露髓的简单冠折，可见牙本质暴露，常出现对温度改变和咀嚼刺激的敏感症状，有时可见近髓处透红。

（4）复杂冠折：冠折处牙髓暴露，可有少量出血，探诊和温度刺激时敏感。如未及时处理，露髓处可出现牙髓增生或发生牙髓炎。

2. 检查

（1）光源照射检查：用垂直于牙体长轴的光源照射检查，易于发现釉质裂纹的位置和走向。

（2）牙髓活力检测：使用牙髓活力电测试仪或激光多普勒流量测试仪检测牙髓是否受损。

（3）影像学检查：根尖 X 线是常用的辅助检查手段，可帮助明确冠折部位与髓腔的毗邻关系，牙齿髓腔大小和牙根发育情况等影响治疗方案选择的信息，以及诊断牙根和牙周支持组织的损伤状况。

【治疗要点】

1. 牙釉质损伤　常不需特殊处理，多发性牙釉质裂纹可使用酸蚀技术及复合树脂粘结剂封闭釉质表面，以防着色。

2. 牙釉质折断　缺损小不影响美观的患牙，仅需少量调磨锐利边缘至无异物感；折断形状或程度难以通过调磨修整外形时，需采用光固化复合树脂修复治疗。

3. 牙釉质 - 牙本质折断　牙本质少量折断者，断面用光固化复合树脂修复或断冠即刻粘结复位；折断近髓者，年轻恒牙用氢氧化钙间接盖髓，观察 6 ～ 8 周行光固化复合树脂修复；成人牙可酌情做间接盖髓或根管治疗。

4. 复杂冠折　视露髓孔大小、清洁程度、露髓时间及牙齿发育状况等选择合适的牙髓治疗，其中年轻恒牙应做直接盖髓或活髓切断术，待根尖形成后再做根管治疗或牙冠修复；成年人做根管治疗后进行牙冠修复。

（二）冠根折

【临床分类】　冠根折（crown-root fracture）为外伤造成牙釉质、牙本质和牙骨质的折断。根据是否累及牙髓，分为简单冠根折（uncomplicated crown-root fracture）和复杂冠根折（complicated crown-root fracture）（图 3-9）。冠根折的病例占恒牙外伤的 5%。

笔记栏

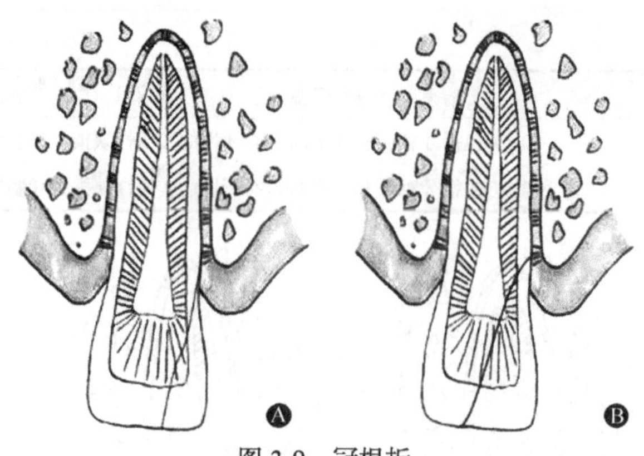

图 3-9　冠根折

A. 简单冠根折；B. 复杂冠根折

【诊断要点】

1. 症状

（1）冠根折通常只有单一折线，折断线常自唇侧切缘几毫米处延伸至龈缘，斜行至舌侧龈沟下方。

（2）因舌侧牙周韧带纤维和牙髓的牵拉作用，冠根折牙齿折断片多与牙龈相连，冠方断端的移位通常较轻微，尤其后牙区的冠根折容易被忽视。

（3）完全萌出的前牙通常发生复杂冠根折，而部分萌出的前牙通常发生简单冠根折。

（4）冠根折患牙即使牙髓暴露，临床症状通常也较轻微，可出现咬合或叩诊时局部疼痛。

2. 影像学检查

（1）根尖 X 线片：由于根方的斜向折断线几乎垂直于投照光线，因此，常规 X 线检查折断线显示不清时，应采用多角度投照技术；X 线检查常见清晰的唇侧折断线，而舌侧显示并不明显；发生在唇舌向的垂直冠根折，折断线在 X 线片上清晰可见，而近远中向的垂直冠根折则很少能显示。

（2）锥形束计算机断层成像（CBCT）扫描重建技术可以准确观测和诊断各种不同方位的冠根折。

【治疗要点】

1. 急诊应急处理　前牙冠根折可用树脂夹板和邻牙固定断片，但须在外伤后几天内尽快进行根管治疗；后牙简单冠根折的暂时性治疗可先拔除冠方折断片，再用玻璃子水门汀保护暴露牙本质。

2. 表浅的简单冠根折可拔除冠方断片，采用酸蚀和树脂粘结技术进行断冠粘结复位或进行全冠修复。

3. 折断面位于腭侧不影响美观的冠根折，可拔除折断片并行牙龈切除术，暴露冠根的断端，再根据牙髓活力状况选择永久性治疗和修复方式。

（三）根折

【临床分类】　根折（root fracture）可累及牙本质、牙骨质和牙髓，在牙外伤中相对比较少，占恒牙外伤的 0.5% ～ 7%。按其部位可分为根颈 1/3 根折（cervical third fracture）、根中 1/3 根折（middle third fracture）和根尖 1/3 根折（apical third fracture），其中，根尖 1/3 最为常见（图 3-10）。

【诊断要点】

1. 症状

（1）多见于牙根完全形成的成人牙，因为年轻恒牙的支持组织不如牙根形成后牢固，外伤时常常易被撕脱或脱位，一般不致引起根折。

（2）根据根折部位不同，患牙松动度和叩痛亦不同。近根颈 1/3 和根中 1/3 根折，叩痛明显，松动Ⅱ～Ⅲ度；近根尖 1/3 根折，仅有轻度叩痛，轻度松动或不松动。

（3）牙髓活力测试结果不一，一些患者可出现牙髓“休克”，6 ～ 8 周后逐渐恢复活力反应。

2. 影像学检查　X 线检查是诊断根折的重要依据。投照时应保持中心射线与根折平面一致或平行，角度在 15° ～ 20° 范围内，根折线显示最清晰；少数根折早期无明显影像学改变，数日后才会出现清晰的根折影像。

【治疗要点】　治疗原则：使断端复位并固定患牙，注意消除咬合创伤，关注牙髓状态。具体的治疗方法依据根折部位不同而有所差别。

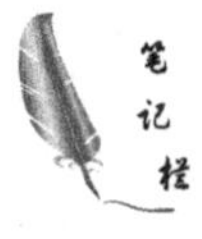

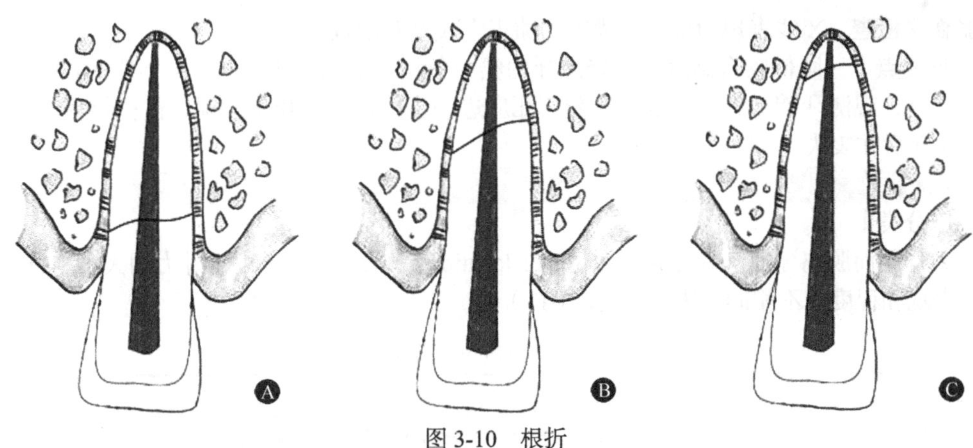

图 3-10　根折

A. 根颈 1/3 根折；B. 根中 1/3 根折；C. 根尖 1/3 根折

1. 根颈 1/3 根折　如果残留牙根长度和强度不足以支持桩冠修复，需拔除该牙，行义齿修复；或为避免过早的牙槽骨塌陷，可对残留牙根行根管治疗，保留无感染的牙根于牙槽骨内，待牙龈组织愈合后在上方行覆盖义齿修复；如折断线在龈下 1 ～ 4mm，断根不短于同名牙的冠长，牙周情况良好者可选用根管治疗术联合正畸根牵引术，或辅以冠延长术后进行桩冠修复。

2. 根中 1/3 根折　复位，夹板固定患牙，检查咬合利用调𬌗或全牙列𬌗垫消除咬合创伤，弹性固定 2 ～ 3 个月。每月定期复查，观察牙髓状况，必要时根管治疗。

3. 根尖 1/3 根折　如果无明显松动且无明显咬合创伤可不用处理，只需嘱患者不要用受伤部位咀嚼，定期进行追踪复查。如有明显松动并伴有咬合创伤时，应对患牙进行固定，定期复查观察牙髓牙周组织状态和断面愈合情况。

案例 3-4 分析

1. 诊断：

（1）11 牙冠折，露髓。

（2）21 釉质折断，牙本质暴露。

诊断依据：明确外伤史，检查见 11 牙冠折裂，牙本质暴露，已见露髓孔。21 牙釉质折裂，牙本质暴露，探诊敏感、酸痛。

2. 为明确诊断，需摄 X 线检查，以观察牙根状况及根尖周组织情况。X 线片显示未见根折，根尖未完全形成，根尖孔呈喇叭口状。

3. 治疗：

（1）11 局部麻醉下行活髓切断术。

（2）21 用生理盐水清洗牙面后，干燥，用护髓剂护髓，玻璃离子黏固粉暂时修复断面。

（3）嘱咐患者定期观察：1 ～ 2 个月内复诊，拍 X 线片。3 个月、6 个月后复诊，若出现问题，及时处理。

（4）11 待牙根发育完成后，可考虑桩冠修复。21 可用复合树脂修复断端，若观察期间，出现牙髓及根尖周病变时应及时改行根管治疗术。

二、牙周支持组织损伤

（一）牙震荡

牙震荡（concussion of the teeth）为牙周膜的轻度损伤，通常不伴牙体组织的缺损。创伤发生率占恒牙外伤的 23%。

【诊断要点】

1. 症状

（1）患牙有伸长感，咬合明显不适。

（2）垂直和水平向叩诊敏感，患牙不松动，无移位。

（3）牙髓活力测试通常有反应。

笔记栏

2. 影像学检查 X线表现为根尖牙周膜间隙正常或略有增宽。

【治疗要点】 降低咬合高度，减轻患牙的𬌗力负担。受伤后1个月、3个月、6个月、12个月应定期复查，观测牙髓活力，若发生牙髓坏死应进一步行根管治疗术。须记住，年轻恒牙的活力可在受伤1年后才丧失。

（二）牙脱位

【临床分类】

受外力作用而脱离牙槽窝者称为牙脱位（dislocation of the teeth）。由于外力的大小和方向不同，牙脱位的表现和程度亦不相同（表3-3，图3-11）。

表3-3 牙脱位的分类

类型	定义
亚脱位	牙周膜的重度损伤，牙齿有异常松动，但没有牙齿移位
半脱位	牙齿自牙槽窝部分脱出
侧方脱位	牙齿偏离长轴向侧方移位，并伴有牙槽窝碎裂或骨折
嵌入性脱位	牙齿向牙槽骨内移位，并伴有牙槽窝碎裂或骨折
全脱位	牙齿完全脱出牙槽窝外

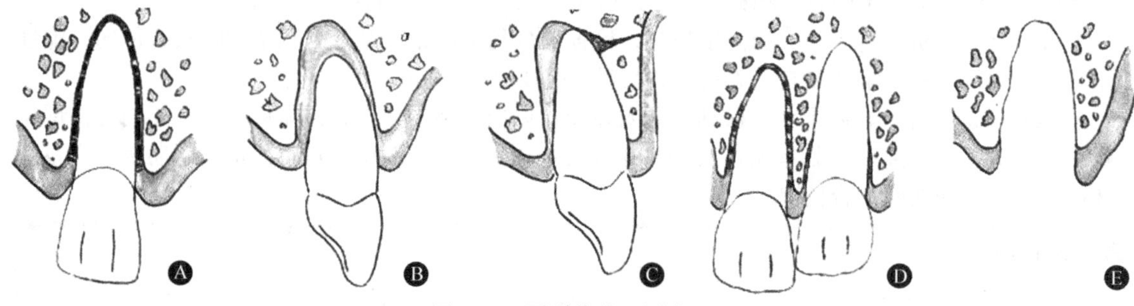

图3-11 牙脱位的不同类型

A. 亚脱位；B. 半脱位；C. 侧方脱位；D. 嵌入性脱位；E. 全脱位

案例3-5

患者，男性，16岁。

主诉：上前牙外伤1小时。

现病史：患者于1小时前在学校玩耍时不慎摔倒，上前牙撞到课桌角后出现牙松动、疼痛、牙龈出血。患者无昏迷，无头晕、呕吐症状。

既往史：无手术外伤史。

检查：神志清楚，查体合作，11舌向错位，嵌入牙槽骨内；21牙体从牙槽窝内脱出，松动Ⅱ度；22松动Ⅰ度；11、21牙龈撕裂，渗血。余牙及牙龈正常，X线检查未见下颌骨骨折，全身检查未见异常。

问题：

1. 应考虑做何诊断？为明确诊断，应进一步做哪些检查？

2. 如何治疗？

【诊断要点】

1. 症状

（1）亚脱位：牙齿没有移位，但有水平向的松动，有叩痛和咬合痛。有龈沟渗血，牙髓活力测试通常有反应。

（2）半脱位：患牙明显伸长，松动Ⅲ度，常见牙周膜出血，叩诊反应迟钝。

（3）侧方脱位：牙冠常向舌侧移位，通常伴有牙槽窝侧壁折断和牙龈裂伤。

（4）嵌入性脱位：患牙牙冠明显短于正常邻牙，嵌入牙槽窝中，伴有牙槽骨壁的折断。叩诊不敏感，可出现高调金属音，龈沟出血。

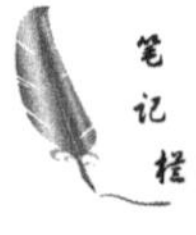

（5）全脱位：常见萌出期上颌中切牙，患牙从牙槽窝中脱出，可伴有牙槽窝骨壁骨折和唇部软组织损伤。

2. 影像学检查

（1）亚脱位：可见牙周膜间隙轻度增宽。

（2）半脱位：咬合片和正位片均可见根尖区牙周膜间隙明显增宽。

（3）侧方脱位：咬合片可见一侧根尖区牙周膜间隙明显增宽，常规投照的牙片几乎不能发现牙齿移位。

（4）嵌入性脱位：可见牙周膜间隙部分或全部消失。与正常邻牙相比，患牙釉牙骨质界偏向根尖。

【治疗要点】

1. 亚脱位　调𬌗，固定松动患牙，嘱勿咬硬物，定期复诊观测牙髓活力。

2. 半脱位　局部麻醉下尽快复位患牙，结扎固定4周。术后3个月、6个月和12个月进行复查，若发现牙髓已坏死，应及时做根管治疗术。

3. 侧方脱位　局部麻醉下复位患牙，应注意先用手指向切端推出移位牙根，解除牙根的骨锁结，再行牙齿复位。患牙复位后需按压唇腭侧牙槽骨板以保证完全复位促进牙周组织的愈合。同时，复位并缝合撕裂的牙龈，最后，对患牙进行固定，定期复诊观察。

4. 嵌入性脱位　年轻恒牙不必强行拉出复位，应选择自然再萌出的治疗方法，完全萌出大约需要6个月；根尖发育完成的可采用正畸牵引或局麻下外科复位，夹板固定6～8周，定期复查。复位后2周应做根管治疗术。

5. 全脱位　即刻再植是全脱位牙齿最好的治疗方法。30分钟内进行再植，90%患牙可避免牙根吸收。因此，牙脱位后，应立即将牙放入原位，如牙已落地污染，应迅速捡起脱落的牙齿，手持牙冠部用生理盐水或无菌水冲洗，然后放回原位。

案例3-5分析

1. 诊断：

（1）11嵌入性牙脱位。

（2）21牙部分脱位。

（3）22牙震荡。

诊断依据：

（1）明确的外伤史。

（2）检查：11、21、22牙冠完整，未见缺损，牙体移位，11切缘低于正常位置，比邻牙略短。21半脱位，松动Ⅱ度。

（3）22松动Ⅰ度，叩痛（±），龈缘渗血。

（4）为明确诊断，应摄X线片，观察有无牙折和牙槽骨骨折。

2. 治疗：

（1）急诊处理：局麻下手法复位，清创缝合，上前牙牙周夹板固定。

（2）摄X线片，确定有无牙折和牙槽骨骨折，观察牙齿复位情况。若无牙折和牙槽骨骨折，牙齿复位状况良好，半月后行11、21根管治疗术。若有牙折或牙槽骨骨折，则按相关疾病治疗原则处理。

（3）1个月后拆除夹板。

（4）术后3个月、6个月和12个月定期检查。若22出现牙髓坏死表现，则立即做根管治疗。

第五节　牙本质过敏症

牙本质过敏症（dentinal hypersensitivity，DH）是指牙齿受到生理范围内的刺激，包括受机械、化学、温度、渗透压等刺激时出现的短暂、尖锐的疼痛或不适的现象。症状特点是随着刺激的来临和离去而迅速出现和消失。一般会累及几个牙，甚至全口牙。DH是一种症状，而不是一种独立的疾病。

笔记栏

案例 3-6

患者，女性，48 岁。

主诉：双侧后牙进食时酸痛 1 年余。

现病史：近 1 年来自感双侧后牙进食时酸痛，特别是吃水果时疼痛明显，牙齿酸软，咀嚼无力，曾于半年前到医院治疗，症状有缓解，最近感酸软疼痛感觉加重。否认自发痛。

检查：46、47 𬌗面严重磨耗，变凹平，牙本质暴露，探诊牙面光滑、质硬，有多处探诊敏感点，冷诊呈一过性敏感，叩痛（–），不松动。

问题：

1. 诊断是什么？

2. 诊断依据有哪些？

【诊断要点】

1. 症状 酸、甜、冷、热等化学和温度刺激可导致酸痛，刷牙、吃硬性食物等机械刺激可导致更为明显的酸痛。

2. 检测

探诊：用探针的尖端轻轻划过牙齿的可疑部位，根据患者的主观反应将敏感程度分为 4 级，用 0 度、1 度、2 度、3 度分别表示为无不适、轻微不适、中度痛和重度痛。

3. 温度试验

（1）空气法：三用枪向待测牙吹气，此方法最为简便，但较粗糙。

（2）仪器法：通过仪器对牙齿的温度耐受性进行检测。

【防治原则】 ①有牙本质暴露者，用药物脱敏、激光及充填修复等方法进行处理。②治疗相关疾病包括牙周组织病，咬合创伤等。③避免医源性破坏牙体硬组织。④注意全身状态的调整。

【治疗要点】 牙本质暴露的程度不重，可采用保守的脱敏治疗。目前临床常用树脂类脱敏，其操作简便，作用快而持久。使用时可先用橡皮轮等去除表面食物残渣等，以清洁水冲洗过敏区后隔湿，轻轻吹干，用蘸有脱敏剂的小毛刷涂擦脱敏区，等候 30 秒，然后用气枪吹干至表面液体较干为止。最后用大量流水冲洗，如果疗效不显著，可反复进行，也可使用光固化灯进行照射。

脱敏治疗无效，而患者感到非常痛苦，强烈要求治疗者，可考虑人工冠修复，甚至去髓术。但一般只适用于患牙数目较少的患者。

案例 3-6 分析

1. 诊断：46、47 牙本质过敏症。

2. 诊断依据：进食时酸痛，尤其进食水果时疼痛加重。检查时可见 46、47 𬌗面磨耗，牙本质暴露，探诊𬌗面有多处敏感点。冷水刺激性疼痛，刺激去除后疼痛消失，不持续，叩痛（–）。根据以上症状和临床体征，诊断为 46、47 牙本质过敏症。

（赵　今）

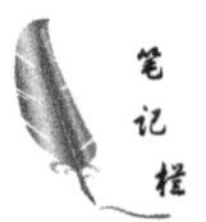
笔记栏

第四章　牙髓及根尖周病

【目的要求】

掌握： 牙髓及根尖周病的临床表现和诊断。

熟悉： 牙髓及根尖周病的病因和治疗方法。

了解： ①牙髓及根尖周病的分类。②根管外科治疗。

牙髓病（pulp diseases）是发生在牙髓组织内的一系列疾病。牙髓组织是牙体中唯一的富含血管、神经组织的结构，位于毫无弹性的牙髓腔内，仅凭借根尖孔及侧副根管孔与牙周组织联系。由于牙髓组织处于较为封闭的髓腔以及牙髓缺乏有效的侧支循环，使牙髓组织在受感染或损伤时很难自行恢复，并且当出现炎症、充血及渗出时易造成髓腔内压力上升压迫神经组织，而牙髓对外界刺激的唯一反应就是疼痛，俗话说“牙疼不是病，疼起来要人命”就是指这一病程。但与牙釉质牙本质相比，牙髓仍具有一定的修复能力。在一定范围内，牙髓组织内的未分化间质细胞可分化成造牙本质细胞对病损进行修复，形成修复性牙本质，修复暴露的髓腔。牙髓内的神经纤维末梢属游离神经末梢，只有痛觉感受器，无本体感受器，任何刺激作用于牙髓只会产生痛觉，且无定位能力，因此患者一般不能准确指出患牙的位置。根尖孔是牙髓组织与牙周组织联系的交通要道，根尖孔处的牙骨质与牙本质交界点为根管的最狭窄点，称根尖基点。根尖基点为牙髓组织与牙周组织的交界点，也是牙髓治疗中一切药物、器械、充填材料的终止点。由于牙髓血运的关系，牙髓一旦发炎就无法自愈，需要借助外界的手段去除牙髓及牙髓腔内感染的物质，并用生物相容性好的材料严密充填根管系统，才能达到杜绝再感染彻底治疗牙髓炎的目的。

根尖周病是发生在牙根尖周组织的一系列疾病，根尖周病中绝大多数为炎症性疾病，即根尖周炎。根尖周组织是指根尖部的牙周组织，包括牙槽骨、牙周膜和牙骨质。牙周膜位于牙骨质与牙槽骨之间的间隙中，通过根尖孔与牙髓组织相连，当牙髓感染时感染物质可通过根尖孔达到牙周组织引起根尖组织感染。根尖组织如果发生血管扩张及渗出，可导致牙周膜间隙内压力上升而引起剧烈的疼痛，特别是叩诊疼痛。牙周膜富含神经、血管，分布有本体感受器，因此根尖组织发生炎症时，患者能感受到病变患牙的位置。与牙髓相比，牙周膜血液循环丰富，并具有较强的组织修复功能，因此根尖周组织病变在彻底去除感染刺激因素后一般可愈合修复。

第一节　病　　因

引起根尖周病及牙髓病的原因有很多，主要有感染因素、物理化学刺激及免疫反应，其中细菌感染是主要的致病因素。

一、细菌感染

导致牙髓的感染并不是特异性细菌感染，而是以兼性厌氧菌为主的混合感染，细菌的来源主要是口腔菌系，感染的途径主要有4个方面。

（1）牙体组织感染导致细菌及毒素从牙本质小管侵入牙髓，达到牙髓后引起牙髓组织炎症，如龋病，特别是深龋。另外，一些非龋性疾病也可造成牙本质破坏，细菌侵入，导致牙髓感染，继而引起根尖周组织感染，这种牙髓感染是发生最多的也是最主要的感染途径。

（2）由于外伤或治疗过程中的不当操作致牙髓暴露，细菌直接侵入牙髓。

（3）患有牙周病时，细菌可从牙周袋进入牙髓（通过根尖孔或侧副根管）引起牙髓感染，此种牙髓感染又称逆行性感染。

（4）血源性感染：由于菌血症或其他器官的细菌感染，细菌可通过血液循环进入牙髓引起牙髓感染。

笔记栏

二、物理因素

引起牙髓感染的物理因素包括创伤、温度刺激和电刺激。

（1）急性外伤：治疗时用力不当或力量失控都会使牙体遭受突然的移动和扭动，引起根尖部的血管挫伤、断裂，使牙髓血供受阻，牙髓退变、发生炎症或坏死；牙髓治疗时根管器械超出根尖孔也会引起根尖周组织创伤。

（2）牙髓受到过高的温度刺激，如牙体备洞时产热过高而缺乏降温措施；窝洞充填时无垫底材料隔绝金属材料传导的热刺激；另外对修复体抛光产生的热刺激均可刺激牙髓，导致牙髓充血及炎症继而引起根尖周组织感染。

（3）对牙体进行电活力检查时电流强度过大，或相邻及对颌牙使用了两种不同的金属充填，接触时产生的电流刺激会使牙髓产生充血及发生炎症。

三、化学因素

牙体修复中使用的粘结剂、酸蚀剂、垫底材料、充填材料均有一定刺激性及细胞毒性，可使牙髓组织产生充血、炎症甚至牙髓坏死；在牙髓治疗中，很多酚、醛类根管消毒剂及失活剂若使用不当，药物溢出根尖孔时可引起根尖周组织炎症，称为药物性根尖周炎。

四、免疫因素

进入牙髓及根尖周组织的细菌成分及其代谢产物和一些组织降解产物可作为抗原物质刺激机体产生免疫反应，导致牙髓及根尖周组织损伤，此外根尖周病治疗中使用的一些药物也可作为半抗原刺激机体产生免疫反应及组织损伤。

第二节　分　类

主要根据临床表现、病理和治疗预后分类。

一、牙髓病的分类

1. 可复性牙髓炎　牙髓充血。

2. 不可复性牙髓炎

（1）急性牙髓炎（包括慢性牙髓炎急性发作）。

（2）慢性牙髓炎（包括残髓炎）。

（3）逆行性牙髓炎。

3. 牙髓坏死

4. 牙髓钙化

5. 牙内吸收

二、根尖周疾病的分类

根据根尖周疾病的表现及发展过程可分为以下几种。

1. 急性根尖周炎

（1）急性浆液性根尖周炎。

（2）急性化脓性根尖周炎。

2. 慢性根尖周炎

（1）根尖周肉芽肿。

（2）慢性根尖周脓肿。

（3）根尖周囊肿。

（4）致密性骨炎。

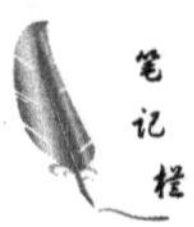

第三节　临床表现及诊断

一、可复性牙髓炎的临床表现及诊断

可复性牙髓炎（reversible pulpitis）是牙髓组织受到刺激后发生以血管扩张、血液充盈为主的病理变化的早期炎症反应阶段，若及时去除刺激，牙髓可以恢复正常，若刺激持续存在则病变可进一步发展形成不可复性牙髓病变。

案例 4-1

患者，女性，31 岁。

主诉：右侧大牙遇冷刺激疼痛 1 天。

现病史：1 天前因右侧大牙有洞前往治疗，补牙后感患牙遇冷刺激时疼痛不适，去除冷刺激时疼痛立刻缓解，无自发性疼痛及不适。

检查：右侧面部形态无异常、无肿胀、压痛。右上颌第一磨牙殆面见银汞合金充填物。右上颌第二磨牙殆面发育沟颜色加深，探诊时光滑坚硬。右上颌第一磨牙和右上颌第二磨牙叩诊时无疼痛，无松动，右上颌第一磨牙冷刺激时立刻激发疼痛，停止刺激后疼痛不持续。右上颌第二磨牙冷刺激未引发不适。右上颌第一磨牙热刺激时引发短暂疼痛，不持续。右下颌第二前磨牙、右下颌第一磨牙、右下颌第二磨牙牙体完整，未发现龋坏，牙龈色泽粉红，未见充血。

问题：诊断是什么？如何治疗？

【临床表现】

1. 症状　患牙受冷、热刺激或酸、甜化学刺激时立即出现瞬间疼痛反应，去除刺激疼痛立即消失，不发生自发性疼痛。

2. 检查　牙体组织有缺损，如深龋或非龋性疾病，有的患牙有深的牙周袋，也可发现严重的咬合创伤，患牙对温度试验为一过性疼痛，反应迅速，对冷刺激反应较为强烈，去除刺激后疼痛立即缓解，叩诊时无异常反应。

【诊断要点】

（1）有牙体组织缺损，如深龋洞及深的牙周袋。

（2）对温度刺激，特别是冷刺激反应为一过性疼痛，无自发性疼痛。

（3）电活力检查为反应阈值降低。

（4）叩痛（–）。

案例 4-1 分析（1）

本病例有以下特点：①症状为刺激性疼痛，而非自发性疼痛；②有牙病的治疗史，而症状在治疗患牙之后出现，不能排除治疗过程中对牙髓产生的刺激；③检查中可发现患牙为一过性短暂的疼痛，且不持续，由以上可知患牙处于充血的病理状态，致病原因很可能与前期的牙体充填治疗有关。

诊断：右上颌第一磨牙可复性牙髓炎。

二、不可复性牙髓炎的临床表现及诊断

不可复性牙髓炎（irreversible pulpitis）是牙髓组织受刺激后，发生了明显的渗出甚至组织坏死的病理反应，由于牙髓组织处于循环代偿极为有限的髓腔中，组织几乎无法自行恢复正常，其自然发展结果是导致牙髓坏死或液化。按发病情况及病理特点可将不可复性牙髓炎分为急性牙髓炎、慢性牙髓炎、残髓炎和逆行性牙髓炎几种类型。

（一）急性牙髓炎

急性牙髓炎（acute pulpitis）的病理变化根据炎症发展进程分为急性浆液性牙髓炎和急性化脓性牙髓炎。急性浆液性牙髓炎多为牙髓充血的继续发展，血浆由扩张的血管壁渗出，组织水肿，髓腔内多形核白细胞由血管壁渗出，炎症细胞浸润，成牙本质细胞坏死。牙髓在经历短暂的浆液期之后，渗出的白细胞不断坏死、液化，形成脓肿即转为急性化脓性牙髓炎，浆液期与化脓期没有明显分界，

笔记栏

是一个移行的过程。临床特点是发病急，症状明显，疼痛剧烈，多数急性牙髓炎属慢性牙髓炎的急性发作，特别是龋病导致的慢性牙髓炎。由于牙髓受到急性的物理损伤、化学刺激引起的牙髓炎多以原发的急性炎症表现。

案例 4-2

患者，男性，41 岁。

主诉：右侧牙及面部剧痛 2 天。

现病史：2 天前突感右侧牙疼痛，呈阵发性发作及加重，牵涉同侧面颊部及颞部，遇冷、热刺激时加重，夜间疼痛更甚，无法进食及入睡，自行口服消炎止痛药仍无缓解前来就诊。

既往史：否认系统疾病史。

检查：神志清楚，痛苦面容，面部无肿胀及畸形，无压痛。右下颌第三磨牙已萌出，右下颌第二磨牙远中探及深龋洞，叩诊轻度疼痛，无松动，颊侧黏膜无肿胀，冷、热刺激立刻激发剧烈持续的疼痛，右下颌第一磨牙牙体未见牙体缺损，冷刺激未激发不适。

问题：诊断是什么？ 如何治疗？

【临床表现】

1. 症状 急性牙髓炎的症状主要为疼痛，其疼痛有以下特点。

（1）自发性、阵发性疼痛。

（2）疼痛在夜间尤甚，即有夜间痛。

（3）温度刺激加剧疼痛，冷、热刺激可诱发或加重疼痛，若牙髓已有化脓或部分坏死，患牙会有“热痛冷缓解”的表现，这可能是牙髓病变产物中的气体出现，受热膨胀后髓腔内压力进一步增高，产生剧痛，此时，若有冷空气或冷水使气体收缩压力减小，则可缓解疼痛。

（4）疼痛不能定位，疼痛往往牵涉患牙以外的同侧其他牙、同侧颌面部、颞部及颈部，但是放射痛不会发生到患牙的对侧区域。

2. 检查

（1）牙体检查可发现牙体有较深龋坏或其他非龋性疾病、充填体等。

（2）洞底探诊可发现有明显疼痛，或有小穿髓孔。

（3）温度测试时患牙对冷热刺激反应为立即诱发剧烈持续的疼痛，在炎症晚期时可表现为冷刺激可缓解疼痛，热刺激诱发加剧疼痛。

（4）牙髓活力测试反应在炎症早期牙髓反应增强，阈值下降；在炎症晚期由于牙髓组织坏死，反应减弱。

（5）叩诊：在炎症晚期可出现轻度叩痛。

【诊断】 根据急性牙髓炎症状的特点：急性发作的疼痛及疼痛的特点，以及牙体的缺损，特别是牙髓活力试验，温度试验的特点即可诊断。但由于牙髓炎时患者无法确定患牙，因此在诊断中除了定性诊断外，患牙的定位诊断尤为重要而且困难，除认真仔细地检查同侧上、下颌牙的每一颗牙以外，还要对可疑牙进行温度试验，对照分析试验结果，并且需要摄 X 线片确定患牙。此外，急性牙髓炎的诊断应注意与其他牙源性疾病引起的牙痛及非牙源性疾病引起的疼痛进行区别。

案例 4-2 分析（1）

本病例的主要症状及其特点：急性发作性疼痛为主要症状。疼痛具有以下特点：自发性疼痛，明显的对温度反应痛，即冷、热刺激激发明显的、持续的疼痛，以及牙体有深在的接近髓腔的龋坏，说明该病例为牙髓的急性炎症，在定位诊断时应检查同侧上、下颌的牙齿，逐一检查可疑牙，对重点疑似患牙认真地进行温度试验，最终确定患牙，才可得到完整且有意义的诊断。

诊断：右下颌第二磨牙急性牙髓炎。

（二）慢性牙髓炎

慢性牙髓炎（chronic pulpitis）是临床最为常见的一类不可复性牙髓炎，其病理过程为慢性炎症临床表现不典型，缺乏鲜明的临床特征，无明显的自发性疼痛。若侵入牙髓的细菌毒力较低，机体抵抗力较强，牙髓组织表现为慢性反应；反之或侵入的细菌毒力强，机体抵抗力弱，或局部引流不

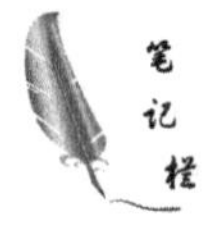
笔记栏

畅导致慢性牙髓炎急性发作。根据其病理及临床特点可分为慢性闭锁性牙髓炎、慢性溃疡性牙髓炎和慢性增生性牙髓炎 3 种类型。

案例 4-3

患者，男性，45 岁。

主诉：右下侧大牙有洞 1 年余。

现病史：1 年前感右下侧大牙有洞，进食时嵌入食物，偶有冷刺激不适，无自发性疼痛发生。

检查：右下颌第一磨牙𬌗面有一深龋洞，洞底探诊敏感，叩诊轻微不适，牙体无松动，清除龋坏组织时发现近髓角处有穿髓孔，周围龋坏组织尚未去尽，穿髓孔有探痛，冷刺激试验反应为迟缓性钝痛，热刺激试验反应为刺激性钝痛。

问题：患者的症状有何特点？诊断应为什么？

【临床表现】

1. 症状　一般不发生明显的自发痛，有时可有阵发性的隐痛、钝痛、冷热刺激痛，有的病例会有自发痛史；慢性溃疡性牙髓炎者当食物嵌入龋洞时可发生剧烈疼痛；慢性增生性牙髓炎时可出现咀嚼时出血、不适等症状。

2. 检查

（1）慢性闭锁性牙髓炎：一般可探及较深的龋洞、充填体及其他牙体疾病，洞底探查感觉敏感，无穿髓孔，患牙对温度刺激反应及电测验反应多为迟钝性反应，可诱发迟缓性钝痛，叩诊时有轻微疼痛或不适。

（2）慢性溃疡性牙髓炎：除可探及较深的龋洞外，可见洞底有穿髓孔，探诊时有深度探痛；由于患者长期不用患侧咀嚼，可见患牙侧及患牙有大量软垢及牙石堆积；温度刺激试验反应为敏感或钝痛，叩诊时为轻微疼痛或不适。

（3）慢性增生性牙髓炎：一般多见于青少年，牙冠往往缺损较大，可探及深大的龋洞，并有暗红色的增生肉芽组织充满其中，形成“蘑菇”状牙髓息肉，轻探出血，但探痛不明显。肉芽组织为炎性增生的牙髓组织，检查时应注意探查肉芽组织的来源。X 线检查可发现患牙髓室底完整，当挖除肉芽组织后，可见髓腔底也完整，并发现肉芽组织来源于根管口处的牙髓组织。

【诊断】　根据临床表现特点进行诊断。

（1）长期的冷热刺激钝痛史及偶发的自发痛史。

（2）可探查到牙体组织的龋坏，接近髓腔，洞底探查敏感或疼痛，可发现穿髓孔或无穿髓孔。部分患牙有充填体及其他牙体疾病。

（3）温度测试反应为迟缓的钝痛。

（4）叩诊反应为轻度不适或轻度疼痛。

（5）慢性增生性牙髓炎应注意与来源于牙龈的息肉及因髓室底穿通来源于牙周膜的息肉区别。牙龈息肉多是在患牙邻𬌗面出现龋洞时，牙龈乳头增生进入龋洞形成息肉样。牙周膜息肉多发生于多根牙，在龋病发展过程中，不但髓腔被穿通，髓室底也遭到了破坏，刺激根分叉处的牙周膜反应性增生，息肉状组织通过髓室底到达髓室顶进而外观很像牙髓息肉（图 4-1），需拍摄 X 线片进行鉴别诊断。

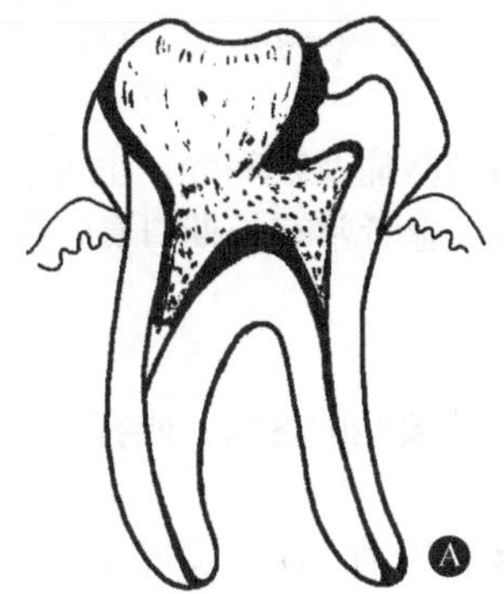

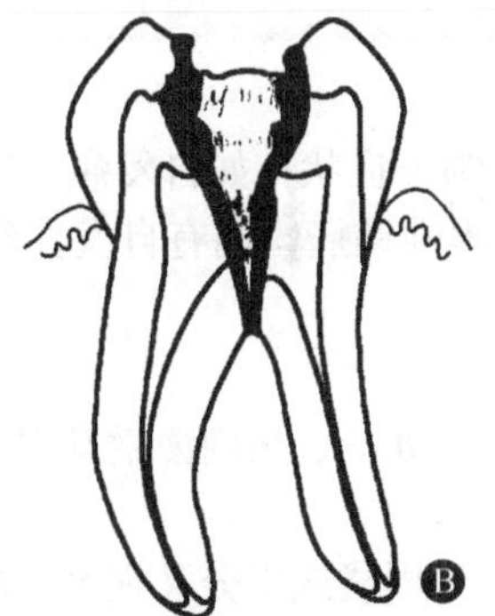

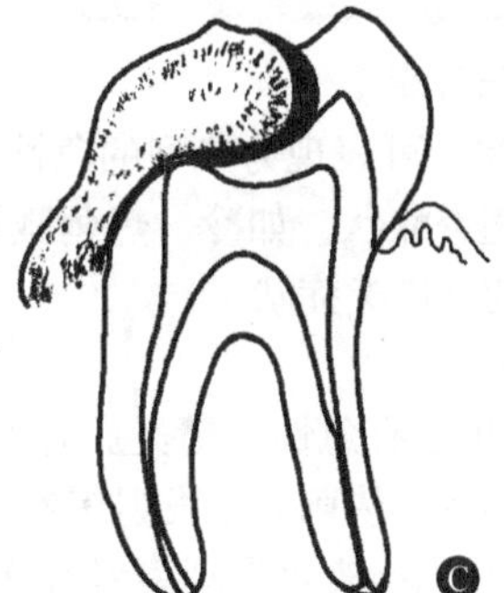

图 4-1　龋洞内息肉的来源

A. 牙髓息肉；B. 牙周膜息肉；C. 牙龈息肉

案例 4-3 分析（1）

患者的临床症状并不明显，甚至在主诉中并无疼痛的叙述，在病史中也没有明显的自发痛表现，但在检查中可发现龋坏组织尚未去尽时已有牙髓外露，且叩诊有轻度疼痛，温度刺激试验反应为迟缓性钝痛，检查的结果表明符合慢性牙髓炎的表现，为右下领第一磨牙慢性溃疡性牙髓炎。患者的慢性牙髓炎疼痛症状并不明显，甚至缺乏自发疼痛，在诊断时应更注意检查，特别是洞底探查、温度刺激试验及叩诊检查，应与牙髓坏死、牙髓充血及深龋进行鉴别。

（三）残髓炎

残髓炎（residual pulpitis）是指由于在牙髓治疗过程中遗留了炎症的牙髓或遗漏了根管未行处理而引起的残留牙髓组织的慢性炎症。

【临床表现】

1. 症状 与慢性牙髓炎相似，偶有自发痛、钝痛、温度刺激痛，由于炎症的牙髓组织接近根尖组织，常有咀嚼不适及咬合疼痛，患牙有牙髓治疗的历史。

2. 检查

（1）检查可发现患牙有曾经进行过牙髓治疗的充填体，X 线片显示充填物进入髓腔或根管内有阻射性充填材料影像。

（2）冷、热刺激患牙可激发迟缓的疼痛或不适。

（3）叩诊有轻度疼痛或不适。

（4）去除并清理髓腔内充填物后对根管进行探查时可发现有的根管内有探痛，说明有残留的牙髓。

【诊断】 主要诊断依据如下：①有牙髓治疗史。②有牙髓慢性炎症表现。③温度刺激反应为迟缓性钝痛。④叩诊疼痛或不适。⑤根管内探查尚有疼痛的残余牙髓。

（四）逆行性牙髓炎

逆行性牙髓炎（retrograde pulpitis）是指感染来自牙周炎所致的深牙周袋，细菌及其毒素产物通过根尖孔、侧副根管及牙本质小管进入牙髓引起的牙髓炎症，逆行性牙髓炎也是一种慢性牙髓炎症。

案例 4-4

患者，男性，45 岁。

主诉：右侧大牙不适及冷热疼痛 3 个月。

现病史：3 个月前渐感右侧大牙咀嚼食物无力，近 3 个月发现进食冷热食物时酸痛，未发生自发性疼痛。1 年前曾因牙肿痛在医院行手术切开治疗。

既往史：有吸烟史 20 年。

检查：右下领第一磨牙、第二磨牙牙体完整，未发现龋及其他非龋性损害，右下领第一磨牙颊侧牙龈向根方退缩，可探及根分叉，有轻度松动，叩诊轻度疼痛，冷刺激试验反应为迟缓、拖延性疼痛，近中颊侧可探及牙周袋，深度为 6mm，X 线片显示右下领第一磨牙近中根牙槽骨为垂直吸收，到达根尖 1/3，根分叉骨质有破坏。右上领第二磨牙未发现龋坏，无叩痛，热刺激反应无异常。

问题： 诊断是什么？如何治疗？

【临床表现】

1. 症状 可表现为典型的急性牙髓炎症状，如自发痛、冷热刺激痛及夜间痛；也可表现为非典型慢性牙髓炎症状，如冷、热刺激迟缓性钝痛，偶有自发性疼痛。患者常有长期口臭、牙齿松动、咬合无力的牙周炎症状。

2. 检查

（1）患牙有急性牙髓炎症的表现，如冷、热刺激激发剧烈、持续性的疼痛，或有慢性牙髓炎症的表现，如冷、热刺激激发迟缓性钝痛。

（2）牙周检查可发现患者有深的牙周袋或根分叉损害，牙体有松动，而未发现牙体龋坏或其他非龋性疾病。

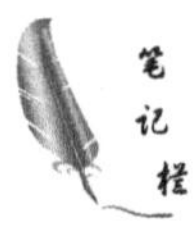

（3）叩诊有轻度叩痛。

（4）X 线检查显示患牙有广泛、深的牙周组织破坏，或有根分叉损害。

【诊断】 主要诊断依据如下：①急性牙髓炎症或慢性牙髓炎症的表现。②患牙未发现牙体组织损害，但存在深而广泛的牙周损害，有深的牙周袋，X 线检查提示牙槽骨吸收到达根尖 1/3 或有根分叉损害。

案例 4-4 分析（1）

本病临床症状为不典型的冷、热刺激痛，检查发现可疑牙并无龋坏和其他的牙体组织疾病，但却有牙周组织的破坏、牙槽骨的吸收和深牙周袋形成，并有对冷、热刺激的异常反应，即迟缓、拖延的疼痛和叩诊疼痛，提示该牙存在牙髓的慢性炎症和牙周组织的破坏、感染，牙髓感染来源于牙周袋，故该病诊断为右下颌第一磨牙的逆行性牙髓炎。

三、牙髓坏死的临床表现及诊断

牙髓坏死（pulp necrosis）常由各型牙髓炎发展而来，也可因外伤、温度、化学刺激引起；当牙髓发生营养不良及退行性变时，牙髓组织由于血供不足可发展成为牙髓坏死。牙髓坏死易于发生感染而引起根尖组织感染炎症。牙髓坏死仅是指牙髓组织处于坏死状态，尚未引起根尖组织感染。

案例 4-5

患者，女性，25 岁。

主诉：切牙变色 3 年。

现病史：3 年前因跌伤碰及前牙，有松动，后自行愈合，松动改善，但渐发现切牙颜色变黄，不伴疼痛，亦无肿胀不适史。

检查：右上颌中切牙牙体完整，无松动，牙冠为灰黄色，无叩痛，根尖区黏膜无充血，X 线检查提示右上颌中切牙牙根形态完整，但根管影像不清晰、根尖区牙周膜间隙清楚，无增宽，骨质无透射影像，温度刺激试验无反应。

问题：诊断是什么？如何治疗？

【临床表现】 牙髓坏死一般无明显临床症状，患者就诊往往以牙体变色为主诉，可追溯到外伤历史、自发疼痛及牙体充填治疗史。

（1）牙冠可存在深的龋坏，或其他牙体组织疾病，或是有充填物等，部分患者牙体完整。

（2）牙冠变色，呈灰黄色，或灰色，失去光泽。

（3）洞底探查时发现龋坏深至髓腔或接近髓腔，洞底探诊无反应，或有穿髓孔者但无探痛，牙髓活力测试提示无反应，以上迹象表明牙髓已无活力。

（4）X 线检查显示根尖区骨质无破坏。

【诊断】 主要诊断依据如下：①牙冠变色，有深的龋坏及牙体缺损，无叩痛。②牙髓活力丧失，温度测试及电活力均无反应。③ X 线检查提示无根尖区炎症表现。

案例 4-5 分析（1）

患者有过前牙外伤史，且检查提示牙髓已丧失活力，X 线检查提示根尖无骨质破坏表现，说明该患牙为右上颌中切牙牙髓坏死，原因为外伤导致根尖血液循环障碍，牙髓血供不良而坏死，尚未引起根尖组织感染。

四、牙髓钙化的临床表现及诊断

牙髓钙化（pulp calcification）是指牙髓发生钙化的病理改变，有两种形式，一种是结节性钙化，又称髓石，另一种是弥散性钙化。髓石常常存在于髓腔中呈游离状，或附着在髓腔壁上。弥散性钙化常使整个根管封闭阻塞。

【临床表现】 一般无临床症状，个别髓石可压迫神经末梢引起自发疼痛，但疼痛与温度无关。检查可见：

笔记栏

（1）温度试验反应可出现异常，表现为迟钝性疼痛或敏感。

（2）X 线检查提示髓腔内有阻射的钙化物（髓石），或髓腔及根管原有形态消失或模糊。

【诊断】 主要诊断依据如下：①主要依据 X 线检查表现作为诊断依据。②有外伤史或氢氧化钙制剂治疗史。

五、急性根尖周炎的临床表现及诊断

急性根尖周炎（ acute periapical periodontitis ）是由牙髓炎发展而来的，当牙髓炎发展到晚期时，牙髓内大部分坏死组织、细菌及其毒素、感染牙髓的分解产物，均可通过根尖孔感染至根尖周组织。急性根尖周的炎症反应包括从浆液性炎症到化脓坏死的系列炎症过程，炎症反应最终使组织坏死脓液形成。脓液可从根尖周的牙周组织扩散到周围组织，包括牙槽骨、骨膜下、黏膜下、周围组织间隙或结构（鼻腔、上颌窦），引起这些组织的炎症，也可经一定引流后使炎症趋于稳定转化为慢性状态。急性根尖周炎的发生也可为慢性根尖周炎急性发作引起。乳牙及年轻恒牙，因为根尖孔粗大，血运丰富，感染很容易扩散，故乳牙及年轻恒牙患牙髓炎时，早期即可能引起根尖周炎症。急性根尖周炎根据其发展的阶段可分为急性浆液性根尖周炎和急性化脓性根尖周炎。

（一）急性浆液性根尖周炎

急性浆液性根尖周炎是急性根尖周炎症的浆液期，是炎症的初期阶段。主要病理变化为牙周膜内血管扩张、充血及浆液性渗出，尚无大量的血细胞渗出，亦无组织坏死。根尖部的牙骨质及牙槽骨均无明显改变。

【临床表现】

1. 症状 主要症状是咬合疼痛，在病变早期为患牙发木、不适、浮出感，紧咬时患牙觉舒服。随着渗出的增加出现咬合时患牙早接触、伸长、咬合疼痛，咬紧时亦不能缓解疼痛，且出现自发胀痛，患者不敢咬合。患者往往可明显感受到患牙的位置，疼痛往往局限于患牙，不引起放散性疼痛。

2. 检查

（1）患牙有龋坏或其他非龋性牙体疾病，牙体可有变色。

（2）牙髓活力试验提示牙髓无活力反应，即冷热刺激测验及电活力测试均为无反应，但因创伤引起的浆液性根尖周炎以及乳牙、年轻恒牙的根尖周炎，其牙髓可能存在活力反应。

（3）叩诊时疼痛，为轻至中度叩痛。

（4）根尖区周围的黏膜无肿胀及充血，也无明显扪压痛。

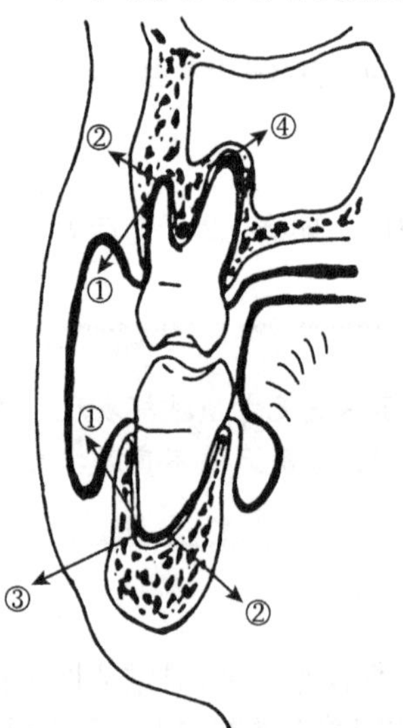

图 4-2 急性化脓性根尖周炎的4种排脓部位

①突破黏膜向口腔内排脓；②向组织间隙排脓；③向皮肤排脓；④向上颌窦排脓

（5）患牙有轻度松动。

（6）X 线检查提示根尖区无骨质破坏影像，根尖周膜间隙稍有增宽。

【诊断】 主要诊断依据如下：①患牙咬合疼痛。②患牙牙体有缺损或牙髓治疗史及创伤史。③患牙有叩痛。

（二）急性化脓性根尖周炎

【临床表现】 随着急性浆液性根尖周炎症的进一步发展，根尖周组织的细胞性渗出明显增多，多形核白细胞在病变区聚集，伴随着组织细胞的坏死、溶解、液化形成脓液，使病变区压力急剧上升，促使原来仅限于根尖孔周围牙周组织的脓液向周围牙槽骨扩散，向压力较低的结构薄弱处排脓，共有 3 种排脓方式。

（1）脓液突破骨外板集聚在骨膜下，形成骨膜下脓肿，再突破骨膜到达骨膜外的周围的软组织，集聚于软组织中的脓液可由不同方向、部位排出（图 4-2）。

1）形成黏膜下脓肿，向口腔内黏膜下排脓。

2）向皮肤表面排脓。

3）突破上颌窦壁向上颌窦排脓。

4）向鼻腔排脓（图 4-3）。

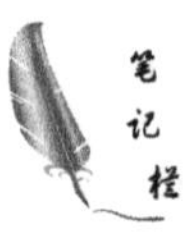

（2）脓液可顺牙周膜间隙将脓排至龈沟或牙周袋内（图4-4），多见于重度牙周病患牙，此种排脓方式可加速牙周组织破坏，使牙齿松动，患牙预后最差。儿童乳磨牙牙槽脓肿时，由于牙周膜松弛多出现这种排脓方式，虽然也破坏牙周膜，但由于儿童组织修复能力强，炎症消退后，根周膜可重建，牙周组织可恢复正常。

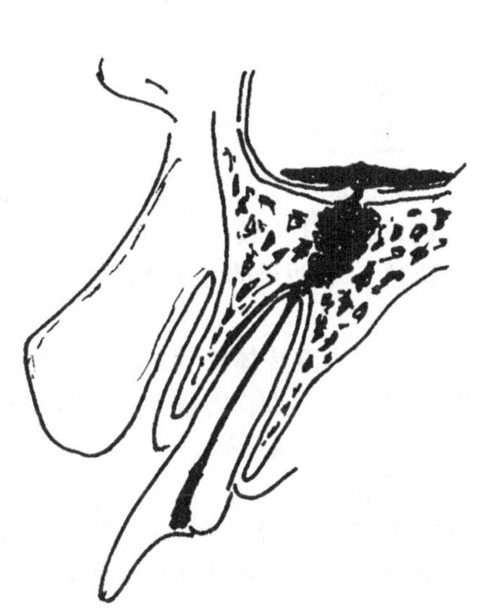

图4-3　上颌切牙根尖脓肿向鼻腔排脓

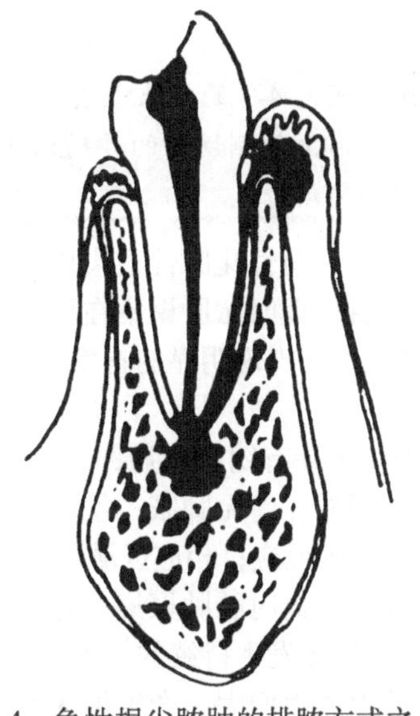

图4-4　急性根尖脓肿的排脓方式之一：通过牙周膜向牙周袋排脓

（3）当根尖孔足够通畅且龋洞开放时，可由根尖孔通过根管向龋洞中排脓，该方式快捷、有效、组织损伤小，因此如患者在此时就医，应尽量人为地建立这样一条引流途径。由此可见急性根尖周脓肿经历了3个不同的阶段，即根尖脓肿阶段、骨膜下脓肿阶段、黏膜下脓肿阶段（图4-5），伴有组织的坏死，脓液集聚，有不同的排脓部位，往往历经较长的病程，伴有明显的组织肿胀和疼痛。

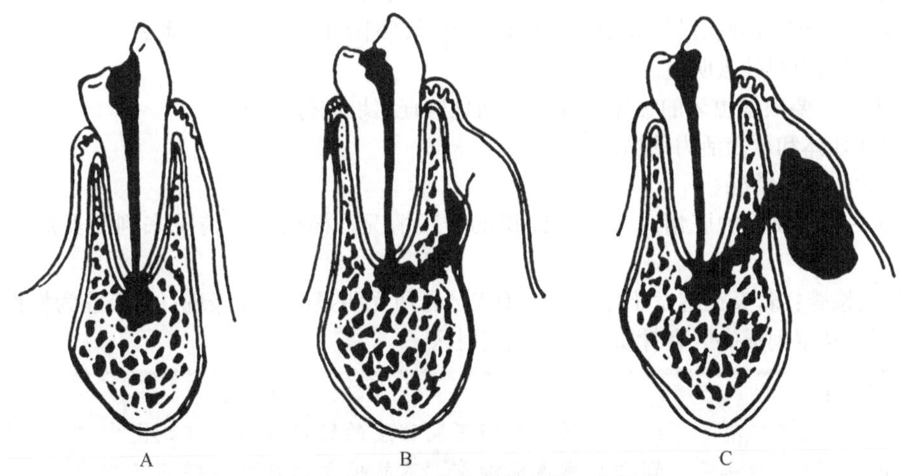

图4-5　急性化脓性根尖周炎的3个阶段

A. 根尖脓肿阶段；B. 骨膜下脓肿阶段；C. 黏膜下脓肿阶段

案例4-6

患者，女性，32岁。

主诉：右侧牙痛伴面部肿胀5天。

现病史：5天前感右侧上牙不适，伸长，紧咬牙后疼痛。次日感疼痛加重，不能咬合，疼痛呈持续性跳痛，剧烈，渐加重。2天前感右侧面部肿胀，且跳痛剧烈难忍，口服消炎止痛片无缓解。1天前面部肿胀加剧，体温升高，但感疼痛有缓解。近几日睡眠差，进食少，精神欠佳。

检查：患者呈痛苦面容，精神差，体温37.5℃。右侧唇及眶下区肿胀，呈半球状突起，右侧中切牙到第一双尖牙前庭沟变浅、丰满，扪及半球状包块，触痛，质软，有波动感，黏膜充血水肿。右上颌中切牙牙体完整，右上颌侧切牙舌侧远中可探及深龋洞，无探痛，温度刺激试验无反应，叩诊时有剧烈疼痛，松动度Ⅰ～Ⅱ度，右上颌尖牙和右上颌第一双尖牙牙体完整，叩诊有疼痛，未探及牙周袋。

问题：

1. 本病例与案例 4-2 的临床表现有何不同？
2. 本病例中右上颌侧切牙的牙髓活力检查结果说明了什么？
3. 本病例如何治疗？

【临床表现】 急性化脓性根尖周炎依其脓液集聚的不同区域和不同阶段有不同的表现。

1. 根尖周脓肿 此时脓肿聚集在根尖周的牙周膜组织内，脓肿压力较高。

（1）症状：患牙出现明显的自发性搏动性疼痛，疼痛剧烈，有明显的牙体伸长感及咬合痛、咬合接触痛。

（2）检查：患牙有明显叩痛，为中至重度（++ ～ +++），出现牙体松动；根尖区黏膜充血、潮红，有轻度扪压痛，尚无肿胀；检查牙体可发现有龋坏或其他非龋性损害或有充填体；牙髓温度及电活力测试均为无反应；相应区域的淋巴结（如颌下或颏下）肿大及压痛。

2. 骨膜下脓肿 此时脓肿聚集在骨膜下，脓腔内压力达到最高。

（1）症状：患牙发生持续的、更为剧烈的搏动性跳痛，因脓肿集聚于骨膜下，坚韧致密的骨膜使得骨膜下脓肿内压力增大，产生最为剧烈的疼痛，疼痛达到高峰，患者往往感到极端痛苦；可感患牙伸长，拒触，伴体温升高，影响进食及睡眠。

（2）检查：①患者往往为痛苦面容，神差，体温有轻度上升，约 38℃，末梢血中白细胞计数上升，颌下或颏下淋巴结肿大，有压痛。②患牙叩痛明显为重度叩痛（+++），轻触患牙可引起剧痛，松动度为Ⅱ～Ⅲ度。③根尖区黏膜有明显水肿，前庭沟变浅或丰满，可扪及质硬的包块，有压痛及深部波动感。周围软组织出现反应性肿胀，如眶下区、颊部或颌下区肿胀。

3. 黏膜下脓肿 此时脓肿由压力最高的骨膜下穿透骨膜释放到周围黏膜下组织，压力得到缓解。

（1）症状：一般患者感疼痛减轻，全身症状也有所缓解。

（2）检查：根尖区肿胀已较局限，呈半球状突起，扪压时质软，有波动感，患牙叩痛仍存在，伴明显松动，周围组织肿胀明显。

【诊断】 主要根据患牙的临床表现，特别是检查结果进行诊断。

（1）患牙牙体和牙髓活力的情况。

（2）叩诊疼痛的情况。

（3）根尖区黏膜的肿胀情况及周围组织的肿胀情况。根据以上情况来判断炎症所处阶段及位置。

（4）X 线检查：若炎症继发于牙髓，则根尖区骨质无明显的破坏表现；若炎症为慢性根尖周炎急性发作，则可观察到根尖区有骨质破坏形成透射区。

案例 4-6 分析（1）

本病例的症状不仅有剧烈疼痛，而且伴随不同程度的组织肿胀。从病史中发现从开始的患牙不适，伸长，紧咬后疼痛，到次日感疼痛加重，不能咬合的自发性跳痛及叩痛，渐出现周围组织肿胀，表现出炎症从浆液性到化脓性的发展过程。直到就诊前疼痛缓解，肿胀局限，且口内出现半球状有波动感的包块，可看出该病例的发展过程经历了浆液性炎症期和化脓性炎症期，后者又经历了根尖区脓肿、骨膜下脓肿到黏膜下脓肿阶段。右上颌侧切牙的活力检查提示牙髓丧失活力，牙体的深龋坏也提示感染的来源是右上颌侧切牙的牙髓感染，确定患牙对于下一步的治疗有重要意义。

诊断：右上颌侧切牙的急性根尖周脓肿，黏膜下脓肿伴眶下区疏松结缔组织炎。

六、慢性根尖周炎的临床表现及诊断

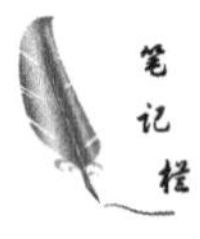

当根管内细菌毒力较弱、机体抵抗力较强，或急性根尖周炎的炎症渗出物得到引流时，根尖

周的炎症可表现为慢性根尖周炎（chronic periapical periodontitis）。慢性根尖周炎是由于根管内长期存在的感染源刺激使根尖周组织出现慢性的炎症反应，基本的病理改变有：①根尖周肉芽肿，炎性肉芽组织增生，骨质破坏；②由于肉芽组织坏死化脓而导致慢性根尖脓肿；③肉芽肿内液化形成根尖囊肿；④当根管内刺激毒力小，机体修复力较强时，表现为骨质增生修复为主的致密性骨炎。

案例 4-7

患者，男性，22岁。

主诉：右下侧大牙反复脓瘘4年。

现病史：4年前右下颌大牙疼痛并肿胀，因无条件未曾求医，自行口服抗炎药后缓解，随后发现右下颌牙外侧长一小脓疱，有脓液不断流出，时有自发性疼痛及肿胀，均服消炎药后缓解，但脓包始终未愈合。

检查：右侧面部无肿胀及畸形，右侧颌下淋巴结肿大，压痛，右下颌第一磨牙𬌗面见深龋洞，暴露洞口后可见洞底近髓腔，无探痛，温度试验无反应，未探及穿髓孔，叩诊不适，颊侧黏膜可见约0.3cm×0.3cm的疱状突起，见一开口有脓液流出，探查瘘口可探及右下颌第一磨牙根尖，右下颌第一磨牙牙周检查未探及牙周袋。X线检查：右下颌第一磨牙龋坏，已达髓顶，近远中根尖区见约1cm×1cm的骨质破坏区，边界不清晰，形态不规则，该区域内牙周膜骨硬板影像消失。

问题：诊断是什么？如何治疗？

【临床表现】

1. 症状　一般无明显的自觉症状，有时患者会感觉咀嚼不适，有的患者因发现流脓而就诊，多数患者有肿胀疼痛史及不规范的牙髓病治疗史。

2. 检查

（1）患牙一般均有深的龋洞、充填体及其他非龋性疾病，牙冠变色。

（2）患牙牙髓活力检查提示牙髓丧失活力，温度刺激试验无反应，洞内探诊无疼痛反应。

（3）牙龈可无明显红肿，有瘘管的慢性根尖脓肿可在患牙根尖附近的黏膜上查见瘘管口。

（4）根尖周囊肿大小不一，小的囊肿在牙龈上不引起异常，较大囊肿可扪及质硬的半球状隆起，当表面骨质较薄，扪诊时有乒乓球感。

（5）X线表现在不同的病损呈现不同的特点：①慢性根尖周脓肿常表现为根尖区形态不规则、边界不清的云雾状透射区，大小不一；②慢性根尖周肉芽肿通常为直径小于1cm、圆形或椭圆形、规则、边界清楚的透射区；③慢性根尖周囊肿常为大小不一、圆形、椭圆形、边界清楚的透射区，且有一层致密的阻射白线围绕；④致密性骨炎常表现为根尖区边界不清的毛玻璃样致密区（图4-6～图4-8）。

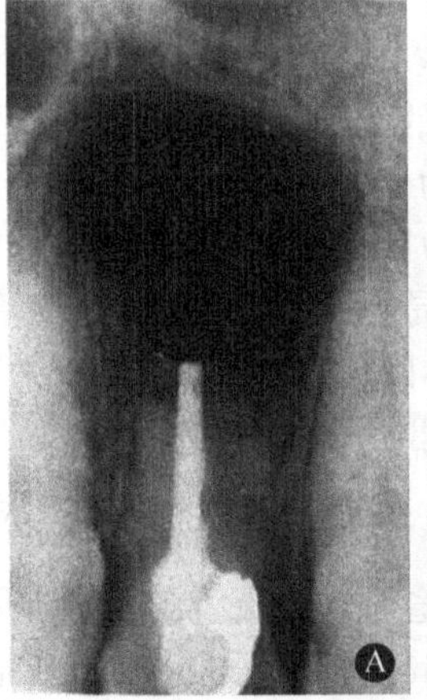

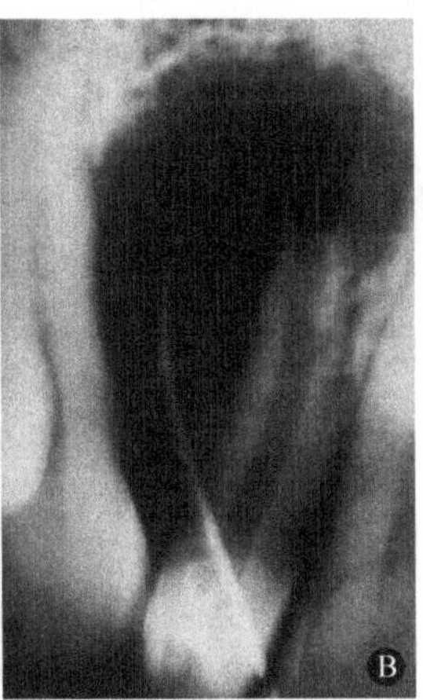

图4-6　慢性根尖脓肿的X线影像

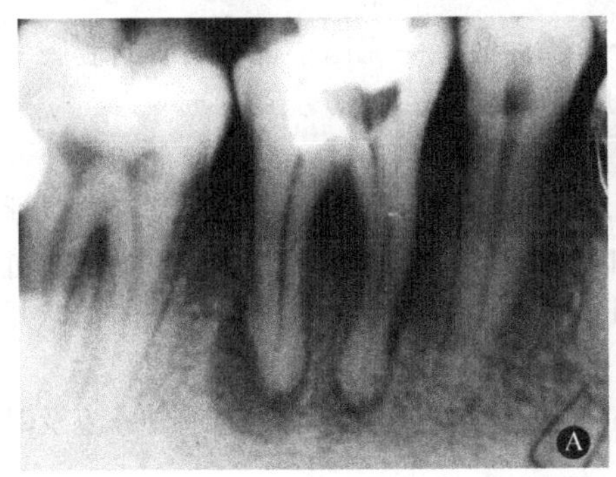

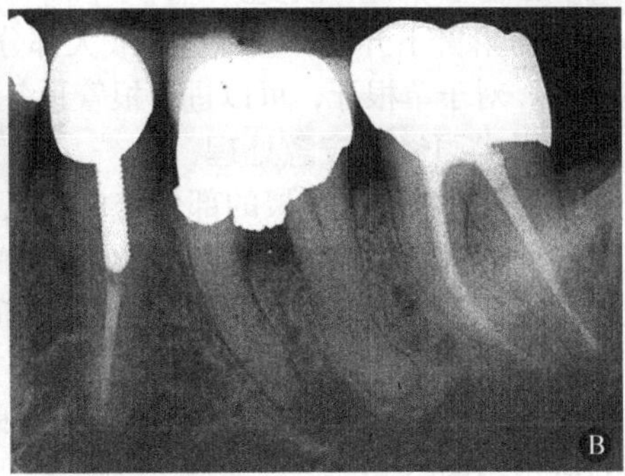

图4-7　慢性根尖肉芽肿的X线影像

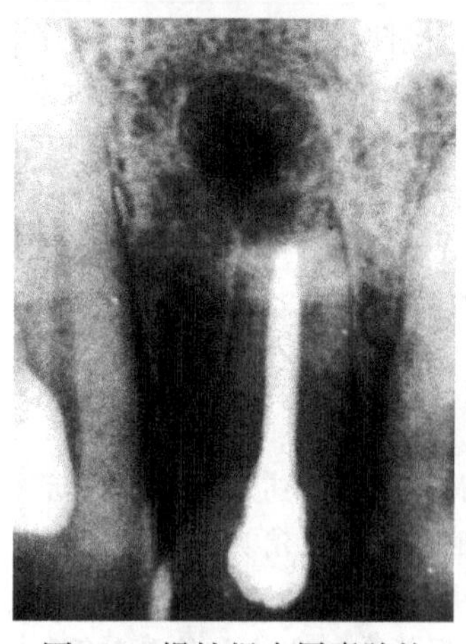
图 4-8 慢性根尖周囊肿的X线影像

【诊断】

（1）主要根据X线表现进行诊断，根尖区骨质密度的改变是主要依据。

（2）患牙的牙体损害或充填物及不良的牙髓治疗史，牙髓的活力状态也是主要的诊断依据。

案例 4-7 分析（1）

根据检查所见，特别是X线表现，可诊断为右下颌第一磨牙慢性根尖周炎，其病理类型为根尖脓肿有瘘型，根据病史推断该慢性根尖脓肿是由急性根尖脓肿发展演变而来，临床应注意患牙的定位诊断，除根据牙体缺损及牙髓活力来判断外，瘘管的探查十分重要，可探查瘘管的走向及起源部位，切不可仅凭瘘管口的位置来确定患牙。

第四节 治 疗

一、治疗原则

牙髓病及根尖周病的治疗原则：保存具有生理功能的牙髓，不能保留牙髓者也应保留患牙。

（一）保存牙髓

牙髓具有重要的生理功能，也具有一定的修复潜能，当牙髓病变早期时应采取一定的治疗方法保留牙髓，维护牙髓功能。

（二）保留患牙

牙髓一旦发生不可逆的病理改变往往不能恢复，需要摘除牙髓，当牙髓炎晚期及根尖周炎时牙髓往往处于坏死状态，无牙髓的牙体仍可由牙周围组织供给部分营养，仍可保留在牙列中的执行功能，因此无牙髓的及牙髓坏死的牙体也应积极给予保留。

二、治疗方法介绍

牙髓病及根尖周病的治疗方法很多，根据不同的治疗目的可分为以下几种。

（1）以缓解疼痛为目的的应急治疗。

（2）以保存牙髓为目的的治疗方法。有以保留全部牙髓为目的的治疗方法，如直接盖髓术、间接盖髓术；也有以保留局部牙髓为治疗目的的治疗方法，如活髓切断术。

（3）以保留牙体为目的治疗方法。对于无法恢复的牙髓炎和根尖周炎需对根管系统进行一系列清洁、消毒、充填的根管治疗术。

三、应急处理

牙髓炎症，特别是急性牙髓炎及急性根尖周炎均会发生剧烈疼痛，疼痛原因为髓腔及根尖周组织因急性炎性渗出发生局部组织压力上升，压迫神经末梢引起疼痛，因此解决疼痛的根本原理和途径在于组织减压，引流渗出物。

（一）急性牙髓炎的应急处理

一般应在局部麻醉下开髓，去除全部或大部分牙髓后放置一无菌小棉球后暂封髓腔，患牙的疼痛随即得到缓解。对于单根牙，可以进行根管预备后再暂封。

（二）急性根尖周炎的应急处理

（1）由于根尖周炎脓液积聚的部位是根尖区，因此除需开通髓腔外应积极清除根管内坏死组织，并穿通根尖孔，建立从根尖区髓腔的方便快捷的引流通道，初步清理扩大根管，使用过氧化氢和次氯酸钠交替冲洗，冲走根管内大部分感染组织和分泌物，然后在髓室内放一无菌棉球开放髓腔，1～2天后复诊。

（2）当根尖脓肿发展到骨膜下及黏膜下脓肿时，除建立经髓腔的引流通道外，应及时切开黏膜或黏骨膜进行软组织的引流。

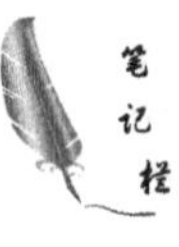

（3）对外伤引起的急性根尖周炎应调殆以降低咬合压力，减轻疼痛。

（4）可口服或静脉给予抗菌药物，以控制感染。

（5）口服镇痛药或用针灸止痛。

四、治疗方法

（一）盖髓术

盖髓术是一类以保存全部牙髓为目的的治疗方法，分为直接盖髓术和间接盖髓术。

1. 直接盖髓术（direct pulp capping） 是指采用具有促进牙髓修复的药物覆盖在已暴露的牙髓处，以促进牙髓修复形成修复性牙本质的治疗方法（图 4-9），所采用的药物称盖髓剂，通常为氢氧化钙类制剂。

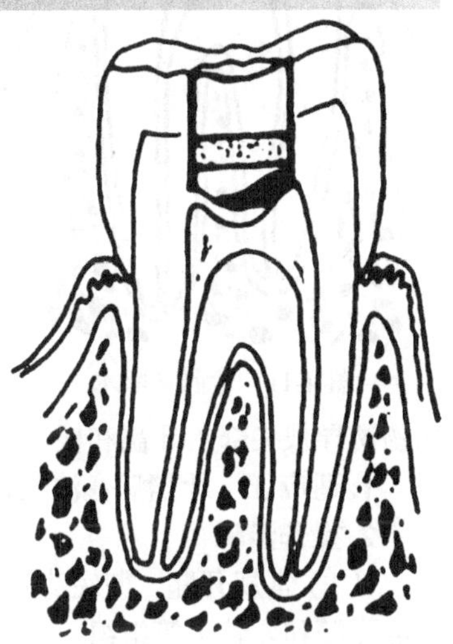

图 4-9　直接盖髓术

（1）适应证：①根尖孔尚未形成，因机械性因素造成牙髓暴露的年轻恒牙；②穿髓孔直径不超过 0.5mm；③根尖已完全形成，机械性或外伤性暴露牙髓范围较小的恒牙。

（2）盖髓剂：主要成分是氢氧化钙，氢氧化钙主要有以下作用。①氢氧化钙是强碱性药物，可中和炎性过程中的酸性产物，有利于消除炎症和减轻疼痛；②氢氧化钙与组织接触后组织发生凝固性坏死，在坏死层下方可发生组织修复；③氢氧化钙可激活碱性磷酸酶，促进牙髓中的间叶细胞分化为造牙本质细胞，形成牙本质基质；④氢氧化钙有一定抑菌作用。常用的盖髓剂有 Dycal 等。

（3）操作步骤

1）局部麻醉下充分冲洗消毒隔离术区，保证术区的清洁无菌。

2）洞形制备，清除龋坏组织。

3）将氢氧化钙轻覆盖于暴露的牙髓上，用氧化锌丁香油黏固粉暂封。

4）观察 2 周后，检查牙髓活力状态，牙髓活力正常者应去除大部分暂封物，保留约 1mm 的暂封物，再选择刺激性小的玻璃离子或聚羧酸锌黏固粉或磷酸锌黏固粉垫底，行永久性充填。

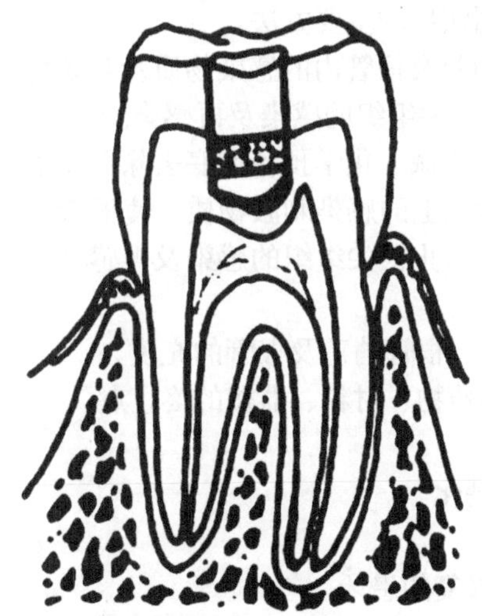

图 4-10　间接盖髓术

2. 间接盖髓术（indirect pulp capping） 是将促进牙髓修复、缓解牙髓炎症的制剂覆盖在即将暴露但尚未暴露的牙髓上，以消除牙髓炎症、保存牙髓活力的方法（图 4-10）。

（1）适应证

1）深龋近髓，外伤近髓的患牙。

2）可复性牙髓炎，牙髓活力测试反应在正常范围，X 线检查提示根尖周组织无炎症。

3）作为诊断性治疗，针对无自发痛也无穿髓孔，却难以判断牙髓炎症是否为可复性炎症的患牙。

（2）操作步骤

1）去除龋坏组织，在洞底近髓处可保留有少量的软化牙本质。

2）在近髓处放置盖髓剂，可直接封入氧化锌丁香油黏固粉或先在洞底放置氢氧化钙，再用氧化锌丁香油黏固粉封洞。

3）观察 2 周，检查牙髓活力状态。牙髓活力情况正常者可去除部分氧化锌丁香油黏固粉，磷酸锌黏固粉垫底，行永久性充填。对于保留有软化牙本质的患牙应在 6 ～ 8 周时全部去除所覆盖的氢氧化钙及软化牙本质后再行永久充填，或重新盖髓后再行永久充填。

（二）牙髓切断术

牙髓切断术（pulpectomy）是指切除感染的牙髓组织，再用盖髓剂覆盖于牙髓断面，以保存部分（通常是根部牙髓组织）牙髓组织的治疗方法（图 4-11）。

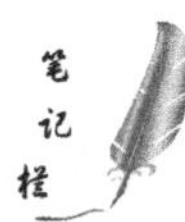

1. 适应证　主要用于根尖尚未发育形成的年轻恒牙发生龋源性的或因外伤引起的牙髓暴露，需

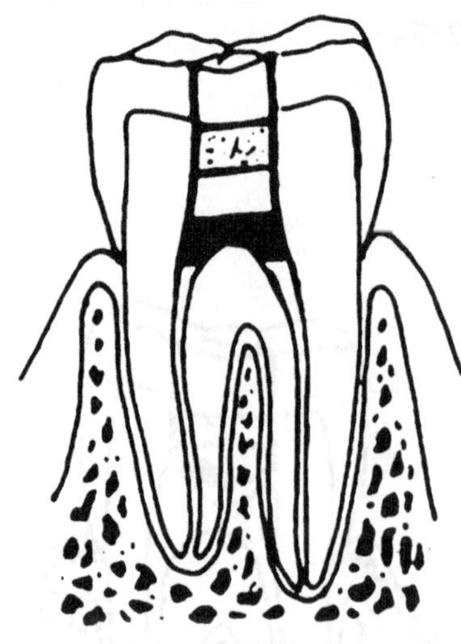
图 4-11　牙髓切断术

保存部分牙髓以维持根尖孔的继续发育。

2. 操作步骤

（1）局部麻醉下充分消毒隔离术区，保证术区的清洁无菌。

（2）去除龋坏组织并用 3% 过氧化氢充分冲洗。

（3）揭去髓室顶充分暴露髓腔。

（4）切除冠部牙髓，采用锐利器械齐根管口处切断牙髓除去冠部牙髓。

（5）在根管口处放置盖髓剂，将氢氧化钙放置于根管口的牙髓断面上，厚约 1mm，用氧化锌黏固粉封闭。

（6）观察 1 ～ 2 周复诊，可保存深层暂封剂，然后用磷酸锌黏固粉垫底充填。

（三）根尖诱导成形术

根尖诱导成形术是指根尖未发育完成的年轻恒牙，发生了严重的牙髓病变或根尖周炎，在消除感染或治愈根尖周炎的基础上，用药物诱导根尖部的牙髓和根尖周组织形成硬组织，使牙根继续发育和根尖孔缩小或封闭的治疗方法。

1. 适应证　牙髓病变波及根髓的年轻恒牙和牙髓全部坏死或发生根尖周炎的年轻恒牙。

2. 操作步骤

（1）常规开髓，彻底清除根管内的感染组织，行根管预备，预备过程中注意保护根尖部残存的生活牙髓和牙乳头等组织。

（2）根管预备后根管内封氢氧化钙行根管消毒，氧化锌丁香油黏固剂暂封，每周更换 1 次，直至无渗出或无症状。

（3）根管内充填可诱导根尖形成的药物，如氢氧化钙制剂（Vitapex 等），拍摄 X 线片确认充填效果，用玻璃离子严密充填，防止微渗漏。

（4）随访观察，3 ～ 6 个月复查一次，至根尖孔完全闭合或根端闭合为止，若 X 线检查发现根尖处糊剂消失或牙根未继续发育时，应及时更换糊剂，直至根尖屏障形成。

（5）根端闭合后行常规根管充填后复合树脂修复或冠修复。

（四）根管治疗术

根管治疗术（root canal therapy，RCT）是治疗牙髓病及根尖周疾病的主要方法。

1. 基本原理及相关概念　根管治疗的基本原理是清除存在于髓腔及根管内的感染物质及刺激物质，并对根管进行一定的预备，通过根管的消毒和严密充填来防止根尖组织的感染及再感染。

根管治疗的核心思想是去除刺激，杜绝再感染，是通过根管的机械、化学预备彻底去除存在于髓腔的炎性牙髓、已经坏死并已成为刺激根尖周组织的牙髓和根管壁上的感染刺激物质，使根管清洁并具有一定形态，然后彻底消毒及严密充填根管，消灭无效腔，防止根尖组织的感染及再感染，从而保留患牙。

根管治疗的基本内容是三部分，也是 3 个基本步骤：根管预备、根管消毒及根管的充填。

根管治疗中最为关键的位置是根尖部位，根尖点是根管治疗中药物、材料、器械的终止点。

2. 适应证　根管治疗应用十分广泛。

（1）牙髓病：不可复性牙髓炎、牙髓坏死、牙内吸收、牙髓钙化。

（2）根尖周病：各类急、慢性根尖周炎。

（3）牙体外伤：牙根已发育形成，牙折露髓拟行根管内固定修复的患牙。

（4）非龋性疾病：牙釉质发育不全、四环素牙需行美容修复者，重度磨耗出现严重的牙本质过敏而脱敏无效者，隐裂牙需行全冠修复者。

（5）牙根已发育完成的移植牙、再植牙。

3. 操作步骤　根管治疗的基本步骤是：根管预备、根管消毒及根管充填。

（1）根管预备：根管预备是根管治疗中最基本和最重要的环节。主要目的是：清除根管内病变牙髓组织及细菌分解产物、毒素；去除根管壁上的感染物质；将根管预备成为一个根管口处最宽，最狭处位于根尖基点，平滑通畅的锥形管道，以利于冲洗及消毒，为充填做好准备。根管预备主要有以下步骤。

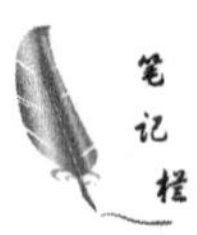

1）开通髓腔：在牙体的殆面或舌面开通一个通道并进入髓腔，该通道应使器械循直线进入髓腔及根管，以便根管器械的操作。开口的大小应尽可能在少磨牙体组织的前提下充分暴露髓腔及根管。

2）探查根管口：多根牙应注意髓腔及根管探查，以免漏探根管。

3）根管清理：采用适当的器械清除坏死的黏附在根管壁上的牙髓组织，往往要辅以一定的根管冲洗剂，常用的有3%过氧化氢溶液，其发泡及杀菌作用可清除根管内残屑及消毒根管；5.25%次氯酸钠溶液可溶解坏死组织及有一定杀菌作用。通常两者交替使用效果较好。

4）根管工作长度的确定：根管工作长度（WL）是指从牙体某一标志点到根尖基点的长度（图4-12），它标志着根管治疗过程中的基本长度和范围。根尖基点是牙骨质根管与牙本质根管的交界点，距根尖孔开口0.5～1mm（图4-13）。根管工作长度是根管治疗中具有重要指导意义的指标，它的确定有4种方法：①根据平均的冠根比例计算，但个体变异时有较大误差；②根管器械探查手感法，当根管扩大针抵达根尖基点时会出现阻力感，但若根尖孔有破坏或根尖孔较粗大时无阻力感出现；③X线投照法，可在根管内插入标记针，如根管扩大针，根据标记针的实际长度与X线片上的长度比例计算实际牙长，再减去0.5～1mm；④根管长度测量仪测量（图4-14）。

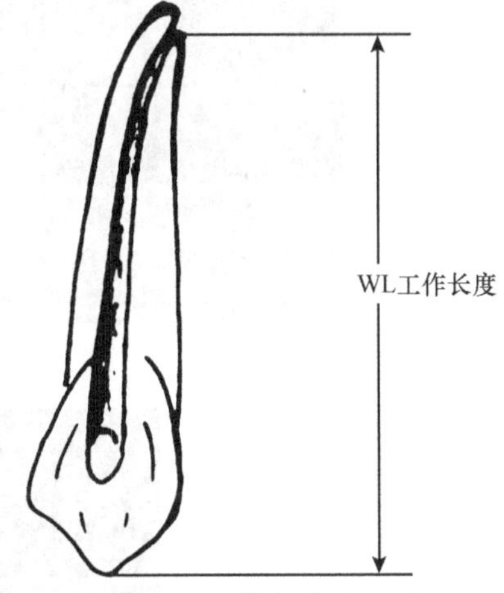

图4-12 工作长度（WL）

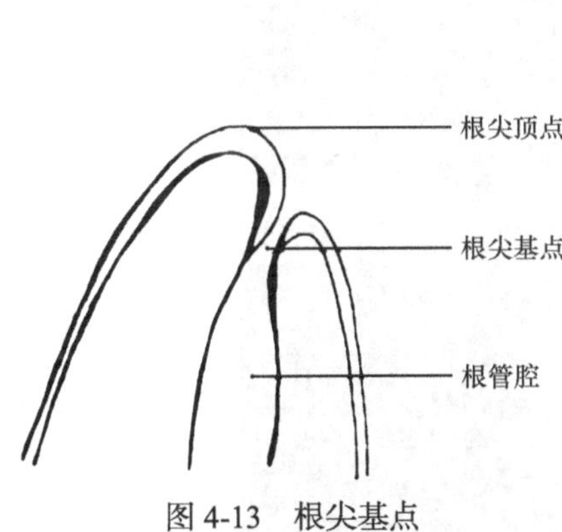

图4-13 根尖基点

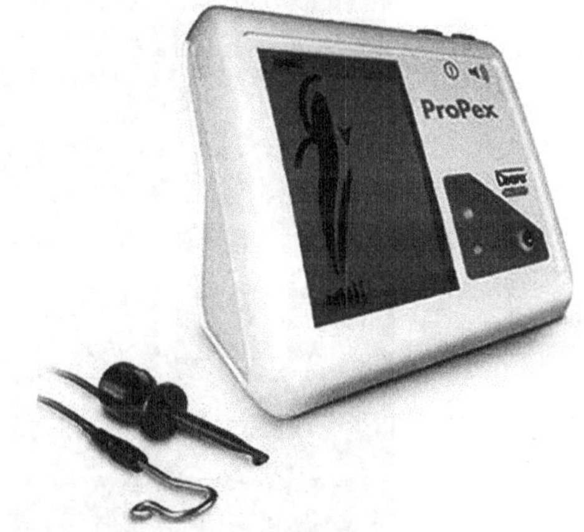

图4-14 根管长度测量仪

5）根管扩大，根管扩大的目的有两个：①清洁作用，清除存在于髓腔内和根管壁上的感染物质和刺激物质；②成形作用，使较细小、弯曲的根管形成具有一定锥度的尖锥状，以便打通根尖病变的引流通道，便于根管内封药消毒及进行根管充填，并保证充填严密和准确。

根管扩大主要使用一定的根管扩孔钻及根管锉进行，分为手用不锈钢器械（图4-15）、机用不锈钢器械预备、手用镍钛器械预备（图4-16）、机用镍钛器械预备系统（图4-17）及超声波预备。预备的方法有：①传统预备法，即标准法，要求器械从小号到大号依次使用，每号器械均完全达到工作长度，直到40号器械；②逐步后退法，主要适用于轻中度弯曲的根管，对根管进行分段预备，并且首先预备根尖段，逐步向根管口退1mm工作长度；③逐步深入法，首先预备根管的冠方段，再逐步向根尖方向推进，超声波根管预备可有效清洁根管壁，并且有杀菌作用（图4-18，图4-19）。

（2）根管消毒：通过根管的清理及预备已经去除大部分感染物质，但存在于侧副根管及牙本质小管内的细菌仍无法清除，因此需对根管进行消毒以杀灭细菌。将具有一定消毒作用的药物置于根管口或根管中，通过药物的渗透或蒸气杀灭根管系统内的细菌，要求药物对根尖组织无刺激，杀菌力强。常用的有甲酚甲醛、木馏油、氢氧化钙。其中氢氧化钙糊剂是目前比较提倡的消毒药物（图4-20），药物需与作用部位接触并以物理屏障的方式密封髓腔，进而达到消除根管内残余感染的作用。现代根管治疗术并不强调根管内封药，提倡在有效控制根管内感染的前提下一次完成根管治疗。

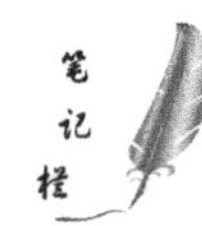

（3）根管充填：根管充填的目的是消灭牙髓去除后的已经预备成形的空根管腔，采用一定材

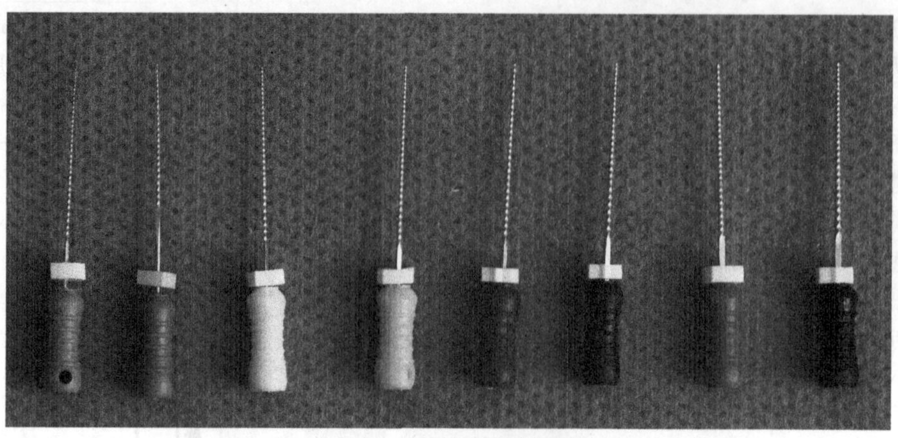

图 4-15　手用不锈钢器械

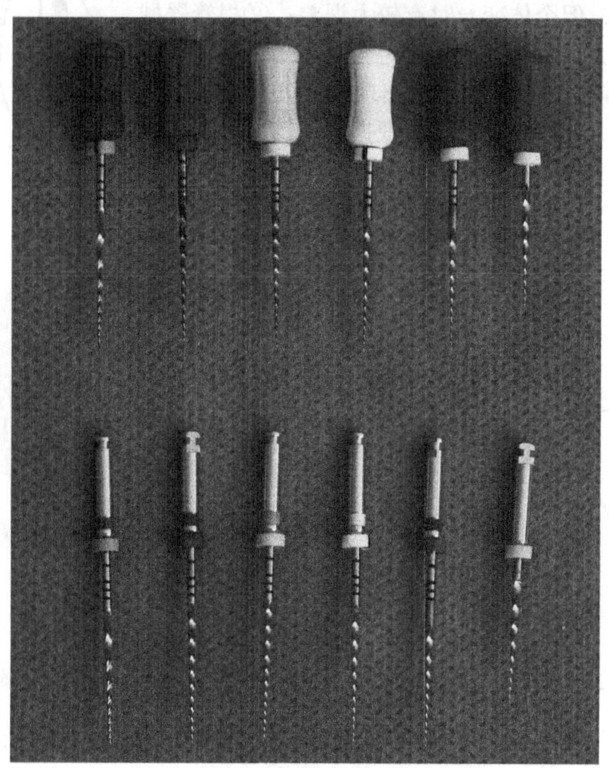

图 4-16　手用及机用镍钛根管预备器械

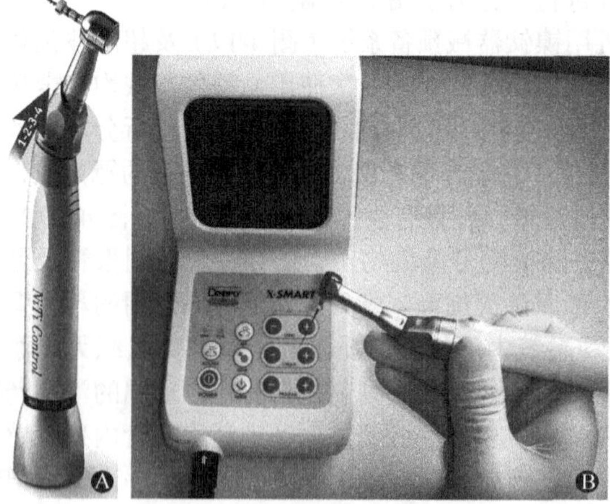

图 4-17　机用镍钛根管预备系统

A. 预备手机；B. 镍钛根管预备系统

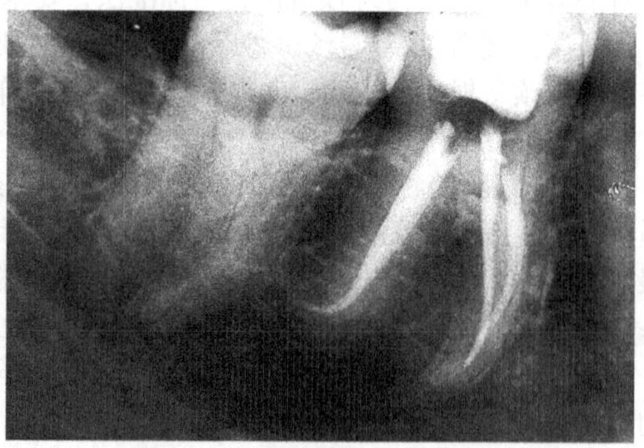

图 4-18　弯曲根管的 X 线片

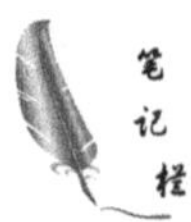

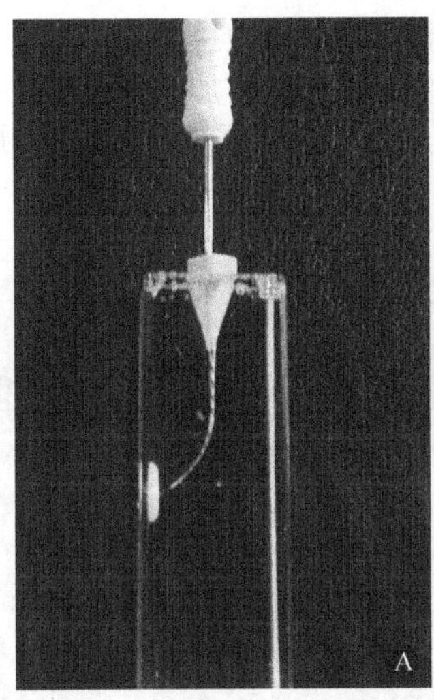

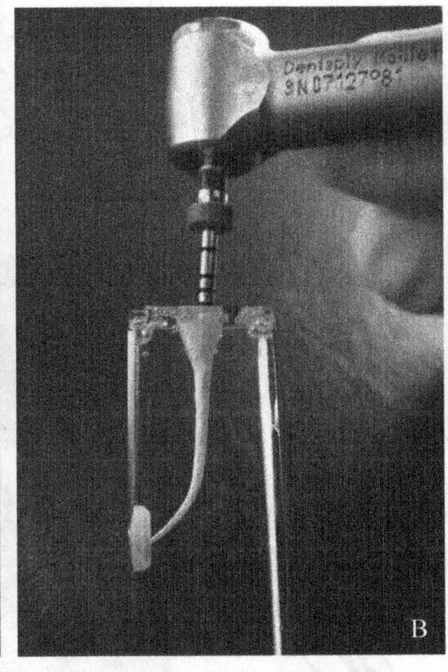

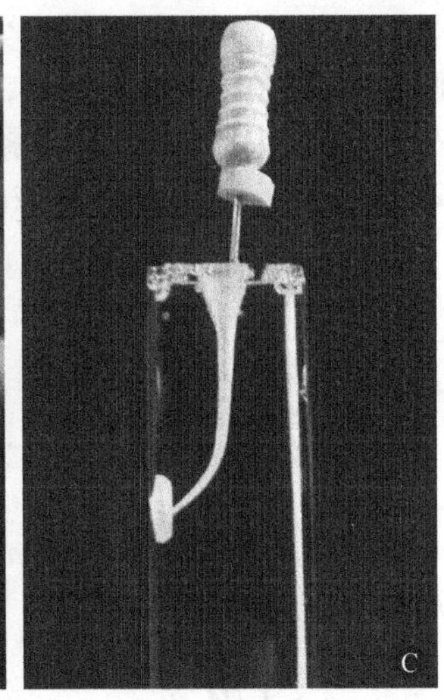

图 4-19　预备弯曲根管

A. 根管模型中的弯曲根管；B. 机用根管镍钛扩大针预备弯曲根管；C. 预备的弯曲根管

料加以严密充填，杜绝根管与根尖组织的交通，防止根尖组织的感染及再感染，是根管治疗中的最后的步骤。

1）根管充填的时机：根管经充分的预备及消毒，无自觉症状，无明显叩痛及渗出时即可进行充填。

2）根管充填材料：①牙胶尖（图 4-21）是迄今为止的使用最为普遍的充填材料，其规格按国际统一的尺寸规格制作，与预备根管的器械的规格一致，以保证最大限度与根管壁密合。由于有弹性，可被较紧填压。对 X 线阻射，遇热时软化，便于 X 线观察及取出。牙胶尖一般不被机体吸收，充填时不可超出根尖基点。②糊剂类充填材料（图 4-22）。由于固体类充填材料之间及与根管壁之间仍然存在间隙，所以必须辅以糊剂类材料以封闭这些间隙，故糊剂类充填材料又称封闭剂。通常是由粉、液两个组分构成，使用时调成糊状，一般在充填后即固化，并有持续性消毒作用，超出根尖的糊剂可被机体吸收。目前使用较多的有氢氧化钙类制剂、氧化锌丁香油黏固剂类糊剂和树脂类等，其中含氢氧化钙的糊剂对组织刺激性小并有促进根尖组织修复的作用，但氢氧化钙容易吸收，一般不做永久性的根管充填糊剂。

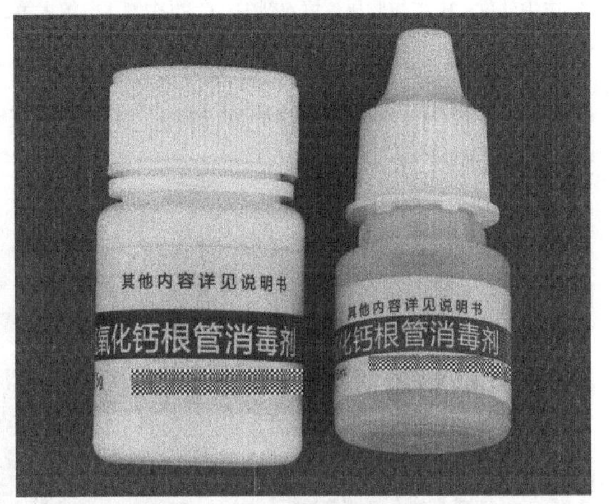

图 4-20　氢氧化钙根管消毒剂

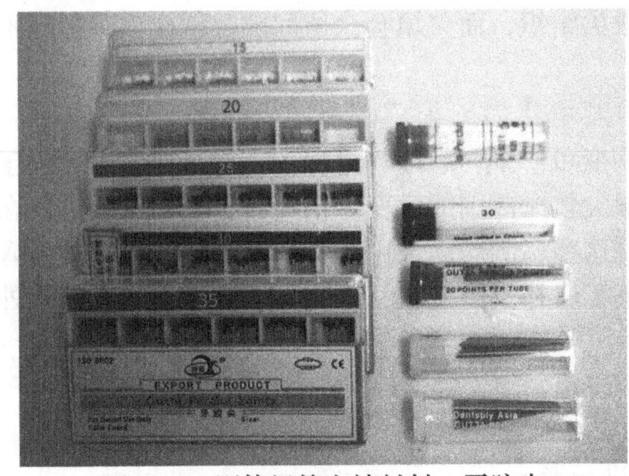

图 4-21　固体根管充填材料：牙胶尖

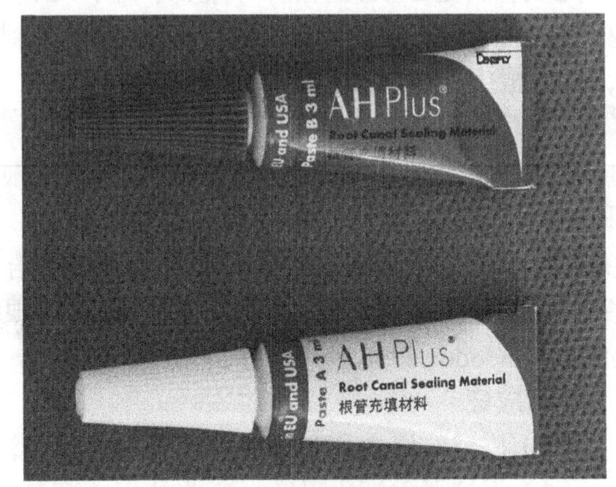

图 4-22　根管充填糊剂

3）根管充填方法：主要有侧方加压法和垂直加压法，所使用材料为固体的牙胶尖辅以糊剂。

A. 侧方加压法（lateral condensation technique）：按照根管工作长度及所预备的根管口径选择

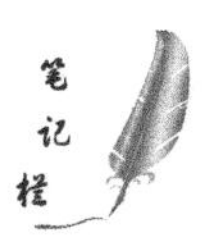

主牙胶尖，此尖将首先充填封闭根尖部分的根管。将糊剂先导入根管内，再使主尖就位到达工作长度，用侧方加压器在主尖一侧加压，压出一个空隙，插入副牙胶尖，再用侧方加压器压出另一个间隙，插入另一个副尖，如此至填塞紧密后，用加热器械挖去多余长度的牙胶尖，清理髓腔，垫底充填（图 4-23），图 4-24 所示为牙胶尖测量尺和根管测量台。

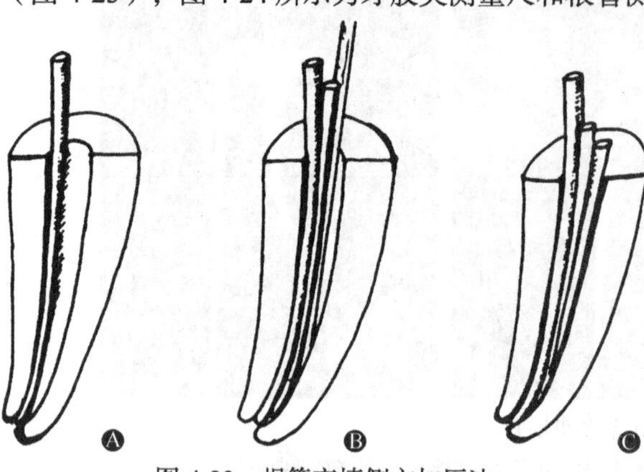

图 4-23　根管充填侧方加压法

A. 主尖就位；B. 器械侧压，填入副尖；C. 再次侧压，填入第二副尖

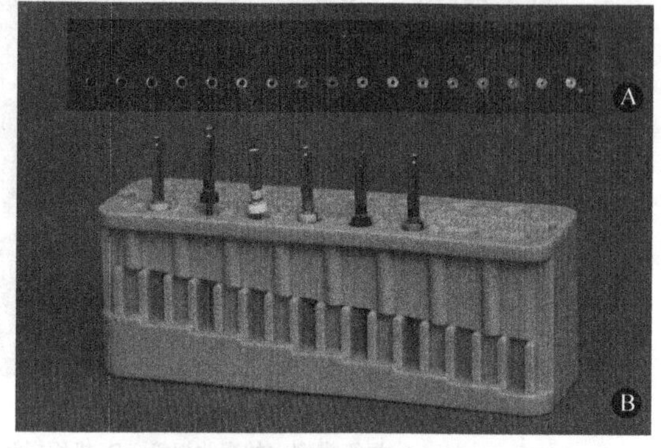

图 4-24　牙胶尖测量尺与根管测量台

A. 牙胶尖测量尺；B. 根管测量台

B. 垂直加压法：对于预备较充分的根管，可先将一根与根尖段的根管口径大小一致的标准牙胶尖插入根管内，用携热的充填器将之软化充填密合后，再充填根管中份及冠方部分的根管，分段加热充填直至完成。

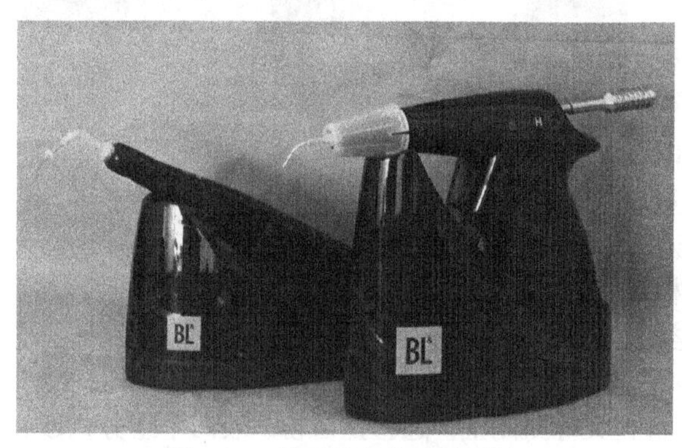

图 4-25　热牙胶根管充填系统

牙胶热塑充填法：有高温牙胶热塑注射充填法（high temperature thermoplasticized injectable technique）和低温热塑充填法（ low temperature thermoplasticized injectable technique）。要求有特殊的充填系统（图 4-25），包括电热仪、手控式注射器、针头及配套使用的牙胶。利用加热使牙胶熔化，获得较好的流动性后进行充填，能封闭充填细小弯曲的根管，包括侧副根管，可彻底封闭整个根管系统。

根管充填的要求：根管充填的目的在于严密封闭根管系统，特别是根尖部位根管的封闭，因此不仅要求充填的深度应到达根尖最狭窄点即根尖基点，而且要求充填材料间以及充填材料与根管壁之间不能残留间隙，即达到足够的密合度（图 4-26）。

充填材料超出根尖基点，称超填（图 4-27）；反之，充填材料未达到根尖基点或材料与根管壁及材料间有间隙，称欠填（图 4-28）；超填会刺激根尖组织，而欠填会余留间隙，造成根尖封闭不良，导致根尖周组织感染或再感染。

（五）根管外科治疗

随着根管治疗技术的提高，大部分患牙的根尖病变可修复，患牙均可保留，但有部分患牙由于各种原因仅进行根管治疗根尖病变仍难以治愈，如根尖较大范围的病变、根尖周囊肿、器械折断在根尖孔以外及根尖孔的吸收破坏无法使充填密合等，这些病例均需采用外科手术的方法，直接进入根尖区病变组织对病灶进行清除，或对损害的根尖进行修补及倒充填，这些手术治疗均属于根管外科治疗（endodontic surgery）方法。

1. 适应证

（1）广泛的根尖骨质破坏，根管治疗难以治愈者。

（2）根管严重钙化阻塞、弯曲使根管预备无法进行者。

（3）充填材料超填，器械分离于根尖以外需手术取出。

（4）根尖吸收伴根尖广泛破坏。

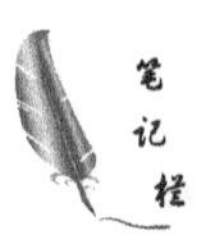

适应证选择时注意患牙的位置与邻近重要器官结构的关系，如上颌窦、下齿槽神经管，也应考虑

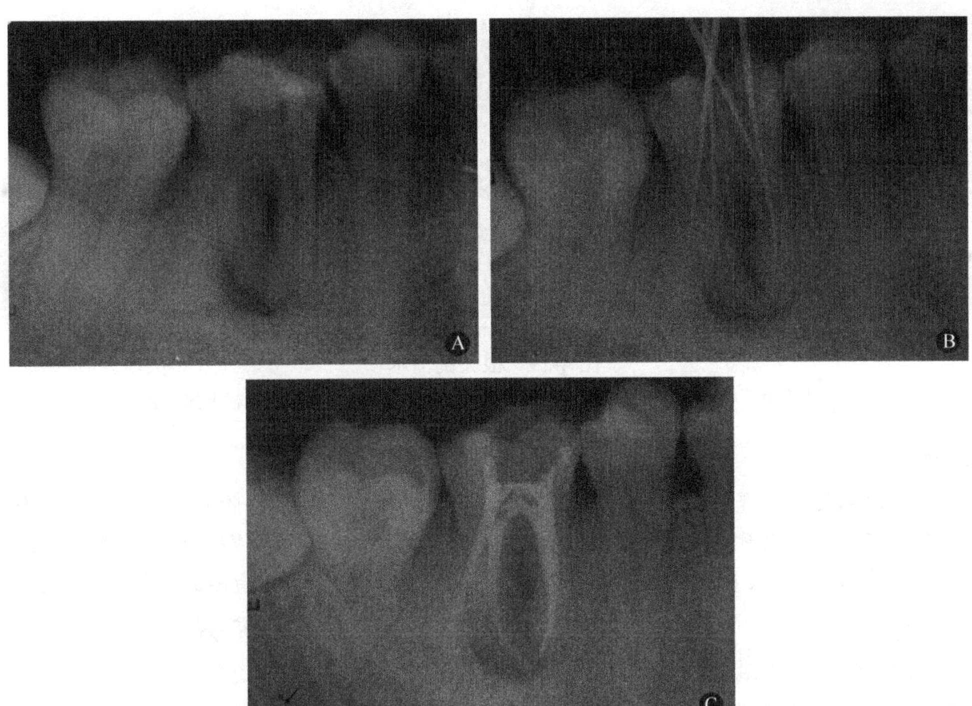

图 4-26　根管充填前后的 X 线影像

A. 根管预备前的 X 线影像；B. 根管治疗中根尖定位的 X 线影像；C. 根管充填后的 X 线影像

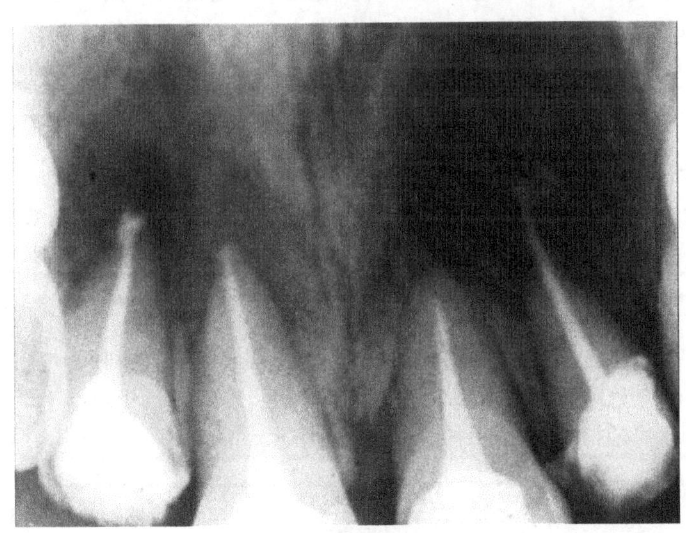

图 4-27　根管充填时超填

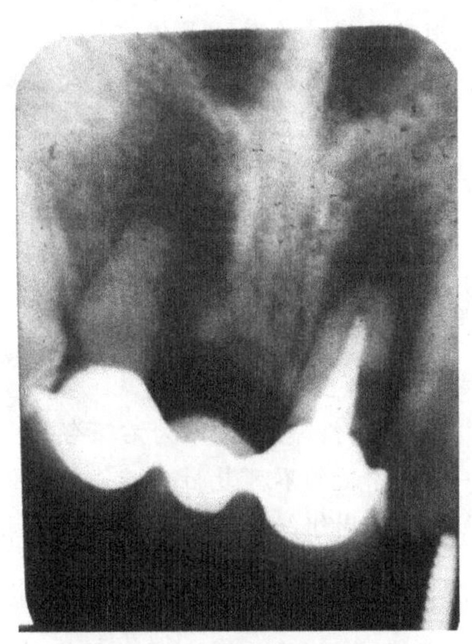

图 4-28　根管充填时欠填

患者的全身健康状态，如心血管疾病、内分泌疾病、血液系统疾病。此外，急性炎症期间不宜手术。

2. 手术方法

（1）根尖切除术、根尖刮治术：根尖切除术（apicoectomy）是刮除根尖病变组织并切除感染病变的根尖，即根尖基点以外的牙骨质根尖部分。而根尖刮治术（periapical curettage）是将根尖周病变组织、坏死骨质及感染的牙骨质刮净，不切除根尖（图 4-29）。

（2）根尖倒充填术：直接对根尖部分的根管进行封闭充填。用于根管根尖部分弯曲钙化伴根尖周病变；根管充填材料超填或器械折断；根尖孔破坏呈开放状，无法从常规的治疗方向封闭。手术方法是常规根管充填后，在根尖部位开窗，暴露根尖，切除根尖，并在根尖预备洞形，采用一定的充填材料充填以封闭根尖孔。

根尖手术的方法较多，还可结合牙周手术治疗进行，对较大的骨腔可采用自体骨、异体骨植入及应用组织引导再生技术以帮助根尖骨缺损的修复。

笔记栏

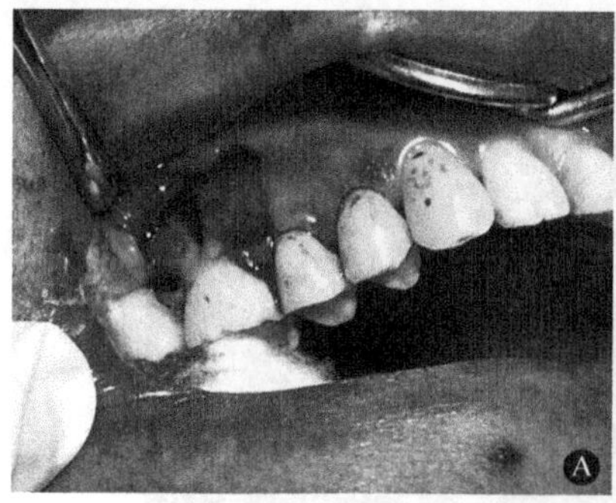
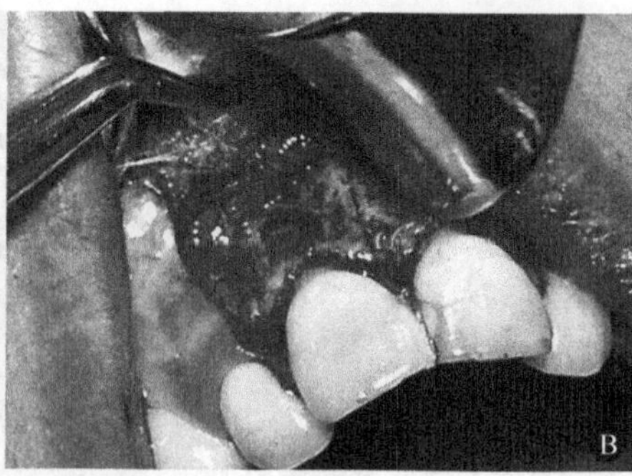
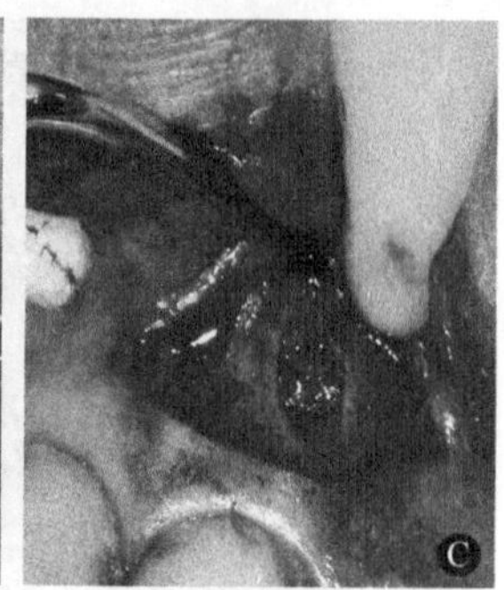

图 4-29 根尖刮治术

A. 上颌磨牙根尖及根分叉刮治术；B. 上切牙根尖刮治术；C. 上颌切牙根尖刮治术

案例 4-1 分析（2）

治疗：本病例的诊断是可复性牙髓炎，是牙髓炎症的初期阶段，去除刺激后牙髓可自行恢复，因此在治疗上应充分调动牙髓自身的修复能力，采用保髓的治疗方法，即盖髓术。具体的方法是：首先应去除患牙的充填物，在近髓的洞底覆盖氢氧化钙，用氧化锌丁香油黏固粉暂封1～2周复诊，复诊时注意检查牙髓的活力状态，若牙髓活力正常则可去除部分黏固粉后垫底充填，如仍有感染则继续盖髓观察1～3个月；若出现自发性疼痛，牙髓有炎症表现时则应进行牙髓治疗。

案例 4-2 分析（2）

治疗：患者诊断为急性牙髓炎，定位诊断为右下颌第二磨牙，由于牙髓发生了不可复性的炎症，治疗原则上不必考虑保留牙髓，应以消除炎症保留患牙为目的。首先缓解患者的疼痛，进行相应的应急治疗，具体方法是将右下颌第二磨牙髓腔开放，引流炎性渗出，减少压力缓解疼痛，辅以口服镇痛药物，1～2天后复诊进行根管治疗。

案例 4-3 分析（2）

治疗：患者诊断为右下颌第一磨牙慢性溃疡性牙髓炎，属于牙髓的不可复性炎症，治疗原则应为消除炎症保留患牙，进行根管治疗。值得注意的是该例患者并无自发痛史，诊断时应与深龋进行鉴别，勿简单地进行充填。

案例 4-4 分析（2）

治疗：患者诊断为右下颌第一磨牙的逆行性牙髓炎。逆行性牙髓炎是慢性牙髓炎的一种类型，属于牙髓的不可复性炎症，应以保牙为治疗原则，去除无法恢复的炎性牙髓，即进行根管治疗术。对于牙周组织的感染应积极进行相应的牙周治疗，如根面平整术、牙周手术。

案例 4-5 分析（2）

治疗：患者诊断为右上颌中切牙牙髓坏死，发病原因与数年前的外伤有关。尽管X线检查显示根尖区无破坏，但因牙髓是处于坏死状态，易于继发感染并威胁根尖周组织，因此应清除坏死的牙髓组织并严密充填根管以防根尖组织感染，即进行根管治疗。

案例 4-6 分析（2）

治疗：患者是右上颌侧切牙急性的根尖脓肿，并处于黏膜下脓肿阶段，定位诊断是右上颌侧切牙，由于急性的根尖周组织感染伴有明显的疼痛及脓液聚集、脓肿成熟，治疗时应首先进行应急处理以缓解疼痛，即行开髓，拔髓，穿通根尖孔，建立最快捷的引流通道；对已成熟的黏膜下脓肿则行切开引流，并放置引流24小时；此外应静脉给予抗菌药物及口服镇痛药，改善全身状态，开髓引流1～2天后进行右上颌侧切牙的根管治疗，对右上颌侧切牙的牙冠变色可行全冠修复以达到美容效果。

笔记栏

案例 4-7 分析（2）

治疗：以消除感染保留患牙为原则，可直接行右下颌第一磨牙的根管治疗，具体方法是开放右下颌第一磨牙髓腔，揭去髓室顶，充分暴露根管口，第一次就诊时可对髓腔进行一次消毒，封入根管消毒剂 1 周后进行根管预备，之后再进行第二次髓腔及根管消毒，第三次复诊时即可进行根管充填。值得注意的是对瘘管不必进行特别的处理，一般情况下只要彻底地去除根管内感染源，瘘管是可以愈合的，亦可进行瘘管内的搔刮、冲洗及上药，若瘘管仍不愈合，应注意检查牙周的情况，如果根尖病变范围过大者应行根尖外科手术治疗。

（牛卫东）

笔记栏

第五章 牙周疾病

【目的要求】

掌握：①牙周病的概念。②牙周病的始动因子及主要临床症状。③各种类型牙龈病的病因、临床表现、诊断及治疗方法。④各种类型牙周炎的病因、临床表现、诊断及治疗方法。

熟悉：①重要的牙周致病菌。②牙周病的局部促进因素。

了解：①龈下菌斑的构成。②牙周疾病的新分类。

牙周组织由牙龈、牙周膜、牙骨质、牙槽骨组成，这些组织共同构成了一个完整的功能体系，将牙体牢固地固定附着在牙槽骨，承担咬合压力，同时构成了一个完整的封闭系统，将牙体与口腔黏膜及深部的牙槽骨形成连续的封闭连接和附着。牙龈、牙周膜、牙骨质和牙槽骨合称为牙周支持组织。牙周疾病也可称为牙周病，包括多种牙龈病和各型牙周炎。牙周病指发生于牙周支持组织的疾病，包括牙龈病和牙周炎两大类。

2017 年第四次全国口腔健康流行病学调查显示，我国牙周病发病率在 80% ～ 90%。其中，老年组牙石检出率 88.7%，牙龈出血率 68%，牙周袋检出率 52.2%，附着丧失≥ 4mm 的检出率为 71.3%，牙周健康率不足 10%；中年组人群的牙石检出率高达 96.7%，牙龈出血率 87.4%，牙周袋检出率 40.9%，附着丧失≥ 4mm 的检出率为 38.9%，牙周健康率不足 10%；12 岁中国学生牙龈出血检出率为 57.7%，人均牙龈出血的牙数 3.75 颗，牙石检出率为 59%，人均有牙石的牙数为 3.93 颗，即刚完成乳恒牙替换的 12 岁儿童中近 60% 发生了牙龈炎。牙周健康作为全身健康的一部分，与全身疾病及健康有密切关系。有的牙周病就是全身疾病在口腔的表现形式或是全身疾病的一部分，因此无论口腔医疗工作者还是其他专业的临床工作者都有责任关注口腔健康，了解并掌握有关的牙周病知识，在实际工作中兼顾局部与全身，兼顾口腔疾病与全身疾病，成为人类健康的保护者。

第一节 病　因

与龋病、牙髓病及根尖周病一样，牙周病也是一类感染性疾病。现代口腔医学认为牙周组织特有环境及条件给许多微生物提供了有利的生长环境。这些微生物之间保持着复杂的共栖平衡关系，而且微生物与宿主之间保持着动态平衡，这种平衡对口腔健康是有利的，这种牙周正常菌群之间及与牙周宿主之间的相互作用称为牙周生态系统（periodontal ecosystem）。一旦这种平衡破坏就会导致一系列的后果，例如：①内源性感染的发生；②为外源性感染提供机会和条件；③提高宿主对致病因子的敏感性。这些后果均会导致牙周组织炎症和破坏。牙周组织炎症及细菌产物使牙龈与牙的附着关系破坏、分离，使龈沟变深并与牙根剥离形成病理性的损害后果——牙周袋，在牙周袋中又形成新的细菌集聚，引起更加严重和复杂的炎症过程。总的来看，牙周病的病因主要有微生物因素、局部其他刺激因素及全身因素几个方面。

一、牙周病的始动因子——牙菌斑

牙菌斑（dental plaque）是一种细菌生物膜，是口腔中不能被水冲去或漱掉的细菌性斑块，是由基质包裹的互相黏附或黏附于牙面、牙间或修复体表面的软而未矿化的细菌性群体，是细菌生存、代谢和致病的基础。菌斑可抵抗口腔内各种抑菌机制并长期存活于口腔，是致病的先决条件。

与龋病一样，牙周病的主要致病因素也是菌斑。但与龋病不同，致牙周病的菌斑在细菌构成、附着位置、致病性方面与致龋菌斑不同，有自己的特点。致牙周病的菌斑主要位于牙龈缘以下，又称龈下菌斑（subgingival plaque），分布在龈沟及牙周袋壁内，其结构由两个部分组成（图 5-1）：①附着性龈下菌斑（attached subgingival plaque），由龈上菌斑延伸到龈沟及牙周袋内的牙根面，主要有革兰氏阳性球菌、革兰氏阴性短杆菌，与根面龋、龈下牙石的形成及根面吸收有关；②非附着性龈下菌斑（unattached subgingival plaque），位于附着性龈下菌斑的表面，为疏松的结构，在龈

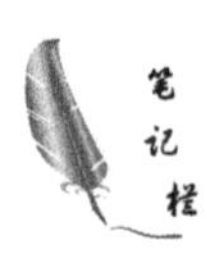

沟及牙周袋内直接与龈沟内上皮及袋内上皮接触，主要为革兰氏阴性厌氧菌，是引起牙周炎症的主要部分，也是牙周破坏的前沿地带，毒力强，与牙槽骨的破坏有关。

细菌主要通过细菌的产物、毒素、酶类来干扰、抵抗机体的免疫机制、激活骨吸收作用，直接或间接造成牙周组织的吸收破坏。目前较明确的与牙周病关系密切的细菌是伴放线聚集杆菌、牙龈卟啉单胞菌、福赛坦氏菌等。由于菌斑及细菌所具有的致病作用，使得菌斑在牙周病的发病中十分重要，它是直接引起牙周组织破坏的重要因子和必要条件，故称牙周病的始动因子。因此菌斑的控制在牙周病的治疗中显得尤为重要。

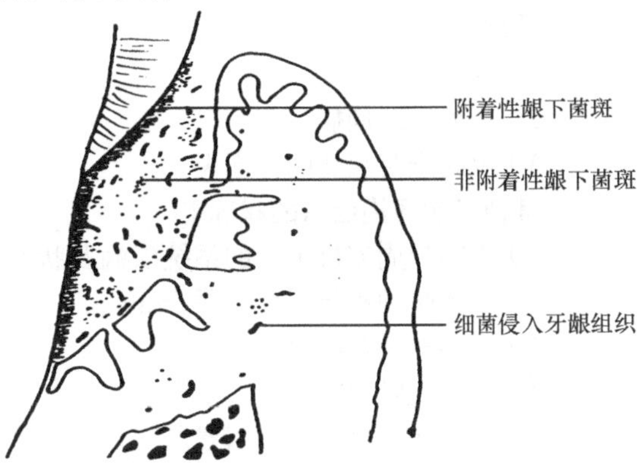

图 5-1　龈下菌斑

二、牙周病的局部促进因素

牙周病的局部促进因素（contributing factors）是指那些能促进牙菌斑堆积形成，或对牙周组织造成损伤使之易受细菌感染的因素。在局部主要有牙石、食物嵌塞、咬合创伤及牙列排列拥挤、牙体形态异常等；此外，不良咀嚼习惯、不良刷牙习惯及口呼吸习惯、不良修复体、不正规的正畸治疗、不良的充填体也会对牙周组织造成损伤。

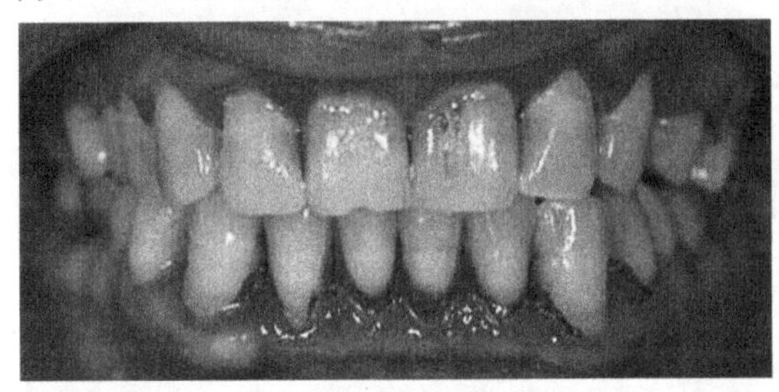

图 5-2　龈上牙石

牙石是一种沉积于牙体及修复体表面的矿化的菌斑及软垢，质硬不易去除（图 5-2），需要专业医师通过洁治、刮治去除。牙石又分为龈上牙石及龈下牙石。沉积在临床牙冠，直接可看到的牙石称为龈上牙石；附着在牙龈缘以下的牙石，称龈下牙石。牙石表面粗糙易于吸收附着更多的细菌，形成菌斑，并吸附大量毒素，对牙周组织有较强的危害性和刺激性，虽然牙石本身对牙龈也会造成机械性刺激，然而研究发现无菌的牙石不会诱导炎症。牙石对牙周组织的破坏主要来自其表面的菌斑。因此牙石是一个主要的局部促进因素，在牙周病的治疗中必须去除牙石，特别是龈下牙石。

三、牙周病的全身易感因素

牙周病的全身易感因素主要有遗传因素、吞噬细胞数目减少及功能缺陷、性激素的改变等，如雌激素水平增加，会增加牙龈炎症的易感性。此外，吸烟会明显增加患牙周病的危险性；某些全身疾病也是牙周病患病的危险因素，主要有糖尿病、艾滋病、骨质疏松症等。患有这些疾病的患者牙周病发病的危险性明显高于健康者。另外，精神压力可通过降低机体免疫力、改变口腔卫生习惯及诱发不良生活习惯，从而使牙周病发病的危险性增高。

第二节　分　　类

一、1999 年分类方法

牙周病的分类方法较多，1999 年的分类方法把牙周病分为：①牙龈病；②慢性牙周炎；③侵袭性牙周炎；④反映全身疾病的牙周炎；⑤坏死性牙周病；⑥牙周脓肿；⑦伴牙髓病变的牙周炎；⑧发育性或获得性异常。

二、2017 年新分类方法

美国牙周病学会（APP）与欧洲牙周病学联盟（EEP）于 2017 年 11 月在美国芝加哥确定了牙周疾病的新分类。

1. 牙周健康、牙龈病及状况

（1）牙周健康。

笔记栏

（2）牙龈炎：菌斑性牙龈炎。

（3）牙龈病：非菌斑性牙龈病。

2. 牙周病

（1）牙周炎。

（2）坏死性牙周病。

（3）反映全身疾病的牙周炎。

3. 其他影响牙周组织的状况

（1）影响牙周支持组织的系统疾病及状况。

（2）牙周脓肿和牙周牙髓联合病变。

（3）膜龈异常及状况。

（4）创伤性𬌗力。

（5）牙齿和修复体相关因素。

第三节 牙 龈 病

牙龈病是指局限于牙龈组织、未侵犯深层的牙槽骨及牙周膜组织的牙周疾病，从病理上看是一类感染性炎症疾病，包括：①以单纯性炎症为主的龈缘炎；②有某些全身背景因素的牙龈炎症，如药物性牙龈增生；③某些全身激素变化促发的牙龈炎症，如青春期龈炎及妊娠期龈炎；④由局部刺激因素导致的牙龈肿瘤样增生，如牙龈瘤等，若牙龈病未能及时控制可向深部组织发展为牙周炎。

一、慢性龈缘炎

慢性龈缘炎又称边缘性龈炎（marginal gingivitis）或单纯性龈炎（simple gingivitis），炎症主要位于游离龈及龈乳头，是最常见的牙龈病，人群中发病率为60%～90%。

案例 5-1

患者，男性，30岁。

主诉：刷牙出血1个月余。

现病史：患者1个月前刷牙出血，量不多，可自行止住。偶有咬硬物出血，无明显口臭。

既往史：否认系统病史。

检查：口腔卫生状况较差，全口牙龈颜色暗红，龈边缘肿胀，龈乳头圆钝，质地松软脆弱，探诊出血（BOP）阳性位点占80%，可探及大量龈上牙石和软垢，龈沟加深，探及少量龈下牙石，牙周袋深度（PD）2～4mm，未探及附着丧失。X线检查未见牙槽骨吸收。

问题：

1. 诊断是什么？
2. 如何治疗？
3. 在诊断上应考虑哪些问题，如何预防？

【病因】 引起牙龈炎的始动因子是菌斑，牙石的刺激、食物嵌塞、不良修复体可促进细菌的黏附，并直接刺激牙龈导致炎症。

【临床表现】 牙龈炎症主要局限于游离龈及龈乳头。

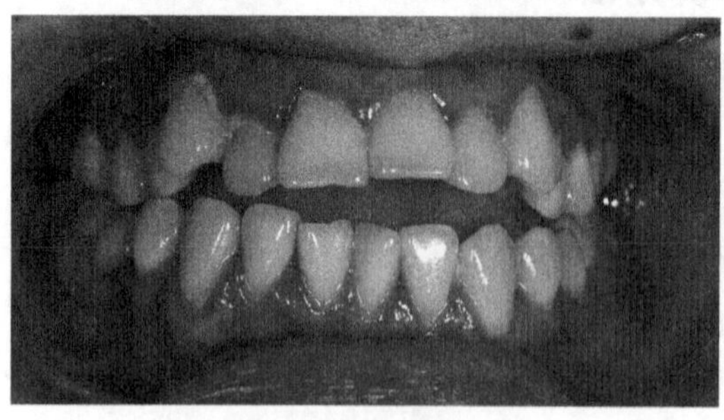

图5-3 慢性龈缘炎

1. 症状 出血常常是患者就诊的主要原因，一般为刷牙或咬硬物时出现刺激性出血或自发性出血，有的患者可出现口腔异味，有牙龈痒肿等不适。

2. 检查 主要为牙龈色、形、质方面的改变（图5-3）。

（1）牙龈色泽：健康的牙龈为粉红色，慢性炎症时游离龈或龈乳头呈鲜红色或暗红色。

（2）牙龈外形：健康牙龈的龈缘菲薄呈扇贝状紧贴牙面，龈乳头颊舌面的形态是陡峭而平坦且充满

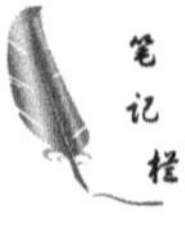

牙间隙，附着龈上有点彩。当患有慢性炎症时，龈缘变厚，龈乳头变得圆钝肥大，附着龈表面光滑发亮、点彩消失，牙龈炎症严重时，可出现龈缘糜烂或肉芽组织增生。

（3）质地：健康牙龈是不能移动的，坚韧而富有弹性。当患有炎症时，牙龈变得松软脆弱，缺乏弹性。

（4）探查：健康的龈沟探诊深度不超过 3mm，轻探龈沟时不易引起出血，龈沟内有少量的龈沟液。当患有炎症时，龈沟探诊深度可到达 3mm 以上，形成假性牙周袋，用探针探龈沟极易引起出血，龈沟液量增加。

【诊断】 根据局限于游离龈及龈乳头的牙龈色、形、质的改变，结合龈沟探查及局部刺激因素的存在可以确诊。

【治疗】 首先去除始动因子及局部刺激因素，通过洁治术去除菌斑及牙石，消除其他刺激因素，如不良修复体和充填体。局部可用碘剂龈沟内上药，也可用 1% ～ 3% 过氧化氢冲洗，还可用氯己定抗菌类漱口液含漱。

通常情况下，去除刺激因素后炎症即可很快控制，不必全身给药及手术治疗。应积极开展口腔卫生健康教育，教会患者进行自我菌斑控制，定期进行复查和维护，以防止复发。

案例 5-1 分析

本病例以牙龈出血为主诉，检查发现牙龈有色、形、质的改变，并发现牙石和软垢（龈上大量牙石、软垢及龈下少量牙石），此外发现假性牙周袋，未探及附着丧失，未发现牙槽骨的吸收，表明牙龈存在慢性炎症。应诊断为慢性龈缘炎，但应注意询问患者有无出血倾向，必要时进行血常规检查以及排除血液系统疾病。治疗应以去除菌斑和牙石为主，可辅以局部药物治疗，在进行治疗的同时应进行口腔卫生宣教，并教会患者如何控制菌斑，6 ～ 12 个月复查及牙周维护。

二、青春期龈炎

青春期龈炎（puberty gingivitis）是指发生于青少年时期的慢性非特异性牙龈炎症，其发病受内分泌影响。

案例 5-2

患者，男性，16 岁。

主诉：牙龈出血半年余。

现病史：半年前发现牙龈出血，刷牙及咬食物时加重，曾口服消炎药及使用药物牙膏均未缓解，且因刷牙时出血而不敢刷牙，近日感口臭明显。每日刷牙一次。

既往史：否认系统性疾病。

检查：上、下前牙牙龈充血，呈鲜红色，龈缘水肿变厚，龈乳头伸长，有水肿及增生，以下前牙为甚，增生的龈缘至牙冠的 1/2。左侧尖牙至右侧尖牙舌侧见龈上牙石堆积至牙冠的颈 1/3。左侧尖牙至右侧尖牙均可探及龈袋，深度为 4mm，袋内有较多龈下牙石及软垢。牙龈轻探出血，上、下前牙为开唇露齿。上唇较短，上、下颌前凸，张口呼吸。

问题：

1. 诊断是什么？
2. 如何治疗？

【病因】

1. 局部因素 菌斑是本病的始动因子，青春期青少年因口腔卫生习惯未形成，并处于乳恒牙交替期。此外，牙列不齐、口呼吸等因素会加剧菌斑的滞留。

2. 全身因素 青春期性激素水平变化是内在因素。性激素会增加牙龈组织对刺激的炎症反应，使原有的牙龈炎症更为加重。

【临床表现】 青春期龈炎发生于青春期青少年，患者的主诉以牙龈出血为最常见，多为刺激性出血，如刷牙或咬食物后出血，也有的患者自觉口臭等。

本病好发于前牙，表现为唇侧牙龈肿胀充血，龈缘变厚，边缘圆钝，呈现红色或暗红色，龈乳

笔记栏

头常水肿呈球状突起，质软，光亮，探诊易出血，龈沟加深，但牙周附着水平无改变，检查可发现有软垢、牙石附着。患者常因刷牙出血而放弃牙颈部的清洁，使牙石菌斑堆积增多，进一步加重炎症（图 5-4）。

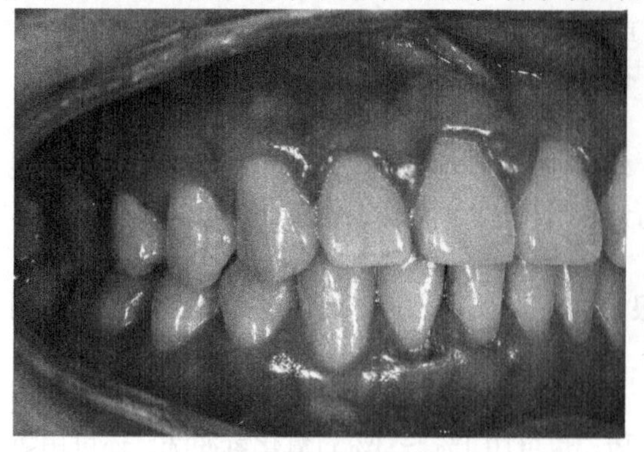

图 5-4 青春期龈炎

【诊断】 患者处于青春期。牙龈炎症的表现及局部刺激因素存在。

【治疗原则及预防】 青春期龈炎是由于性激素水平增加促进了牙龈组织对原有刺激的炎症反应，局部的菌斑是始动因子，因此必须首先去除局部菌斑和其他刺激因素，进行彻底的洁治，以清除菌斑及牙石，再配合以局部药物治疗，如龈袋冲洗、使用含漱剂等。经治疗多数病例可恢复，个别病例经治疗牙龈增生肥大仍不能消除者，可行牙龈切除术。本病的预防在于让患者掌握口腔卫生的维护方法，正确刷牙及有效控制菌斑才能防止复发。

案例 5-2 分析

根据患者处于青春期及其牙龈色、形、质的炎症改变，诊断应为青春期龈炎。分析病因，首先与局部的菌斑堆积、牙石附着有关。因患者刷牙习惯不佳，加上担心出血不敢刷牙，加剧了牙石软垢的形成。此外，患者前牙常暴露在口腔外受气流刺激也是原因之一。因此在治疗上首先进行口腔卫生宣教，建立起良好的刷牙习惯及掌握有效的菌斑控制方法；其次对已存在的局部刺激应进行彻底清除，进行超声波龈上洁治及龈下刮治，辅以局部抗菌药物及含漱剂的使用；最后对患者存在的咬合畸形应建议其积极进行正畸治疗，同时指导患者进行口周肌肉的训练，根除张口呼吸的习惯；对于前牙增生明显的牙龈若局部治疗后仍未消退，可考虑进行牙龈切除术治疗。

三、妊娠期龈炎

妊娠期龈炎（pregnancy gingivitis）是指妇女在妊娠期间由于女性激素的水平升高，使原有牙龈慢性炎症加重，牙龈肿胀或增生形成龈瘤样改变，分娩后可减轻或消退。

案例 5-3

患者，女性，27 岁。

主诉：牙龈红肿、出血 1 个月。

现病史：患者自诉近 1 个月来，牙龈红肿，在刷牙、进食的时候牙龈经常出血，有时晨起时嘴角、枕巾上有血迹，求诊。

既往史：妊娠 4 个月，否认系统性疾病。

检查：全口口腔卫生状况较差，牙龈显著肿胀、龈乳头肥大，前牙区严重。龈缘和龈乳头呈鲜红色，松软而光亮，轻探极易出血，简化口腔卫生指数（OHI-S）：牙石指数 -1（CI-1）、软垢指数 -2（DI-2），探诊深度 3～4mm，未探及釉牙骨质界。11，21 间龈乳头呈瘤状突起，色鲜红，表面结节状，大小约 8mm×8mm，基底宽。

问题：

1. 诊断是什么？
2. 如何治疗？

【病因】

1. 局部因素 菌斑微生物仍然是直接原因和始动因子。妊娠期妇女口腔卫生维护不良导致牙石菌斑堆积，直接引起牙龈炎症。

2. 全身因素 妊娠期性激素水平改变使牙龈对局部刺激的炎症反应增强，加重了原有的牙龈炎症，特别是使毛细血管扩张，血管通透性增加。

【临床表现】 妊娠期龈炎患者一般在妊娠前就存在牙龈出血、口臭等龈炎的症状，怀孕后症状加重。妊娠性龈炎可发生于少数牙龈，亦可发生于全口牙龈，前牙区较重。龈缘和龈乳头呈鲜

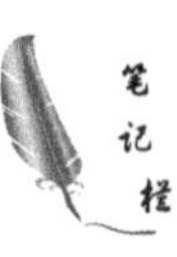

红色或暗红色，质地松软、形态肿大、表面光亮。龈沟常有加深形成龈袋，但无附着丧失，可探及局部有牙石或软垢堆积，牙龈轻探诊时易于出血，严重时龈沟内上皮常有溃疡及假膜形成（图 5-5）。妊娠期龈瘤并非真性肿瘤，而是妊娠期龈炎中的一种发生在个别牙间乳头的瘤样炎性增生，瘤体常为扁球状，有蒂，色泽鲜红发亮，质地松软，易出血，可见小的分叶，一般直径＜ 2cm，分娩后可自行缩小，有些较大的龈瘤分娩后不能消退则需要手术切除。

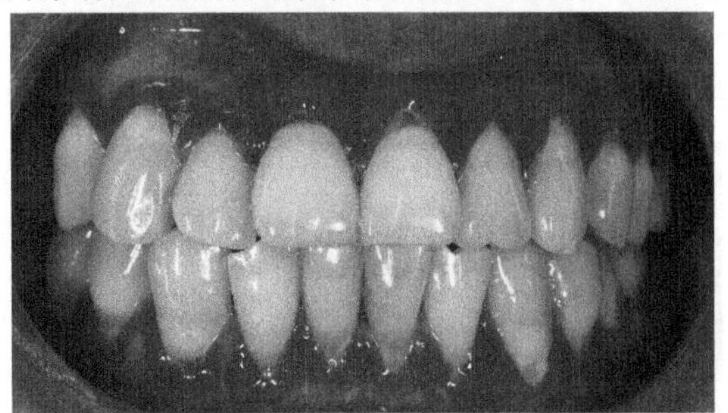
图 5-5　妊娠期龈炎

【诊断】　据妊娠期妇女出现牙龈色、形、质的炎症改变及局部刺激因素的存在即可诊断。

【治疗原则】

（1）首先应去除局部刺激因素，如牙石、菌斑等。

（2）对患者进行口腔卫生宣传教育，帮助患者做好口腔卫生的维护，教会患者控制菌斑的方法。

（3）对增生明显的牙龈，可用 1% ～ 3% 过氧化氢液和生理盐水冲洗。

（4）一般情况下，经局部处理可控制炎症。对于较大的妊娠性龈瘤可在控制局部炎症后于妊娠 4 ～ 6 个月行手术切除。

【预防】　妊娠前应积极治疗慢性龈炎，医师对妊娠前及妊娠期的患者进行有效的口腔卫生宣教，妊娠期严格控制菌斑，可以达到减少妊娠期龈炎的目的。

案例 5-3 分析

根据患者处于妊娠期及其牙龈色、形、质的炎症改变，诊断应为妊娠期龈炎。分析病因，牙菌斑是始动因子。除了妊娠期黄体酮水平升高这一全身促进因素的作用外，还存在促进菌斑堆积的局部促进因素。妊娠期龈炎的患者前来就诊时往往已发生较严重的牙龈肿胀、出血，因此，治疗的目的是消除炎症进而止血。通过龈上洁治，必要时辅以龈下刮治彻底清除牙面上的菌斑、牙石等刺激物，操作时应轻柔仔细，减少出血疼痛。局部使用 1% ～ 3% 过氧化氢溶液冲洗龈袋。尽量避免全身用药。对患者进行耐心细致的口腔卫生宣教。对于妨碍进食的妊娠期龈瘤，待消除局部刺激因素后手术切除，手术时机一般选择在妊娠 4 ～ 6 个月。

四、药物性牙龈增生

药物性牙龈增生（drug-induced gingival hyperplasia）是指长期服用某些药物引起的牙龈增生和体积增大。

案例 5-4

患者，女性，59 岁。

主诉：牙龈肿胀 6 年。

现病史：6 年前牙龈逐渐肿胀，未经治疗。近来牙龈肿胀明显影响进食，遂去口腔科就诊。

既往史：高血压 9 年，口服硝苯地平 8 年；无传染病及药物过敏史。

检查：龈乳头增生明显，呈球状、结节状，颜色呈淡粉色，质地坚韧，略有弹性，牙龈边缘少许发红，增生覆盖牙冠的 1/3 ～ 1/2，牙周袋深 4 ～ 7mm，前牙出现松动移位，大量龈上及龈下牙石。

问题：

1. 诊断是什么？
2. 治疗原则是什么？

【病因】

1. 局部因素　菌斑是始动因子，可以引发牙龈炎，药物则促进牙龈增生。

2. 全身因素　长期服用某些药物使原有炎症的牙龈发生纤维性增生是本病的主要原因。这些药物包括抗癫痫药物苯妥英钠，免疫抑制剂环孢素，钙通道阻滞剂硝苯地平、维拉帕米、硫氮酮等，

笔记栏

其中钙通道阻滞剂导致的牙龈增生已居于首位。目前导致牙龈增生的机制尚不清楚。

【临床表现】 药物性牙龈增生多发生于全口牙龈，前牙区较重，但无牙区的牙龈不会发生。苯妥英钠所致的牙龈增生开始于服药后的1～6个月，最初增生位于唇颊侧龈乳头、舌侧龈乳头及龈缘，呈球状突起。之后，增生的乳头继续增大并相互连接覆盖部分牙面，呈球状、结节状、桑葚状，严重时波及附着龈。正常的牙龈与增生的牙龈之间可呈沟状分界，严重时增生的牙龈可覆盖到牙体的切端和全部牙面，影响美观及进食，形成较深的龈袋。袋内有牙石、软垢堆积。牙龈组织一般无明显充血，为淡粉红色，质地坚韧，有弹性，一般无出血。如合并有牙龈炎症可有牙龈充血及探诊出血（图5-6）。

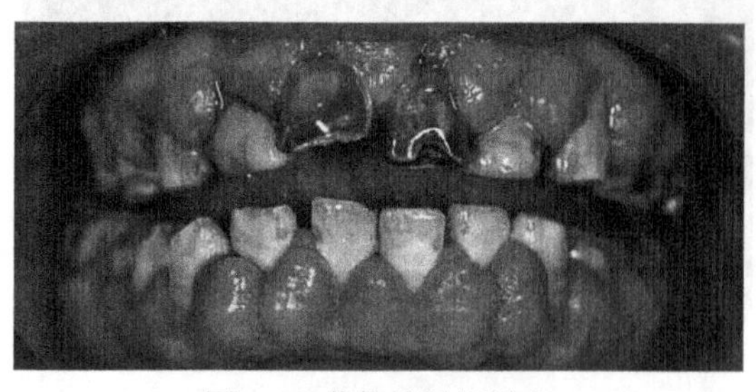

图5-6 药物性牙龈增生

【诊断】 根据药物性牙龈增生的临床表现及长期服用以上药物史来诊断。

【治疗原则】

（1）去除局部刺激因素。通过龈上洁治、龈下刮治清除菌斑、牙石，可促进牙龈的恢复。

（2）停止使用引起牙龈增生的药物。对于那些不能停用的药物，可请内科医师会诊考虑更换或替换成其他药物。

（3）局部药物治疗：对牙龈有明显炎症的患者，可用1%～3%过氧化氢液进行袋内冲洗，并于袋内放置抗菌药物。

（4）手术治疗：对于牙龈明显增生且经上述治疗仍无消退者，于全身病情稳定时行牙龈切除术。

（5）对于需长期口服致牙龈增生药物的患者，应在服用药前进行口腔检查，及时清除一切刺激因素，并指导患者控制菌斑，积极治疗原已存在的龈炎，以减少药物所致的药物性牙龈增生。

案例5-4分析

本病例以牙龈肿胀为主诉，根据牙龈色、形、质的炎症性改变，以及询问患者的既往史，发现患者是高血压患者，以及口服钙通道阻滞剂（硝苯地平），诊断应为药物增生性龈炎。治疗首先通过龈上洁治、龈下刮治去除局部刺激物。进行口腔卫生宣教，使患者掌握菌斑控制的方法。对于牙龈有明显炎症的患者，可用3%过氧化氢液冲洗龈袋并在袋内置入抗菌药物。与内科医师协商，必要时更换抗高血压药，以减轻副作用。对于牙龈增生明显的患者，若上述治疗不能使增生的牙龈完全消退，可进行牙龈切除及牙龈成形术。

五、白血病的牙龈病损

白血病是一种恶性血液疾病，常侵犯身体各个器官和组织。有些患者常因牙龈肿胀和出血而首先来口腔科就诊。

案例5-5

患者，女性，34岁。

主诉：牙龈肿痛半个月余。

现病史：患者2个月前于外院拔除右下颌第三磨牙，当日发热（最高38℃），自行服用退热药后症状缓解；1周后牙龈肿痛、出血。

既往史：无全身性疾病，无长期口服药物史，否认药物过敏史及家族遗传史。

检查：全口牙龈红肿，可见出血点，龈上牙石（+）。血常规示：白细胞43.2×10^9/L，血红蛋白69g/L，血小板30×10^9/L，幼稚细胞60%，中幼粒细胞17%，脱幼粒细胞2%。

问题：

1. 诊断是什么？
2. 治疗原则是什么？

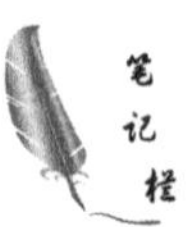
笔记栏

【病因】

1. 局部因素 口内自洁较差，使菌斑、牙石大量堆积。

2. 全身因素 患者末梢血中不成熟的幼稚血细胞在牙龈中的积聚。

【临床表现】

白血病患者常因牙龈肿胀和出血来口腔科就诊。

1. 牙龈出血 常为自发性的出血，且不容易止住。

2. 牙龈肿胀 全口牙龈肿大并覆盖部分牙面，色苍白，质地脆弱或硬度中等。因牙龈肿胀不易自洁，牙面上常有菌斑和软垢的堆积（图 5-7）。

3. 局部抵抗力低下 由于患者末梢血中的幼稚血细胞的积聚，抵抗力低下，龈缘常发生坏死性溃疡，坏死区上出现灰褐色假膜。严重者会出现发热、贫血、淋巴结肿大及口腔黏膜坏死。

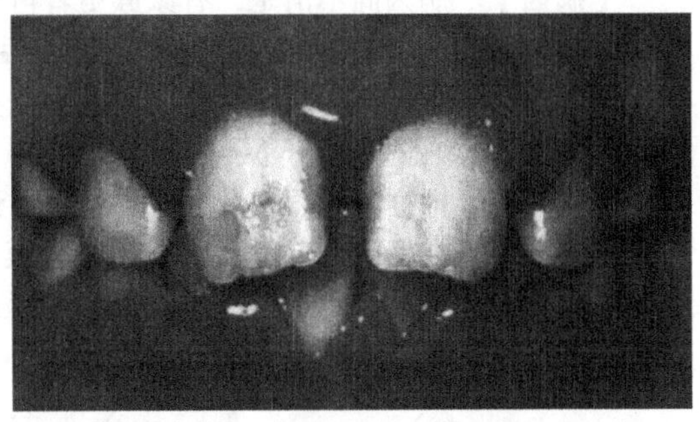

图 5-7 白血病的牙龈病损

【诊断】 根据临床表现及血常规及血涂片进行诊断。

【治疗原则】 应积极与内科医师配合治疗，口腔应采取非手术保守治疗。

（1）进行必要的洁治术时动作应轻柔，急性白血病一般不进行洁治术。

（2）对于自发性出血且出血不止的患者应采取压迫止血或者药物止血。

（3）对患者进行口腔卫生宣教，帮助患者做好口腔卫生的维护，教会患者控制菌斑的方法。

（4）用 3% 过氧化氢溶液轻轻冲洗坏死的龈缘，还可用氯己定抗菌类漱口液含漱，以达到减少菌斑、消除炎症的目的。

（5）避免进行口腔手术治疗，以免引起出血、感染和坏死。

案例 5-5 分析

本病例以牙龈肿痛为主诉，根据牙龈色、形、质的炎症性改变，采集病史以及临床检查，诊断该患者应为慢性牙周炎；血液病待查。后期行骨髓穿刺和实验室检查，结果确诊为急性单核细胞型白血病。治疗除了白血病联合化疗外，需加强口腔局部清洁卫生和药物的对症处理，以减轻患者痛苦及其临床症状。同时合理应用抗菌药物，减少真菌等感染。

六、牙 龈 瘤

牙龈瘤（epulis）是指发生在牙龈的炎症反应性瘤样增生物，而非真性肿瘤。牙龈瘤主要见于牙龈乳头部位，它来源于牙周膜及牙龈的结缔组织，不具备肿瘤的生物学特性及结构，但切除后极易复发。

【病因】

1. 局部刺激 如菌斑、牙石、食物嵌塞、不良修复体刺激引发的长期慢性炎症，使组织增生形成龈瘤。

2. 内分泌改变 妇女怀孕期间性激素水平改变，使牙龈组织易于发生增生性反应，分娩后增生组织可缩小或停止生长。

【临床表现】 牙龈瘤多发生于中青年女性，多发生于唇颊侧的牙龈乳头处。一般为单个牙发生，呈圆球状、椭圆形，暗红色，直径由几毫米到 2cm。表面呈分叶状，可有蒂，也可无蒂，呈扁圆形覆盖于牙表面（图 5-8）。源于牙周膜的牙龈瘤可发生牙槽骨吸收，X 线检查可见牙周膜间隙增宽，牙齿可有松动移位。

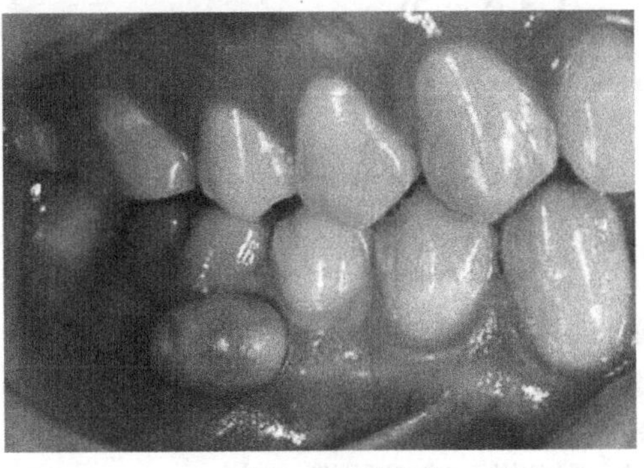

图 5-8 牙龈瘤

【诊断】 根据临床检查即可做出诊断，手术切除后，对病变组织进行病理检查可进一步确诊。

【治疗】 治疗方法主要是手术切除。手术应达到彻底防止复发的效果。一般于病变组织基底部周围正常组织上做切口，将牙龈瘤连同牙周膜完全切除；若来源于牙周膜，应凿去基底部的牙槽骨，刮除相应部位的牙周膜；若牙已有松动，则应同时将牙拔除，并去除病变波及牙的牙周膜及邻近的骨组织，以防止复发。

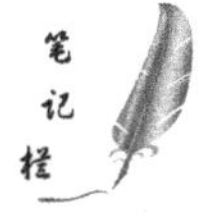

七、龈纤维瘤病

遗传性牙龈纤维瘤病（hereditary gingival fibromatosis）又称家族性或特发性牙龈纤维瘤病，是一种罕见的家族性牙龈弥散性纤维结缔组织增生。

【病因】 病因尚不清楚，有家族史者可能为常染色体显性或隐性遗传。

【临床表现】 增生一般开始于恒牙萌出后，也可发生于乳牙萌出后。牙龈发生广泛的组织增生，累及全口龈缘、龈乳头和附着龈，至膜龈联合处。增生的牙龈覆盖牙冠，使牙体发生移位。通常牙龈颜色正常，组织坚韧，不易出血。

【诊断】 根据临床表现及家族史可做出诊断。

【治疗】 在去除局部刺激因素后行牙龈切除术，切除增生的牙龈并修整外形，恢复牙龈的生理外形及功能。手术时间一般选择在青春期后进行。术后应保持好口腔卫生，避免局部刺激因素的产生。若有复发可再次进行手术治疗。

八、急性龈乳头炎

急性龈乳头炎是指病损局限于个别牙间乳头的急性非特异性炎症。

【病因】 牙龈乳头受到机械、化学刺激是直接原因。

1. 食物嵌塞 食物嵌入牙龈乳头，机械性的压迫及食物分解产物的刺激可引起牙龈乳头发炎。

2. 充填体边缘刺激 充填体悬突、修复体边缘伸长、义齿卡环刺入牙间乳头都可直接刺激、压迫牙龈乳头引起炎症。

3. 其他 不适当地使用尖锐工具剔牙，过硬、过锐食物刺伤牙龈乳头。

【临床表现】 患者多以牙龈肿痛为主诉，可有自发性疼痛及冷热刺激痛。部分患者伴牙龈出血、牙龈触痛等症状。检查时发现局部牙龈乳头红肿、圆钝、触痛、探诊出血。邻近的牙可有叩痛，但一般无牙周袋。但肿胀的牙龈乳头所在部位常可发现局部刺激物，如充填体悬突，伸长的修复体边缘及食物嵌塞等因素。

【诊断】 根据临床表现，特别是检查结果可做出诊断。但应注意急性龈乳头炎与龈缘炎和根尖周炎进行鉴别。

【治疗】

（1）去除局部刺激物，如去除嵌塞的食物，去除有悬突的充填体，拆除不良修复体。

（2）去除黏附的牙石、菌斑。

（3）采用抗菌消炎药物，如1%～3%过氧化氢液局部冲洗，在牙龈边缘或牙龈乳头处放置碘剂。

（4）一般情况下，局部炎症在以上处理后可很快消除。之后应查明病因，消除局部刺激。如恢复牙体邻接关系，避免食物嵌塞，进行不良修复体修改或重新进行修复等。

第四节 牙 周 炎

一、牙周炎概述

牙周病是由牙菌斑中的微生物引起的牙周支持组织的慢性感染性疾病，主要病理改变是牙槽骨的吸收破坏、牙周附着的丧失，形成病理性龈沟加深——牙周袋（图 5-9）。

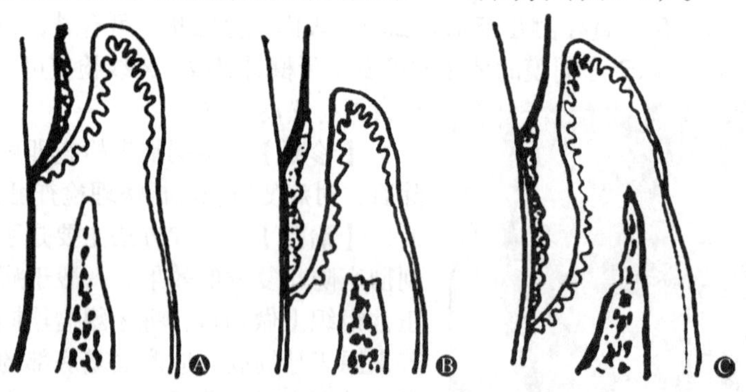

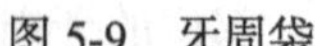
图 5-9 牙周袋

A. 龈沟加深，龈沟底位于釉牙骨质界，称假性牙周袋或龈袋；B. 龈沟加深，龈沟底位于釉牙骨质界的根方，骨嵴顶的上方，为骨上袋；C. 龈沟加深，龈沟底位于釉牙骨质界的根方，骨嵴顶的下方，为骨下袋

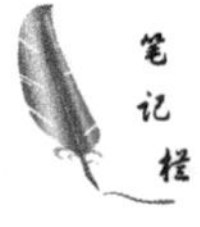
笔记栏

牙周炎是最常见的一种牙周病类型。牙周炎的四大症状包括牙龈炎症、牙周袋形成、进行性附着丧失、牙槽骨吸收。牙龈炎与牙周炎的根本区别在于牙龈炎没有附着丧失，不发生牙槽骨吸收。对于没有坏死性牙周病的局部特征，没有罕见的免疫性疾病的系统性特征却合并牙周炎表现的，均被诊断为“牙周炎”，并进行分期、分级描述。新分类系统中，根据牙周炎的严重程度以及治疗的复杂程度将牙周炎分为4期，根据疾病进展分为3级，以此为复杂牙周疾病的患者进行多学科序列治疗提供指导。

【病因】 主要是牙菌斑、牙石以及其他局部刺激因素，如食物嵌塞、不良修复体等促进因素。其中微生物是导致炎症的始动因子，特别是龈下菌斑中大量牙周致病菌可刺激牙龈发生炎症，使局部微生物生态环境更有利于其他牙周致病菌生长而成为优势菌，导致局部炎症范围扩大，并侵入到深部的牙龈组织，引起牙槽骨的吸收，牙龈的龈沟内上皮、结合上皮增生并与牙根面分离，引起病理性的龈沟加深，形成牙周袋（图5-10）。

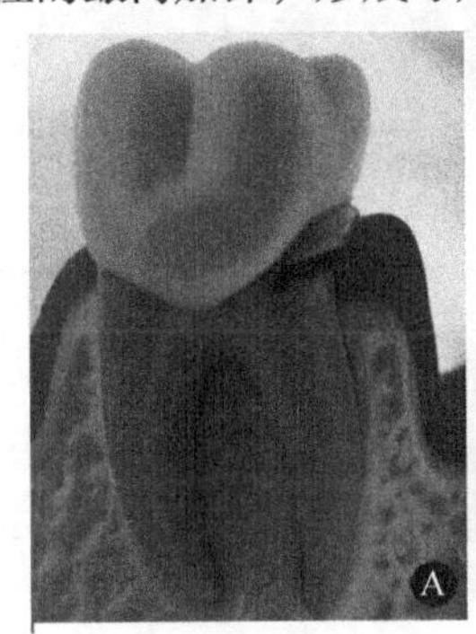
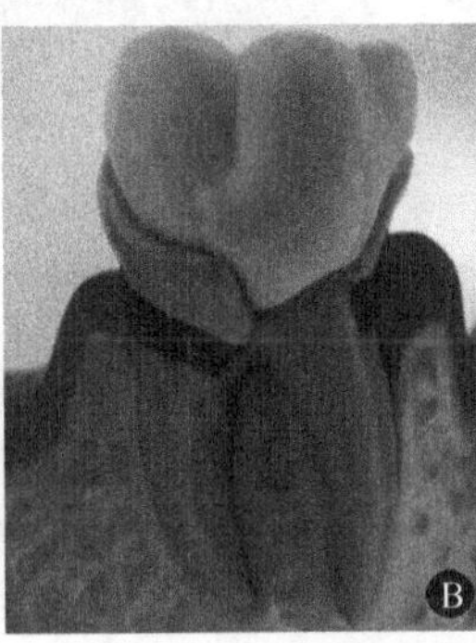
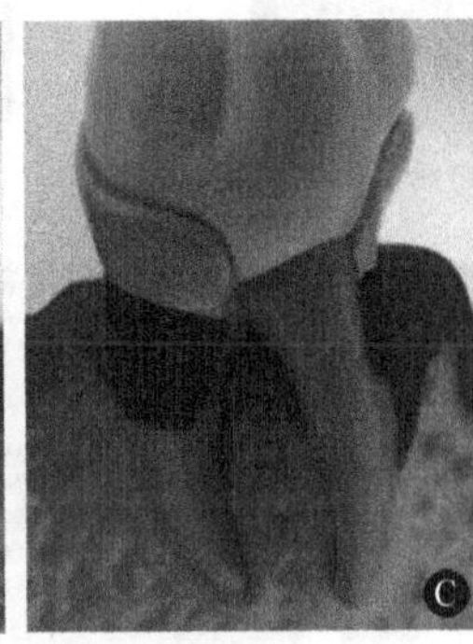
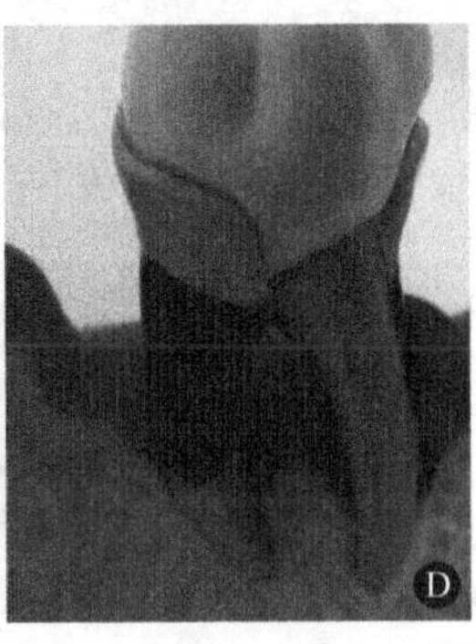

图5-10　龈下牙石刺激牙周组织发生炎症

A. 牙石及菌斑引起牙龈轻度炎症；B. 牙石及菌斑引起牙周组织轻度吸收破坏；C. 牙石及菌斑引起牙周组织中等程度破坏；D. 牙石及菌斑引起牙周组织重度破坏

【临床表现】 牙周炎一般累及全口多数牙，也有只发生在一组牙或少数牙的病例。牙周炎的早期无明显症状，患者可有牙龈出血、口腔异味；发展到晚期出现牙体松动、咀嚼无力、疼痛肿胀、冷热刺激痛、食物嵌塞等表现。

牙周炎的临床特征为：牙龈炎症，牙周袋形成，牙槽骨吸收。晚期可发生牙体松动、移位，牙周脓肿及逆行性牙髓炎。

1. 牙龈的炎症 牙龈充血、肿胀，质地松软，龈缘变圆钝，龈乳头肿胀、伸长，长期的炎症刺激可使牙龈增生。牙周探诊常有出血（图5-11）。

2. 牙周袋形成 牙周探诊深度＞3mm，结合上皮与根面分离使龈沟病理性加深形成牙周袋。

3. 牙龈附着的丧失 牙周附着的水平由正常的釉牙骨质界向根方迁移。

4. 牙槽骨吸收 X线检查结果显示牙槽骨嵴顶凹陷、高度降低，牙槽骨嵴顶到釉牙骨质界的距离＞2mm，这种牙槽骨吸收类型称水平性吸收（图5-12）；邻面的吸收使患牙邻面的牙周膜骨硬板影像消失，与牙面之间形成一定角度的骨缺损影像，此种牙槽骨吸收类型称垂直性吸收（图5-13）。

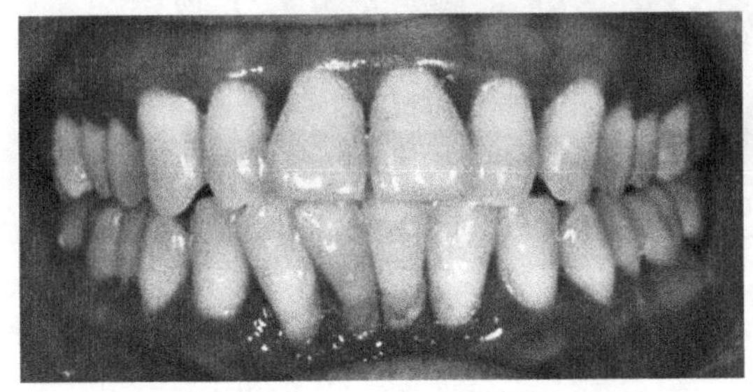

图5-11　牙周炎的牙龈炎症表现

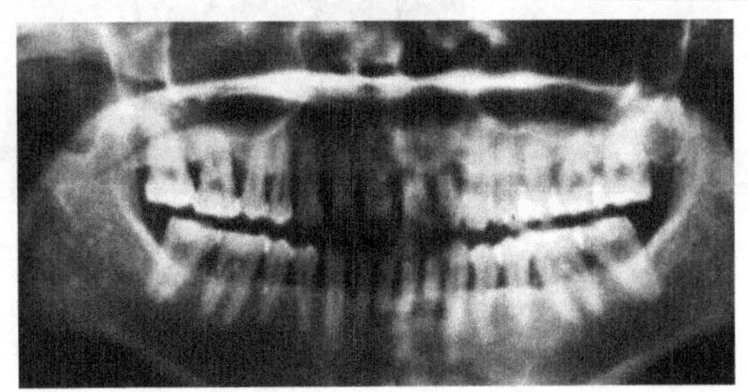

图5-12　慢性牙周炎的X线表现：牙槽骨的水平性吸收

笔记栏

5. 晚期伴发病变及症状 晚期牙周炎由于破坏范围及深度加大，会出现一系列伴发病变及症状。由于牙槽骨的破坏会出现牙体松动；深牙周袋引流不畅时会发生牙周脓肿（图 5-14）；牙龈退缩导致牙根暴露，使患牙对温度敏感：细菌从深的牙周袋侵入牙髓后引起逆行性牙髓炎；牙龈乳头退缩引起食物嵌塞。

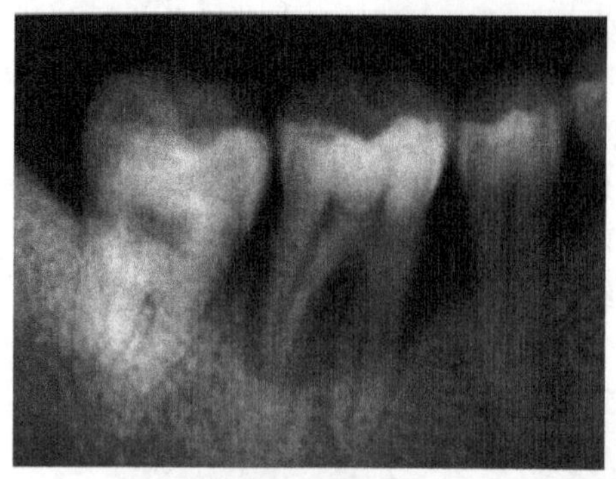

图 5-13 牙槽骨的垂直吸收

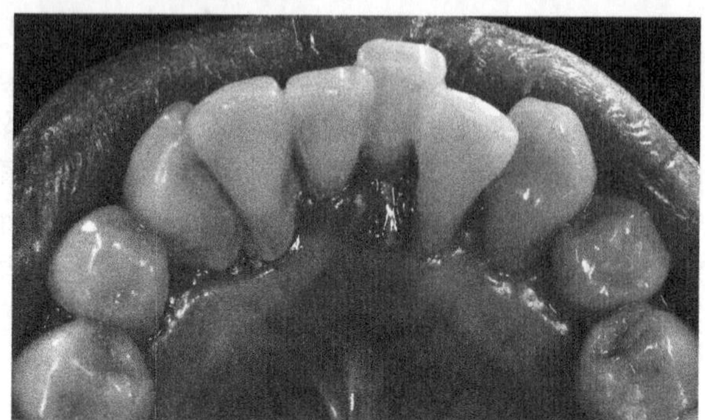

图 5-14 牙周脓肿

案例 5-6

患者，男性，48 岁。

主诉：牙松动伴咀嚼无力 3 年。

现病史：3 年前感牙龈出血，偶有牙龈肿胀，2 年前渐感双侧大牙咀嚼食物时发软无力。近年来感口腔内多颗牙松动，下前牙松动明显，不能咬硬食物，遇冷热水时酸痛不适。半年前曾因牙齿松动疼痛拔除右上颌磨牙。

检查：全口牙龈充血肿胀，BOP（+），OHI-S：CI-3、DI-2，龈上牙石Ⅱ度，可探及龈下牙石。上颌牙近远中可探及牙周袋 4～6mm，叩诊（-），23 舌侧远中牙周袋 5mm，上颌前牙区松动度Ⅱ度；36、37、46、47、48 近远中可探及牙周袋 6～8mm，松动度Ⅱ～Ⅲ度；下颌前牙区龈上牙石Ⅲ度，松动度Ⅲ度，46 颊侧牙龈向根方退缩，冷刺激敏感，松动度Ⅲ度。17、18 缺失。

X 线检查显示：上颌牙槽骨呈水平吸收，前牙区达根中 1/2，下颌前牙区牙槽骨吸收达根尖 1/3，36、37、38、46、47、48 近远中呈垂直吸收（图 5-15）。

问题：

1. 诊断是什么？

2. 治疗原则是什么？

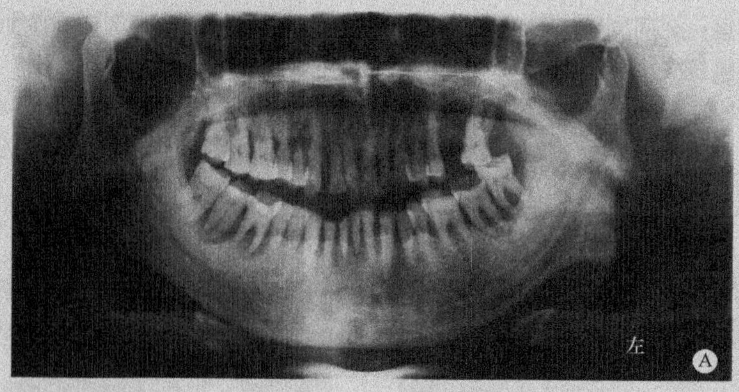

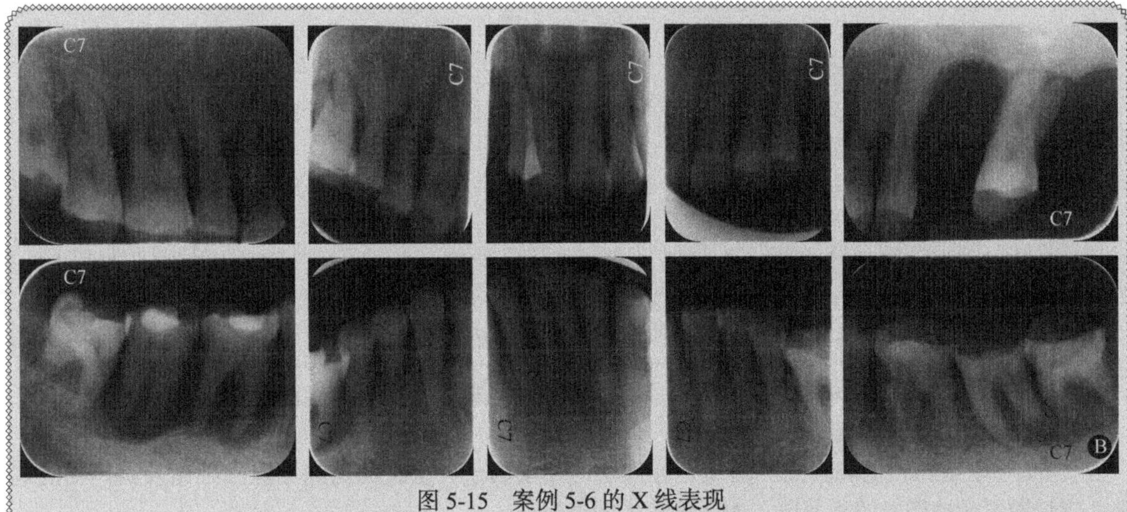

图 5-15　案例 5-6 的 X 线表现

A. 曲面断层片显示上颌牙槽骨呈水平吸收，上颌前牙区牙槽骨吸收达根中 1/2，下颌前牙区牙槽骨吸收达根尖 1/3；B. 全口根尖片显示 36、37、38、46、47、48 近远中呈垂直吸收

【诊断】　根据牙龈的炎症，特别是临床检查探及牙周袋、附着丧失、X 线片显示牙槽骨吸收，即可进行诊断，但早期的慢性牙周炎应注意与牙龈炎相鉴别，牙龈炎无附着丧失及牙槽骨的吸收，无真性牙周袋。

新分类系统中，根据牙周炎的严重程度以及治疗的复杂程度将牙周炎分为 4 期（表 5-1），其中牙周炎范围和分布＜ 30% 牙位者，为局限型；牙周炎范围和分布≥ 30% 牙位者，为广泛型。根据疾病进展速度分为 3 级（表 5-2），以此为复杂牙周疾病的患者进行多学科序列治疗提供指导。

表 5-1　牙周炎分期

牙周炎分期	附着丧失	影像学骨丧失	最大 PD	骨丧失类型	失牙情况
Ⅰ期	1～2mm	牙根冠方 1/3（＜ 15%）	PD ≤ 4mm	主要为水平型骨丧失	没有因牙周炎失牙
Ⅱ期	3～4mm	牙根冠方 1/3（15%～33%）	PD ≤ 5mm	主要为水平型骨丧失	没有因牙周炎失牙
Ⅲ期	≥ 5mm	牙根 1/2 或根尖 1/3	PD ≥ 6mm	垂直骨丧失≥ 3mm；Ⅱ～Ⅲ度根分叉病变以及中度牙槽骨破坏	因牙周炎失牙数≤ 4 颗
Ⅳ期	≥ 5mm	牙根 1/2 或根尖 1/3	PD ≥ 6mm；可有继发性𬌗创伤（牙松动度≥Ⅱ度）	可伴有咀嚼功能异常、重度牙槽骨破坏、咬合错乱(移位或扭转)	因牙周炎失牙数≥ 5 颗；可伴有余留牙齿少于 20 颗（10 组形成咬合关系的牙）

表 5-2　牙周炎分级

牙周炎分级	进展速度	牙周破坏程度	骨丧失量与年龄之比	全身情况
A 级	慢速进展，超过 5 年没有临床附着丧失	较低，可见大量菌斑附着	＜ 0.25%	患者不吸烟，血糖正常或没有诊断为糖尿病
B 级	中速进展，5 年临床附着丧失＜ 2mm	与菌斑附着程度相匹配	0.25%～1.0%	吸烟量＜每天 10 支，糖尿病患者的糖化血红蛋白（HbAlc）＜ 7.0%
C 级	快速进展，5 年临床附着丧失≥ 2mm	超过实际菌斑附着量	＞ 1.0%	疾病迅速进展和（或）有早发性特征（如磨牙切牙规律、对标准的菌斑控制治疗反映不佳），吸烟量≥每天 10 支，糖尿病患者的糖化血红蛋白≥ 7.0%

案例 5-6 分析（1）

本病例有以下表现特点：

（1）牙龈明显的炎症表现：牙龈充血、肿胀，牙龈探诊出血。

（2）口腔内存在明显的局部刺激因子和感染因素——龈下牙石。

（3）牙周探诊可发现有牙周附着的丧失，并形成病理性的龈沟加深——牙周袋，探诊深度在 6 ～ 7mm。牙体有松动。

（4）X 线检查显示多数牙的广泛牙槽骨吸收破坏，呈水平性吸收，有的部位为垂直吸收，并达根尖 1/3。X 线片上也可显示牙根面上附着有较多的牙石，呈毛刺状。

根据以上表现，符合牙周炎的临床特点，诊断为Ⅵ期牙周炎。

【治疗】 牙周炎是慢性炎症过程，应强调综合、长期、系统、有序的治疗。

1. 牙周炎治疗的总体目标

（1）控制菌斑，消除炎症：菌斑是牙周病的始动因子，菌斑的消除可除去细菌及其产物的刺激，应长期不断地彻底清除菌斑，才能消除牙周炎症。

（2）恢复牙周组织的生理形态。控制炎症后，应通过手术来恢复因炎症导致的牙龈、牙槽骨等破坏，恢复正常的牙龈形态和牙槽骨外形。恢复正常的牙体邻接关系。

（3）恢复牙周组织的功能。通过咬合调整，修复缺失牙，纠正不良的咬合习惯。

（4）维持长期疗效防止复发。对患者进行口腔卫生指导，坚持自我控制菌斑，定期复查复治，巩固疗效，防止复发。

2. 牙周炎的治疗程序和治疗内容分为四个阶段

（1）第一阶段——基础治疗：主要是消除菌斑，控制炎症。治疗内容是：①口腔卫生指导，控制菌斑。②进行龈上洁治术和龈下刮治（图 5-16）以去除菌斑和牙石，平整根面。龈上牙石的清除治疗称为龈上洁治术，龈下牙石的清除称为龈下刮治术。龈上洁治术和龈下刮治术是牙周病的基础治疗，通过治疗可去除牙周袋内的毒素和病变组织，去除菌斑、牙石，彻底消除炎症（图 5-17），有利于结缔组织的重新附着。③牙周袋及根面的药物处理，可用复方碘液、甲硝唑、四环素放置在牙周袋内。但药物治疗不能取代牙石的去除和菌斑的控制。④消除造成菌斑滞留的因

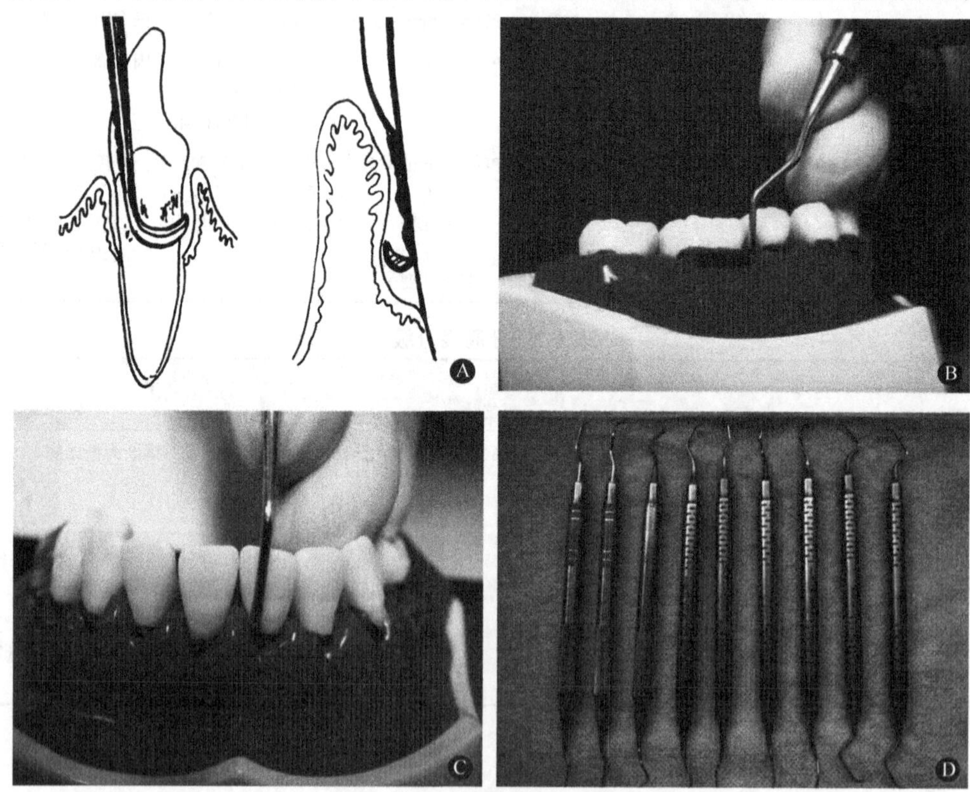

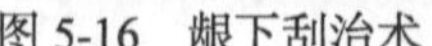
图 5-16　龈下刮治术

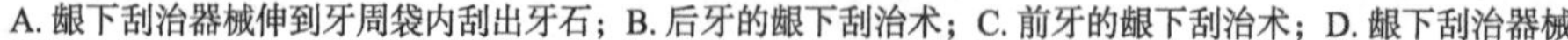
A. 龈下刮治器械伸到牙周袋内刮出牙石；B. 后牙的龈下刮治术；C. 前牙的龈下刮治术；D. 龈下刮治器械

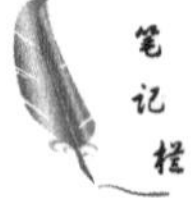
笔记栏

素。⑤拔除无保留价值的患牙。⑥建立咬合平衡，通过咬合调整、牙周夹板松牙固定，以消除创伤、改善咀嚼功能。⑦纠正与牙周炎发病有关的全身性因素，如戒除吸烟、积极治疗某些系统性疾病，如糖尿病、心血管疾病，以利于牙周组织的修复。

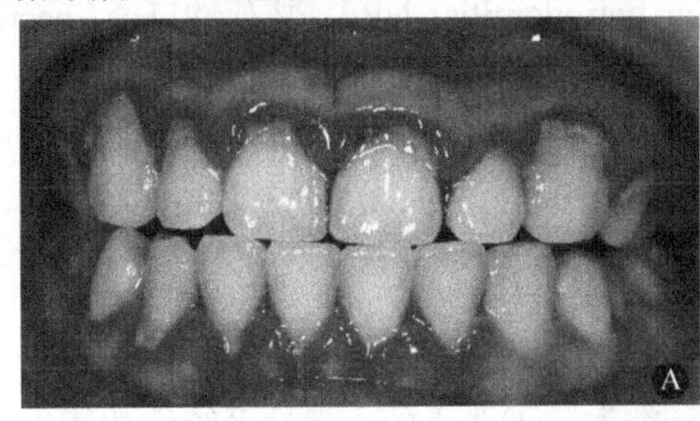

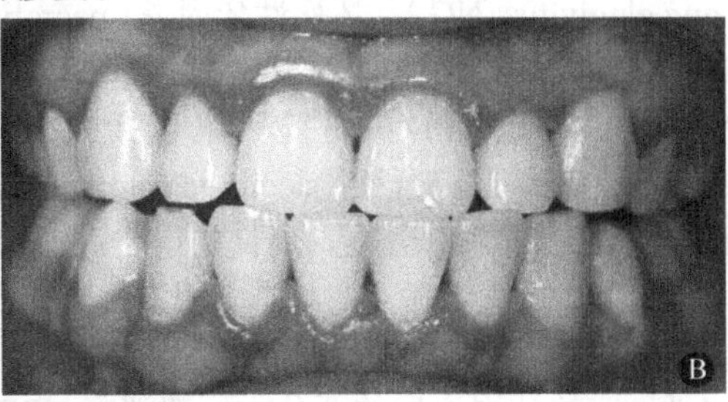

图 5-17　牙周基础治疗的效果

A. 牙周基础治疗前；B. 牙周基础治疗后

（2）第二阶段——牙周手术治疗。基础治疗后 1 个月复查，若仍有 5mm 以上的牙周袋、龈下牙石、探诊出血，则需手术治疗。手术治疗方法是通过翻开牙龈组织瓣，暴露病变的牙周组织，在直视下彻底去除感染物质，平整根面，修整牙龈及骨的外形，从而彻底消除炎症，为牙周组织的修复创造条件。包括翻瓣术、植骨术（图 5-18）、引导性组织再生术、膜龈手术、牙种植术等。

（3）第三阶段——修复治疗阶段。

（4）第四阶段——牙周支持治疗。牙周支持治疗的目的是巩固疗效、防止复发。预防复发有赖于坚持不懈的菌斑控制，以及定期的复查、监测和复治，一般每 3 ～ 6 个月复查一次，1 年左右拍 X 线片监测牙槽骨的变化。

以上四个阶段中，第一个阶段和第四个阶段对于每位患者都是必须的，第二个阶段和第三个阶段的治疗内容视患者的具体情况而定。牙周炎治疗成功，不仅取决于科学周密的治疗计划和细致精湛的治疗技术，也取决于患者主动的配合和坚持不懈的菌斑控制，两者缺一不可。

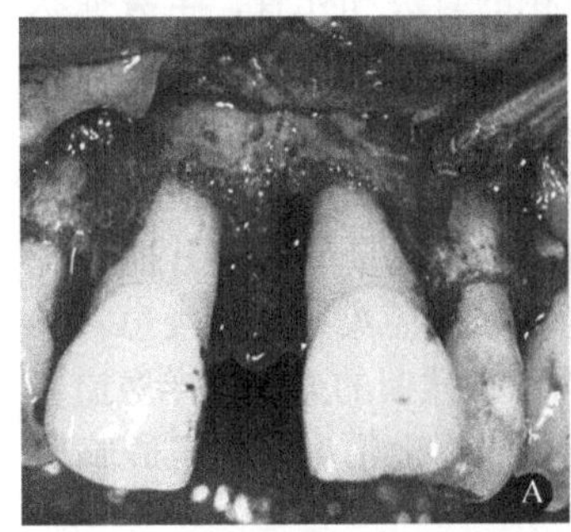

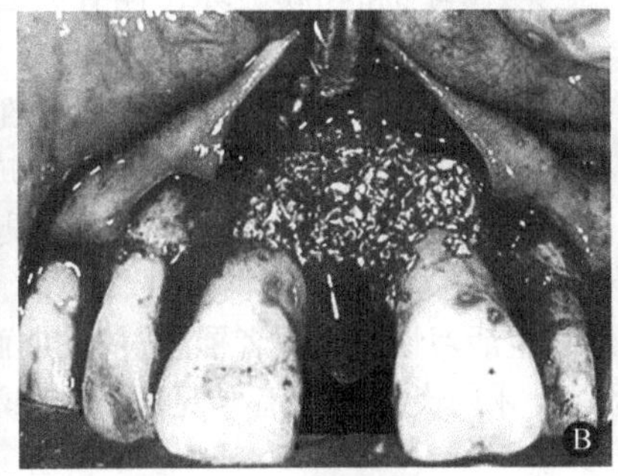

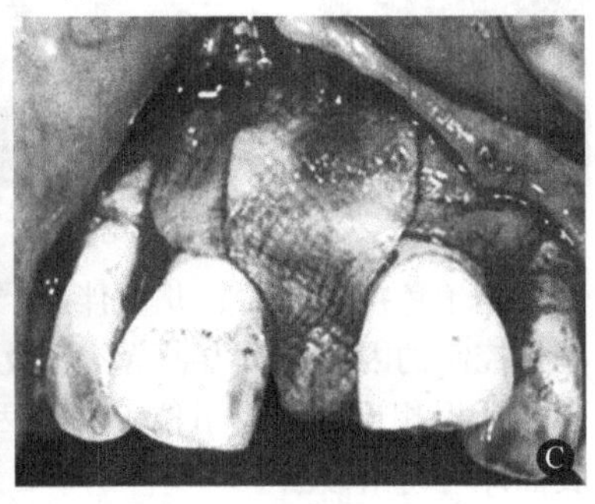

图 5-18　牙周翻瓣植骨手术

A. 切开牙龈，翻开牙龈瓣，暴露病变区，刮除炎性组织和附着在根面的结石；B. 放置骨粉；C. 放置 CGF 膜

案例 5-6 分析（2）

根据牙周治疗的原则，首先应在全面了解患者牙周破坏的状况及牙髓、根尖周情况的基础上制订牙周炎的治疗计划，并积极与患者沟通以取得患者的配合，使其获得对疾病的正确认识并认同治疗计划和措施。治疗应分 4 个阶段。

（1）基础治疗：①教会患者进行自我菌斑控制，教育患者控制菌斑的重要性并指导和监督患者控制菌斑，检查效果。②进行龈上超声波洁治术和龈下刮治术，以彻底去除菌斑和牙石的刺激。洁治、刮治后可对牙周袋进行冲洗，并在袋内上药。③检查患者的咬合，对存在创伤的咬合应进行调𬌗。④拔除无保留价值的松动牙，38 应予拔除。⑤对松动牙上颌 13 ～ 23、下颌 33 ～ 43 应进行牙周夹板固定。⑥注意患者全身健康的检查，检查血糖、血压、尿糖，劝患者戒烟。

（2）基础治疗后 1 个月复查，若仍有 5mm 以上的牙周袋、龈下牙石、探诊出血，则需手术治疗。在直视下彻底去除感染，修正牙龈及骨的外形，可进行牙周翻瓣术。

（3）修复治疗。

（4）每 3 ～ 6 个月复查一次，1 年左右拍 X 线片以监测牙槽骨的变化。

笔记栏

二、坏死性牙周病

坏死性牙周病（necrotizing periodontal diseases，NPD）是一组主要表现包括坏死性牙龈炎（necrotizing gingivitis，NG）、坏死性牙周炎（necrotizing periodontitis，NP）、坏死性口炎（necrotizing stomatitis，NS）、坏疽性口炎的坏死性口腔疾病，疾病可呈现急性或慢性进程。

【病因】 导致NPD的危险因素包括人类免疫缺陷病毒（human immunodeficiency virus，HIV）/获得性免疫缺陷综合征（acquired immune deficiency syndrome，AIDS）、其他系统性疾病、营养不良、精神压力或睡眠不足、不良的口腔卫生或曾患NPD、吸烟及饮酒、15～34岁的年轻人群、季节性（如冬季）及气候性（如雨季）因素、其他因素（如正畸）等。

【临床表现】 根据美国牙周病学会（APP）与欧洲牙周病学联盟（EEP）于2017年11月在美国芝加哥确定的牙周疾病的新分类，建议将NPD分类为：①严重的、慢性系统性功能失偿。在成年人其诱因可为HIV/AIDS（CD4计数＜200并且可检测到病毒载量）、其他系统性疾病（免疫抑制）；在儿童其诱因可为严重营养不良、极端生活条件以及严重（病毒）感染。NPD的口腔临床表征可表现为NG、NP、NS、坏疽性口炎，病情可能进展。②较轻的、暂时的系统性功能失偿。在牙龈炎患者其诱因可为未控制的因素（压力、营养、吸烟和生活习惯），口腔临床表征可表现为广泛性NG，并可能进展为NP；如罹患过NPD可有残留的火山口样病损，表现为局限性NG，可能进展为NP；局部因素可为牙根相近或者牙齿错位，临床表现为NG且少有进展；此外，一些常见的NPD诱因均可使牙龈炎及牙周炎患者造成较轻的、暂时的系统性功能失偿，并在临床表现为NP，且少有进展。

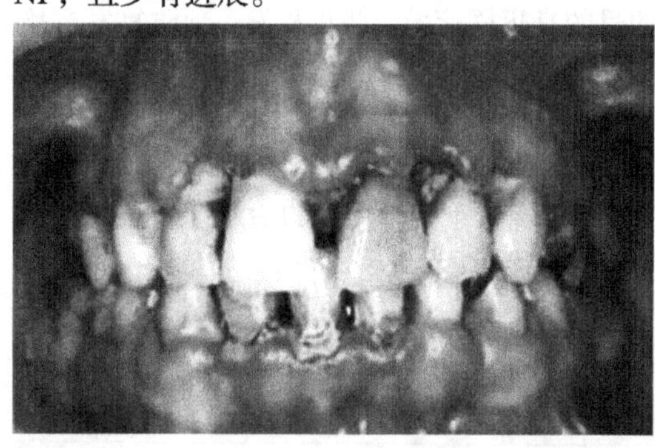
图5-19 坏死性牙龈炎

NG主要临床表现为：邻间牙龈乳头坏死和溃疡、牙龈出血、疼痛、假膜、口臭；儿童中疼痛、口臭表现较少见，发热等全身症状更常见（图5-19）。NP除了上述表现，还伴有牙周附着丧失和骨质破坏，全身症状较明显。NS及坏疽性口炎有更广泛的骨质和黏膜破坏，伴有大面积的骨炎和死骨，全身症状明显。

【诊断】 坏死性牙周病的诊断，主要根据本病的临床特点得出。成年人出现HIV⁺/AIDS（CD4计数＜200并且可检测到病毒载量）以及其他系统性疾病（免疫抑制）；儿童伴有严重营养不良、极端生活条件、严重（病毒）感染；牙龈炎患者如有未控制的因素如压力、营养、吸烟和生活习惯等，或者罹患过NPD而出现残留的火山口样病损，出现牙根相近、牙齿错位等局部因素；牙周炎患者伴有常见的NPD诱因。以上情况参考口腔临床表征即可得出诊断。

【治疗】 坏死性牙周病在治疗上应及早、有效、彻底。治疗原则、治疗计划、治疗内容和程序与慢性牙周炎相同。

（1）应进行菌斑的控制，并彻底清除菌斑和牙石，进行洁治术、龈下刮治术和根面平整术以控制炎症、去除感染。对于龈下刮治术仍不能彻底去除细菌者，应进行牙周翻瓣手术以清除感染。

（2）抗菌药物的应用。由于伴放线聚集杆菌可入侵到牙龈中，单纯的龈上洁治术、龈下刮治术不能彻底清除细菌，残留的细菌可重新定植于根面引起病变的复发，因此应全身服用抗菌药物才可控制牙周袋中有害微生物的生长。作为洁治术、刮治术的辅助治疗，可使用四环素0.25g，每日4次，共服2～3周；也可口服甲硝唑和阿莫西林；此外，可在牙周袋内放置缓释剂型药物，如甲硝唑、氯己定。

（3）调整或改善机体的防御功能。通过抑制不利的免疫反应和炎症反应，减轻组织的破坏，如非甾体抗炎药物可抑制前列腺素的产生，抑制骨的吸收；中药如六味地黄丸可改善患者中性粒细胞的趋化和吞噬功能。

（4）维护期治疗。定期复查和进行必要的后续治疗。根据菌斑控制的效果确定复查的时间，开始为1～2个月一次，稳定6个月后再延长复查的间隔时间。

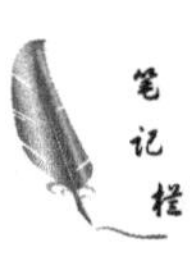

三、反映全身疾病的牙周炎

反映全身疾病的牙周炎（periodontitis as a manifestation of systemic diseases），指伴有全身疾病的、严重而迅速破坏的牙周炎，是一组以牙周炎为突出表现的全身疾病。

（一）掌跖角化牙周病综合征

掌跖角化牙周病综合征（syndrome of hyperkeratosis palmoplan and periodontosis）的特点是手掌和脚掌的皮肤过度角化、皲裂、脱屑及牙周组织的破坏。

【病因】 本病为遗传性疾病，属于常染色体隐性遗传，父母为携带者，同胞有可能患有此病。牙周病损局部无特异的感染微生物，患者龈下菌斑细菌与慢性牙周炎类似。

【临床表现】 皮肤损害包括手掌、足底、膝部及肘部的过度角化、鳞屑、皲裂，也可有身体其他部位的感染，患儿智力及身体发育正常（图 5-20）。

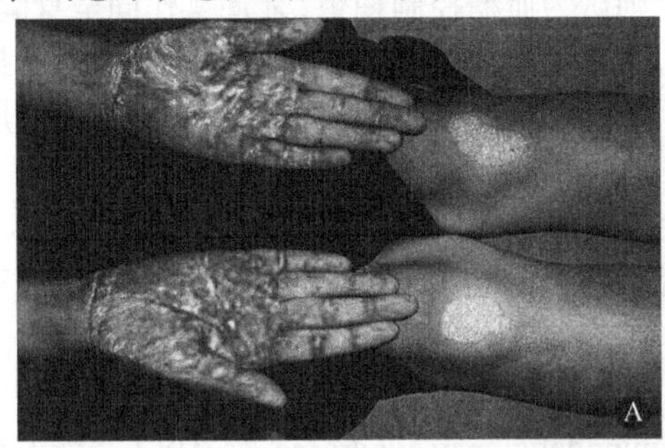

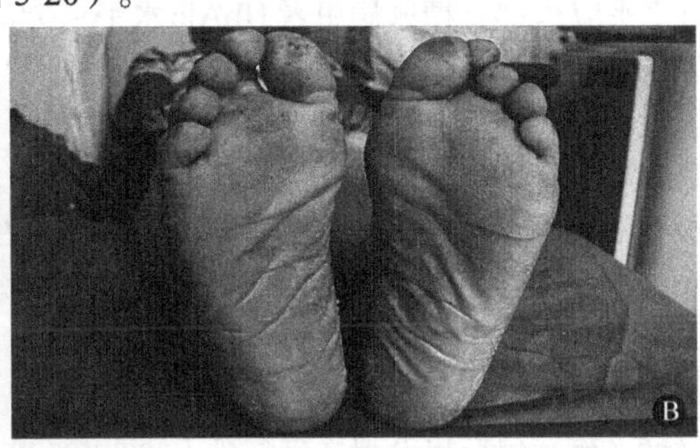

图 5-20 掌跖角化牙周病综合征的皮肤损害

A. 手掌及膝部过度角化；B. 足底的过度角化

牙周组织的病变多发生在乳牙萌出后。有深的牙周袋，牙龈有明显的炎症、溢脓（图 5-21）。牙槽骨迅速破坏，乳牙因此而提前脱落，恒牙萌出后又相继发生牙周破坏，约 10 岁时恒牙自行脱落或被拔除。

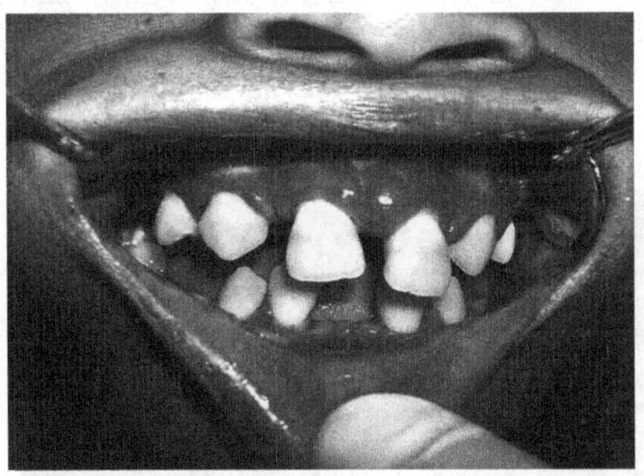

图 5-21 掌跖角化牙周病综合征的牙周损害

【治疗】 由于是遗传性疾病，常规牙周治疗通常不能有效控制病变的发展。对已发生的牙周感染应积极去除已存在的局部刺激以缓解局部炎症，可在牙周袋内放置抗菌药物。在乳牙萌出和恒牙萌出前的关键时期。应消灭一切可能导致致病细菌生存的环境，以防止新的病变发生，如恒牙萌出前应拔除患病的乳牙，口服抗菌药物；也可拔除患病严重的恒牙再口服抗菌药物，同时进行彻底的局部治疗和菌斑控制。

（二）唐氏综合征

本病又名 21 三体综合征，是一种染色体异常的先天性疾病，典型的是第 21 对染色体疾病。

【临床表现】 患者有明显的发育迟缓和智力低下，并有 50% 患者有先天性心脏病，患者通常有典型的先天愚型面容，如面部扁平、眶距大、鼻梁低平、颈短粗。

口腔表现有颌骨发育不足、萌牙迟缓、错𬌗畸形等。牙周组织有严重的牙周炎，牙周破坏程度与菌斑和牙石的刺激强度不相称，有深的牙周袋。

【治疗】 牙周治疗以去除已存在的局部刺激、缓解局部炎症为主，控制菌斑可减缓牙周破坏的速度。

（三）糖尿病

糖尿病是一种因胰岛素绝对或相对不足及胰岛素受体功能及数量异常导致的代谢性疾病，累及多系统和多器官。长期的研究表明糖尿病与牙周病有着密切关系。有研究证实，在相同强度的局部刺激因子条件下，糖尿病患者的牙周炎发生率及严重程度都大于非糖尿病患者；糖尿病患者患牙周炎

笔记栏

的危险性比无糖尿病者高 2.8 ～ 3.4 倍；2 型糖尿病是仅次于年龄、牙石的第三位牙周炎危险因素。糖尿病可引起周围血管和大血管的病变，引起免疫功能低下、中性粒细胞功能低下、胶原分解而合成减少，此外大量糖基化产物可导致细胞功能的异常，因此有人提出牙周炎与其他糖尿病的并发症一样，是其多系统和多器官损害的结果。

【临床表现】 糖尿病患者的牙周破坏一般较广泛且严重，特别是血糖水平控制不良的患者，牙周组织有明显的炎症，牙龈充血呈鲜红或暗红色，龈组织肿胀或增生，极易出血和发生牙周脓肿，牙槽骨破坏广泛而迅速，常有深牙周袋。临床上对于那些牙周炎症严重而广泛、反复发生牙周脓肿、对局部治疗效果不佳的患者应考虑有糖尿病的可能，并进行必要的内科检查。

【治疗】 糖尿病患者应积极地与内科医师配合治疗，达到控制血糖的目的。评估血糖控制的唯一客观方法是糖化血红蛋白（HbAlc）检测，其可反映过去 2 ～ 3 个月血糖控制的平均水平。正常 HbAlc 水平应＜ 6%。糖尿病患者 HbAlc 水平＜ 7%，则认为血糖控制理想，牙周操作同全身健康者；糖尿病患者 HbAlc 水平 7% ～ 8% 为血糖控制一般，牙周治疗操作同正常牙，尽量减少手术操作；糖尿病患者 HbAlc 水平＞ 8%，则为血糖控制不佳，可轻柔地进行非手术治疗，并预防性使用抗菌药物以减少治疗后的感染和创口不愈合的发生。

积极开展口腔卫生宣教，使患者掌握自我菌斑控制的方法，定期进行复查和牙周维护。

血糖控制后，牙周炎的情况会有所好转。有研究表明糖尿病患者彻底的牙周治疗后胰岛素的用量有减少，其糖化血红蛋白水平下降。

（四）艾滋病

艾滋病又称获得性免疫缺乏综合征（acquired immunodeficiency syndrome，AIDS）是受人类免疫缺陷病毒（human immunodeficiency virus，HIV）感染的以免疫缺乏为表现的疾病，可在感染 HIV 后相当长的时期里不表现症状，有约 30% 的感染者首先在口腔出现症状。

HIV 感染者由于全身免疫系统包括口腔的免疫功能受到破坏，而容易发生机会性感染，包括细菌、真菌、病毒。牙周组织也容易发生细菌感染，主要是伴放线聚集杆菌、牙龈卟啉单胞菌等细菌的感染，除此之外，艾滋病患者口腔内白色念珠菌的检出率也较高。

【临床表现】 AIDS 的牙周炎发展迅速，通常有 3 种形式的病损。

1. 线性牙龈红斑 在牙龈边缘有鲜红的 2 ～ 3mm 的红线，易出血，该表现有极高的诊断意义（图 5-22）。

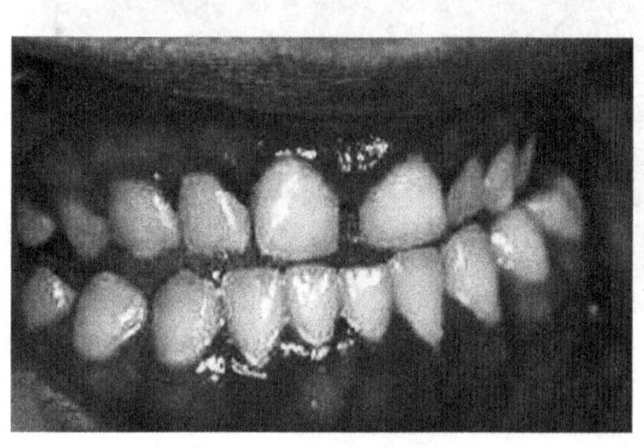

图 5-22 线性牙龈红斑

2. 坏死性溃疡性牙龈炎 与一般的坏死性溃疡性牙龈炎相似，但病情凶险危重。以牙龈边缘及龈乳头坏死为特征。牙龈乳头有严重破坏时，使龈乳头处的牙龈高度低于龈缘高度，呈反波浪状，坏死牙龈表面覆盖白色坏死物。

3. 坏死性溃疡性牙周炎 可由坏死性溃疡性牙龈炎向深部组织发展形成，也可由原有牙周炎加重而成。坏死性溃疡性牙周炎牙槽骨的吸收破坏非常严重，有时有骨的坏死及死骨形成，但患者的菌斑及牙石刺激并不严重。坏死性溃疡性牙周炎的发生与机体免疫功能极度低下有关。患者短期死亡率较高，严重者可发生坏死性溃疡性口炎。

【治疗】 可常规进行牙周治疗，去除坏死组织及牙石和菌斑，全身应给予抗菌药物治疗。甲硝唑为首选，还可使用含漱剂如 0.12% ～ 0.2% 氯己定，也可使用氧化剂，如 1% ～ 3% 过氧化氢，局部擦拭或含漱、冲洗。

（高秀秋 王冠楠）

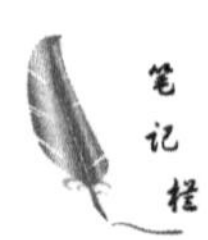

第六章　口腔黏膜常见疾病

【目的要求】

掌握： 口腔黏膜常见疾病的临床表现。

熟悉： 口腔黏膜常见疾病的病因。

了解： 口腔黏膜常见疾病的治疗及预防、鉴别诊断。

口腔黏膜病（oral mucosal disease）是包括主要累及口腔黏膜的类型各异、种类众多的疾病总称。这些疾病可仅发生于口腔黏膜上，亦可在皮肤和口腔黏膜上同时发病。有的口腔黏膜病与全身系统性因素密切相关，或为某些全身疾病在口腔的表征，如内分泌代谢疾病、血液病、维生素缺乏症和性传播疾病等除有全身表现外，在口腔黏膜上亦可具有相应的口腔表征。

常见口腔黏膜病损有10余种，包括溃疡、糜烂、斑与斑片、丘疹与斑块、疱与大疱、脓疱、结节、萎缩、假膜、痂、皲裂、鳞屑、坏死和坏疽等。同一种疾病在不同患者口腔中的表现不尽相同，不同疾病的患者也可以表现为外观相同或相似的病损。诊疗时需详细询问病史，认真观察病损的特点，结合患者全身状况，辅以血液学检查、活体组织检查及免疫组织化学检查、分子生物学检查、脱落细胞学检查和微生物学检查等，做出准确判断，达到良好的治疗效果。

第一节　单纯疱疹

单纯疱疹为感染性疾病，由单纯疱疹病毒（herpes simplex virus，HSV）感染所致的皮肤黏膜病。

一、病　　因

单纯疱疹病毒感染的患者和无症状的带病毒者为传染源，主要通过飞沫、唾液及疱疹渗出液直接接触传播，亦可通过食具及衣物间接传播。传染方式主要为病毒直接经口腔、鼻、眼、呼吸道、生殖器黏膜或破损的皮肤进入人体。

单纯疱疹病毒可分为Ⅰ型、Ⅱ型。引起口腔损害的主要是Ⅰ型单纯疱疹病毒，但有10%左右的口腔损害中可分离出Ⅱ型单纯疱疹病毒。单纯疱疹病毒在口腔黏膜造成原发损害后，可潜伏于体内，在机体遇到激发因素如紫外线、劳累、精神紧张、压力、情绪波动、创伤和感染等时，体内潜伏的病毒活化，可复发。

二、临床表现及诊断

单纯疱疹临床上分为原发性疱疹性口炎和复发性疱疹性口炎两种。

（一）原发性疱疹性口炎

原发性疱疹性口炎由Ⅰ型单纯疱疹病毒引起，表现为急性疱疹性龈口炎。以6岁以下儿童较多见，尤其是6个月至2岁小儿，成人亦可见到。

案例 6-1

患者，男性，2岁。

主诉：发热后口腔糜烂、拒食2天。

现病史：2天前患儿发高热、烦躁不安、哭闹，在儿科急诊治疗后高热已退，昨日发现患儿舌头起小水疱、牙龈红肿、出血，口腔溃烂、流涎，不愿进食。

既往史：无全身系统性疾病及药物过敏史。

检查：发育正常，营养中等，体温37.5℃，舌尖黏膜充血水肿，有透明小水疱，部分水疱破溃形成浅表小溃疡，直径1～2mm，牙龈及上腭充血水肿，有糜烂（图6-1），双侧颌下淋巴结肿大、压痛，口角流涎，躯干、四肢皮肤未见异常。

实验室检查：血常规正常，取疱疹基底物直接涂片瑞氏染色检查可见细胞水肿，气球状变性，细胞多核巨细胞及核内包涵体。

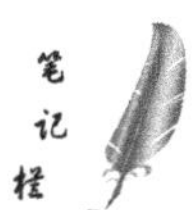

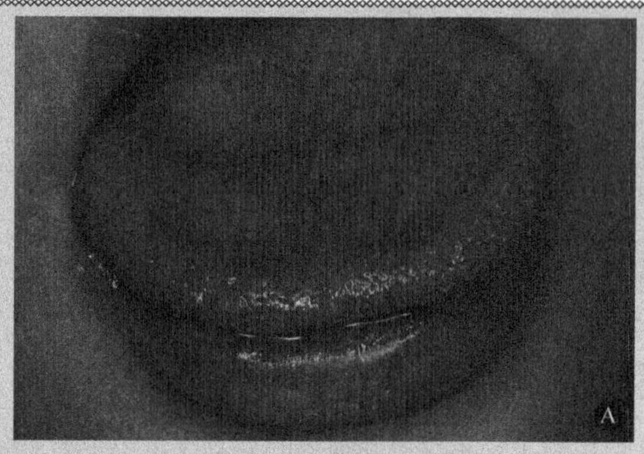
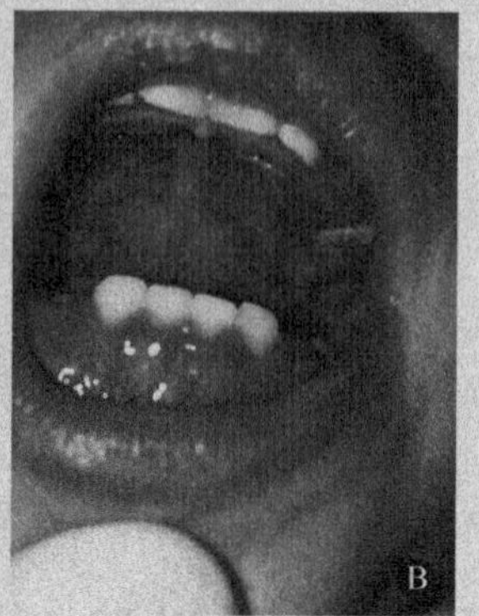

图 6-1　原发性疱疹性口炎

问题：

1. 诊断是什么？

2. 如何治疗？

【临床表现】

1. 症状　原发性疱疹性口炎发病前有接触疱疹患者史，潜伏期 4 ～ 7 天，临床上有以下特点。

（1）发热、头痛、疲乏不适、全身肌肉疼痛，咽喉肿痛等急性症状。

（2）患儿哭闹，烦躁不安，流涎，拒食。

（3）病损可波及包括硬腭、牙龈在内的整个口腔黏膜，成簇小水疱，破溃糜烂，牙龈广泛充血水肿，呈暗红色，亦可起疱糜烂，部分病例伴唇和唇周皮肤起疱糜烂，可形成痂，一般 10 天左右可自愈。

2. 检查

（1）口腔检查包括硬腭、牙龈在内的整个口腔黏膜小水疱、糜烂，牙龈暗红色，唇和唇周皮肤起疱糜烂。

（2）颌下和颈上淋巴结肿大、压痛。温度计测试体温可伴发热。

（3）发病初期血常规检查正常。

【诊断】　大多数病例根据临床表现即可诊断。多见于婴幼儿，全身反应重，口腔黏膜损害为起疱、糜烂，病损可波及牙龈及硬腭。发病早期血常规检查正常。

案例 6-1 分析

根据患者的主要症状及其特点：患儿 2 岁，烦躁不安、哭闹拒食，舌尖黏膜小水疱、小溃疡，牙龈及上腭充血水肿、糜烂，说明该病例表现为急性发作，检查双侧颌下淋巴结肿大、压痛，测试体温 37.5℃，血常规检查正常，最终确诊。

诊断：原发性疱疹性口炎。

（二）复发性疱疹性口炎

复发性疱疹性口炎是在原发性疱疹性口炎愈合后复发的。诱发因素有疲劳、感染、全身抵抗力下降、局部机械损伤等。一般复发部位在口唇或接近口唇处，又称为复发性唇疱疹。

案例 6-2

患者，女性，25 岁。

主诉：唇部溃烂疼痛 3 天。

现病史：3 天前加班后感劳累，口唇周围有发紧不适感，伴有头痛，随即口唇周围出现小疱，疱破后有液体流出，表面结黄痂，疼痛不适逐步加重。患者自述口唇周围经常起疱，紧张劳累时易发作。

既往史：无全身系统性疾病及药物过敏史。

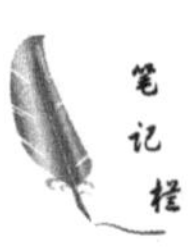
笔记栏

检查：上、下唇红及上唇至鼻腔皮肤、黏膜成簇透明小水疱，部分水疱破溃形成溃疡，部分黄色痂皮形成，双侧颌下淋巴结肿大、压痛（图 6-2）。

实验室检查：血常规正常。刮取疱疹基底物直接涂片检查可见细胞水肿，气球状变性，细胞多核巨细胞及核内包涵体。

问题：

1. 患者的症状有何特点？
2. 诊断是什么？

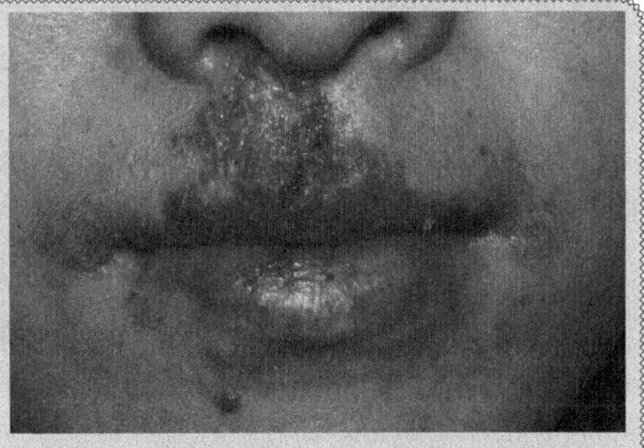

图 6-2　复发性疱疹性口炎（复发性唇疱疹）

【临床表现】

1. 症状

（1）唇部损害以起疱开始，多为成簇小水疱，多在口唇原先发作过的位置附近发生。

（2）复发的前驱阶段，患者可感疲劳、不适，很快在将要发生损害部位出现刺激征、灼痛、痒和张力增加等症状，10 小时左右口唇周围红斑基础上出现水疱，水疱随后破裂、糜烂、结痂。

（3）病损具有自限性，通常 10 天左右自愈，如继发感染常延缓愈合。

2. 辅助检查

（1）细胞学检查：在疱疹的顶部或基底部做细胞涂片，用瑞式（Wrights）染色法检查多核巨细胞和核内嗜酸性包涵体，此法具有特异性，但应注意其他疱疹病毒感染也有类似表现。

（2）血清学及 DNA 内切酶 PCR 技术，或病毒蛋白的电泳可鉴别 HSV-Ⅰ型与Ⅱ型，但血清学方法对新生儿感染的早期诊断无意义。

（3）电镜检查：受损细胞中是否含有不成熟的病毒颗粒或直接查找疱液中的病毒颗粒。

【诊断】　多数病例据临床表现可做出诊断。复发性感染多见成人，全身反应轻，大多发生于口唇周围，病损有时亦可波及牙龈和硬腭。成簇的小水疱，破溃后形成溃疡，口周皮肤可结痂。复发性感染多见于成人，全身反应轻，口角、唇红及唇周皮肤出现的成簇小水疱，发病初期血常规检查正常。

案例 6-2 分析

本病例患者每当紧张劳累时，口唇周围易复发起疱，发病时全身反应轻，口唇部至鼻腔出现成簇的小疱，部分破溃后形成溃疡，伴结痂。检查血常规显示正常。刮取疱疹基底物直接涂片检查可见细胞水肿，气球状变性，细胞多核巨细胞及核内包涵体。

诊断：复发性疱疹性口炎。

【鉴别诊断】

1. 口炎型口疮（疱疹样口疮）　损害为散在分布的单个小溃疡，病程反复，不经过疱疹期。溃疡数量较多，主要分布于口腔内角化程度较差的黏膜处，不波及牙龈及硬腭。儿童少见，多见于成人。

2. 三叉神经带状疱疹　发病多见于中年以后。水疱较大、成簇，沿三叉神经分支排列成带状，病损单侧分布，不越过面中线。

3. 手 - 足 - 口病　发病者多为 3 岁以下儿童。有疾病流行史，夏秋季多见。皮肤为手掌、足底及臀部出现散在的针尖至粟粒大小的斑疹、丘疹和小水疱，数量不等。口腔黏膜散在或聚集分布的疱，破溃形成糜烂面。

4. 疱疹性咽峡炎　以 1 ～ 4 岁儿童发病居多，呈急性发作状态，春末、秋初季节流行。患儿突然高热，38 ～ 40℃，持续 2 天左右，伴咽喉疼痛。病损分布只限于口腔后面的软腭、悬雍垂、扁桃体处，唇部不受累。

【治疗】

1. 抗病毒治疗　阿昔洛韦局部或全身用药。

2. 合并细菌感染患者可使用抗菌药物，肾上腺皮质激素因能导致病毒感染扩散，应慎用。

笔记栏

3. 中医中药治疗 可用于局部的中成药有片仔癀、新癀片等。

第二节 口腔念珠菌病

口腔念珠菌病（oral candidosis）是口腔黏膜感染性疾病，为念珠菌属感染所致。近年来由于抗菌药物及免疫抑制剂广泛应用，发生菌群失调导致口腔黏膜念珠菌病的概率也相应增高。

一、病 因

念珠菌感染是引起本病的病因，其中白念珠菌和热带念珠菌致病力最强。念珠菌感染又称为机会性感染或条件感染，部分健康成人带菌但并不发病，只有当宿主防御功能降低后，非致病性念珠菌方可转化为致病性念珠菌。

二、临床表现及诊断

按其主要病变部位主要有如下临床表现。

（一）念珠菌性口炎

具有代表性的是新生儿鹅口疮，又称雪口病，多发生于婴幼儿。

案例 6-3

患者，男性，1个月。

代诉：口腔内有白色斑片状物1周。

现病史：1周前发现小儿口唇内侧黏膜有较多的白色斑片状物，无发热，不影响进食，大、小便无异常。平时母乳与人工混合喂养。

检查：上、下唇内侧黏膜见大面积凝乳状白色斑片（图6-3），形状不规则，用棉签稍用力擦拭，白色斑片可拭去，基底面黏膜呈鲜红色。

实验室检查：取口腔黏膜白色片状物直接涂片检查，发现大量念珠菌菌丝及孢子。

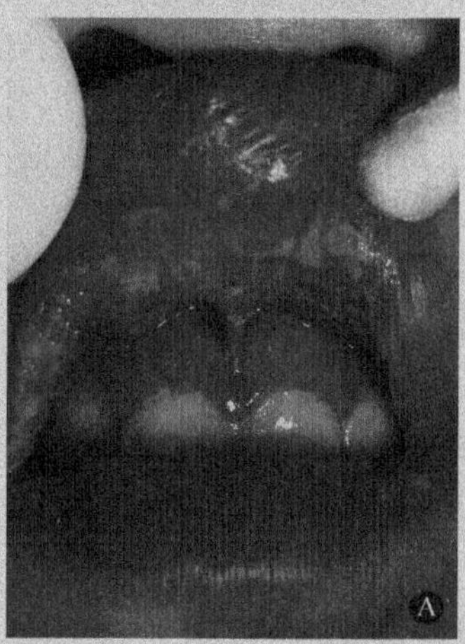

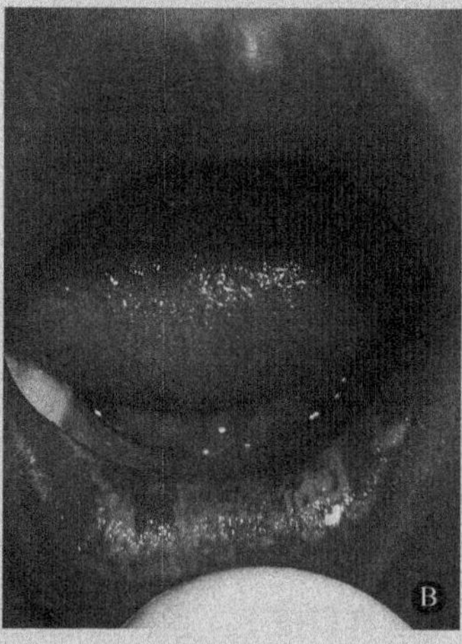

图6-3 念珠菌性口炎（雪口病）

问题：

1. 诊断是什么？
2. 如何治疗？

【临床表现】

1. 症状

（1）好发部位为颊、舌、软腭及唇。

（2）损害区黏膜充血，有散在色白如雪的柔软小斑点，并可相互融合为白色凝乳状斑片，稍用力可拭去，基底面充血。患儿一般无明显症状。

2. 检查 念珠菌涂片镜检可发现孢子和菌丝，念珠菌培养为阳性。

【诊断】 主要依据临床表现作为诊断依据。念珠菌涂片镜检或培养可发现孢子和菌丝。

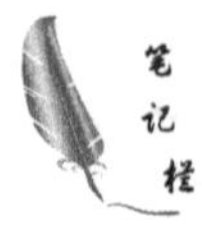

案例 6-3 分析

根据该病例患儿主要症状及特点为：上、下唇内侧黏膜见大面积凝乳状白色斑片，稍用力可拭去，基底面黏膜呈鲜红色。取口腔黏膜白色片状物直接涂片镜检，发现大量念珠菌菌丝及孢子。

诊断：念珠菌性口炎。

治疗：该病例治疗局部可用 2% ～ 4% 碳酸氢钠（小苏打）溶液擦洗口腔。注意患儿奶具和餐具沸煮消毒。哺乳前后母亲用小苏打溶液擦洗乳头。

（二）念珠菌性唇炎

念珠菌性唇炎多发生于高龄患者，一般发生于下唇，可同时有念珠菌口炎或口角炎。

案例 6-4

患者，男性，55 岁，农民。

主诉：嘴唇干燥不适半年余。

现病史：半年前发现嘴唇干燥脱皮，周围起小颗粒样疹子，伴有轻微不适，曾自行服用消炎药治疗，效果不理想，近期不适感加重来诊。

既往史：糖尿病 5 年。无药物过敏史。

检查：唇红黏膜稍肿胀，表面脱屑、皲裂，唇红、皮肤交界处散在小颗粒状突起（图 6-4）。

特殊检查：糖化血红蛋白 13mg/dl，念珠菌涂片镜检可见念珠菌菌丝及孢子。

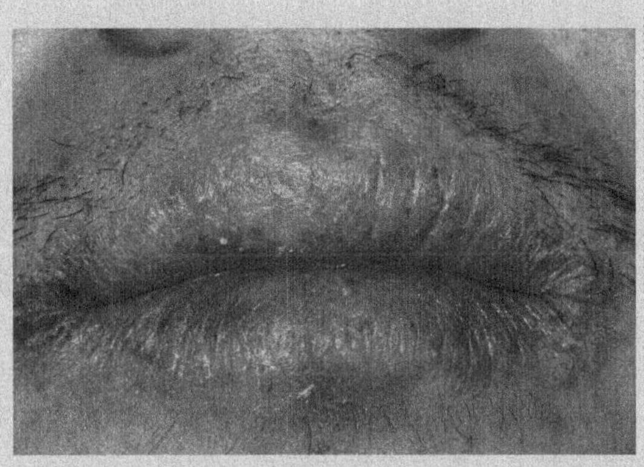

图 6-4　念珠菌性唇炎

问题：

1. 患者的症状有何特点？
2. 诊断是什么？

【临床表现】

1. 症状

（1）糜烂型下唇红唇中份长期存在鲜红色的糜烂面，周围有过角化现象，表面脱屑。

（2）颗粒型表现为下唇肿胀，唇红皮肤交界处常有散在突出的小颗粒。

2. 检查　念珠菌镜检可发现芽生孢子和假菌丝，培养白念珠菌为阳性。

【诊断】　根据临床表现特点进行诊断。

案例 6-4 分析

根据本案例的主要症状及特点表现为唇红黏膜稍肿胀，表面脱屑、皲裂，唇红、皮肤交界处散在小颗粒状突起，有糖尿病史，糖化血红蛋白 13mg/dl，念珠菌涂片镜检可见念珠菌菌丝及孢子。

诊断：念珠菌性唇炎。

治疗：局部可用 2% ～ 4% 碳酸氢钠溶液擦洗唇红，或全身应用抗真菌药物，可同时用增强机体免疫力药物。

（三）念珠菌口角炎临床表现及诊断

念珠菌口角炎常为双侧罹患，多发生于年老体弱、儿童和血液病患者，或长期使用抗菌药物和免疫抑制剂、慢性消耗性疾病的患者。

案例 6-5

患者，女性，80 岁，农民。

主诉：双侧口角裂口疼痛 1 年余。

现病史：1 年前全口牙齿缺失，后发现双侧口角出现裂口，张口时有疼痛感。曾用“红霉素眼膏”涂抹，无明显效果，近期张口疼痛加重来诊。

笔记栏

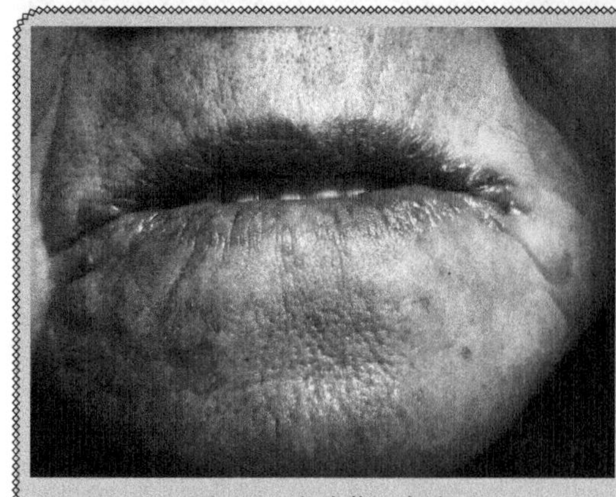
图 6-5 念珠菌口角炎

既往史：健康，无全身系统性疾病及药物过敏史。

检查：全口牙齿缺失，上下颌垂直距离变短，口角区皮肤塌陷呈沟槽状，双侧口角皲裂，邻近的皮肤与黏膜充血，皲裂处有糜烂和少量渗出液，（图 6-5）。

特殊检查：念珠菌涂片镜检：可见念珠菌菌丝及孢子。

问题：

1. 诊断是什么？
2. 如何治疗？

【临床表现】

1. 症状

（1）念珠菌口角炎多发生于年老体弱患者、儿童和血液病等疾病患者。年长患者后牙缺失，上、下颌间垂直距离变短，口角区皮肤、黏膜形成皱褶，潮湿状态导致真菌繁殖。

（2）念珠菌口角炎常为双侧罹患，口角的皮肤与黏膜发生皲裂，邻近的皮肤与黏膜充血，皲裂处常有糜烂和渗出。

2. 检查 念珠菌涂片镜检或念珠菌培养可见念珠菌菌丝及孢子。

【诊断】 白念珠菌病除了根据病史和临床特征诊断外，实验室检查也有重要意义。目前最简单的方法是标本直接涂片镜检，发现念珠菌孢子及菌丝即为阳性结果。

案例 6-5 分析

根据本病例的主要症状及特点：全口牙齿缺失，上、下颌间垂直距离变短，口角区皮肤塌陷呈沟槽状，双侧口角皲裂，邻近皮肤与黏膜充血，皲裂处有糜烂和少量渗出液。念珠菌涂片镜检：可见念珠菌菌丝及孢子。

诊断：念珠菌口角炎。

治疗：该病例治疗应行全口义齿修复，增大垂直距离，局部可用 2% ～ 4% 碳酸氢钠溶液擦洗口角区。

第三节 复发性阿弗他溃疡

复发性阿弗他溃疡（recurrent aphthous ulcer，RAU）是最常见的口腔黏膜溃疡类疾病，具有反复发作的特点，病程有自限性。

一、病 因

复发性阿弗他溃疡的病因复杂，可能为多因素综合作用。

1. 免疫因素 细胞免疫功能下降和 T 淋巴细胞亚群失衡及体液免疫异常和自身免疫反应可能与 RAU 发病相关。

2. 遗传因素 RAU 的发病有遗传倾向。国内外学者调查发现父母均无 RAU，其子女发病的可能性为 12% ～ 29%，父母一方患 RAU 的子女发病率为 30% ～ 45%，父母均患 RAU 的子女发病率为 62% ～ 67%。

3. 系统性疾病因素 RAU 与胃溃疡、十二指肠溃疡、溃疡性结肠炎、局限性肠炎、肝炎、肝硬化和胆道疾病有密切关系。内分泌系统的疾病如糖尿病、月经紊乱等也与 RAU 有一定关系。

4. 感染因素 RAU 与细菌、病毒感染有一定相关性。

5. 营养、环境及心理因素 食物中缺乏锌、铁、硒等元素或维生素 B_{12}、叶酸等摄入不足，精神紧张、工作压力大、失眠、环境变迁与 RAU 发病有关。

6. 其他因素 体内超氧自由基的生成和清除率不平衡、微循环障碍、吸烟因素、血栓素、前列

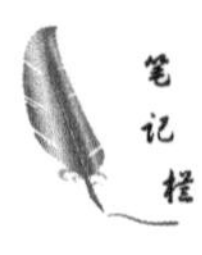

腺素与血管内皮细胞代谢的关系等与 RAU 发病有一定相关性。

二、临床表现及诊断

本病多见于青壮年，好发于唇、颊、舌尖、舌边缘、舌腹、前庭沟和软腭等部位黏膜，而不侵犯角化程度高的附着龈及硬腭。临床根据溃疡大小、深浅及数目不同分为轻型、重型和疱疹型复发性阿弗他溃疡。

（一）轻型复发性阿弗他溃疡的临床表现及诊断

轻型复发性阿弗他溃疡（minor recurrent aphthous ulcer，MiRAU）最常见，约占 RAU 的 80%。

案例 6-6

患者，女性，33 岁。

主诉：口腔溃疡反复发作 2 年伴复发 3 天。

现病史：2 年来口腔溃疡反复发作，位置不固定，平均 1 ～ 2 个月发作一次，每次溃疡 1 ～ 2 个，约黄豆大小，1 ～ 2 周自行愈合。曾用“消炎药及锡类散”治疗，效果不理想。3 天前舌部发生口腔溃疡两处，疼痛、影响进食。

既往史：健康，无全身系统性疾病及药物过敏史。

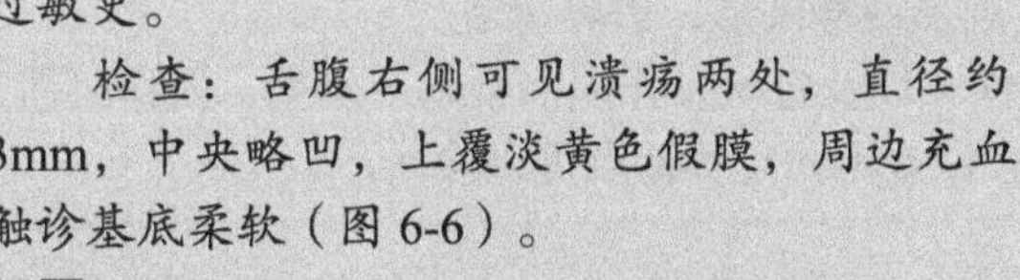

检查：舌腹右侧可见溃疡两处，直径约为 3mm，中央略凹，上覆淡黄色假膜，周边充血，触诊基底柔软（图 6-6）。

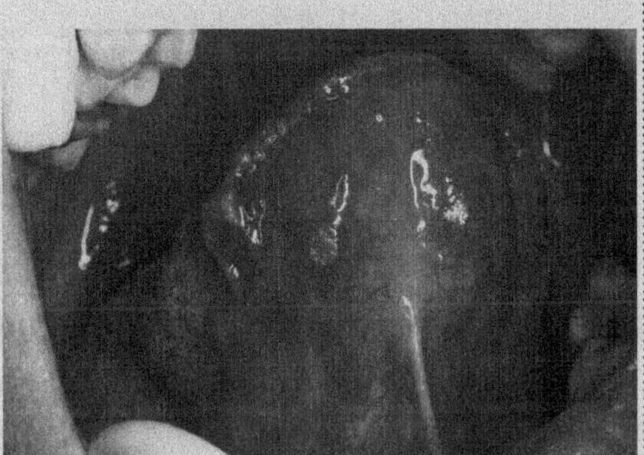

图 6-6　轻型复发性阿弗他溃疡

问题：

1. 诊断是什么？
2. 如何治疗？

【临床表现】

1. 症状

（1）每次发作 1 ～ 5 个溃疡，一般直径 2 ～ 4mm，圆形或椭圆形，边界清晰。

（2）发作前驱期黏膜局部不适、触痛或灼痛；约 24 小时后出现红色小点；2 ～ 3 天后形成溃疡。疼痛影响语言、进食。

（3）具有自限性，1 ～ 2 周溃疡愈合，不留瘢痕，间歇期长短不一。

2. 检查　口腔溃疡 1 ～ 5 个，直径 2 ～ 4mm，圆形或椭圆形，边界清晰。

【诊断要点】 根据临床表现有复发性、自限性，以及每次发作溃疡数目 1 ～ 5 个，直径 2 ～ 4mm，圆形或椭圆形，边界清晰，位置不固定等特点可以诊断。

案例 6-6 分析

本病例有以下特点：口腔溃疡反复发作，位置不固定，可自愈。复发口腔溃疡 2 处，直径约为 3mm，中央略凹，上覆淡黄色假膜，周边充血，触诊基底柔软。

诊断：轻型复发性阿弗他溃疡。

（二）重型复发性阿弗他溃疡

重型复发性阿弗他溃疡（major recurrent aphthous ulcer，MaRAU）又称复发性坏死性黏膜腺周围炎、腺周口疮。

案例 6-7

患者，女性，43 岁。

主诉：口腔溃疡反复发作 5 年伴复发 2 周。

现病史：5 年来口腔溃疡反复发作，位置不固定，多发生于咽喉部，平均 2 ～ 3 个月发作一次大溃疡，约一元硬币大小，溃疡数目 1 ～ 2 个，1 ～ 2 个月方可愈合。曾用“消炎药”治疗，

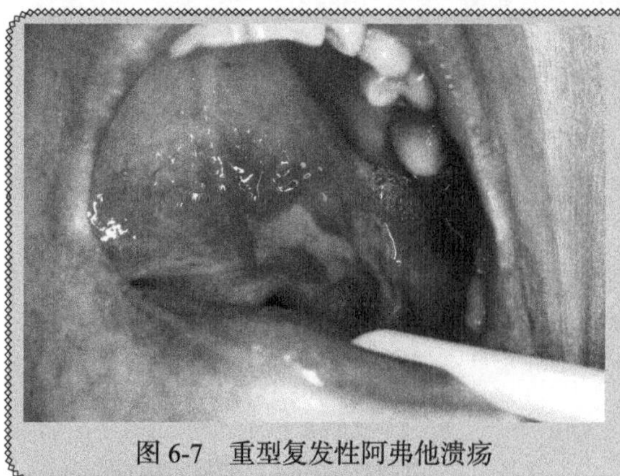

效果不佳。2周前咽喉部发生口腔溃疡1处，疼痛剧烈影响进食。

既往史：健康，无全身系统性疾病及药物过敏史。

检查：软腭左侧可见形状不规则大溃疡1处，直径约为1.5cm，中央略凹，上覆淡黄色假膜，周边充血，边界清楚，触诊基底柔软（图6-7）。

问题：诊断是什么？

图6-7　重型复发性阿弗他溃疡

【临床表现】

1. 症状

（1）溃疡常单个发生，发作时溃疡大而深，似“弹坑”状，直径可达10～30mm，深及黏膜下层及肌层，边缘红肿，边界清楚。

（2）溃疡位置不固定，常见于咽旁、软腭、悬雍垂、唇及口角内侧等。有复发性，1个月余甚至数月可自愈，疼痛明显，愈合后局部可留瘢痕或组织缺损。

2. 检查　口腔溃疡1～5个，直径2～4mm，圆形或椭圆形，边界清晰。

【诊断要点】　根据临床表现有复发性、自限性，以及每次发作溃疡常单个发生，发作时溃疡大而深，似“弹坑”状，直径1～3cm，边界清晰，位置不固定等特点可以诊断。

案例6-7分析

本病例有以下特点：口腔溃疡反复发作，位置不固定，可自愈。软腭左侧可见形状不规则大溃疡1处，直径约为1.5cm，中央略凹，上覆淡黄色假膜，周边充血，边界清楚，触诊基底柔软。

诊断：重型复发性阿弗他溃疡。

（三）疱疹型复发性阿弗他溃疡

疱疹型复发性阿弗他溃疡又称口炎型口疮。

案例6-8

患者，女性，37岁。

主诉：口腔溃疡反复发作6年伴复发5天。

现病史：6年来口腔溃疡反复发作，位置不固定，平均半个月至1个月发作一次，约针头大小，溃疡数目10余个，1～2周可愈合。曾自行口服“维生素B_2”治疗，效果不理想。5天前发生口腔溃疡多处，疼痛剧烈影响语言进食，伴头痛。

既往史：健康，无全身系统性疾病及药物过敏史。

检查：舌腹部黏膜可见小溃疡10余处，直径约为2mm，中央略凹，上覆淡黄色假膜，周边充血，边界清楚，触诊基底柔软（图6-8）。

问题：诊断是什么？

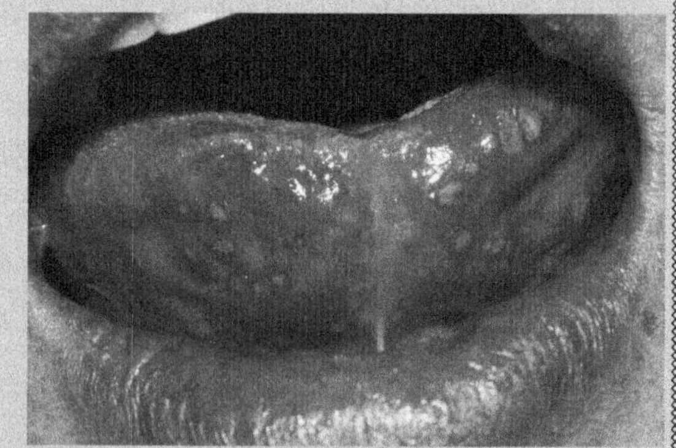

图6-8　疱疹样阿弗他溃疡

【临床表现】

1. 症状

（1）溃疡小而多，散在分布，直径约2mm，可达数十个之多，似“满天星”，周围黏膜充血发红，疼痛明显。可伴头痛，局部淋巴结肿大。

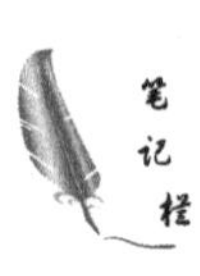

（2）溃疡位置不固定，有复发性，愈合后不留瘢痕。

2. 检查　溃疡散在分布，直径约 2mm，可达 10 余个或数十个之多，边界清晰。

【诊断要点】　根据临床表现有复发性、自限性，溃疡小而多，散在分布，直径约 2mm，可达数十个之多，似“满天星”，边界清晰，位置不固定等特点可以诊断。

案例 6-8 分析

本病例有以下特点：口腔溃疡反复发作，位置不固定，可自愈。舌腹部黏膜可见小溃疡十余处，直径约为 2mm，中央略凹，上覆淡黄色假膜，周边充血，边界清楚，触诊基底柔软。

诊断：疱疹型复发性阿弗他溃疡。

【治疗】　临床上通过局部治疗结合全身治疗可延长间歇期、缩短发作期、减缓病情。

1. 局部治疗　以消炎、止痛、防止继发感染和促进愈合为原则。

2. 全身治疗　以对因治疗、减少复发、争取缓解为原则。主要药物有肾上腺皮质激素、沙利度胺片、细胞毒药物和中成药等，亦可针对系统性疾病，全身营养状况进行辅助治疗，如补充维生素 B、维生素 C，锌、铁、硒等微量元素，合理调配饮食等。

第四节　白　塞　病

白塞病（Behcet disease，BD）又名：“口 - 眼 - 生殖器综合征”。因土耳其眼科医师 Hulusi Behcet1937 年首先报道而得名。

一、病　　因

病因不明，免疫因素、遗传等因素，微循环障碍、微量元素缺乏及病毒感染、细菌感染等可能与本病有关。目前多认为白塞病属自身免疫性疾病。

二、临床表现及诊断

临床特征为同时或先后发生的口腔黏膜溃疡以及眼、生殖器、皮肤病损，其中以口腔溃疡为最基本的病损，发生率达 100%，关节以及心血管、神经、消化、呼吸和泌尿等系统也可出现病变，一旦发生，后果严重，甚至可危及生命。全身各系统均可受累，且有反复发作的特征。

案例 6-9

患者，女性，26 岁。

主诉：口腔反复溃疡 3 年伴生殖器反复溃烂 6 个月。

现病史：3 年前开始，反复口腔溃疡，每月 1～2 次，可自行愈合。近半年来伴发生殖器溃疡，疼痛影响生活，自行购买消炎药膏涂抹，2～4 周可愈合，有眼部不适，曾服中药治疗，效果不佳。

既往史：健康。

检查：下唇红内侧黏膜见两处溃疡，略凹，圆形，直径约 0.3cm，外覆淡黄色假膜，周围组织充血明显。左侧外阴部溃疡，直径约 1cm，上覆淡黄色假膜，触痛明显。眼结膜充血（图 6-9）。皮肤针刺试验阳性。

组织病理检查：非特异性炎症，血管周围见大量单核细胞、多形核白细胞浸润。

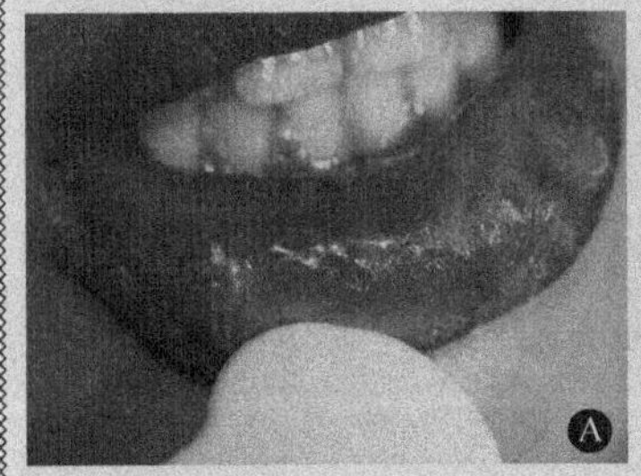

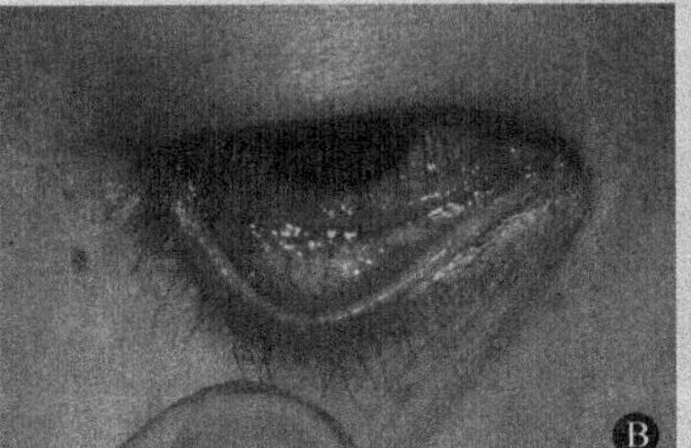

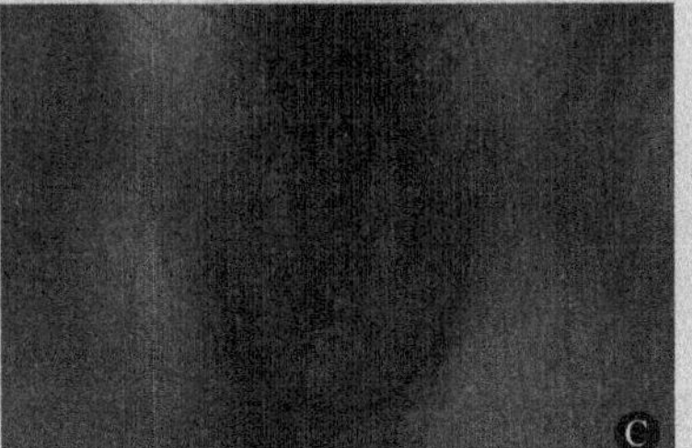

图 6-9　白塞病

问题：

1. 诊断是什么？

2. 如何治疗？

【临床表现】

1. 症状

（1）口腔溃疡是白塞病最常见的症状，反复发作的口腔黏膜溃疡与复发性阿弗他溃疡类似，多表现为轻型或疱疹样型，亦可出现重型。

（2）生殖器溃疡常反复发作，间歇期可长于口腔溃疡，好发于女性的大、小阴唇，男性的阴茎头、包皮等处，溃疡亦可发生于阴道、子宫颈等处。

（3）皮肤损害形态多样，常见的特征损害有结节性红斑、毛囊炎，皮肤针刺反应阳性。

（4）眼疾可分为眼球前段病变和后段病变，约15%在病程的第一年出现，约85%在5年内出现。

2. 检查 反复发作的口腔溃疡、生殖器溃疡、眼疾、皮肤损害及皮肤针刺反应阳性。

【诊断要点】 根据以下特征做出诊断：①复发性口腔溃疡；②眼疾；③复发性阴部溃疡；④皮肤症状；⑤针刺反应阳性（科布内现象）。诊断标准是具有①和②～⑤中的任意2项可以诊断为完全型白塞病；具有①和②～⑤中的任意1项可以诊断为不完全型白塞病。

案例6-9分析

本病例有以下特点：反复发作口腔溃疡同时伴发阴部溃疡及眼疾，皮肤针刺试验阳性。

诊断：白塞病（完全型）。

治疗：全身应用雷公藤总苷、皮质激素、沙利度胺片、细胞毒素药物、中医中药等均可使白塞病病程缩短，抑制急性发作。口腔局部可用各种溃疡散剂、膜剂。外阴溃疡可用四环素可的松眼膏或艾洛松软膏涂抹于溃疡面。眼部病损可用0.5%激素类或抗菌药物滴眼药滴眼。

第五节 口腔扁平苔藓

口腔扁平苔藓（oral lichen planus，OLP）是一种常见的口腔黏膜炎性疾病，在口腔黏膜病中发病率仅次于复发性阿弗他溃疡，该病好发于中年人，女性多于男性。为癌前状态。

一、病 因

本病病因不明。但与精神因素、内分泌因素、免疫因素、感染因素、微循环障碍因素等有关。

1. 精神因素 扁平苔藓发病与失眠、情绪波动、精神压力、更年期或经前期精神紧张、焦虑及抑郁状态有关。

2. 内分泌因素 研究表明，扁平苔藓的发作与缓解与女性患者血雌二醇及睾酮、男性患者雌二醇下降有关。

3. 免疫因素 OLP与免疫因素有关，有关的研究认为扁平苔藓可能是一种由T细胞介导的免疫反应。

4. 感染因素 扁平苔藓发病与幽门螺杆菌感染有关。

5. 微循环障碍因素 高黏血症及微循环障碍与扁平苔藓发生有关。此外还可能与全身系统性疾病，锌、铁、硒等微量元素等有关。

二、临床表现及诊断

口腔黏膜病损可发生在口腔黏膜任何部位，大多左右对称，表现为珠光白色条纹或斑块，有时表现为萎缩。

案例6-10

患者，女性，44岁。

主诉：双颊部粗糙伴进食刺激食物灼痛6个月。

现病史：6个月前发现双颊部发白，有粗糙不适感，偶有进食刺激性食物灼痛感，曾服消炎

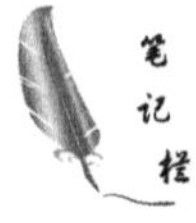
笔记栏

药效果不佳。平时睡眠不佳，脾气较急躁。

既往史：无全身系统性疾病及药物过敏史。

检查：双颊黏膜大面积珠光白色网纹伴充血，其余口腔黏膜未见异常（图 6-10）。触诊基底不硬。

病理检查结果：上皮过角化，粒层肥厚，基底细胞液化变性，基底膜下方带状淋巴细胞浸润。

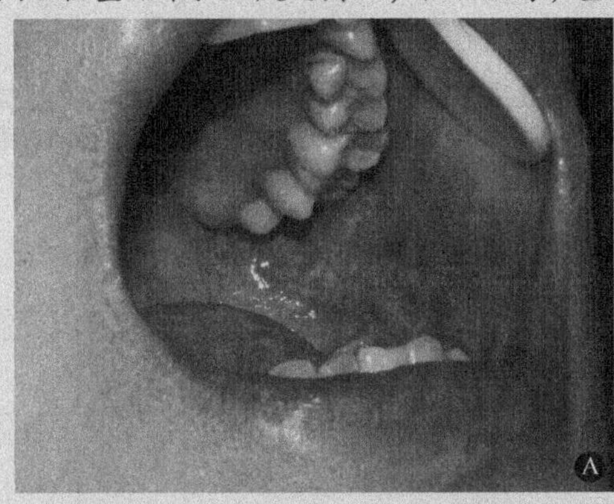

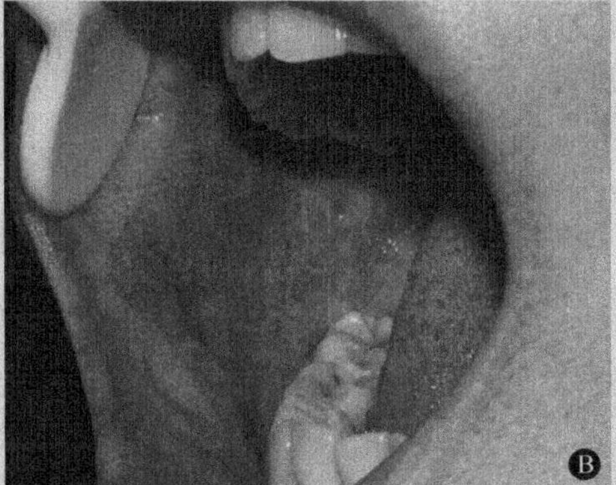

图 6-10　口腔扁平苔藓

问题：

1. 诊断是什么？
2. 如何治疗？

【临床表现】

1. 症状

（1）口腔黏膜病损可发生在口腔黏膜任何部位，大多左右对称，病损可见于颊部、舌部、唇部、牙龈等部位。病损表现为珠光白色小丘疹，连成线状白色、灰白色花纹。可组成网状、树枝状、环状或半环状等形状，也可表现为白色斑块状。局部黏膜可伴充血、糜烂，萎缩和小疱等。

（2）患者多无自觉症状，常偶然发现，有些患者感黏膜粗糙，木涩感，烧灼感，口干，偶有虫爬痒感，有些患者遇辛辣、酸、热、咸味刺激时，局部敏感灼痛。

（3）皮肤病损大多左右对称，以四肢伸侧多见，呈紫红色或暗红色多角形扁平丘疹，表面具有蜡样光泽，微高出皮肤表面，边界清楚。

（4）指（趾）甲病损多见于指甲板萎缩变薄，可有纵沟或嵴，严重者形成纵裂。

2. 检查

（1）临床检查：口腔黏膜珠光白色斑纹，皮肤病损暗红色多角形扁平丘疹，皮肤或唇红部小丘疹可见点状或网状白色条纹，称为 Wickham 纹，将液体石蜡涂于表面则更清晰可见。

（2）组织病理学检查或免疫病理检查。

【诊断要点】　根据病史及典型的口腔黏膜白色损害特征即可做出临床诊断，典型的皮肤 Wickham 纹及紫红色丘疹，指（趾）甲损害亦可作为诊断依据。

案例 6-10 分析

本病例有以下特点：中年女性，平时睡眠不佳，脾气较急躁。临床检查可见双颊黏膜大面积珠光白色网纹伴充血，触诊基底不硬。病理检查结果：上皮过角化，粒层肥厚，基底细胞液化变性，基底膜下方带状淋巴细胞浸润。

诊断：口腔扁平苔藓。

治疗：注意调整心态，避免焦虑、抑郁状态及不良情绪，注意休息及睡眠，避免劳累。可短期小剂量口服皮质激素、雷公藤总苷、复方丹参片等。饮食调理，补充锌、铁、硒微量元素及维生素类药物。

第六节 口腔白斑病

口腔白斑病（oral leukoplakia）是指口腔黏膜上的白色斑块或斑片，不能以临床和组织病理学的方法诊断为其他任何疾病者。临床上以组织活检的病理结果为确诊依据。

一、病　　因

白斑的发病与局部长期的刺激因素及某些全身因素有关。吸烟与白斑有密切关系。嗜酒、食过烫或酸辣刺激食物、嚼槟榔等习惯造成的局部理化刺激也与白斑发生密切相关。此外，白念珠菌等真菌感染与白斑发生有关。全身因素中包括患者的微量元素缺乏、微循环障碍及易感的遗传体质等均与白斑发病相关。

二、临床表现及诊断

中年以上男性多见，可发生于口腔黏膜的任何部位，如颊部、舌部、唇、前庭沟、腭和牙龈等部位。

案例 6-11

患者，男性，57岁。

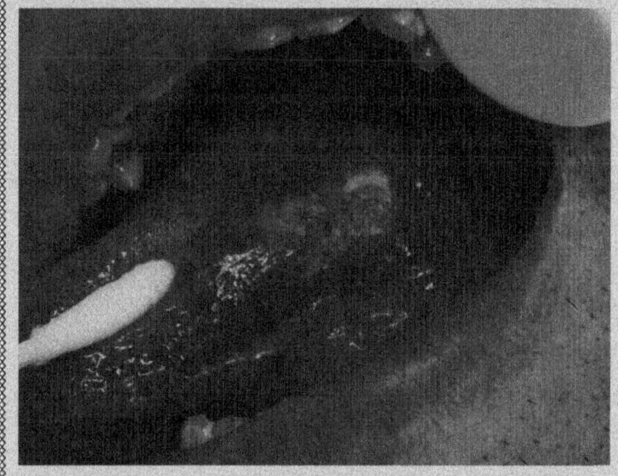

图 6-11　白斑

主诉：舌左侧缘粗糙不适6个月。

现病史：6个月前开始自觉舌左侧缘黏膜有粗糙不适感，无明显疼痛，未做治疗，现感不适加重来诊。

既往史：无全身系统性疾病及药物过敏史。

个人史：吸烟26年，每天40支。

检查：舌左侧缘黏膜呈白色斑块状损害，略隆起于黏膜表面，病损局部有颗粒状突起，呈红白间杂损害，白色斑块不能拭去，触诊基底不硬（图 6-11）。双颊黏膜及唇黏膜未见异常。

组织病理检查：上皮过度正角化，粒层明显，棘层增厚，上皮钉突伸长变粗，固有层和黏膜下层中有炎性细胞浸润，上皮中度异常增生。

问题：如何诊断白斑？

【临床表现】

1. 症状　白斑为口腔黏膜白色斑块，可分为均质型与非均质型，表现为斑块状、皱纹纸状、颗粒状、疣状或溃疡状。局部有粗糙感、木涩感，可伴味觉减退，伴有溃烂时可出现自发痛及刺激痛。

2. 检查　白斑的病理检查表现为：伴有上皮过度正角化或过度不全角化；粒层明显，棘层增厚；上皮钉突伸长变粗，固有层和黏膜下层中有炎症细胞浸润，可伴有或不伴有上皮异常增生。如伴有上皮异常增生，可分为轻度、中度或重度异常增生。

【诊断】　可根据临床表现、病理检查、辅以脱落细胞检查及甲苯胺蓝染色等做出诊断。或用暗视野镜检查病损区域，暗区处可作为组织活检的部位。

【鉴别诊断】　应与口腔白色角化病、口腔念珠菌病相鉴别。

1. 口腔白色角化病　一般有明显的局部刺激因素，如吸烟及残冠、根，损害基底部柔软，致病因素去除后，损害常在2周内消失。

2. 口腔念珠菌病　可发生于颊、舌背及腭部黏膜，假膜状增生，可擦掉，无局部刺激因素。局部涂片镜检可见菌丝及孢子，或组织病理检查见菌丝深入到黏膜内部，引起角化不全，棘层肥厚，上皮增生，微脓肿形成，可与白斑相鉴别。

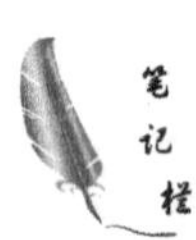
笔记栏

案例 6-11 分析

本病例的主要症状及特点如下：①舌左侧缘白色斑块伴颗粒状红白间杂损害，不能擦去。病损略隆起，粗糙感明显，无疼痛。②患者有 26 年的吸烟史，量大。③病理结果符合白斑的诊断。

诊断：口腔白斑病。

【治疗】

1. 去除局部刺激因素　如戒烟、禁酒，少吃烫、辣食物。

2. 一般情况下可采用药物治疗，如维甲酸类药物全身应用或局部擦涂，口服昆明三海棠，硒卡拉胶囊等。

3. 对于伴有中、重度上皮异常增生的患者，可采用局部激光或高频电刀根治术，或手术彻底切除病损。定期复查。

第七节　寻常型天疱疮

天疱疮（pemphigus）是一种严重、慢性皮肤及黏膜的自身免疫性疾病，为大疱性损害。临床上根据皮肤损害特点可以分为寻常型、增殖型、落叶型和红斑型四类，其中口腔黏膜损害以寻常型天疱疮最为多见，且最早出现。

一、病　　因

本病病因不明，目前认为是自身免疫性疾病。与病毒感染、紫外线照射、含有巯基结构的药物（如青霉胺等）刺激、微量元素缺乏、雌激素变化有关，这些因素使棘细胞层间的粘合物质成为自身抗原而诱发自身免疫反应。天疱疮发病机制核心在于棘层松解的出现。

二、临床表现及诊断

流行病学研究显示，天疱疮的发病率为（0.5 ～ 3.2）/10 万，可发生于任何年龄，最多见于 40 ～ 60 岁人群。

案例 6-12

患者，男性，80 岁。

主诉：口腔溃烂 3 个月。

现病史：3 个月来，不明原因口腔黏膜起疱、溃烂、疼痛和影响进食，曾在当地医院就诊，诊断为“口腔溃疡”，使用消炎漱口水，效果不佳，现症状持续加重无法正常进食来诊。

既往史：无系统性疾病及药物过敏史。

检查：双颊、下牙槽嵴黏膜、上腭可见多处糜烂面，探针试验阳性（图 6-12）。

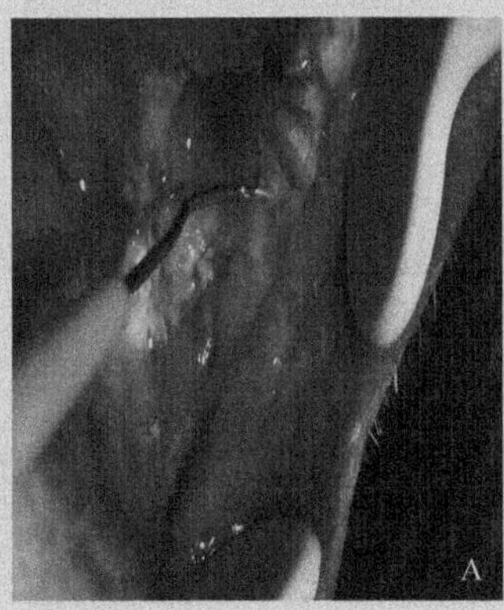

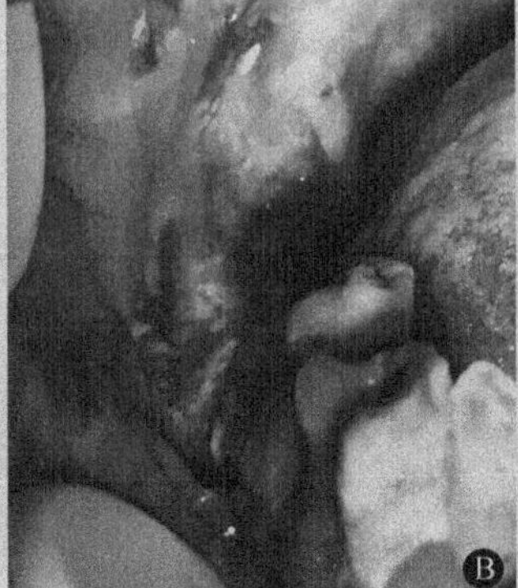

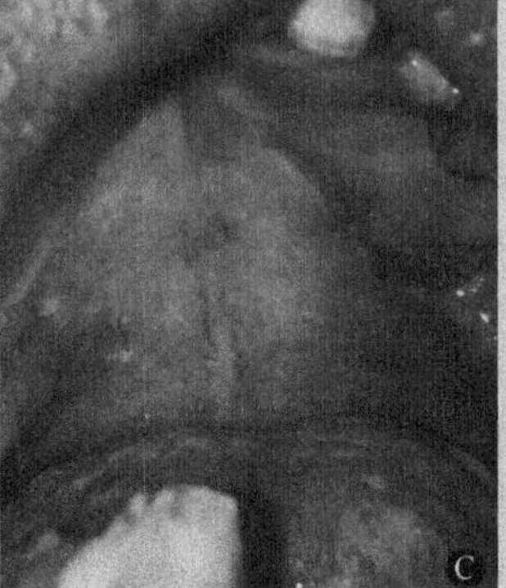

图 6-12　天疱疮

组织病理检查：上皮内棘细胞层松解和上皮内疱形成，固有层炎症细胞浸润。

问题：患者如何诊断及治疗？

笔记栏

【临床表现】

1. 症状 寻常型天疱疮病例几乎全部有口腔病损，病损可出现在软腭、硬腭、唇、颊和舌部等易受摩擦的部位，亦可伴发皮肤病损，发生于前胸、躯干及头皮、颈、腋窝和腹股沟等易受摩擦处，在正常皮肤上出现大小不等的水疱，疱壁薄而松弛易破，破后露出溃烂面，感染后可化脓形成脓血痂，有臭味，愈后可留色素。

2. 检查 若将疱壁撕去时，可连同邻近外观正常的黏膜一并无痛性地撕去，遗留下一鲜红的糜烂面，这种现象被称为揭皮试验阳性；探针可顺着糜烂面的边缘无痛性插入看似正常的黏膜下方，为探针试验阳性；用手指轻推外表正常皮肤或黏膜，即可迅速形成水疱，或使原有的水疱在皮肤上移动，在口腔内用舌舐及黏膜，可使外观正常的黏膜表层脱落或撕去，这些现象称 Nikolsky 征，即尼氏征阳性。组织病理学检查为棘层松解，免疫病理检查直接免疫荧光法可见抗棘细胞间粘结物抗体，间接免疫荧光试验可检测血清中抗棘细胞及棘细胞层细胞间质循环抗体，对于天疱疮具有诊断意义。

【诊断】 根据典型的临床表现及检查，用探针无阻力地伸入到看似正常的表皮下方或邻近黏膜下方，尼氏征阳性，有助于诊断，确诊需做活检或免疫荧光试验，采用酶联免疫吸附法检测血清中抗桥粒芯蛋白 Dsg1 和 Dsg3 抗体水平亦有助于确诊。

案例 6-12 分析

患者为慢性病程，反复发作。双颊、下牙槽嵴黏膜、上腭可见多处糜烂面，探针试验阳性。组织病理示上皮内疱，棘层松解。

诊断：寻常型天疱疮。

治疗：

（1）全身大剂量皮质激素冲击疗法，细胞毒药物。局部使用消炎药物涂抹或湿敷。加强营养，饮食避免辛辣及其他刺激性食物。补充多元维生素及微量元素，避免局部理化刺激。

（2）中医中药治疗。

预后：经过合理治疗，预后良好，可以达到治愈，但需要服用较长时间激素。

第八节 获得性免疫缺陷综合征

一、病 因

获得性免疫缺陷综合征（AIDS），又称艾滋病，是人感染了人类免疫缺陷病毒（HIV），而造成进行性免疫功能缺陷，传染源是被 HIV 感染的人，包括 HIV 感染者和艾滋病患者，通过血液、精液、阴道分泌物、胸腹水、脑脊液、羊水和乳汁等体液传播。

二、临床表现及诊断

案例 6-13

患者，男性，31 岁。

主诉：口腔内发白不适 2 个月。

现病史：口腔内发白不适 2 个月，曾自行使用消炎漱口水漱口治疗，无效。近期有腹泻、体重下降。平时性生活比较混乱，有接触注射毒品史。

既往史：身体健康，无全身系统性疾病及药物过敏史。

口腔检查：舌背、下唇红内侧、双侧口角区、颊部、舌侧缘、舌腹、口底黏膜可见大面积白色假膜，用力可拭去（图 6-13）。

血清学检查：HIV 抗体阳性。

真菌涂片检查：可见酵母样孢子及菌丝。

问题：如何诊断？

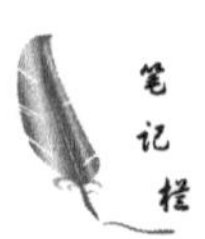

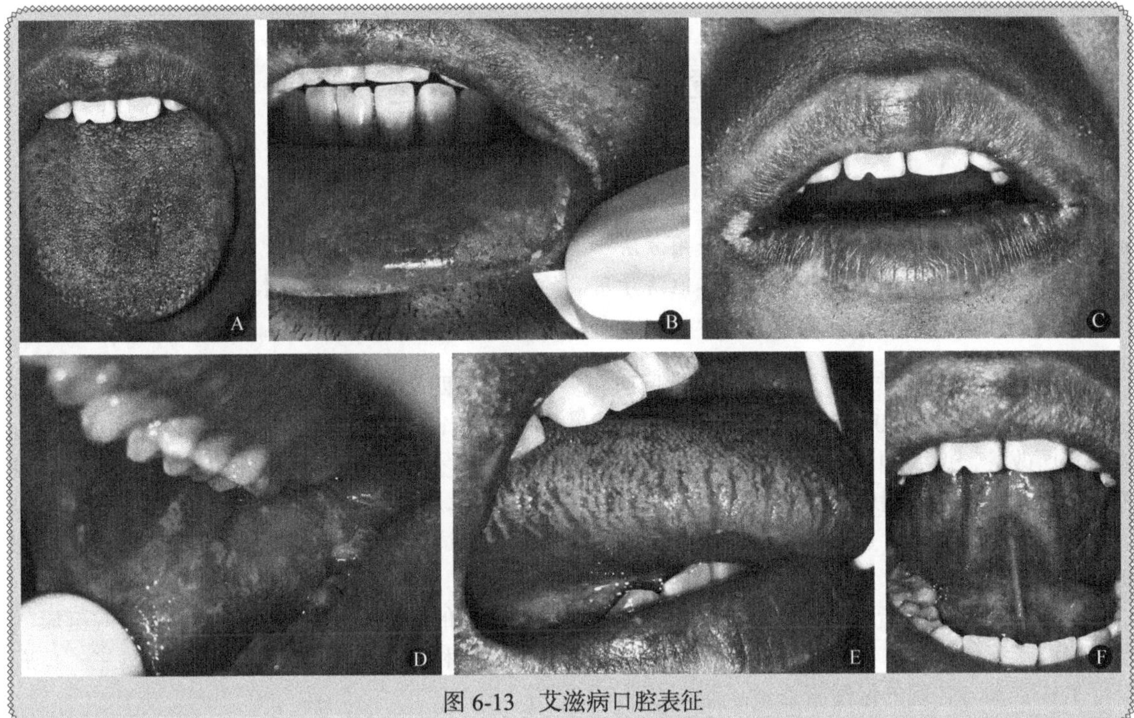

图 6-13 艾滋病口腔表征

【临床表现】

1. 症状 HIV 感染后有一个长期的过程，大致分为 3 个阶段：急性感染期、无症状感染期、艾滋病期。临床表现从最初的发热、咽痛、腹泻、淋巴结肿大等急性症状，逐步发展为持续 6 ～ 8 年的无明显急性症状、但具有传染性时期，最终发生全身机会感染、恶性肿瘤及中枢神经系统病变等。口腔表现为真菌感染、病毒感染、卡波西肉瘤、HIV 相关性牙周病、坏死性口炎和溃疡性损害等。

2. 检查

（1）血清学检查：HIV 抗体阳性。

（2）真菌涂片检查：可见真菌孢子及菌丝。

案例 6-13 分析

本病例具有以下临床症状和特点：近期有腹泻、体重下降。口腔检查可见黏膜表面大面积白色真菌感染形成假膜。血清学检查：HIV 抗体阳性，真菌涂片检查可见酵母样孢子及菌丝。

诊断：艾滋病。

本病例可能诱因是平时性生活比较混乱，有接触注射毒品史。通过性接触或注射毒品等血液途径感染艾滋病毒。

（袁昌青）

笔记栏

第七章 口腔卫生保健

【目的要求】

掌握：①刷牙的方法。②牙线的使用方法。

熟悉：①牙间刷、电动冲牙器等其他洁牙用品的使用方法。②常见的口腔不良习惯。

了解：①菌斑的显示方法。②妊娠期妇女易发生口腔疾病的原因。

龋病、牙周病、错𬌗畸形是口腔的常见病和多发病。第四次全国口腔流行病学调查结果显示：在2005～2015年的10年间，我国老年人存留牙数有所增加、居民口腔健康知识水平和口腔健康行为均有所改善，但我国儿童患龋呈快速增长趋势，中老年人牙周健康状况较差。要切实改善国民口腔健康状况，必须立足于预防，贯彻“政府领导，全民参与，预防为主，防治结合，以防促治，以治助防”的工作方针，通过全民口腔健康教育与促进，采取适当的口腔卫生保健措施达到预防和控制口腔疾病的目的。

口腔卫生保健是指通过采取健康的生活方式及实施适当的保健措施，以保持和促进口腔健康、预防口腔疾病的发生。口腔卫生保健应是科学可行、为社会和群众接受的并以自我保健为主、口腔卫生工作者参与实现的保健服务。

第一节 口腔卫生保健技术和方法

良好的口腔卫生维护是口腔预防保健的重要内容，目的在于控制菌斑，消除软垢及食物残渣，使口腔及牙颌系统有健康的环境，从而发挥正常的生理功能。口腔卫生维护的措施包括自我口腔保健及专业口腔保健。具体措施有：刷牙，使用牙线、牙签、牙间刷，漱口，预防性清洁术、龈上洁治术和龈下刮治术等。

（一）漱口

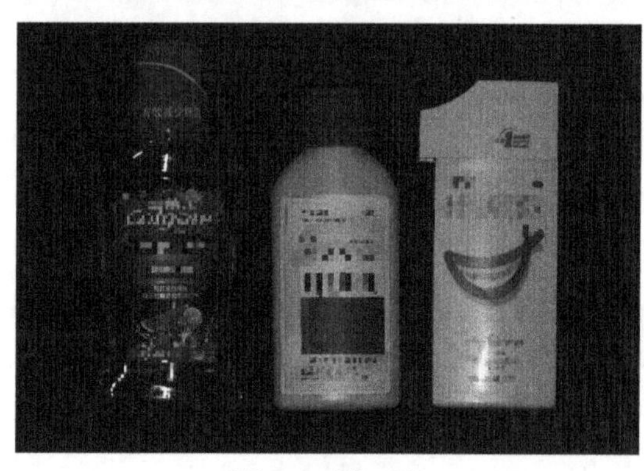

图7-1 漱口液

漱口（mouth rinsing）是最常用的清洁口腔的方法，可采用清洁水、淡盐水或者加入某些药物成分的溶液作为漱口液（图7-1）。应注意的是，漱口只能作为口腔护理的辅助手段，不能代替刷牙。

漱口的方法：漱口时将少量漱口液含入口内，紧闭嘴唇，上、下牙稍微张开，使液体通过牙间隙区，轻轻加压，然后鼓动两颊及唇部，使溶液能在口腔内充分地接触牙面、牙龈及黏膜表面，同时运动舌，使漱口水能自由地接触牙面与牙间隙区。利用水力前后左右，反复几次冲洗滞留在口腔各处的碎屑和食物残渣，然后将漱口水吐出。若戴有活动义齿，应先取下义齿再含漱。需要时，漱口后漱喉咙，把水含入口中，把头仰起漱15秒左右，然后吐出，重复一遍即可。

（二）刷牙

刷牙（tooth brushing）是应用最普遍的去除牙菌斑的自我保健措施。

1. 牙刷（toothbrush） 在古代，人们常通过咀嚼小树枝来清洁牙和牙龈，唐朝已有用猪鬃毛制作的与现代牙刷相似的刷牙工具的记载；1780年英国人William Addis用骨柄、猪鬃毛制作了牙刷，被称为“第一支有效牙刷”；1900年赛璐珞被用来制作牙刷柄；1938年，尼龙开始用于牙刷的制造；20世纪60年代第一把电动牙刷问世。

设计科学合理的牙刷有助于保持口腔卫生，促进牙周组织健康且不损伤口腔软、硬组织。牙刷的选择要注意刷头大小适宜，以便在口腔内特别是口腔后部转动自如；刷毛软硬度适宜，太

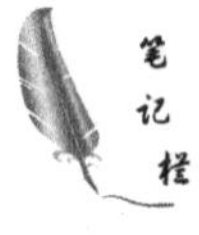

笔记栏

硬容易损伤牙及牙龈；刷柄易于握持。保健牙刷有以下特点：刷柄长宽合适，刷头小，刷毛软，毛束排列整齐并有一定间距，刷毛末端经磨毛处理，能有效去除牙菌斑，但对牙体、牙龈损伤小（图 7-2A）。

牙刷可根据年龄、用途及口腔的其他情况来选择，一般人采用保健牙刷；儿童应选择刷头小、刷毛柔软、利于握持的儿童牙刷（图 7-2B）；老年人或牙周病患者宜选用刷毛较软的牙刷；戴固定矫治器者可以选用专用正畸牙刷，使刷毛分跨于托槽和钢丝的两侧，能有效去除牙及托槽和钢丝上的菌斑，按摩牙龈；指套式牙刷（图 7-2C），可戴于成人手指上，用于帮助幼儿清洁牙齿。

电动牙刷（图 7-2D）一般分为声波式与旋转式。旋转式电动牙刷主要通过刷头的顺时针或者逆时针转动来达到清洁牙齿的目的；声波式电动牙刷主要采用高频振动来清洁牙齿。电动牙刷清洁能力强、效率高，适用于手动刷牙无法达到理想刷牙效果的患者。

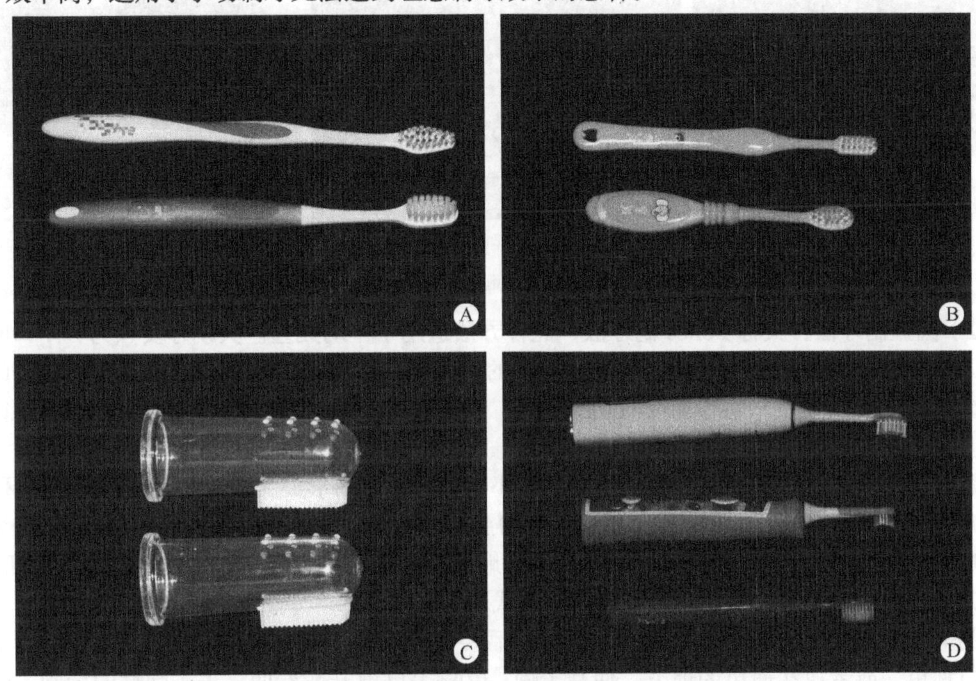

图 7-2　不同类型牙刷

A. 成人保健牙刷；B. 儿童牙刷；C. 指套式牙刷；D. 电动牙刷

2. 刷牙的目的　①消除口腔内软垢、食物残渣和部分牙面菌斑，防止牙石的形成；②按摩牙龈，促进牙龈组织的血液循环，增强牙龈组织的抵抗力；③减少口腔细菌和其他有害物质，对预防口腔疾病，特别是预防龋病和牙周病，具有重要的作用。

3. 刷牙的方法　刷牙是保持口腔卫生的有效措施，但不正确的刷牙方法可导致牙龈萎缩、牙体楔状缺损等口腔疾病的发生。

刷牙的方法种类很多，理想的刷牙法应当简单易学，清洁牙齿效果好，不损伤牙体和牙周组织。这里介绍两种主要的刷牙方法。

（1）水平颤动拂刷法（图 7-3）：是一种能有效清除龈沟内牙菌斑的刷牙方法。具体操作要领如下。

1）手持牙刷刷柄，先将刷头放置于口腔内一侧的后牙牙颈部，刷毛与牙长轴大约呈 45°，刷毛指向牙根方向（上颌牙向上，下颌牙向下），轻微加压，使刷毛部分进入牙龈沟内，部分置于牙龈上。

2）以 2 ～ 3 颗牙为一组开始刷牙，用短距离水平颤动的往返动作在同一个部位至少刷 10 次，然后将牙刷向牙冠方向转动，继续拂刷牙齿的唇（颊）舌（腭）面。

3）刷完第一个部位之后，将牙刷移至下一组 2 ～ 3 颗牙的位置重新放置，注意与第一个部位保持有重叠的区域，继续进行下一个部位的刷牙。

笔记栏

4）刷上前牙舌面时，将刷头竖放在牙面上，使前部刷毛接触龈缘，自上而下拂刷。刷下前牙舌面时，自下而上拂刷。

5）刷咬合面时，刷毛指向咬合面，稍用力前后短距离来回刷。

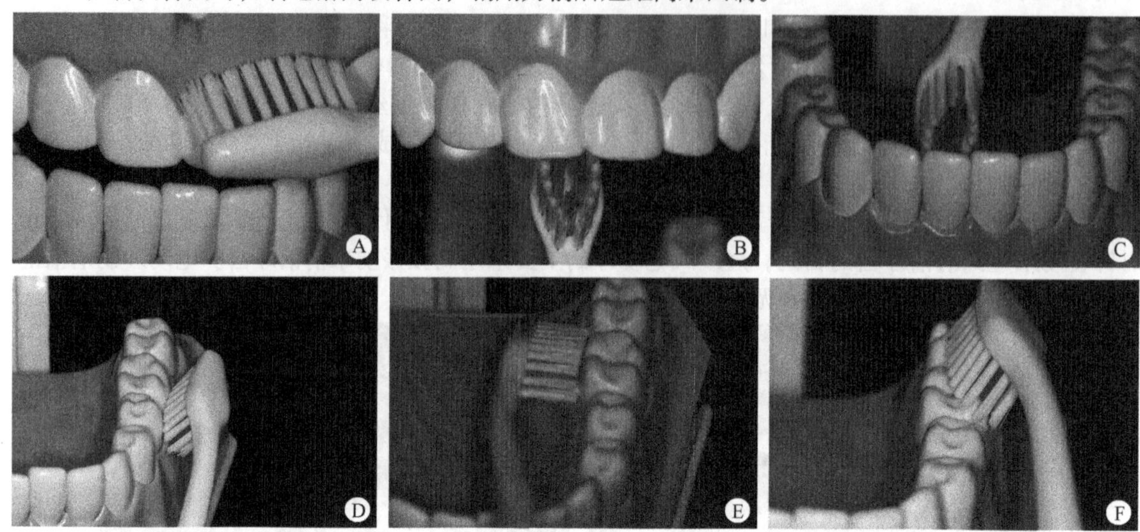

图 7-3 水平颤动拂刷法

A. 前牙唇侧；B. 上前牙腭侧；C. 下前牙舌侧；D. 后牙颊侧；E. 后牙舌侧；F. 后牙𬌗面

（2）圆弧刷牙法：又称 Fones 刷牙法，此种方法适用于年幼儿童。其刷牙要领为：闭口时，将牙刷放入口腔前庭，刷毛轻度接触上颌最后磨牙的牙龈区，用较快、较宽的圆弧动作，较小的压力从上颌牙龈拖至下颌牙龈。前牙切缘对切缘接触，做连续的圆弧形颤动，舌侧面与腭侧面需往返颤动，由上颌牙弓到下颌牙弓。

4. 刷牙的时间和频率 牙菌斑清除后 1 ～ 6 小时菌斑可重新形成，因此，至少每天须刷牙 2 次，刷牙时每个区域颤动 5 ～ 10 次，或每次刷牙 3 分钟，刷牙时间的长短应以能彻底控制菌斑为度。刷牙的顺序应从上颌最后一颗磨牙的远中面开始，顺着牙弓刷洗𬌗面和切缘，再刷洗唇颊面、舌腭面，直至刷完另一侧最后的磨牙，下颌牙以同样的方式刷洗。

5. 牙刷的正确使用及保管 ①每次用完牙刷后要彻底洗涤，并将水分尽量甩去，将牙刷头朝上放在漱口杯里，或者放在通风的地方，使其干燥；②刷毛已散开或卷曲、失去弹性的牙刷，必须及时更换，否则易损伤牙龈；③牙刷不能与他人合用，以防传染疾病。

（三）洁牙剂及其作用

1. 洁牙剂的定义及种类 洁牙剂是刷牙时用以辅助去除牙菌斑、软垢、食物残渣的制剂。洁牙剂按剂型分为粉状、液状和膏状。膏状洁牙剂即牙膏，性能稳定清洁效果好，使用和保存方便，因此被广泛使用。

2. 牙膏的成分 普通牙膏的基本成分为摩擦剂、洁净剂、润湿剂、胶黏剂、防腐剂、芳香剂及水。另外，根据不同的目的可加入有保健作用的制剂。

3. 牙膏的基本作用 牙膏的基本作用是清洁口腔，牙膏可增强牙刷去除食物残渣、软垢和菌斑的能力；其次牙膏可消除或减轻口腔异味，保持口腔的清洁美观；当牙膏中加入其他有效成分如氟化物、抗菌药物、脱敏药物时，则具有防龋、消炎、脱敏等特殊作用。

4. 功效牙膏 又称为预防性或治疗性牙膏（prophylactic or therapeutic dentifrices）指除了清洁口腔功能外，还具有预防或治疗某些口腔疾病的功能的牙膏。

（1）含氟牙膏（fluoridated toothpastes）：用于含氟牙膏的氟化物主要由氟化钠、单氟磷酸钠及氟化亚锡等。含氟牙膏主要用于防龋。成人牙膏的氟浓度一般为 1000 ～ 1500mg/kg，每天刷牙 2 次，每次使用 1g 的含氟牙膏（约 1cm 长的膏体）。对于儿童，特别是 6 岁以下的儿童，应该使用含氟量更少的儿童牙膏（含氟浓度一般为 250 ～ 500mg/kg），每天不超过 2 次，每次的用量不超过一颗豌豆的大小。儿童使用含氟牙膏应在家长监督和指导下进行。

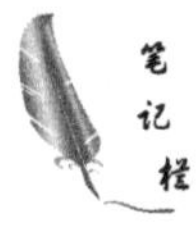

（2）氯己定牙膏（toothpaste containing chlorhexidine）：氯己定是一种广谱抗菌药物，能有效

控制菌斑和牙龈炎。

（3）脱敏牙膏（toothpaste for desensitization）：主要含氯化锶和硝酸钾，氯化锶通过阻塞牙本质小管而缓解牙本质过敏症状；硝酸钾则直接作用于感觉神经细胞，抑制神经传送疼痛信号而缓解疼痛。

（4）增白牙膏（whitening toothpastes）：主要通过摩擦剂或氧化剂发挥作用。

（5）中草药牙膏（toothpastes containing herbs）：有的中草药牙膏经抑菌实验证实有一定的抑制牙周病致病菌的作用。

（四）其他洁牙用品与使用方法

1. 牙线（dental floss） 是被广泛推荐使用的牙间清洁用品，能够进入邻面龈沟清除龈下菌斑、食物残渣和软垢（图 7-4）。

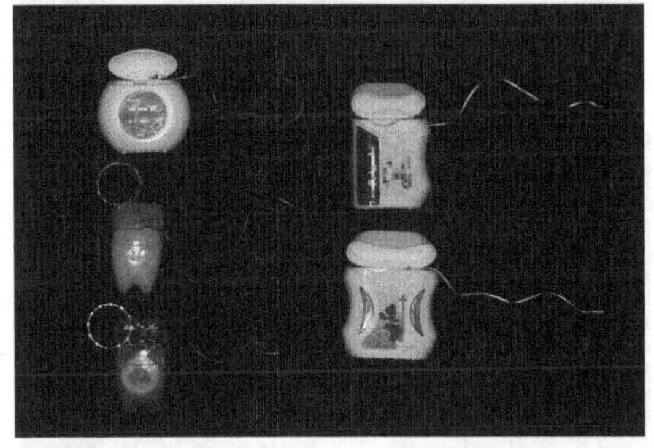

图 7-4 牙线

（1）材料：主要材质有棉、麻、丝、尼龙或涤纶线，牙线表面有蜡或无蜡。

（2）形状：牙线横断面呈圆形、扁平形。

（3）使用方法见图 7-5。

（4）牙线棒：又称牙线签（图 7-6），使用方法见图 7-7。

2. 牙签（toothpick） 因牙周疾病牙龈退缩或牙周治疗后牙间隙过大时，可用牙签清洁邻面和根分叉区。

3. 牙间刷（interdental brushes） 用于龈乳头丧失的邻间区、牙周病患者暴露的根分叉区、排列不整齐的牙体邻面、义齿桥体的楔状区和固定矫正器等部位的清洁（图 7-8）。

4. 电动冲牙器（oral irrigator） 电动冲牙器（图 7-9）可帮助去除牙面及牙间隙部位的食物残渣和软垢，特别是正畸患者的弓丝与托槽间，固定修复体组织面等常规方法难以清洁到的部位。另外口腔冲洗可以干扰口腔微生物在牙面上的定居，按摩牙龈，促进唾液分泌，增强口腔自洁功能。

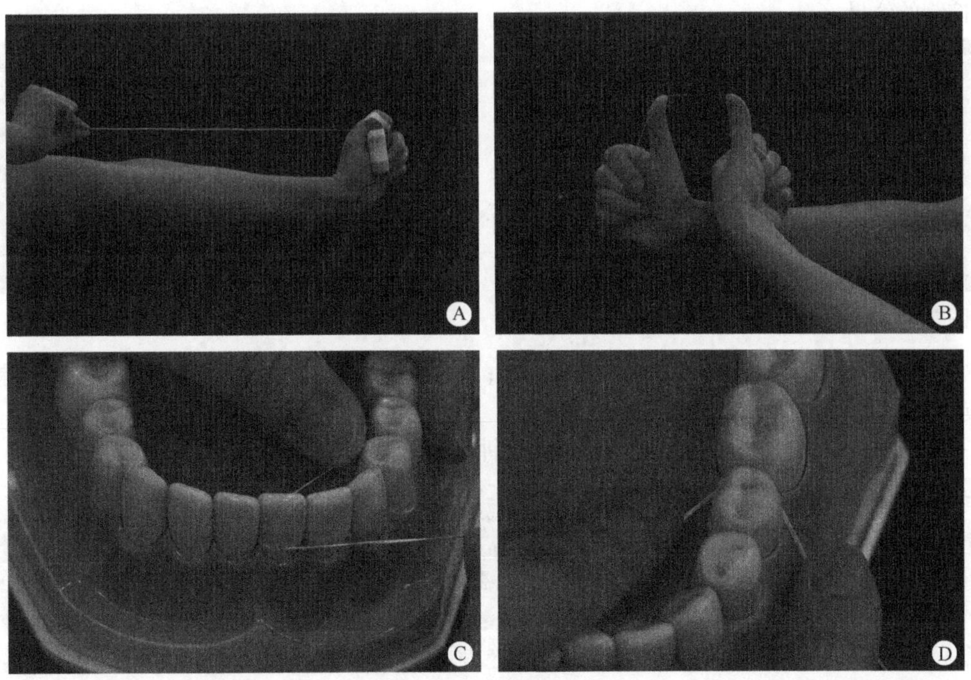

图 7-5 牙线的使用方法

A. 取 30 ～ 40cm 长牙线一根；B. 将牙线缠绕于双手中指的第二指节，一手拇指和另一手拇指紧绷牙线，指背相对，两指间保持约 2cm；C. 清洁牙面时，牙线从牙间滑入龈外展隙，牙线拉紧呈 "C" 形，以确保牙线能接触整个邻接面，上下移动刮出邻面菌斑及软垢，每个牙面清洁 4 ～ 6 次；D. 从中切牙开始顺序向后使用牙线，直到最远端的牙的远中牙面（图为牙线通过下后牙邻间隙）

笔记栏

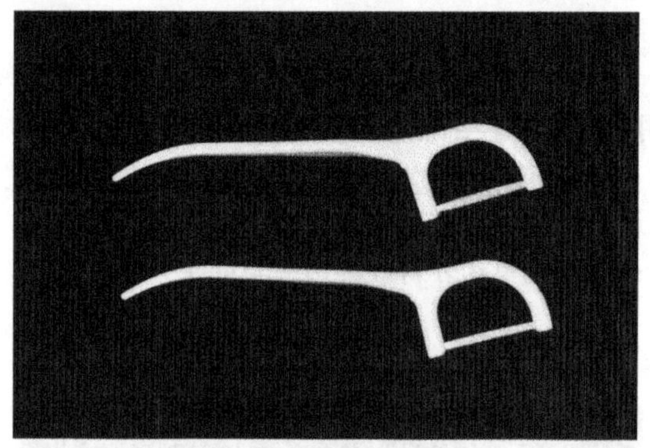
图 7-6　牙线棒

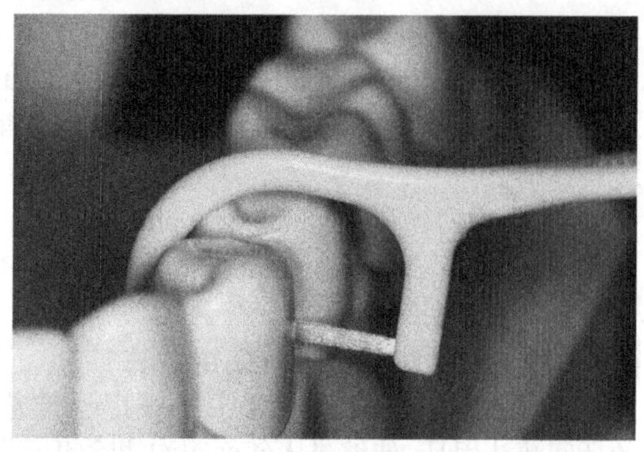
图 7-7　牙线棒的使用方法

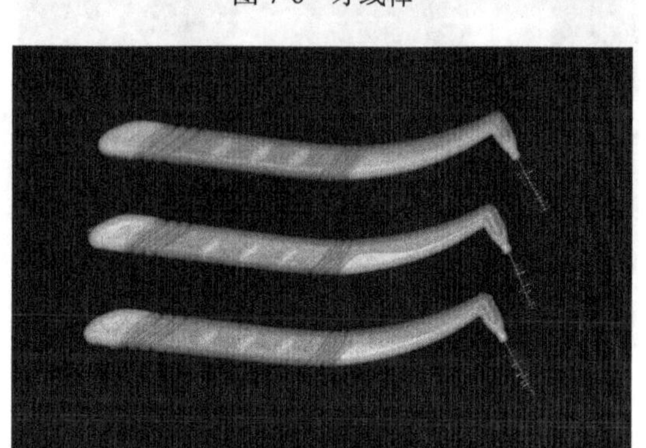
图 7-8　牙间刷

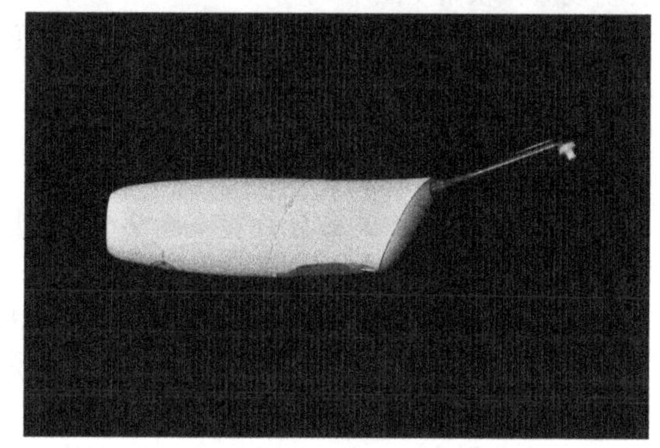
图 7-9　电动冲牙器

（五）口腔卫生保健效果的评价

自我口腔卫生保健的目的是保持口腔清洁，去除口腔内食物残渣、菌斑、软垢等，也是预防牙周病发生、发展和复发的最主要手段。肉眼无法观察到牙菌斑，必须通过特殊的染色才能显示牙菌斑（图 7-10，图 7-11），常用的评价方法是用菌斑染色剂显示菌斑，根据牙面上菌斑残留程度来评价菌斑控制的效果。

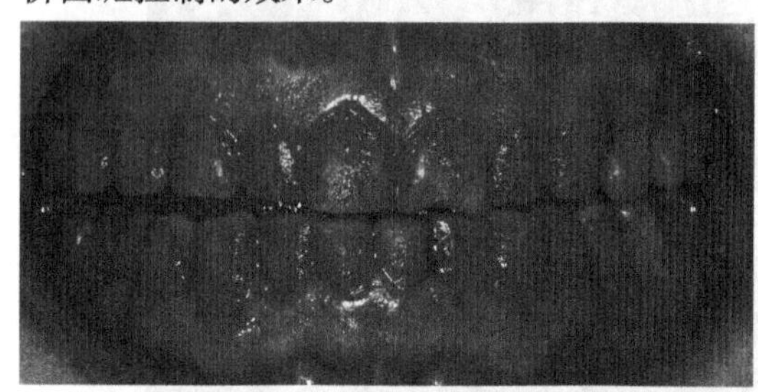
图 7-10　刷牙前菌斑染色显示菌斑

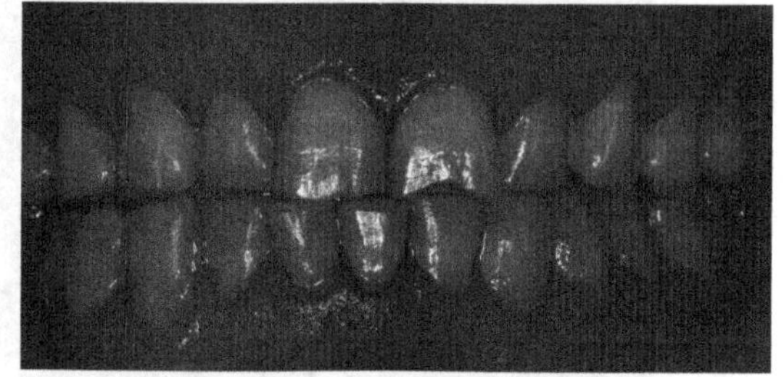
图 7-11　刷牙后清除了菌斑

1. 常用菌斑显示剂　① 1% ～ 2% 碱性品红液；② 2% ～ 5% 藻红片；③ 1% ～ 2.5% 孔雀绿溶液；④ 5% 赤鲜红（四碘荧光素）溶液。

2. 使用方法　①液体：涂搽牙面，保留 1 分钟，然后漱口；②片剂：将药片咀嚼 1 分钟，再用舌舔舐到全口牙的唇颊面及舌腭面，漱口。牙面上被染色的区域即为牙菌斑附着的部位。

案例 7-1

患者，男性，24 岁。发现上、下前牙内侧色黑 1 个月就诊。自诉每日刷牙 2 次，每次 1 分钟，未使用牙线、冲牙器等辅助洁牙措施。临床检查：口腔卫生状况可，上、下前牙舌侧可见少量色素沉着，口内未探及明显龈上及龈下牙石，牙龈色质可。临床诊断：色素沉着（图 7-12，图 7-13）。

问题：

1. 患者可采用哪些洁牙方式？
2. 建议患者采用哪种刷牙方法？

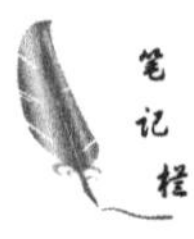

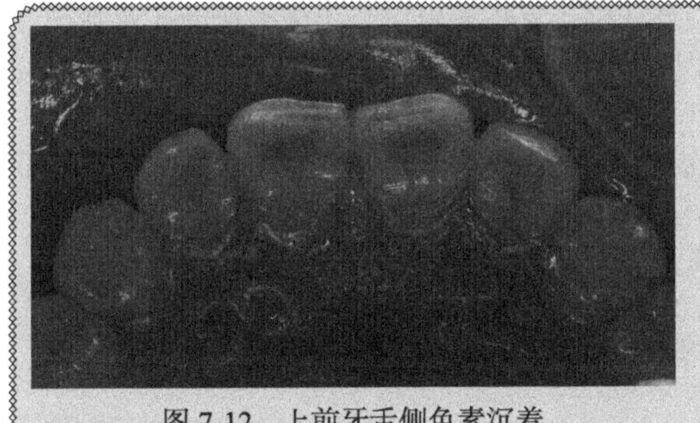
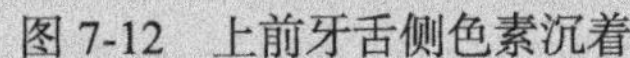
图 7-12　上前牙舌侧色素沉着

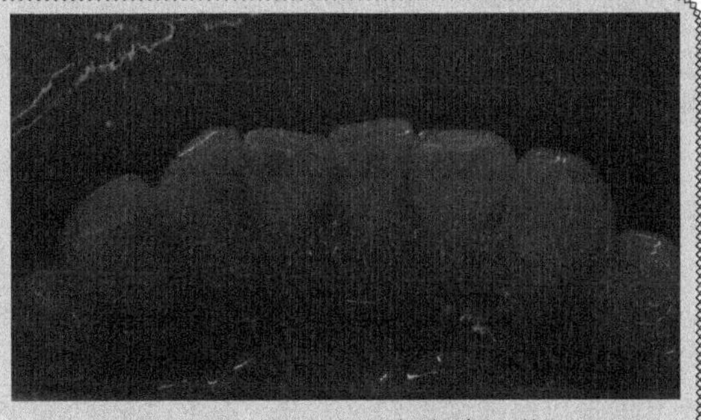
图 7-13　下前牙舌侧色素沉着

（六）专业口腔保健

刷牙及使用其他口腔卫生用品可由患者自行完成。但对于牙周病等疾病，除了日常的口腔卫生维护外，还必须有口腔专业人员的指导和参与，做到自我保健与专业保健相结合才能维护口腔健康。牙周病的专业预防保健措施包括以下几个方面。

1. 预防性清洁术（dental prophylaxis）　患者自行清除牙菌斑的能力和效果是有限的，预防性清洁术是口腔专业人员使用专业的口腔器械彻底清除牙菌斑的预防保健措施。

2. 龈上洁治术和龈下刮治术　龈上洁治术（scaling）俗称洗牙，是指用洁治器械去除附着在牙面上的龈上牙石、菌斑和色素，并抛光牙面，可使用超声波洁牙机及手工洁治器洁牙。龈下刮治术（subgingival scaling），是用精细的龈下刮治器械刮除位于龈沟或牙周袋内根面上的牙石和菌斑的治疗方法。洁治或刮治后一定要采取刷牙、使用牙线等有效的口腔卫生维护措施，定期的专业保健与有效的自我口腔卫生维护相结合才能维护牙周组织的健康。

3. 去除促进牙周疾病发生的局部因素　如改善食物嵌塞、调整咬合、根除不良习惯、预防及矫治错𬌗畸形、制作良好的修复体等。

案例 7-1 分析

1. 患者口腔卫生状况良好，色素沉着可能由于进食外源性食物或清洁不够导致，建议患者每日至少刷牙两次，每次 3 分钟。建议刷牙配合牙线、电动牙刷、冲牙器等手段清洁牙齿。

2. 建议采用水平颤动拂刷法。应特别注意：刷上前牙舌面时，将刷头竖放在牙面上，使前部刷毛接触龈缘，自上而下拂刷。刷下前牙舌面时，自下而上拂刷。

第二节　不同人群的口腔保健

口腔健康（oral health）是人体健康的重要组成部分，是维系和提高生命质量的重要因素。1981 年 WHO 制订的口腔健康标准是：“牙齿清洁，无龋洞、无疼痛感，牙龈颜色正常，无出血现象。”为达到这一标准，必须立足于预防，才能提高整个民族的口腔健康水平。第四次全国口腔流行病学调查结果显示：在 2005 ～ 2015 年的 10 年间，我国居民口腔卫生服务利用率有了明显提高，居民口腔健康知识水平和口腔健康行为均有所提高。第四次全国口腔流行病学调查结果建议针对不同人群的特点来制定口腔保健计划和措施。

（一）普通人群的口腔保健

普通人群的口腔保健主要包括以下内容。

1. 合理营养，建立良好的饮食习惯

（1）加强牙颌系统发育期的营养：在胎儿期、婴幼儿期、少儿期要特别注意钙、磷、维生素及微量元素氟的摄入。

（2）注意食物的物理性状：多吃粗糙和有一定硬度的天然食品，以促进颌面部的发育，增强口腔的自洁作用，按摩牙龈，增强牙周组织的抗病能力。

（3）控制糖类精制食物的摄入，遵循合理的摄糖原则：少吃或不吃黏性大、甜度高的饮食；甜食要和正餐一起吃；限制摄糖频率及数量；吃完甜食、喝完甜饮料后要漱口；睡觉前、刷牙后禁食甜食。

2. 建立良好的口腔卫生习惯　尽早进行口腔健康教育，从小树立自我口腔保健意识，建立良好

笔记栏

的口腔卫生习惯。婴儿在6个月左右开始萌第一颗乳牙时，家长要用指套式牙刷帮助儿童进行口腔清洁，早、晚各1次；3岁左右时，小儿可在家长指导下独立刷牙，从小养成早晚刷牙、饭后漱口的习惯。

3. 纠正不良习惯 口腔不良习惯是影响牙颌系统正常生长发育及口腔健康的重要因素，主要影响颌骨的正常发育及导致错殆畸形的发生。常见的不良习惯如下。

（1）偏侧哺乳：长期偏一侧哺乳可导致婴儿颌骨发育不均衡。

（2）单侧咀嚼习惯：可造成废用侧牙石堆积、牙龈炎及面部形态不对称。

（3）口呼吸习惯：可造成开殆、上颌前突、下颌后缩等畸形。其他不良习惯，如咬唇、咬笔、吮手指等可造成深覆殆、开殆、反殆等错殆畸形。

4. 消除影响口腔卫生及健康的不良因素 针对龋病和牙周病的发病因素，采取一定措施进行预防。

（1）使用窝沟封闭：乳磨牙、恒磨牙咬殆面的窝沟为龋病的好发部位，应在牙齿萌出后及时进行窝沟封闭。

（2）矫正或拔除错位牙、多生牙及阻生牙：错位牙、多生牙及阻生牙可造成错殆畸形或引起口腔其他病变，应根据具体情况予以矫正或拔除。

（3）定期清除牙石。

（4）治疗龋病，拔除不能保留的残冠、残根。

（5）及时修复缺失牙，维持牙列的完整。

5. 改善劳动环境 对接触酸、铅、汞等有害物质的劳动者，应改善劳动环境，积极防护，隔绝或减少有害物质与人体的接触，维护口腔及全身健康。

6. 定期进行口腔健康检查 儿童每3～6个月进行一次口腔检查；成年人每6个月或1年检查一次，做到无病早防、有病早治。

（二）特定人群的口腔保健

不同人群口腔疾病患病状况不同，对口腔保健的要求各异，因此，必须针对特定人群的特点和需求制订预防保健项目计划。根据社会人群的流行病学状况及口腔疾病的发病特点，将特定人群分为妊娠期妇女、婴幼儿、学龄前儿童、中小学生、老年人及残疾人几大群体，根据各自的特点进行口腔预防保健。

1. 妊娠期妇女的口腔保健 妊娠期妇女口腔保健包括两个方面内容：一是维护妊娠期妇女的口腔健康，二是为未来婴幼儿口腔健康提供准备。

（1）妊娠期妇女口腔保健的目的：①预防妊娠期口腔疾病的发生或阻止已发生的口腔疾病的进展；②普及妊娠妇女的口腔保健知识，提高自我保健能力，有利于胎儿牙颌系统的正常生长发育及提供婴幼儿口腔卫生保健知识；③减少口腔内致病微生物的数量以降低母婴传播的危险性。

（2）妊娠期妇女易患的口腔疾病为牙龈炎及龋病。妊娠并不直接引起牙龈炎和龋病，但可增加对疾病的易感性，妊娠期牙龈炎及龋病与口腔环境不洁直接相关。

（3）妊娠期妇女口腔疾病易感因素：①妊娠期间内分泌激素水平改变，牙龈组织易发生炎症；②妊娠性呕吐，使唾液pH下降，造成牙面脱钙；③妊娠期饮食的种类、数量及进食频率均有所增加，以及偏食，喜吃甜食；④妊娠后期活动不便，口腔卫生维护较差。

（4）妊娠期妇女口腔保健的措施：①进行口腔健康教育，提高自我口腔保健意识，掌握正确的口腔保健方法；②定期口腔检查、适时治疗，妊娠4～6个月是治疗的最佳时期，但应避免X线照射；③建立良好的生活习惯，戒除吸烟等不良嗜好；④合理营养，孕妇的营养状况直接影响到胎儿牙颌系统及全身的生长发育，妊娠期间应摄入足够的矿物质、维生素、微量元素及优质蛋白；⑤防止感染、慎用药物：风疹等病毒感染及不当用药可能导致胎儿唇裂、腭裂等畸形的发生及牙的发育异常。

2. 婴幼儿的口腔保健

（1）婴幼儿口腔保健的特点：婴幼儿的大脑、智力发育不完善，手指运动、技能尚不健全，尚不具备自觉进行口腔卫生维护的能力，需要家长的帮助、指导；婴幼儿正处于生长发育阶段，合理均衡的营养是牙颌系统健康发育的基础；婴幼儿要经历乳牙萌出前期、乳牙萌出期、乳牙列完成几个发育期（2岁半左右，20颗乳牙全部萌出）；婴幼儿的龋病发病年龄早，患龋率高，对身体危害大，因此口腔保健应在婴儿出生后不久就开始进行。

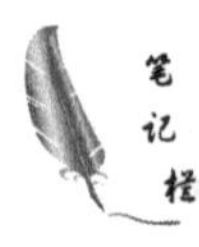

（2）婴幼儿口腔健康的目标：无龋，保持口腔黏膜及牙龈的健康。

（3）婴幼儿口腔保健的措施

1）延缓“感染窗口期”：致龋的变形链球菌由母亲传播到婴幼儿的平均年龄是19～31个月，这一时期称之为“感染窗口期”。变形链球菌在幼儿口腔定殖、繁殖得越早，将来的龋病就越严重，因此延迟“感染窗口期”具有重要的意义。延迟“感染窗口期”的主要目的是阻断变形链球菌的母子传播途径，具体措施如下：用奶瓶进行喂养时，成人可在手背上滴牛奶试温度，而不要直接吸吮奶头；用小勺喂食时，避免成人口腔接触婴幼儿食物或食具；不要用嚼过的食物喂婴儿；尽量避免亲吻婴幼儿的口唇。

2）重视对初萌牙的保护，做好婴幼儿的家庭口腔护理：乳牙萌出前，定时喂凉开水或在哺乳后及睡觉前用温水浸湿的纱布轻擦小儿口腔黏膜和牙床，去除残留在口腔内的乳凝块。第一颗乳牙萌出后，在饭后和睡前父母可用示指缠上消毒纱布，用凉开水轻擦小儿牙齿的各面，或用指套式牙刷刷牙，以后逐渐过渡到用幼儿保健牙刷帮助小儿刷牙。当全部乳牙萌出后，可指导小儿用小型软毛牙刷刷牙。在洗刷中注意不要使刷毛伤及口腔黏膜和牙龈，每次刷完牙后，家长要进行检查并帮助重刷一次。应尽早培养幼儿刷牙的兴趣并养成早晚刷牙的习惯。

3）重视科学喂养，预防儿童早期龋：首先，提倡母乳喂养。其次，进行正确的人工喂养，少喂含蔗糖的食品，避免养成婴幼儿口含奶瓶睡觉的不良习惯，以预防奶瓶龋的发生；加辅食应遵循由流质软食到固体硬食的顺序，从单一的饮食过渡到多样化的饮食，在提供身体生长所需营养成分、促进恒牙正常发育的同时，刺激咀嚼功能，促进颌面部发育。最后，应遵循合理的摄糖原则，选择牛奶、瓜果、麦片粥、坚果类有益于牙齿和身体健康的食品作为间食。

4）预防错殆畸形：常见的儿童口腔不良习惯有吐舌、吮指、咬唇、偏侧咀嚼、口呼吸及咬物、将手枕在一侧脸下的睡姿。为预防错殆畸形发生，哺乳时应注意正确的姿势，避免下颌前伸不足或过度，避免上颌受压；及时纠正小儿各种口腔不良习惯和可能影响颌面部发育的姿势。

5）预防牙及颌面部外伤：避免严重碰撞和摔伤以防止牙齿和唇部外伤；注意玩具的安全性，不要把锋利、坚硬的物品，诸如筷子、勺子等给婴幼儿玩耍。

6）应在医师指导下使用药物，避免药物对正在生长和钙化的恒牙造成损伤。

7）及时治疗乳牙龋和其他口腔疾病，并定期检查：在轻松、舒适的环境下，让儿童熟悉口腔医院、诊所环境，并进行定期口腔检查：婴儿出生6～12个月应第一次就诊，以后每3～6个月检查一次。

3. 学龄前儿童的口腔保健

（1）学龄前儿童口腔健康的目标：预防及治疗乳牙龋病，维护乳牙列完整；保持牙龈健康。

（2）学龄前儿童口腔疾病的特点：乳牙患龋率增高，恒牙龋开始发生，不洁性龈炎出现。

（3）学龄前儿童口腔保健的措施：①开展口腔健康教育；②保证营养，培养良好的饮食习惯，选择低致龋性饮食；③培养良好的卫生习惯，帮助及指导儿童刷牙；④合理应用氟化物；⑤适时进行窝沟封闭；⑥定期检查、复查。

4. 中小学生口腔保健

（1）中小学生口腔保健的重要性：中小学生处于牙颌系统快速生长期，也是口腔疾病的高发期，是口腔健康观念与行为的形成期，学校是口腔健康宣教的重要场所。做好该人群的口腔卫生保健对提高我国口腔保健水平和全民口腔自我保健意识有着重要意义。

（2）中小学生口腔疾病的特点：乳牙患龋率达到高峰，恒牙龋逐渐严重，不洁性龈炎的发生率明显增加。

（3）中小学生口腔保健的措施：①开展学校口腔健康教育，宣传口腔的生理卫生知识和常见口腔疾病的预防与治疗，重点应宣传龋病预防及控制、牙龈炎的预防、运动中的口腔保护及预防牙外伤等；②提供口腔健康保健服务，包括定期进行口腔健康检查，并有组织、有计划地进行口腔疾病的治疗。

5. 老年人的口腔保健

（1）老年人口腔疾病的特点：牙列缺损与牙列缺失严重；龋病患病率高，根面龋多于冠面龋；牙周病的患病率高；口干综合征、口腔念珠菌感染、口腔癌、颌面疼痛等多见。

（2）老年人口腔保健的措施：①提高自我口腔保健能力，有效刷牙及使用含氟牙膏；使用牙线

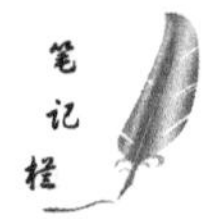

等牙间清洁器；纠正不良卫生习惯与生活方式。②改善营养状态，应选择低热量富含维生素、钙、铁等矿物质的食物，控制甜食摄入量。③定期口腔检查，每半年检查一次。④恢复口腔的功能，及时对缺失牙进行义齿修复。

6. 残疾人的口腔保健 残疾人是指因身体、精神或情绪的问题导致日常基本生活活动受限的人。

（1）残疾人口腔疾病的特点：残疾人由于部分或全部丧失自我口腔保健的能力，缺少口腔保健及治疗的措施，龋病、牙周病、错𬌗畸形等口腔疾病的发病率高于普通人群。

（2）残疾人口腔保健的措施：①早期饮食指导、遵循合理的摄糖原则；②早期口腔卫生指导；③口腔可选用电动牙刷，至少每天刷牙或使用牙线一次；④氟化物的适当使用，最好选用一种全身用氟并配合局部用氟，如口服氟片及使用含氟牙膏或含氟漱口液，有明显的防龋效果；⑤进行窝沟封闭；⑥定期进行口腔健康检查及治疗，至少每半年由口腔专业人员为残疾人检查及治疗一次，定期检查，发现疾病及时治疗。

（范丽苑）

笔记栏

第八章　口腔颌面外科局部麻醉及牙拔除术

【目的要求】

掌握：①口腔颌面外科常用局部麻醉方法。②牙拔除术的禁忌证、适应证和基本方法。

熟悉：①口腔颌面外科局部麻醉常用麻醉药物。②局部麻醉的并发症及其防治。③拔牙常见并发症及其治疗。

了解：微创拔牙的相关知识。

局部麻醉是指能够引起身体特定部位感觉缺失的技术，目的是达到局部无痛，但并不会使患者失去意识，从而可以在门诊于该部位实施外科操作。局部麻醉药物是一种能引起可逆的局部无痛和敏感性减退的药物，由于局部麻醉药物本身具有一定毒性，不同患者对药物的反应不同，术者操作不当等原因，局部麻醉有可能会出现一系列并发症，对此口腔医师应具备较好的诊断及防治能力。

牙拔除术是口腔颌面外科最为经典的操作，应遵循无菌、无痛、尽量减少创伤的外科原则。牙拔除术不可避免地会对周围软硬组织造成不同程度的损伤，引起局部甚至全身其他系统不同程度的反应。牙拔除术后牙槽嵴处于不断的修复与改建之中，其形态直接影响后续的常规义齿修复和种植修复，因此医师要尽可能减少手术中的创伤，为牙槽嵴的保存创造良好的条件，微创拔牙的理念因此应运而生。

第一节　局部麻醉及常用局部麻醉药物

局部麻醉为利用神经传导的药物使麻醉作用局限于身体某一部位的技术，常用的局部麻醉药物有普鲁卡因、丁卡因、利多卡因、丁哌卡因和阿替卡因。

一、局部麻醉的定义

局部麻醉（local anesthesia）是指用局部麻醉药物暂时阻断机体一定区域内神经末梢和纤维的感觉传导，从而使该区疼痛消失的方法。确切的含义称局部无痛（local analgesia）。局部麻醉适用于一般的口腔颌面外科门诊手术、牙体牙髓病、牙周病的无痛治疗及固定义齿修复的牙体预备等。局部麻醉时局部麻醉药物中可加入一定量的肾上腺素（1∶200000～1∶50000），使局部血管收缩，达到延缓局部麻醉药物吸收、降低毒性反应、延长局部麻醉时间、减少术区出血、保持术区清晰的作用。但局部麻醉不适用于合作性较差的患者以及局部有炎症的部位。

二、常用局部麻醉药物

局部麻醉药物的种类很多，麻醉效果、麻醉作用显效和维持的时间、对局部组织的刺激性、毒副作用、安全使用的范围及药物本身的理化性质均有差异，口腔科常用的局部麻醉药物按其化学结构分为酯类和酰胺类。酯类的有普鲁卡因、丁卡因等，酰胺类有利多卡因、丁哌卡因和阿替卡因等。

1. 普鲁卡因　具有良好的局部麻醉作用，毒副作用小，性能较稳定。因其血管扩张作用较明显，故临床应用时常加入少量的肾上腺素，使局部血管收缩，减慢药物吸收，延长作用时间。普鲁卡因和其他酯类局部麻醉药偶能产生过敏性反应。

2. 丁卡因　易溶于水，穿透力强。由于毒性大，临床上不用于浸润麻醉和阻滞麻醉，主要用于黏膜表面麻醉。

3. 利多卡因　局部麻醉作用较强，维持时间亦较长，可用作表面麻醉；但临床上主要用于阻滞麻醉，药物浓度为 1%～2% 溶液，每次用量不超过 400mg。利多卡因是目前口腔医学领域应用最多的局部麻醉药物之一。

笔记栏

4. 丁哌卡因 局部麻醉作用强于利多卡因。0.5% 的溶液加上 1∶200 000 肾上腺素行阻滞麻醉，其作用时间可达 6 小时以上。药物在血液内浓度低，体内蓄积少，是一种较安全长效的局部麻醉药，特别适用于时间较长的手术，术后镇痛时间也较长。

5. 阿替卡因 商品名必兰，为 4% 阿替卡因含 1∶100 000 肾上腺素的注射液。该药的组织穿透性和扩散性较强，起效时间短，麻醉效能高，毒副作用小，适用于成年人及 4 岁以上儿童，目前已在口腔科临床广泛应用。

第二节 口腔局部麻醉方法

口腔颌面部临床常用的局部麻醉方法有表面麻醉法、浸润麻醉法和阻滞（传导）麻醉法及微创 STA 系统麻醉法，冷冻麻醉法应用较少。

一、表面麻醉

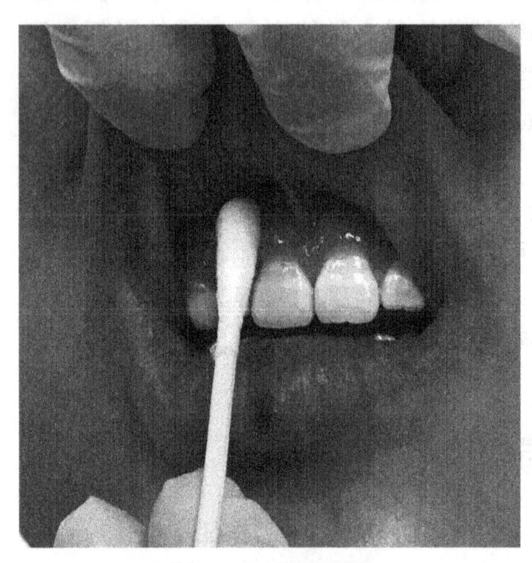

图 8-1 表面麻醉

表面麻醉（superficial anesthesia）是将局部麻醉药物涂布或喷涂于手术区表面，麻醉药物被吸收而使末梢神经麻痹，以达到手术区痛觉消失的目的（图 8-1）。临床上主要用于表浅黏膜下脓肿切开引流，拔除松动的乳牙或恒牙，舌根、软腭、咽部检查，以及气管插管前的黏膜表面麻醉。一般可用 0.25% ～ 0.5% 的盐酸丁卡因做表面麻醉。儿童应用表面麻醉时，应注意防止唇、颊舌麻木后而出现意外的咬伤。

二、浸润麻醉

浸润麻醉（infiltration anesthesia）是将局部麻醉药物注射于治疗区组织内，作用于神经末梢，使之失去传导痛觉的能力而产生麻醉效果。

浸润麻醉适用于口腔颌面部软组织范围内的手术以及牙、牙槽突、牙周组织的手术。常用药物为阿替卡因肾上腺素的注射液。

常用的浸润麻醉方法有以下几种。

1. 软组织浸润麻醉法 在皮下或黏膜下注射少量药液，形成皮丘，然后再分层向周围注射（图 8-2）。此法除有麻醉神经末梢的作用外，由于药液的压力使组织内张力增大，毛细血管收缩，术野清晰，组织易于分离。适用于口腔颌面部软组织肿块切除手术及脓肿切开引流手术。

2. 骨膜上浸润法 由于上颌牙槽突及下颌牙槽突前份的骨质疏松、多孔，局部麻醉药物可透过骨膜，经骨面的小孔渗入至需手术的牙根尖的神经丛，产生麻醉效果。注射方法一般在拟麻醉牙的唇颊侧前庭沟进针，针头与黏膜面呈 45°，进入黏膜下、骨膜上，注射局部麻醉药物 0.5 ～ 1ml（图 8-3）。此法适用于上颌及下颌前份牙、牙槽突及牙周组织的手术。

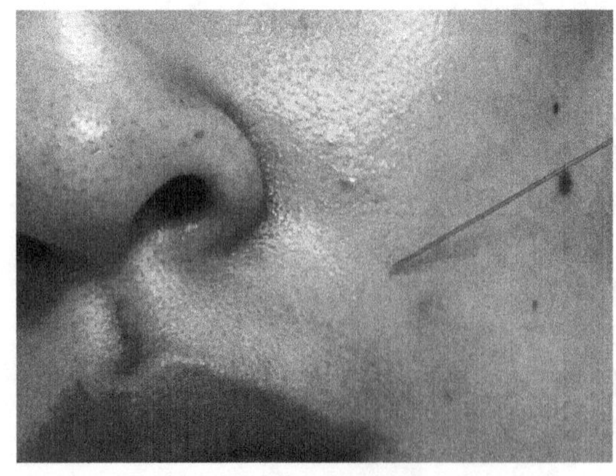

图 8-2 软组织浸润麻醉

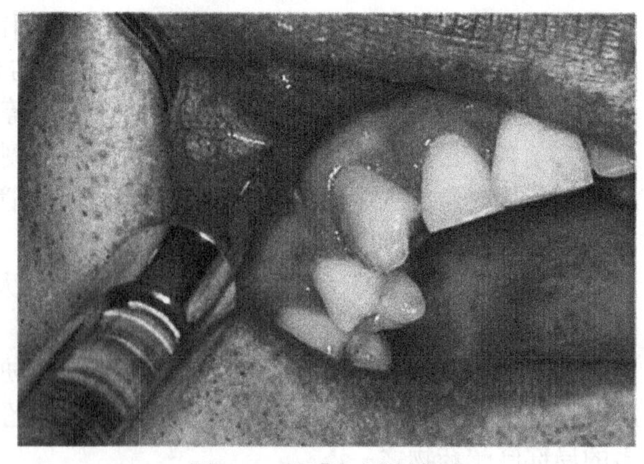

图 8-3 骨膜上浸润麻醉

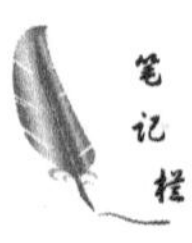

3. 牙周膜注射法 牙周膜注射法又称牙周韧带注射法，是用短而细的注射针头，从牙齿的近中和远中直接刺入牙周膜，深达 0.5cm，注射药物 0.2ml（图 8-4）。此法适用于对疼痛耐受力较强、有出血倾向或阻滞麻醉镇痛效果不全的患者。

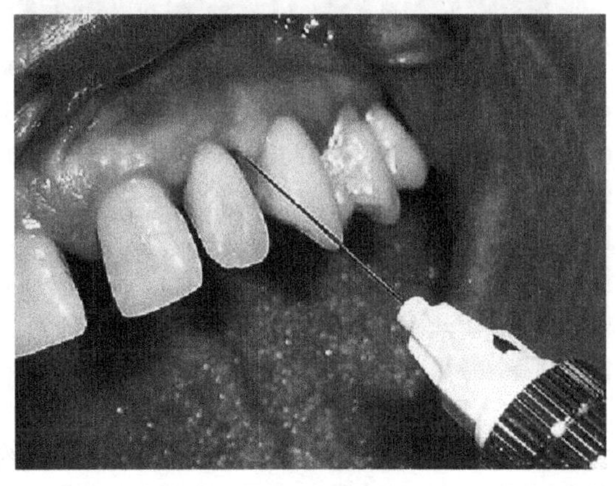
图 8-4 牙周膜浸润麻醉

三、阻滞麻醉

阻滞麻醉（block anesthesia）是指将局部麻醉药物注射到神经干或其主要分支周围，以阻断神经末梢传入的刺激，使该神经分布区域产生麻醉效果。此法使用药物剂量小，麻醉效果好，维持时间长，可以避免浸润麻醉多次注射带来的疼痛和局部感染扩散的可能。

进行阻滞麻醉时，必须熟悉口腔颌面部的局部解剖，掌握三叉神经的行径与分布，以及神经走行的骨孔位置和表面注射标志与有关解剖结构的关系。操作中严格遵守无菌原则，以免将污染物带入深层组织引起感染。注射针到达神经干周围时，推注麻醉药物之前，必须回抽检查有无回血；如有回血应将注射针后退少许；改变注射针的方向后再行刺入到达神经干周围，直到回抽无血，方可注射麻醉药物。

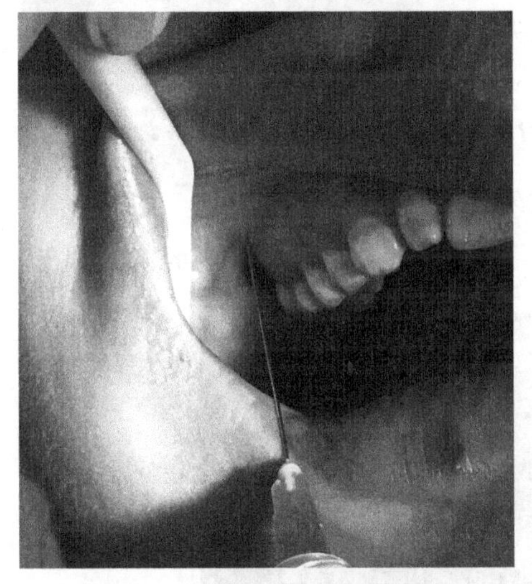
图 8-5 上牙槽后神经阻滞麻醉

1. 上牙槽后神经阻滞麻醉 又称上颌结节注射法，是将麻醉药物注射于上颌结节后外上方以麻醉上牙槽后神经。口内注射法的注射标志为上颌第二磨牙远中颊侧根部的口腔前庭沟，如第二磨牙尚未萌出，注射标志则在第一磨牙远中颊侧根部的口腔前庭沟，如上颌磨牙缺失，注射标志则在颧牙槽嵴部的前庭沟。注射时，患者取坐位，头稍后仰，半张口，上颌平面与地平面呈 45°。术者用口镜将口颊向后上方牵开，显露注射点。注射针头与上颌牙长轴呈 40°，向上后内方刺入，进针时使针尖沿上颌结节的弧形骨表面滑动，进针深 1.5 ～ 1.6mm，回抽无血，推注麻醉药物 1.5 ～ 2ml（图 8-5）。注意注射针刺入不宜过深，以免刺破上颌结节后方的翼静脉丛引起深部血肿。麻醉区域包括除上颌第一磨牙颊侧近中根外的同侧上颌磨牙、牙槽突及相应的颊侧软组织。由于上颌第一磨牙颊侧近中根为上牙槽中神经支配，拔除上颌第一磨牙时，还应在第一磨牙颊侧近中根相应部位的口腔前庭沟补充浸润麻醉。

2. 腭前神经阻滞麻醉 又称腭大孔注射法，是将麻醉药物注射到腭大孔或其稍前方以麻醉出腭大孔的腭前神经。注射标志为上颌第三或第二磨牙腭侧龈缘至腭中线连线的中、外 1/3 的交界处，软硬腭交界前约 0.5cm，口内黏膜表面可见一小凹陷。注射时患者取坐位，头后仰，大张口，上颌平面与地平面呈 60°，注射针在腭大孔的表面标志稍前处进入腭黏膜，向后上方进针，直达骨面，回抽无血，注射麻醉药物 0.3 ～ 0.5ml（图 8-6）。麻醉区域包括同侧上颌磨牙、前磨牙的腭侧牙龈、黏骨膜和牙槽突。

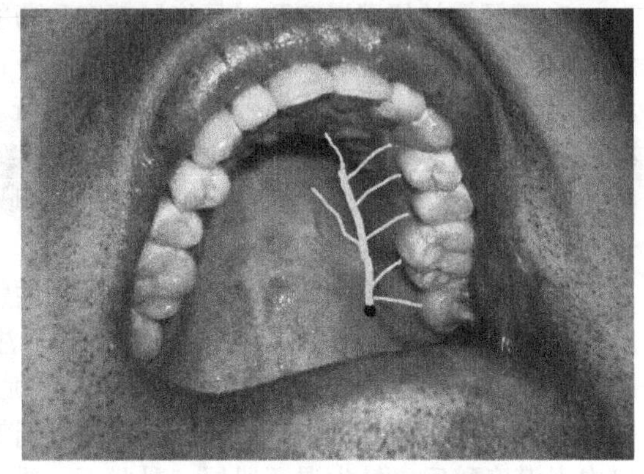
图 8-6 腭前神经阻滞麻醉

3. 鼻腭神经阻滞麻醉 又称腭前孔或切牙孔注射法，是将局部麻醉药物注射到切牙孔内，麻醉出切牙孔的鼻腭神经。注射标志为上颌左右尖牙连线与腭中缝的交点；上颌前牙缺失者，以唇系带为准，向后越过牙槽嵴 0.5cm，表面有菱形的腭乳头。注射时患者头后仰，大张口，针尖从侧面刺入腭乳头的基底部，然后将注射器摆到中线，使注射器与牙长轴平行，向后上方进针深度约 0.5cm，回抽无血，

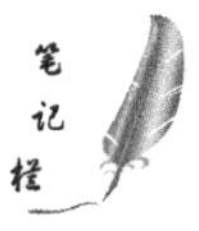

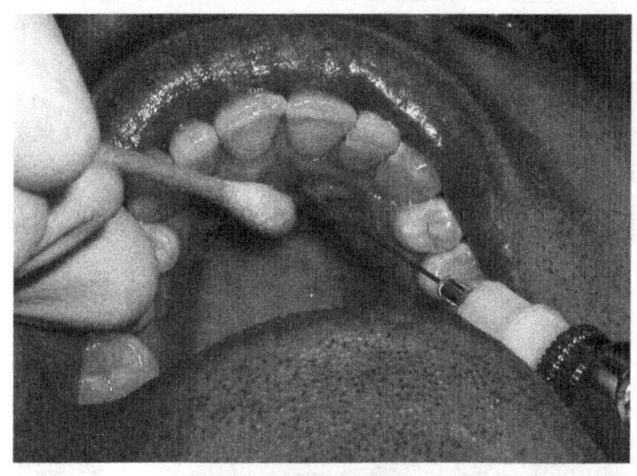

图 8-7 鼻腭神经阻滞麻醉

推注麻醉药物 0.25 ～ 0.5ml（图 8-7）。麻醉区域包括两侧尖牙连线前方的腭侧牙龈、黏骨膜和牙槽突。尖牙的腭侧远中有腭前神经交叉分布，在尖牙腭侧牙龈手术时应补充尖牙腭侧的浸润麻醉或腭前神经阻滞麻醉。

4. 眶下神经阻滞麻醉 又称眶下孔或眶下管注射法，是将局部麻醉药物注射到眶下孔或眶下管内，麻醉眶下神经及其分支。有口外注射和口内注射两种方法，临床上常用口外注射方法。

（1）口外注射法：注射时术者用左手示指扪及眶下缘，注射标志位于眶下孔内下方 0.5 ～ 1cm，鼻翼外侧约 1cm 处，注射针与皮肤呈 45°，斜向上、后、外直接刺入眶下孔，如针尖抵眶下孔周围的骨面不能进入眶下孔，可先注射少量麻醉药，使局部无痛，然后移动针尖探寻眶下孔，进入眶下孔后有突破感，回抽无血，推注麻醉药物 1ml（图 8-8）。注意注射针不可进入眶下管太深以免损伤眼球。

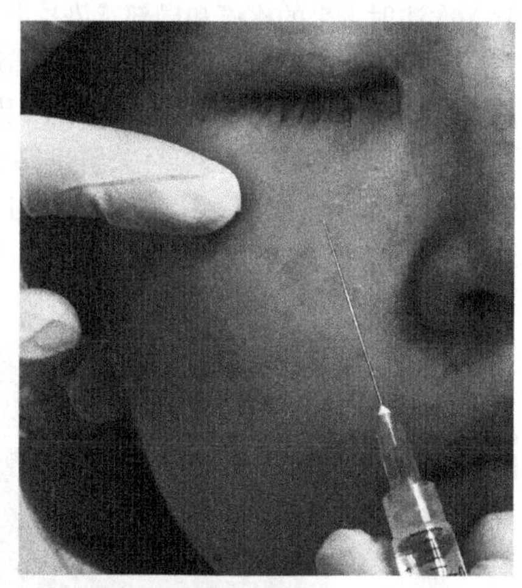

图 8-8 眶下神经阻滞麻醉（口外法）

（2）口内注射法：用口镜牵开上唇，在上颌侧切牙根尖口腔前庭处为注射标志，注射器与中线呈 45°，沿骨面向上、后、外方向进针，即可到达眶下孔，进入眶下孔后回抽无血，推注麻醉药物 1ml（图 8-9）。口内注射法不易进入眶下管。

麻醉区域包括同侧下睑、鼻、眶下部、上唇以及上颌前牙和前磨牙的唇颊侧龈黏膜、骨膜和牙槽骨。

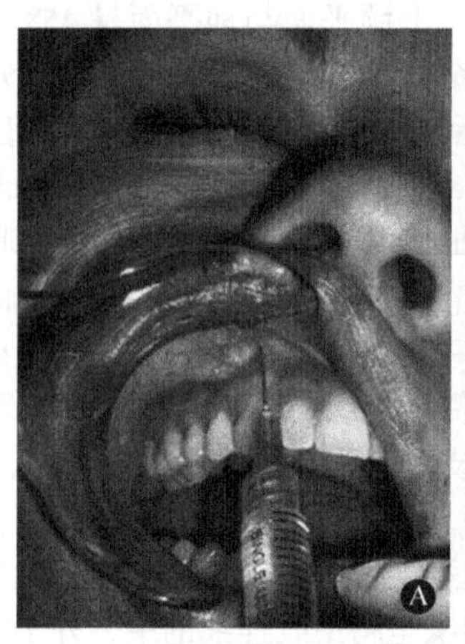

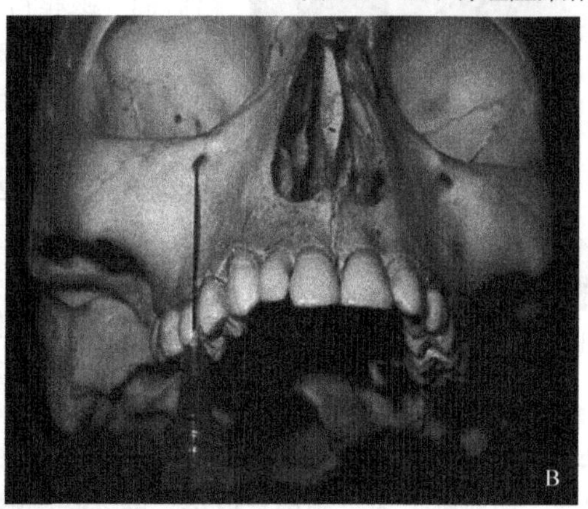

图 8-9 眶下神经阻滞麻醉（口内法）

A. 临床注射位点；B. 解剖注射位点

5. 下牙槽神经阻滞麻醉 是将局部麻醉药物注射到下颌孔的上方，麻醉进入下颌孔的下牙槽神经。口内注射法的注射标志为颊脂垫尖，翼下颌皱襞中点外侧 0.3 ～ 0.4cm 处，下颌平面上 1cm。注射时，患者大张口，下颌平面与地平面平行。注射器在对侧下颌前磨牙区，注射针与中线呈 45° 向后外方刺入注射标志，进针 2 ～ 2.5cm，针尖可达下颌升支内侧的下颌神经沟的骨面，回抽无血，推注麻醉药物 1 ～ 1.5ml（图 8-10）。麻醉区域包括同侧下颌骨、下颌牙、牙周膜、前磨牙至中切牙的唇颊侧牙龈、黏骨膜和下唇。

6. 舌神经阻滞麻醉 是将局部麻醉药物注射到舌神经周围，麻醉舌神经。下牙槽神经口内阻滞麻醉注射局部麻醉药物后，注射针后退 1cm，再注射药物 0.5 ～ 1ml，或边退边注射药物可麻醉舌神经。麻醉区域包括同侧下颌舌侧牙龈、黏骨膜、口底黏膜及同侧舌前 2/3 部分。

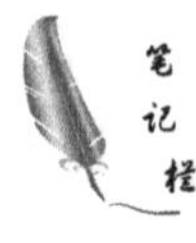

7. 颊神经阻滞麻醉 是将局部药物注射到颊神经周围，麻醉该神经。进行下牙槽神经和舌神经口内阻滞麻醉后，针尖退至肌层、黏膜下，推注药物 0.5 ～ 1ml，即可麻醉颊神经。麻醉区域包括

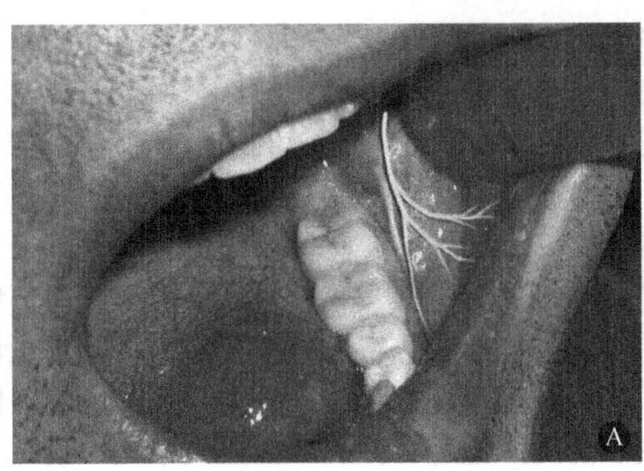

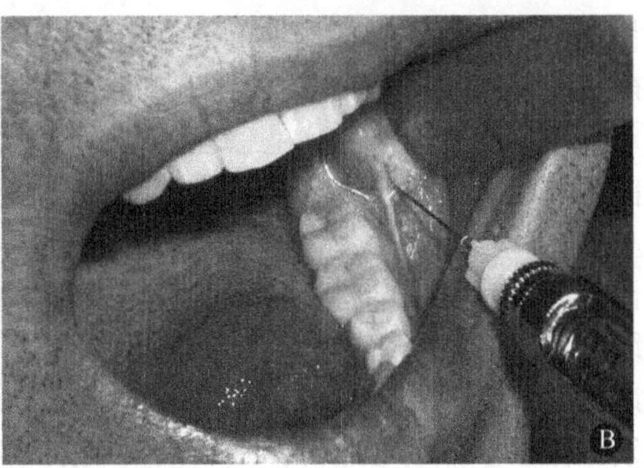

图 8-10 下牙槽神经阻滞麻醉

A. 下牙槽神经走行；B. 临床注射位点

下颌磨牙颊侧牙龈及颊部黏膜、肌肉和皮肤。

8. 其他 下颌神经阻滞麻醉、上颌神经阻滞麻醉、颏神经阻滞麻醉等方法，因临床上应用较少不作介绍。

四、STA 麻醉系统

STA（single tooth anesthesia system）麻醉系统是第二代计算机控制麻醉输入装置，其通过带有预设程序的电动驱动设备进行局部麻醉药物的注入，可以精准控制注药的速率（图 8-11）。在进行致密组织——如牙周膜、附着龈或腭黏膜等部位注射时，能够保证特定的注药速率和压力，从而减少患者的疼痛感和组织反应，使整个麻醉过程近乎无痛，使患者获得更为舒适的治疗体验（图 8-12）。

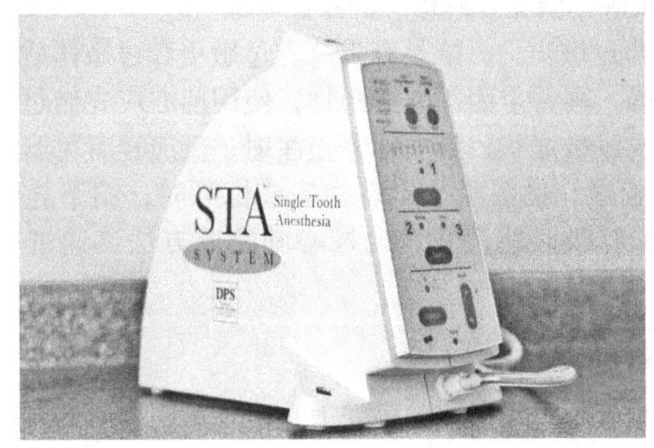

图 8-11 STA 麻醉系统（The Wand）

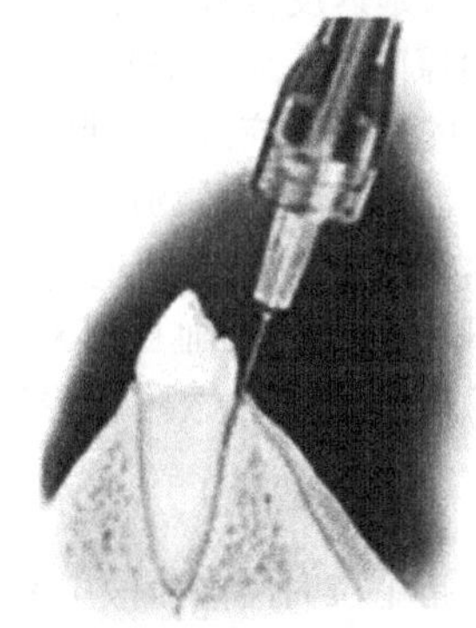

图 8-12 牙周膜注射

第三节 局部麻醉的并发症和防治

局部麻醉虽不需要特殊设备，操作简单，安全性较高，术者可独立应用，但因局部麻醉药物本身有一定的毒性，以及少数患者的特殊体质和使用人员的操作不当，会出现一些包括全身的和局部的并发症。

一、晕 厥

案例 8-1

患者，女性，24 岁。

主诉：要求拔出右下颌阻生齿。

现病史：患者因右下颌智齿阻生反复出现冠周炎要求拔牙就诊，行右侧下牙槽神经阻滞麻醉后患者随即出现头晕、胸闷、恶心、气短症状。

检查：患者面色苍白、意识模糊不清、全身冷汗、无皮疹及皮肤瘙痒、呼吸短促，脉搏缓慢细弱。血压 80/50mmHg。

问题：根据患者的临床症状，如何诊断与治疗？

笔记栏

晕厥是一种突发性、暂时性的意识丧失。通常是由于一过性中枢神经缺血导致。一般多发生在患者精神高度紧张、恐惧、疲劳、饥饿、体质差以及剧烈疼痛等情况下。

【临床表现】 前驱症状是患者感到头晕、胸闷、恶心等。临床检查可见面色苍白、全身冷汗、呼吸短促，早期脉搏缓慢，继而脉搏快而弱。如不及时处理可出现血压下降、呼吸困难及短暂的意识丧失。

【防治原则】 术前检查患者的全身及局部情况，如患者身体虚弱、饥饿、疲劳或局部疼痛明显应暂缓手术，并给予相应的治疗。局部麻醉前需做耐心细致的思想工作，消除患者的紧张情绪和恐惧心理。一旦发现患者有晕厥发作的前驱症状，应立即停止注射，放平椅位，置患者于头低位；松解衣领，保证上呼吸道通畅；氨水嗅入刺激呼吸。情况严重者可针刺或指压人中穴，吸氧及静脉推注高渗葡萄糖。

案例 8-1 分析

临床诊断：晕厥。

治疗方法：放平椅位，置患者于头低位；松解衣领，指压人中后缓解。终止拔牙手术操作，嘱患者回去后好好休息，调整好情绪。3 天后复诊，完成拔牙手术。

二、过敏反应

过敏反应是局部麻醉药物作为抗原致敏机体产生的一种异常免疫反应的表现。过敏反应大多由酯类局部麻醉药物导致，有即刻反应和延迟反应两种类型。

【临床表现】 即刻反应是用极少量药物后，立即出现严重的类似中毒的症状，轻者表现为烦躁不安、胸闷、寒战、恶心、呕吐等，严重者出现惊厥、神志不清、血压下降、昏迷甚至呼吸心搏骤停而死亡。延迟反应常表现为血管神经性水肿，偶见荨麻疹、药疹、哮喘等。

【防治原则】 术前详细询问有无麻醉药过敏史。对酯类麻醉药有过敏史和过敏体质，以及怀疑有过敏史的患者，应改用酰胺类的利多卡因、阿替卡因等麻醉药物，使用前亦应先做过敏试验。进行局部麻醉时，推注药物速度要慢，如出现过敏症状，应立即停止注射，反应轻者可给予脱敏药物治疗及对症处理，严重者应立即注射肾上腺素，并吸氧。出现抽搐或惊厥时，给予静脉推注地西泮、吸氧、解痉、升血压等对症处理；如呼吸心跳停止，应按心肺复苏方法迅速进行抢救。对延迟反应可给予抗过敏药物治疗。

三、中　　毒

中毒是指单位时间内血液中麻醉药物的浓度超过了机体的耐受力，出现不同程度的各种毒性反应。临床上可分为兴奋型和抑制型两种类型。

【临床表现】 兴奋型表现为烦躁不安、多语、恶心、呕吐、呼吸急促、血压上升，严重者出现全身抽搐、发绀、惊厥、神志不清、呼吸心跳停止而死亡；抑制型表现为迅速出现脉搏微弱、血压急剧下降、神志不清甚至昏迷，呼吸心跳停止而死亡。

【防治原则】 使用者应熟悉麻醉药物的毒性大小及一次最大用药量。注射药物前一定要回抽无血后，才能缓慢注射药物。一旦发生中毒反应，应立即停止注射麻醉药物。轻者放平椅位，置患者于平卧位；松解衣领，保证上呼吸道通畅。严重者应立即采取吸氧、输液、升血压、抗惊厥、应用激素等抢救措施，维持基本生命体征在正常范围，待麻醉药物在体内代谢分解后症状可逐渐消失。

四、注射区疼痛与水肿、血肿

案例 8-2

患者，女性，50 岁。

主诉：要求拔除残根。

现病史：患者因右上颌第二磨牙残根要求拔除就诊，行右上牙槽后神经阻滞麻醉后出现局部迅速肿胀，无疼痛，颊部皮肤及颊部黏膜出现紫红色瘀斑。

问题：如何诊断与处理？

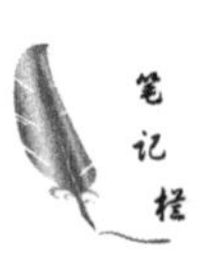

【常见原因】 局部麻醉药物变质、有杂质或药物溶液不等渗；注射针头钝、弯曲或有倒钩；注射针头刺入到骨膜下，造成骨膜撕裂；患者痛阈低等。血肿多见于上牙槽后神经阻滞麻醉时，刺破翼静脉丛。

【临床表现】 水肿为注射区域的弥漫性肿胀，色苍白无淤血，可较快吸收消失。血肿为注射后局部迅速肿胀，无疼痛，皮肤或黏膜出现紫红色瘀斑，数日转变为黄绿色，最后吸收消失。

【防治原则】 注射前认真检查麻醉药物和注射针头，针尖应无倒钩、注射针不弯曲，正确掌握穿刺点、进针方向、角度及深度，避免反复穿刺，注射时针尖斜面正对骨面，在骨膜上滑行。一旦发生疼痛、水肿，可给予局部热敷、理疗、封闭，并给予消炎止痛药物。对血肿应立即压迫止血，24～48小时冷敷，然后热敷或理疗，同时给予止血和预防感染的药物治疗。

案例 8-2 分析

诊断：局部麻醉后血肿。

处理方法：立即给予局部加压包扎，局部冷敷，48小时后进行理疗，抗菌药物口服3天预防感染。局部肿胀逐渐消退，皮肤颜色变浅呈黄绿色，2周后恢复正常。

五、感　　染

发生感染的原因主要是注射部位和麻醉药物消毒不严，注射针被污染以及注射针穿过感染灶等，将感染物带入组织内，引起注射区域感染。

【临床表现】 一般发生在注射后1～5天，局部出现红、肿、热、痛甚至张口受限或吞咽困难等症状。少数患者会出现全身菌血症和脓毒血症，表现为畏寒、发热、全身无力、关节酸痛、白细胞计数增高等症状。

【防治原则】 麻醉药、注射器械及注射区消毒要合格，严格遵守无菌操作原则，注射针避免接触未消毒的组织、避免穿过或直接在感染区注射。发生感染者，按感染的治疗原则进行治疗。

六、注射针折断

临床上注射针折断的很少见，造成注射针折断的原因有注射针质量差，缺乏弹性、锈蚀；术者操作不当，注射针刺入骨孔、骨管或韧带时，用力改变方向；注射中患者躁动等。

【防治原则】 注射前仔细检查注射针；向患者交代清楚，得到患者的配合；针尖刺入组织后，不要用力改变方向；选择适宜长度的注射针保证有1cm长度留在组织外。发生注射针折断时，立即嘱患者勿动，保持张口状态，用钳或镊夹住针头外露部分并将其拔出。如折断部分完全留在组织内，应拍X线定位片，确定断针位置后，再行手术取出。

七、暂时性面瘫

一般见于下牙槽神经经口内阻滞麻醉时，注射部位过深，越过下颌升支后缘或乙状切迹，将麻醉药物注入腮腺内，麻醉了面神经，导致暂时性面瘫。

【临床表现】 注射后数分钟，患者感受面部活动异常，注射侧眼睑不能闭合，口角下垂，流涎，鼓腮漏气等。

【防治原则】 注意注射标志的部位、进针方向、深度和麻醉药物的剂量。出现面瘫，无须特殊处理，待麻醉药物作用消失后，可自行恢复。

八、其他并发症

其他并发症包括神经损伤、暂时性牙关紧闭、暂时性复视或失明等。此类并发症要耐心细致向患者解释，待麻醉药物作用消失后即可恢复正常，不需做特殊治疗。

第四节　拔牙术的基本知识

拔牙术是口腔颌面外科最基本的手术，是治疗某些牙病的一种外科手段。拔牙虽是小手术，仍需慎重对待。

一、拔牙术的适应证

（1）牙体硬组织严重缺损，根尖周病变过大或晚期牙周病无法保存治疗者，如残根、残冠、Ⅲ度松动的牙齿。

（2）损伤折断达龈下、无法保存治疗的牙齿，骨折线上影响骨折愈合的牙齿。

（3）影响美观、咀嚼功能，不能通过正畸治疗矫正的错位牙。

（4）反复引起冠周炎，或者引起邻牙龋坏的阻生齿。

（5）影响恒牙萌出的滞留乳牙。

（6）引起牙列拥挤、造成错𬌗畸形的多生牙。

（7）引起颌骨骨髓炎、牙源性上颌窦炎等局部病变的病灶牙。

（8）按照修复、正畸或手术治疗计划需要拔除的牙齿。

（9）恶性肿瘤放射治疗前无远期保留价值的牙齿（颌面部放射治疗后3年内拔牙需慎重）。

牙拔除术的适应证是相对的，由于治疗技术的发展，很多过去需要拔除的牙齿，现在可以通过保存治疗得以保留。

案例 8-3

患者，男性，62岁。

主诉：右下颌第二磨牙残根，要求拔除来诊。

既往史：高血压病10年，冠心病5年，牙龈无红肿。血压180/110mmHg，心率80次/分，律不齐。心电图示左心室高电压，心肌缺血。

临床诊断：右下颌第二磨牙残根，高血压病，冠心病。

治疗方法：转内科系统治疗高血压、冠心病。待血压控制、冠心病病情稳定后再行拔牙术。

问题：心脏病患者拔牙时应注意什么？

二、牙拔除术的禁忌证

牙拔除术的禁忌证也是相对的，应根据患者的状态、医院的技术水平、设备条件具体对待，高危患者通过适当的治疗和有关科室医师的配合及监护来完成拔牙术。

以下为拔牙术的相对禁忌证。

（1）高血压患者收缩压超过180mmHg，舒张压高于100mmHg时。

（2）心脏病患者出现心力衰竭症状，心肌梗死发生后6个月内，冠心病频繁发作或不稳定性心绞痛患者，心功能Ⅲ～Ⅳ级或有端坐呼吸、发绀、颈静脉怒张、下肢水肿等症状。

（3）血液病造成凝血功能障碍，导致出血时间延长的患者，如血友病、严重贫血、血小板减少性紫癜、白血病等。

（4）糖尿病患者空腹血糖超过8.88mmol/L（10mg/dL）时，或伴有酮症酸中毒时。

（5）甲状腺功能亢进患者，静息期脉搏超过100次/分，基础代谢率超过20%时禁忌拔牙。需要拔牙时局部麻醉药中禁忌加入肾上腺素。

（6）女性月经期，妊娠前3个月和后3个月。

（7）急性炎症期，急性感染未控制的患者。

（8）恶性肿瘤病灶内的牙齿；恶性肿瘤放疗后3～5年。

（9）急性肝、肾疾病及急性传染病患者。

（10）长期肾上腺皮质激素治疗患者。

（11）神经精神疾病患者。

案例 8-3 分析

（1）风湿性心脏病或先天性心脏病患者：拔牙前后服用抗菌药物。

（2）冠心病患者：麻醉药中不宜加肾上腺素。

（3）心绞痛患者：选择发病间歇期拔牙。

（4）心律失常患者：心电监护下拔牙。

（5）用药情况应提前告知医师。

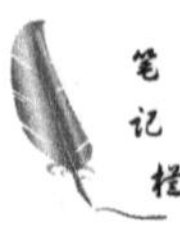

三、术前准备

1. 患者的准备　与患者进行良好的沟通，增强患者对治疗的信心。说明术中、术后可能出现的问题和并发症，对复杂牙拔除应签署手术知情同意书。

2. 患者与术者的位置　拔牙术患者应有合适的体位，拔上牙时，患者卧位，头稍后仰，张口时上颌平面与地面呈45°。上颌与术者肩部同高。拔下牙时，患者端坐，张口时下颌平面与地面平行，下颌与术者肘关节在同一水平。术者应站在患者的右前方或右后方。

3. 术区准备　必须重视无菌操作。器械、敷料应严格灭菌处理。术前用消毒漱口剂漱口，术区及麻醉进针点用1%碘酊消毒。复杂的牙拔除术，口内外均要求消毒，铺无菌巾，术者常规洗手、消毒、戴无菌手套。

4. 术者准备　询问病史，了解患者是否有拔牙禁忌证。若有必要，需进一步进行化验、X线等检查。局部应检查患牙位置，牙体情况与邻近的解剖结构，预测该牙拔除的难易程度、需要选择的器械和方法。复杂牙如阻生牙拔除前应拍X线片，了解牙根及周围情况。制订拔牙计划并向患者交代清楚，征得患者同意后方可准备拔牙。

5. 器械准备　常用拔牙器械预先消毒。主要器械有拔牙钳，牙挺及高速气涡轮手机等。

（1）牙钳：由喙、关节、柄三部分组成。牙钳按使用对象，可分上颌及下颌前牙、双尖牙、磨牙、乳牙钳等（图8-13）。

（2）牙挺：由刃、杆、柄三部分组成，按使用对象可分为牙挺、根挺、根尖挺，按外形可分为直挺、弯挺、三角挺。主要利用杠杆、轮轴、楔的工作原理，挺松患牙或使其脱位，以协助牙钳拔除患牙。目前微创拔牙刀使用也日益广泛，其设计的原型为牙挺，但是刃端更为锐利，并有不同的弯角，能够楔入根面与牙槽骨之间，切断牙周膜纤维。握持手柄部分更符合人体工学设计，最大限度地发挥杠杆省力作用（图8-14）。

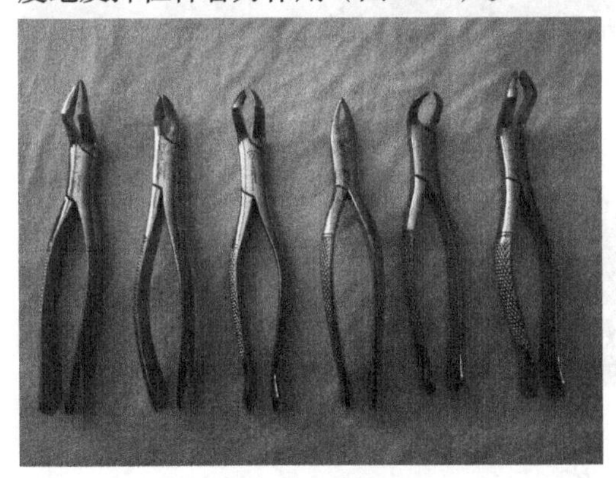

图8-13　拔牙钳

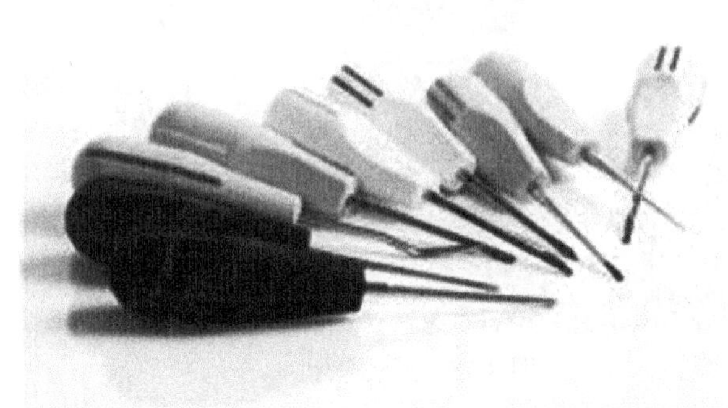

图8-14　Luxator微创拔牙刀

（3）常用辅助器械有牙龈分离器、刮匙、骨膜分离器、骨凿、骨锤、咬骨钳、骨锉等（图8-15）。

（4）光纤高速气涡轮手机：在下颌阻生第三磨牙拔除术中，高速手机在动力系统的驱动下进行去骨与分牙，能够快速解除牙拔除的骨阻力与冠方阻力，缩短了手术时间，减少了邻近组织的损伤（图8-16）。在使用动力系统拔除阻生牙时，要注意术野的暴露及对黏骨膜瓣的保护。

（5）Benex垂直拔牙系统：此拔牙系统主要是通过结合牙周膜纤维切断刀和滑轮牵引器，在将牙周膜纤

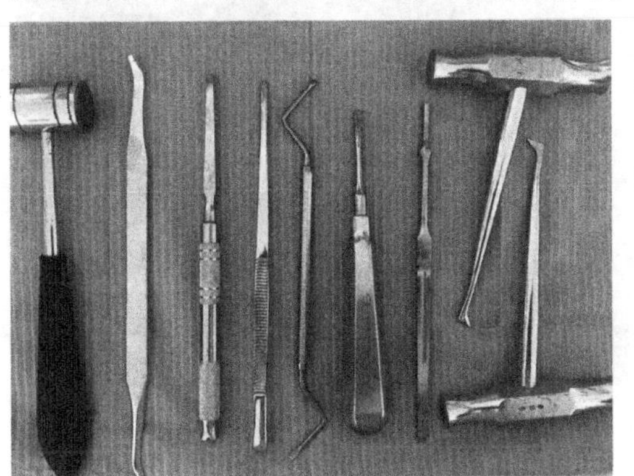

图8-15　牙挺及拔牙常用辅助器械

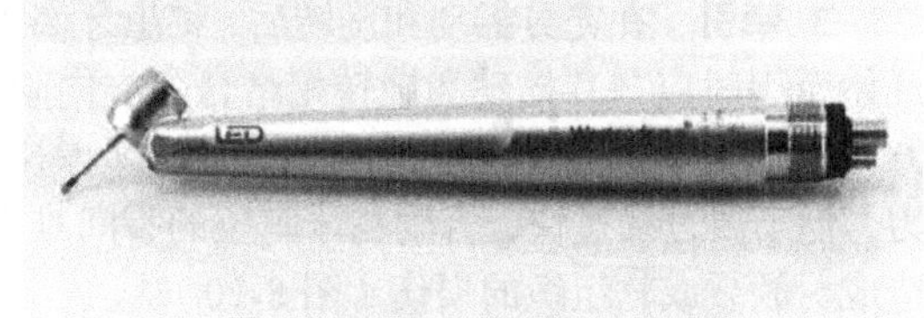

图8-16　光纤高速气涡轮手机

维彻底剥离后，将螺栓打入根管，借助滑轮牵引器的力量将牙根牵出，从而达到减少损伤牙槽骨形态的目的，目前此系统主要用于单个牙根的拔除。

第五节　牙拔除术的基本步骤和方法

拔牙术前准备就绪后，医师常规洗手、铺巾、局部注射麻醉药，显效后，开始拔牙术操作。

一、分离牙龈

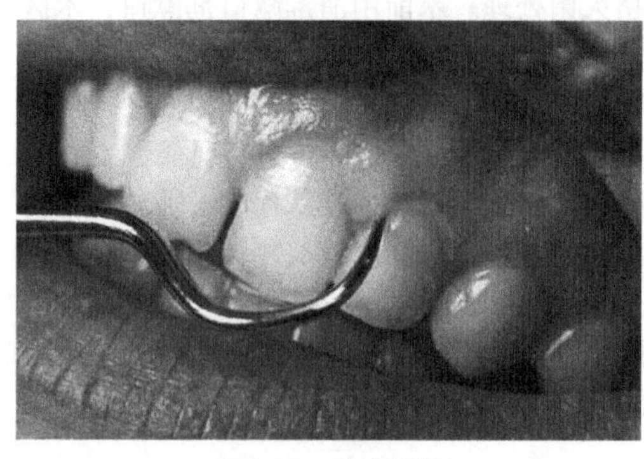
图 8-17　分离牙龈

牙龈分离器紧贴牙面，插入游离牙龈与牙颈部之间，直达牙槽嵴顶。分离牙冠周围的牙龈附着，防止拔牙时引起牙龈撕裂、出血（图 8-17）。

二、挺松患牙

坚固的牙可先用牙挺挺松牙齿，以便用牙钳拔除。使用牙挺时，将牙挺刃从患者近中唇（颊）侧插入牙根与牙槽骨之间，凹面贴向牙根，以牙槽嵴顶支点，边向牙根方向楔入边旋转挺松牙齿（图 8-18）。切记不要以邻牙为支点，以避免损伤邻牙。

三、置放牙钳

选择相应的牙钳，将钳喙置于患牙颈部的颊舌侧，滑入牙龈沟，直达牙槽嵴顶，握紧钳柄，夹住患牙。钳喙长轴方向与患牙长轴一致，勿将牙龈组织夹入（图 8-19）。

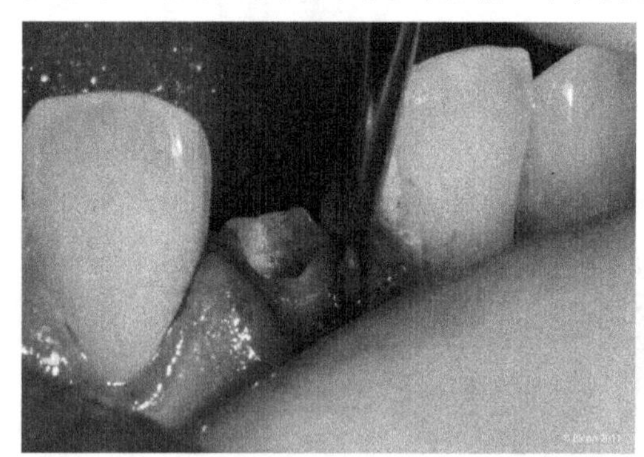
图 8-18　挺松患牙

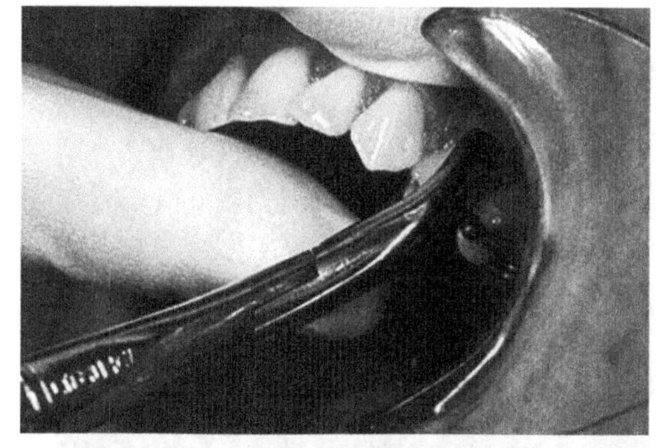
图 8-19　置放牙钳

四、拔除患牙

握持牙钳时，柄位于右手掌中，拇指近关节处，示指及中指把握另一侧钳柄，环指及小指伸入二钳柄之间，以便分开钳柄。夹住牙后，环指及小指退出钳柄之间。拔牙钳操作方法主要有摇动、旋转、牵引 3 种。

1. 摇动　主要用于扁根的下前牙，双尖牙及磨牙。钳紧牙齿向唇颊、舌腭侧方向反复摇动，以逐渐扩大牙槽窝使牙齿松动。摇动不要用力过大，否则牙根容易折断。

2. 旋转　适用于圆锥形根的上前牙和尖牙。沿牙长轴左右反复旋转，逐渐加大旋转力度，使牙齿松动。

3. 牵引　在充分摇动和旋转后，将患牙牵引拔除。开始牵引时应与其摇动和旋转相结合，应向阻力小的方向用力。牵引的过程中，逐渐加大沿牙齿长轴的用力，但不要过猛过快，否则在牙脱位的瞬间难以控制，造成对颌牙或软组织的损伤（图 8-20）。

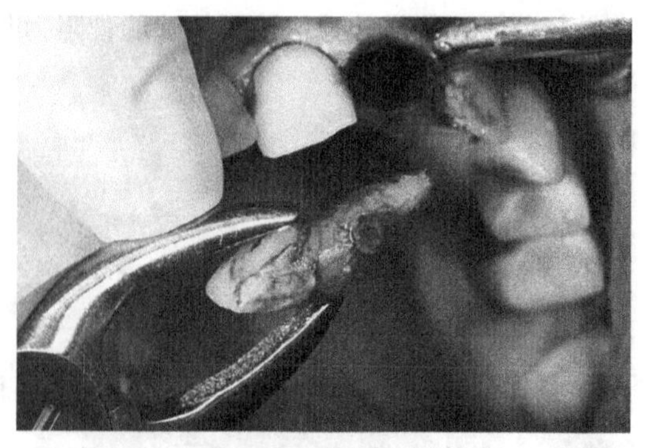
图 8-20　拔除患牙

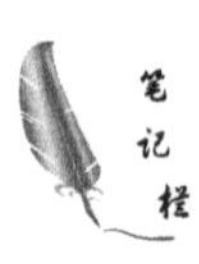

五、拔牙创检查及处理

牙齿拔除后应检查牙根是否完整、数目是否缺少，如有折断应及时取出。清除牙槽窝内的炎性肉芽组织、牙槽骨碎片、脱落的牙石，以免引起感染、出血，影响创口愈合。咬骨钳及骨锉修整牙槽间隔和骨嵴，防止创口愈合后疼痛，利于以后的义齿修复。如有牙龈撕裂，或多个牙拔除后，应缝合牙龈。用手指垫纱布或棉球按压扩大的牙槽窝颊（唇）舌侧，恢复原有的大小，利于愈合，减少出血。搔刮拔牙窝使血液充盈牙槽窝。经上述检查处理后，创口上放置适宜的纱布卷，嘱患者咬紧，半小时后取出。

六、术后医嘱

拔牙后当日勿刷牙漱口，2 小时后可进温凉软食。勿用拔牙侧咀嚼。不应用舌舔触创口，不宜反复吸吮，防止出血。拔牙后 24 小时，唾液中混有血丝属正常现象，如有血块或鲜血，则为异常，应及时复诊。

第六节　拔牙并发症及其防治

拔牙作为一个有创的操作，不可避免地会出现一些并发症，口腔医师对这些并发症应具有较高的诊疗能力。

一、术中并发症

1. 软组织损伤　由于牙龈分离不充分，或牙钳安放时夹入牙龈，导致牙龈撕裂。牙挺滑脱时刺伤口腔软组织，还可由于局部麻醉后口唇麻木，牙钳关节部位或镊子夹伤口唇。预防方法为分离牙龈要彻底，正确使用牙钳、牙挺。

2. 牙及牙根断裂　拔牙时不恰当地使用旋转的方式拔牙，导致扁根或多根牙的牙根折断，或因为施力过猛、过急，致使牙根折断，或由于牙根弯曲膨大、死髓牙牙体变脆、牙根与周围组织粘连、变异等导致牙和牙根断裂。预防方法主要是应了解各类牙齿的解剖形态特点，器械选择及使用要恰当，拔牙方法选择要合适。

3. 骨组织损伤　在拔除上、下颌前牙或上下颌第三磨牙时，由于上下颌唇侧牙槽骨、上颌结节处、下颌智齿舌侧牙槽骨骨质较薄弱，用力不当会造成牙槽骨骨折。拔除下颌智齿时，用骨凿凿骨或劈开牙齿时，由于此处下颌角部骨质薄弱易发生骨折。合理使用各种拔牙器械和操作方法才能避免出现骨及牙槽骨骨折。

4. 邻牙或对颌牙损伤　由于牙列拥挤或位置异常，牙挺、牙钳安放不正确，均可能在拔除过程中因摇动或旋转而损伤邻牙。过于暴力牵引拔出牙齿时，有时会损伤对颌牙齿。因此，使用牙挺时一定要以牙槽嵴顶为支点，牙钳的选择要合适并正确地安放。牵引拔出牙齿时，用力要适当，并应用左手手指阻挡保护对颌牙齿。

5. 口腔上颌窦交通　由于上颌前磨牙及磨牙牙根与上颌窦底之间是菲薄的骨质或仅有黏膜相隔，在拔除上述牙齿后，处理牙槽窝或取出断根时，可能造成口腔上颌窦交通或将断根推入上颌窦。因此在拔除上颌前磨牙及磨牙后搔刮牙槽窝时，要沿着骨壁轻轻向外刮，取断根时，一定要在视野清楚的前提下进行操作，切忌盲目地凿、挺。

6. 术中出血　术中出血是指拔牙过程中过多出血的现象。原因有局部和全身因素两种，局部因素主要是操作粗暴、损伤血管、撕裂牙龈等。全身因素主要是血液病和高血压。防治方法是拔牙前应询问出血史，术中尽量减少对软组织的损伤，较大血管出血应予结扎止血。牙槽窝出血可选择用明胶海绵等填塞止血。

7. 其他　常见于拔除下颌低位阻生的第三磨牙时，由于其根尖接近下颌神经管，在搔刮牙槽窝或取断根时，器械不慎深入或将断根推入神经管中导致下牙槽神经损伤。术前拍 X 线片，了解牙根和下颌神经管的关系，术中操作要谨慎。不要盲目用器械挖、撬牙根。一旦发生损伤，应给予减轻水肿、营养神经的药物。患者张口过大、拔牙时间过长、去骨用力过猛引发颞颌关节损伤，关节脱位。所以术中要托住患者下颌，对抗锤击力量。若发生关节脱位，应立即复位，限制下颌活动。其他罕见的并发症有将牙齿推入颌周组织间隙内，器械折断、拔除的牙齿误入口咽、食管、气管内等。

笔记栏

二、拔牙后的并发症

1. 拔牙后出血 拔牙后30分钟，将棉球吐出后，拔牙窝仍有明显渗血者，就可诊断为拔牙后出血。一般来讲，拔牙后出血多为局部因素引起，如未遵医嘱拔牙后即刷牙或漱口，这时可让患者重新咬无菌纱布卷30分钟以压迫止血。检查拔牙创，若牙槽窝内有残留的炎性肉芽组织，应刮净肉芽组织即可止血，若因牙龈撕裂造成的出血，可缝合止血。如为牙槽小血管破裂出血，可用止血粉、明胶海绵、骨蜡、棉卷加压止血。经上述治疗无效者可用碘仿纱条填塞，并将其缝合固定于牙龈，待48小时左右逐渐取出。全身因素：出血，如血液病等导致拔牙创出血，除进行局部止血外，还须根据不同病情采取全身治疗措施，如注射止血药物、输入凝血因子及血小板制剂等，也可请内科医师协助治疗。

2. 拔牙创感染 可分为急性感染和慢性感染。急性感染少见，其原因主要是在急性炎症期拔牙，拔牙创过大，拔牙处理不当引起。患者全身抵抗力低下时，也可发生急性感染。所以要严格掌握拔牙适应证和术后预防措施。慢性感染的主要原因是拔牙窝内遗留的牙碎片、牙石、碎骨片或炎性肉芽组织，清除不彻底引起感染。防治主要是牙拔除后彻底清除牙窝内的异物和炎性肉芽组织，形成新鲜血凝块，保证牙槽窝愈合。

3. 拔牙术后疼痛 常由于拔牙过程中器械对软、硬组织的损伤而引起，遗留锋利的骨缘而造成术后疼痛，但引起拔牙后疼痛的主要原因还是干槽症。预防方法为：拔牙时应保护周围的组织。发生疼痛时，针对不同原因，采取相应的办法进行处理，可给予适当的镇痛药和消炎药来对症治疗。

4. 拔牙术后肿胀 多发生在创伤大时，尤其易发生于下颌阻生牙拔除术后。开始于术后12～24小时，3～5天内逐渐消退。为防止术后肿胀，黏骨膜瓣的切口尽量不要越过移行沟底；切口缝合不要过紧，术后冷敷、加压包扎。

5. 拔牙术后开口困难 多由于拔除下颌阻生牙时，颞肌深部肌腱下段和翼内肌前部受创伤及创伤性炎症激惹而产生反射性肌痉挛所致。术后可用热敷或理疗帮助恢复正常开口度。

6. 干槽症 是拔牙骨创的感染，多认为与组织创伤重、牙槽窝过大有关。临床表现为拔牙后2～3天发作，自发性持续性剧烈疼痛，向耳颞部放散，夜不能寐，口腔内有恶臭。检查可见拔牙创空虚，内无血凝块，牙槽骨壁暴露呈灰白色，污秽，触痛明显。处理：首次清创应在局部麻醉下进行，用3%过氧化氢溶液、生理盐水反复彻底擦洗牙槽窝，直至暴露出新鲜渗血的骨面，然后用适量碘仿纱条严密填塞牙槽窝，为防止脱落也可缝合一针。如无明显疼痛，次日可不再换药。10天后去除碘仿纱条。同时给予镇痛消炎药物治疗，保持口腔清洁。

（张婷婷　邓嘉胤）

笔记栏

第九章 口腔颌面部感染与损伤

【目的要求】

掌握：①智齿冠周炎的临床表现及治疗原则。②颌骨骨折的诊断要点及治疗原则。

熟悉：①颌面部常见间隙感染，化脓性颌骨骨髓炎的病因、临床表现及治疗原则。②口腔颌面部损伤的特点，急救处理，软组织损伤的治疗原则。

了解：①口腔颌面部感染的特点，"危险三角区"感染向颅内扩散的途径，放射性颌骨骨髓炎的病因、临床表现及防治，面部疖痈的临床表现及防治特点。②坚固内固定的适应证。

随着社会的发展和现代医疗水平的提高，口腔颌面部感染（infection of oral and maxillofacial region）的发生率逐渐降低，病情的进展得到及时控制，尤其是严重感染的临床病例显著减少。但是，口腔颌面部损伤（injuries of oral and maxillofacial region）的发生率显示了增长的趋势。

第一节 口腔颌面部感染概述

一、口腔颌面部感染的特点

口腔颌面部感染是因致病微生物入侵引起的口腔颌面部软硬组织病理反应过程。虽然全身其他部位的感染均有红、肿、热、痛及功能障碍等共同性，但因口腔颌面部的解剖生理特点，使感染有其特殊性。

（1）口腔颌面部处于呼吸道和消化道的起端，口腔、鼻腔、鼻窦与外界相通，有利于细菌生长繁殖，当身体抵抗力下降时易发生感染。

（2）口腔颌面部暴露在外，易遭受各种损伤，细菌可经受损的皮肤、黏膜或骨折处引起感染。

（3）牙齿与上、下颌骨相连，龋病、牙髓病及牙周病的发生率较高，如牙槽脓肿、智齿冠周炎及颌骨骨髓炎等均系牙源性感染所致。它们的扩散可引起颌面部间隙感染。牙源性感染是在口腔颌面部独有的感染。

（4）口腔颌面部有复杂的解剖特点，它有复杂而互相联系的间隙，上达颅底，下至纵隔；这些组织抗感染能力较弱，感染可经此途径扩散。

（5）口腔颌面部有丰富的淋巴和血液循环，引流颌、面、颈等相应区域的淋巴液；颌面部的静脉缺少瓣膜，感染可与颅内海绵窦相通。

这些解剖特点常使感染变得复杂化，如果治疗不当或延误治疗，颌面部急性感染造成严重并发症或导致死亡的病例并不罕见。

二、感染病原菌

颌面部感染可以由一种细菌引起，或由多种细菌混合引起。根据不同的病原菌，可分为化脓性感染、腐败坏死性感染及特异性感染。

1. 化脓性感染 口腔中最常见的致病菌为葡萄球菌，主要为致病力强的金黄色葡萄球菌，其次为白色葡萄球菌、链球菌、肺炎链球菌、大肠埃希菌及铜绿假单胞菌等，有时偶可见奋森螺旋体、梭状杆菌等杂菌。

2. 腐败坏死性感染 主要的病原菌有厌氧性细菌如产气荚膜梭菌、厌氧性链球菌、梭状芽孢梭菌、水肿梭状芽孢杆菌、产气芽孢和芽孢梭杆菌等。

3. 特异性感染 由某些特殊性病原菌引起的特定类型的感染，如结核、梅毒、破伤风及放线菌病等。

三、感染途径

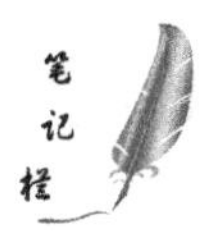

1. 牙源性感染 牙源性感染是由有病变的牙体或牙周组织的细菌向颌骨及周围软组织蔓延引起

的感染。由于龋齿及牙周病的发病率高，故牙源性感染在口腔颌面部疾病中占重要地位。牙源性感染途径是口腔颌面部感染的主要来源。

2. 腺源性感染 口腔、上呼吸道感染可引起面颈部淋巴结炎；当淋巴结感染穿过淋巴结被膜向周围扩散时，则引起筋膜间隙的蜂窝织炎。当全身衰弱、唾液腺分泌减少、口腔不洁或涎石引起唾液腺分泌障碍所致的唾液腺炎症（如下颌下腺、腮腺等炎症），炎症可穿破腺被膜向周围扩散引起蜂窝织炎及各种间隙感染。

3. 损伤性感染 细菌由受伤的颜面皮肤、黏膜或开放性颌骨骨折引起。

4. 血源性感染 此种途径比较少见，身体其他部位化脓性病灶细菌栓子进入血流，麻疹、伤寒、猩红热及其他急性传染性疾病感染后机体抵抗力减弱，细菌可循血流扩散。

5. 医源性感染 医务人员行局部麻醉、手术、穿刺等操作未严格遵守无菌技术造成的继发性感染称为医源性感染。

四、临床表现及并发症

（一）局部症状

在感染的急性期，局部血管扩张，血容量增多而使血流缓慢；局部的血液循环障碍引起红、肿、热及严重疼痛。当血流速度减慢时，白细胞穿过血管壁侵入周围组织，此时合并血浆渗出，产生炎性水肿，压迫神经纤维，引起疼痛。感染初期，炎症未局限，呈现为炎性浸润性肿胀，病变区与周围正常组织无明显界限。如病变局限化，脓肿形成，炎症现象占优势的为化脓性感染；坏死现象占优势的为急性坏死性蜂窝织炎；有腐败性感染时，则为腐败坏死性蜂窝织炎。

（二）全身症状

寒战、发热（38～40℃）、脉搏及呼吸加快、全身不适、头痛、食欲缺乏、无力、白细胞增加并有核左移。在腐败坏死性感染时，由于机体中毒，脉搏快而弱、低热、精神不振、神志淡漠、白细胞总数不高，但出现核左移。在重症病例，可发生全身代谢紊乱，引起水与电解质平衡失调，血红蛋白下降，红细胞减少。患者有贫血，可出现肝、肾功能障碍，血压下降，感染性休克和昏迷。

（三）并发症

一般很严重，若及时正确治疗，预后良好。反之，则往往导致严重的后果，常见的并发症如下。

1. 呼吸道梗阻 颌面感染在下述情况可引起呼吸道梗阻：①口底和咽旁间隙感染波及咽喉部，形成喉头水肿；②口底蜂窝织炎引起舌体高度水肿，使舌后缩而阻塞呼吸道；③口底间隙感染侵入颈深间隙，引起组织水肿，压迫气管而引起呼吸道阻塞；④感染由颈部蔓延到纵隔；⑤全身中毒引起呼吸衰竭。

2. 海绵窦血栓性静脉炎 海绵窦和口腔颌面部解剖关系密切，又由于面部静脉缺少瓣膜，故感染可以逆流而上，通过内眦静脉或翼静脉丛流入海绵窦，形成血栓性静脉炎。临床表现为中毒及颅内压增高的症状。如患者出现高热、寒战、剧烈头痛、恶心、呕吐、眼睑及结膜水肿、上睑瘫痪性下垂、眼球突出及运动障碍等症状应考虑为海绵窦血栓性静脉炎，应及时抢救治疗。

3. 脑脓肿及脑膜炎 主要继发于颞间隙或颞下间隙感染的并发症颞骨骨髓炎所致。因颞肌肥厚，表面又有致密的筋膜覆盖，若颞肌与颞骨之间积脓，难以自行破溃。而颞骨鳞部骨质是颅骨的薄弱处，其内、外骨板间的板障很少，因此脓液容易压迫颞骨形成骨坏死，而感染可由此进入颅内。另外，颞下间隙感染也可循颅底骨孔或骨缝侵入颅内。此外，致病菌也可经血流直接扩散而形成脑转移性脓肿。如有下列情况应考虑为脑脓肿或脑膜炎：①出现进行性头痛、呕吐、嗜睡、颅内压增高；②颈强直、克尼格征及巴宾斯基征阳性等；③出现局限性脑部定位病征，其表现随脓肿部位而不同。

4. 纵隔炎及吸入性肺炎 口底、颈部及咽旁间隙等感染可向下沿颈部血管束或食管、气管扩散至纵隔，而引起纵隔炎；另一方面细菌也可能随血液侵入纵隔引起炎症。口底腐败性脓液可吸入呼吸道而造成吸入性肺炎。

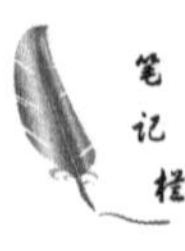
笔记栏

5. 败血症及脓毒血症 可出现全身反应低下、多器官功能衰竭等中毒性休克的表现。

五、治疗原则

（一）全身治疗

1. 抗菌药物的应用 抗菌药物的使用原则同其他部位的感染。

2. 中草药治疗

3. 全身支持疗法 由于高热脱水、进食困难能引起电解质紊乱及营养不足，所以要输液及补充大量维生素。维持水、电解质及代谢平衡，减轻中毒现象。

体温过高的患者可采用头部冷水或冰水冷敷、冷水或酒精擦浴等物理降温，或退热药物降温。中毒性休克的患者，需补充血容量，纠正酸中毒。要密切观察病情、纠正缺氧。给予升压药物。

（二）局部治疗

1. 外敷药物 如外敷化毒消肿膏、如意金黄散等。

2. 理疗 如超短波、红外线等。

（三）手术治疗

手术治疗包括两个方面，一是切开脓肿，二是清除病灶。

1. 切开引流 一旦脓肿形成应及时切开。如果是急性口底腐败坏死性蜂窝织炎，须早期切开引流，不能等待。

2. 消除病灶 由于牙源性感染是颌面感染的主要原因之一，所以感染控制后，对于不能保留的牙要及时拔除，对于能保留的牙要及时治疗。颌面部外伤性感染的患者要注意清除异物、碎牙、碎骨片等。对于颌骨骨髓炎患者，应在急性期后及早刮除死骨。

第二节 智齿冠周炎

【病因】 第三磨牙萌出过程中或萌出困难时，牙冠的一部分被游离的牙龈所覆盖，在牙冠与龈瓣之间形成盲袋（龈袋），盲袋内经常有食物残渣和细菌存留（图 9-1）。这种局部条件使细菌易于生长、繁殖。若感冒、疲劳或其他原因致机体抵抗力下降，或由于局部创伤（如对殆牙咬伤）等因素，可诱发炎症，形成智齿冠周炎（pericoronitis）。因人类进化，下颌骨体缩短，下颌第三磨牙萌出常缺乏足够位置而易形成阻生，故本病多见于该牙。临床上常见的阻生情况有近中阻生、水平阻生和垂直阻生等。

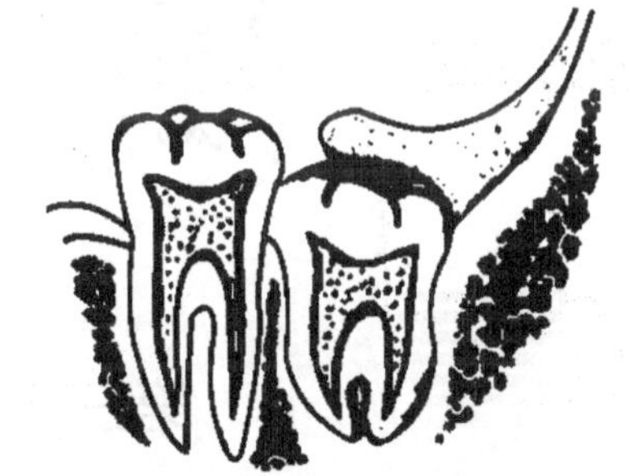

图 9-1 龈瓣覆盖下颌第三磨牙形成盲袋

【临床表现】 急性智齿冠周炎的主要症状为牙冠周围软组织肿胀疼痛。如炎症影响咀嚼肌，可引起不同程度的张口受限，如波及咽侧则出现吞咽疼痛，导致患者咀嚼、进食及吞咽困难。病情重者尚有周身不适、头痛、体温上升、食欲减退等全身症状。检查可见下颌第三磨牙萌出不全、有龈瓣覆盖、盲袋形成，牙冠周围软组织红肿、龈瓣边缘糜烂、盲袋内有脓性分泌物（图 9-2）。有时可形成冠周脓肿，出现颌面肿胀，同侧颌下淋巴结肿大、压痛。

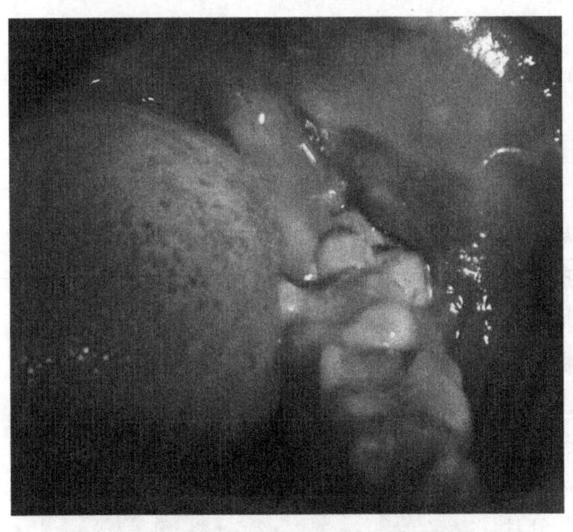

图 9-2 下颌第三磨牙冠周的盲袋及肿胀龈瓣

【并发症】 急性智齿冠周炎如未能彻底治疗，则可转为慢性，以后反复发作，甚至形成瘘管。若炎症继续扩展，可发生下述各种并发症：蔓延至骨膜下形成骨膜下脓肿；或脓液沿下颌骨外侧骨面向前流注，可在相当于下颌第一磨牙或第二磨牙颊侧形成脓肿或龈瘘；也可向外扩展，形成颊部皮下脓肿，或穿破皮肤形成皮瘘（图 9-3）。在临床上见有颊部皮瘘的患者，应考虑有冠周炎的可能，防止误诊。冠周炎严重者，尚可并发颌周蜂窝织炎、下颌骨骨髓炎甚至全身性感染。

笔记栏

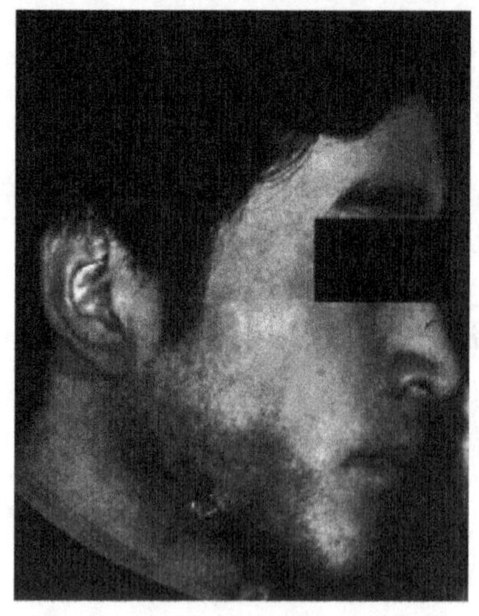
图 9-3　下颌智齿冠周炎并发颊瘘

【治疗】　智齿冠周炎的治疗主要是增强患者机体抵抗力，控制感染，促使炎症消散。急性期过后，应考虑对病源牙采用外科治疗，以防止复发。

1. 全身治疗　根据病情选用有效抗菌药物或内服清热、解毒的中草药进行治疗。

2. 局部治疗　智齿冠周炎的局部治疗很重要。每日可用1%～3%过氧化氢溶液及生理盐水或其他灭菌溶液冲洗盲袋，然后点入3%碘甘油。另给复方硼砂溶液或呋喃西林溶液、氯己定溶液等含漱，一日多次。早期还可局部理疗、外敷中草药以助炎症吸收。针刺疗法可有镇痛、改善张口等作用。如脓腔形成，可切开引流。

3. 病源牙处理　急性炎症消退后，应对病源牙做进一步处理，以防复发。如牙位正、能正常萌出，并有对颌牙行使咀嚼功能者，可做冠周龈瓣楔形切除术（图 9-4）。否则应予拔除。

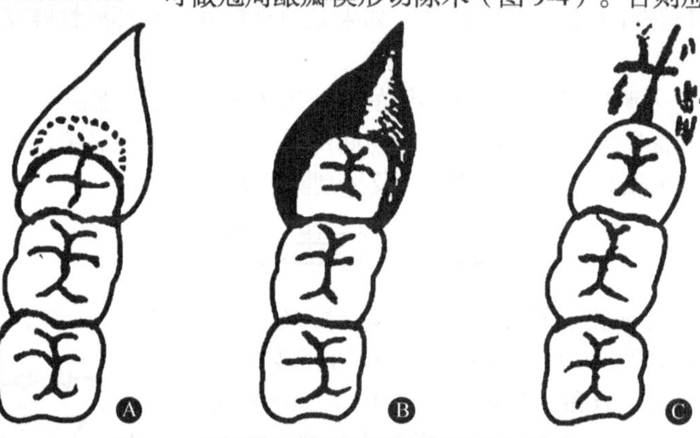

图 9-4　下颌第三磨牙冠周龈瓣楔形切除术

A. 切口；B. 切除牙龈瓣的范围；C. 缝合

第三节　口腔颌面部常见间隙感染

一、眶下间隙感染

案例 9-1

患者，男性，58 岁。左侧眶下及鼻外侧区疼痛伴肿胀 6 天。患者自述左上前牙区反复疼痛 3 个月，未经治疗。6 天前无明确诱因该区域牙齿疼痛突然再次发作，第 2 天逐渐出现左上唇、左上牙龈、眶下区及眼睑肿胀疼痛。于当地医院就诊，静脉滴注先锋霉素Ⅴ（头孢唑啉钠）及替硝唑，疼痛有所好转，但肿胀无明显消退。

临床检查：左眶下鼻旁区及左上唇肿胀明显，皮肤潮红，皮温稍高，左下眼睑水肿，左鼻唇沟变浅，左上前牙区前庭沟肿胀、丰满、波动感呈阳性，左上尖牙远中根部深龋，叩诊阳性，松动度Ⅰ度，X 线片示左上尖牙根尖部有直径约 2cm 低密度阴影，边界不清（图 9-5）。

诊断：左上尖牙根尖周炎伴左眶下间隙感染。

治疗方法：局部浸润麻醉下于左上尖牙区前庭沟肿胀处做切口，分离脓腔后放置橡皮引流条一根，全身应用抗菌药物控制感染，隔日更换引流条。左上尖牙开髓引流，3 天后行根管治疗。5 天后引流部位已无明显脓液流出，抽出引流条。7 天后复诊见伤口愈合良好。病变区恢复正常。

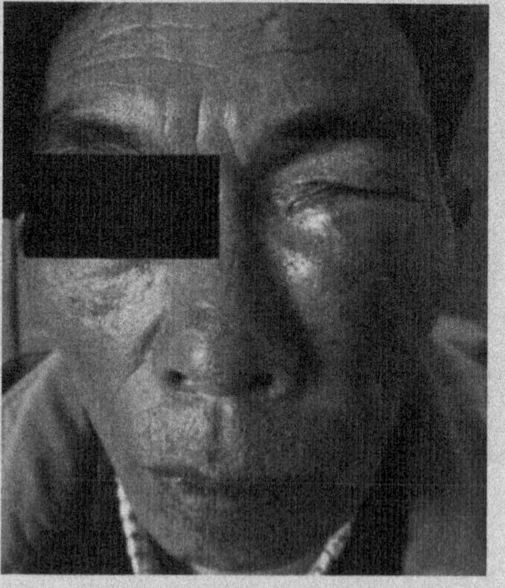
图 9-5　左眶下间隙感染

问题：根据患者临床症状，是如何做出临床诊断的？

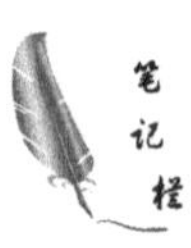

【临床表现】 感染发生于眼眶下方，上颌骨前壁与局部表情肌之间。多来自上颌尖牙等的牙源性感染（如根尖周炎等），也可来自上唇或鼻侧的感染。局部表现为眶下区红肿、疼痛。下眼睑水肿致睁眼困难。上唇肿胀，鼻唇沟消失。上颌前牙前庭沟处红肿。常可查见病源牙。

【检查和诊断要点】 牙源性感染为主，继发于上颌切牙、尖牙或第一前磨牙的根尖化脓性炎症。眶下区肿胀，上自眼睑，下至上唇，内至鼻翼，鼻唇沟变浅消失。以尖牙部皮肤为中心的红、肿、热、痛，脓肿形成时，眶下区及相应的口腔前庭沟处常有明显压痛，并扪及波动，如穿刺可抽出脓液。

【治疗特点】 切开引流：一般在口内上颌尖牙区的前庭沟底部做横切口，深达骨面，向尖牙凹骨面分离，以达引流。

案例 9-1 分析

诊断依据：①病史：患者上颌前牙疼痛进而周围软组织肿胀。②临床检查：左上尖牙深龋，牙齿松动，叩诊阳性；左眶下鼻旁区、左上唇和前庭沟有炎症表现；前庭沟波动感呈阳性说明脓肿已经形成。③辅助检查：X 线片显示左上尖牙根尖周炎。

二、咬肌间隙感染

【临床表现】 感染发生在下颌支外侧骨壁与咬肌之间，主要来自下颌智齿冠周炎及下颌磨牙的根尖周感染。在颌周蜂窝织炎中较为常见。主要的临床特征是以下颌角为中心的咬肌腮腺部红肿、疼痛；由于炎症刺激，咬肌处于痉挛状态，致使局部发硬、张口受限甚至牙关紧闭；即使脓肿已经形成，早期时波动也不明显，且不易自行穿破，因此应及时切开引流。如不能确定脓肿是否形成，穿刺检查有助于诊断。若延误治疗，未能及时切开引流，致使感染扩散，可引起下颌骨骨髓炎。

【检查和诊断要点】 下颌角区为中心的肿胀、压痛最为明显，肿胀范围上至颧弓，下至下颌骨下缘，前至颊部，后至耳前，伴重度张口受限，由于咬肌附着，有时不易扪及波动感。下颌角区红肿、压痛伴张口受限，穿刺抽出脓液可明确诊断。

【治疗特点】 切开引流：在下颌角下 1.5 ～ 2cm 处做与下颌骨平行的弧形切口长 3 ～ 5cm。分层切开皮肤、皮下组织及颈阔肌。然后向上暴露下颌骨下缘，注意避免损伤面神经下颌缘支及腮腺。切开下颌骨下缘处的咬肌附着，以长弯血管钳紧贴下颌骨外侧向上分离引出脓液，放置引流条。

三、下颌下间隙感染

【临床表现】 临床上较常见。感染发生在下颌下三角区。多来自下颌磨牙的感染，亦可由下颌下淋巴结炎所引起，后者尤多见于小儿。局部表现为下颌下区红肿、疼痛，皮纹消失、皮肤发亮，下颌下缘可因肿胀而不显。严重的颌下蜂窝织炎可蔓延至邻近间隙或颈部。

【检查和诊断要点】 成人多来自下颌磨牙的感染，儿童多来自下颌下淋巴结炎（多由上呼吸道感染后继发）。下颌下三角区肿胀、压痛最为明显，下颌下缘轮廓消失，可有凹陷性水肿，表面皮肤充血，脓肿形成后可扪及明显波动感，张口轻度受限，穿刺抽出脓液可明确诊断。

【治疗特点】 切开引流：在下颌骨下缘约 2cm 处，做与下颌下缘平行的切口，切开皮肤、皮下组织及颈阔肌后，以血管钳分离引流。注意防止损伤面神经下颌缘支。

四、颊间隙感染

【临床表现】 颊间隙感染是指颊间隙急性化脓性感染，主要表现有下颌或上颌磨牙区前庭沟红肿，前庭沟变浅呈隆起状，触之剧痛，有波动感，穿刺易抽出脓液。

【检查和诊断要点】 主要来源于牙源性的上、下颌牙后牙根尖化脓性炎症，其次是腺源性感染，如颊部淋巴结炎、颊部皮肤的损伤、痈疖及颊黏膜溃疡等。临床特征取决于脓肿形成的部位。位于颊部皮下或黏膜下的脓肿比较局限且进展缓慢，一旦感染波及颊脂垫时则炎症发展迅速，并可向相连的潜在间隙扩散，出现相应多个间隙感染的症状。以颊部皮肤或黏膜为中心的红肿、压痛和（或）波动，相应前庭沟变浅，触之疼痛，有波动感，穿刺易抽出脓液即可确诊。

【治疗特点】 切开引流：脓肿形成后，应按脓肿部位决定由口内或从面部做切开引流。口内

笔记栏

切口应在脓肿低位，即口腔前庭、下颌龈颊沟处切开。颊部皮下脓肿可在脓肿浅表皮肤切开。广泛颊间隙感染则应从下颌骨下缘 1 ～ 2cm 处做平行于下颌骨下缘的切口，从切开的皮下向上潜行钝性分离至颊部脓腔内。应注意避免损伤颊部的面神经、腮腺管及血管。

五、口底蜂窝织炎

案例 9-2

患者，女性，59 岁。口底区肿胀 1 周，加重伴高热 2 天就诊。1 周前曾因左下牙疼痛拔除，次日即感左下颌区疼痛、肿胀，行青霉素输液治疗 3 天，疼痛及肿胀并无缓解，肿胀范围逐渐扩大至整个口底区及颈上部，口腔内舌下区亦出现肿胀，逐渐感到咀嚼、吞咽及呼吸困难，伴发热、头痛。

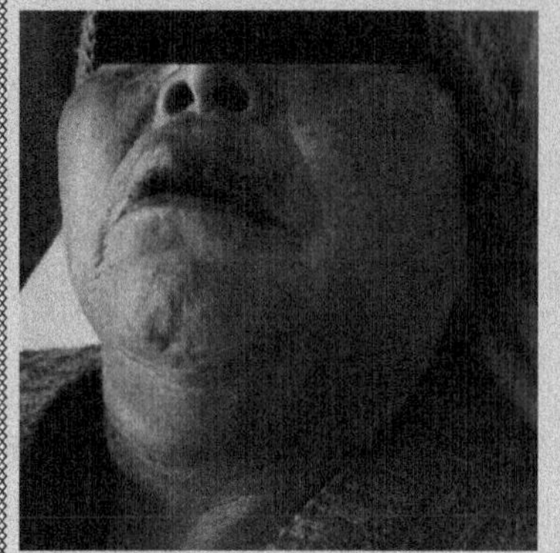

图 9-6　口底蜂窝织炎

临床检查：一般情况差，体温 39.4℃，脉搏 92 次 / 分，呼吸 30 次 / 分，血压 95/70mm/Hg，血氧饱和度 90%，白细胞计数 20.3×10^9/L，中性粒细胞 86%。痛苦面容，神情倦怠，双侧下颌下、颏下和舌下区弥漫性肿胀，范围已波及颈上部。皮肤表面广泛性红肿，病变区质地硬，压痛明显，触及凹陷性水肿，无皮下捻发感，舌下肉阜区肿胀，舌体明显抬高，张口度为 1 指（图 9-6）。

诊断：口底多间隙蜂窝织炎。

治疗方法：入院后行急诊手术。在局部麻醉下行气管切开术，再从一侧下颌下到对侧下颌下做倒“T”形切口，将口底广泛切开后，充分分离口底肌肉，使各个间隙充分引流，共引流出约 30ml 的浓稠、恶臭、浑浊脓性液体。用生理盐水冲洗脓腔，放置引流管引流，对位缝合创缘。全身积极抗炎、对症、支持治疗。术后 5 天引流量明显减少，肿胀消退，拆除引流管。术后 7 天拔除气管导管。术后 10 天拆除缝线出院。

问题：

1. 口底蜂窝织炎典型临床表现有哪些？其主要危险是什么？
2. 口底蜂窝织炎应如何治疗？

【临床表现】 口底蜂窝织炎可由下颌牙源性感染、急性扁桃体炎、急性下颌骨骨髓炎或口底外伤继发感染而引起。本病虽较少见，却为口腔颌面部严重感染疾病之一。感染侵犯口底多个间隙（包括双侧下颌下、舌下及颏下间隙）。临床上分为化脓性和腐败坏死性两种，后者病情更为严重。炎症一般开始发生于一侧舌下或颌下区，以后迅速扩展至颏下及对侧。当炎症波及口底各间隙时，双侧颌下及颏下区甚至上颈部广泛肿胀。患者头后仰，口半张。口内可见口底肿胀、舌上抬、舌运动受限。患者语言、吞咽困难。如肿胀向舌根部蔓延，可压迫咽部、会厌而引起呼吸困难甚至窒息。

口底腐败坏死性蜂窝织炎主要由厌氧性、腐败坏死性细菌引起，病情发展迅速。全身中毒反应严重，脉搏频弱，呼吸短促，重者可出现体温不升、血压下降。局部明显肿、硬、皮色暗红，触诊可有捻发感。

【检查和诊断要点】

（1）早期化脓性口底多间隙蜂窝织炎的局部症状类似于下颌下或舌下间隙感染。晚期症状明显加重，可见颌周包括双侧颌下、舌下及颏下区甚至上颈部出现弥漫性肿胀。常伴有呼吸困难，张口受限。

（2）腐败坏死性口底蜂窝织炎，颌周口底副性水肿广泛，波及范围上达面颊，下至锁骨水平。局部有明显凹陷性水肿，可扪及皮下捻发感，切开引流时可溢出大量恶臭咖啡样泡沫液体。全身中毒症状严重，寒战、高热，甚至出现中毒性休克。

（3）以口底为中心，波及颌周的广泛肿胀，压痛，凹陷性水肿、皮下捻发感，呼吸困难及全身中毒症状可以确诊。

【治疗特点】 本病的主要威胁为全身中毒及局部影响呼吸道通畅。如不及时正确治疗可危及患者生命，因此要积极采取综合治疗措施。全身联合应用大剂量抗菌药物，保持水、电解质平衡，增强患者抵抗力。局部要及时切开减压、引流，切口一般从一侧颌下到对侧颌下，必要时可做颏部

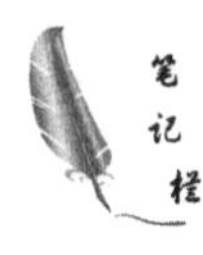

辅助切口，呈倒“T”形切口，逐层切开，切断部分口底肌肉打通脓腔，放置引流。口底腐败性蜂窝织炎还可以用氧化剂如 1% ～ 3% 过氧化氢液或 1∶5000 高锰酸钾液冲洗及湿敷创面。如有严重的呼吸困难，应及时做气管切开以保证呼吸道通畅。

案例 9-2 分析

炎症常始发于一侧舌下或颌下区，以后迅速扩展，可累及双侧下颌下、舌下、颏下间隙及上颈部广泛肿胀，并伴有全身严重反应。主要危险出现在舌根部肿胀时可引起呼吸困难甚至窒息。

积极采取综合治疗措施：①全身联合应用大剂量抗菌药物，保持水电解质平衡，增强患者抵抗力，改善全身中毒症状；②局部及时切开减压、引流以保证呼吸道通畅，呼吸困难严重者需做气管切开。

第四节　颌骨骨髓炎

根据致病因素的不同及临床病理特征，可将颌骨骨髓炎分为化脓性骨髓炎、特异性骨髓炎、药物相关性颌骨坏死及放射性骨髓炎等。临床上以牙源性感染引起的化脓性颌骨骨髓炎最为常见。

一、化脓性颌骨骨髓炎

化脓性颌骨骨髓炎（pyogenic osteomyelitis of the jaws）约占所有颌骨骨髓炎病例的 4/5，也有资料报道为 90% 以上。发病以青壮年多见，男性较多（男∶女＝2∶1）。

【病因】　化脓性颌骨骨髓炎的致病菌主要是金黄色葡萄球菌，以及链球菌、变形杆菌、大肠埃希菌等，也可以是多种细菌的混合感染。由于骨组织系非富氧组织，因此厌氧菌的感染也应引起重视。感染发生的途径主要有以下几种。

1. 牙源性感染　是临床上最常见的感染途径。多由于智齿冠周炎、根尖周炎等未能及时治疗，感染扩散至骨组织而引起。

2. 血源性感染　少见，多发生于婴幼儿，系感染经血液循环至颌骨引起的骨髓炎。临床上可能会找到化脓性感染灶，但亦有相当一部分患儿无明显的全身其他部位的感染病史。有时患儿的母亲患有乳腺炎，婴儿吸吮带有细菌的乳汁后可引起血源性感染。还应注意有些小儿在发病前曾有肠道及呼吸道的感染病史。

3. 损伤性感染　如口腔颌面部的外伤、开放性骨折、火器伤等，均可造成皮肤或黏膜破损使细菌侵入而引起骨髓炎。

【症状和体征】　化脓性颌骨骨髓炎多发生于下颌骨，起病较急，可出现程度不等的全身症状，如发热、寒战、食欲缺乏、乏力、白细胞计数总数升高等。颌骨病变区可出现红肿、剧痛，病源牙可有明显的叩痛及伸长感。治疗不及时，可转为慢性，主要表现为颌骨周围经久不愈的脓性瘘口及死骨块形成。

根据病变的临床及病理学特征，又可将化脓性骨髓炎分为中央性颌骨骨髓炎及边缘性颌骨骨髓炎。

（一）中央性颌骨骨髓炎

案例 9-3

患者，男性，56 岁。左下面颌部反复疼痛肿胀 2 个月余。口腔内多个残根牙数年，未经治疗，左下牙龈曾经反复肿痛。2 个月前左下面颌部出现瘘管，溢脓，伴左下唇部麻木。临床检查：左下面颌区轻度肿胀，皮肤质地变硬，左下颌角前缘探及瘘管，有脓性分泌物溢出，探查瘘管时可触及粗糙骨面，口腔内多个残根牙及松动牙，牙周袋深，牙周溢脓，张口轻度受限。X 线全景片示左下颌骨质密度减低区，有死骨形成，并与周围骨质分离（图 9-7，图 9-8）。

诊断：左下颌骨中央性颌骨骨髓炎。

问题：

1. 慢性中央性颌骨骨髓炎的诊断依据是什么？
2. 中央性骨髓炎和边缘性骨髓炎应如何鉴别诊断？

笔记栏

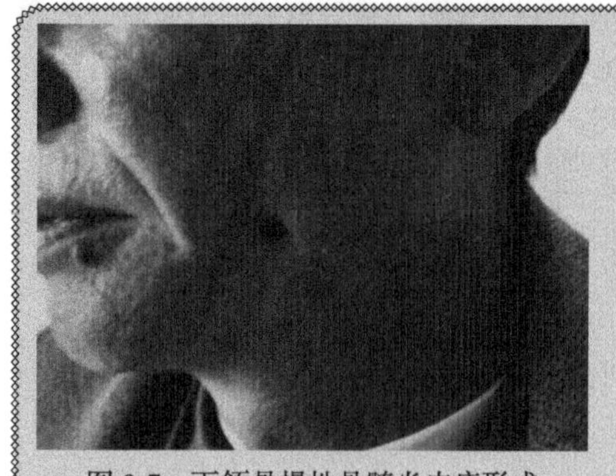
图 9-7　下颌骨慢性骨髓炎皮瘘形成

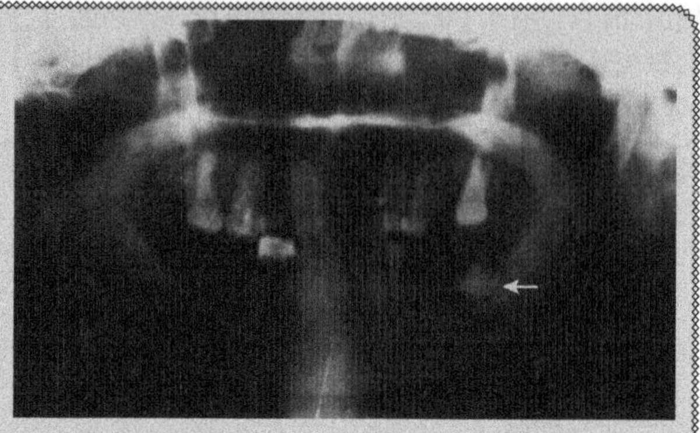
图 9-8　下颌骨慢性骨髓炎 X 线显示死骨形成

中央性颌骨骨髓炎感染来源主要是病灶牙，多继发于急性化脓性根尖周炎之后。根据临床经过的不同又可分为急性期与慢性期。

1. 急性期　是指从发病到死骨形成之前这一阶段，时间一般为 2 ～ 3 周。患者常有全身中毒症状，有时体温可达 39 ～ 40℃。起病初期，病变局限在牙槽骨内，患者病灶牙有剧烈的疼痛及松动，有伸长感。疼痛可放散到同侧耳颞区。当感染性炎症继续发展时，病变在骨髓腔内弥散，并溶解骨膜，向骨膜外的筋膜间隙扩散。此时患者的局部症状进一步加重，可出现病灶区邻近的牙甚至整排牙齿的松动，牙龈明显红肿，前庭沟变浅，牙龈溢脓，面部软组织亦明显红肿。由于溢脓及口腔清洁差，有明显的口臭味。下颌发生中央性骨髓炎时，炎症顺下颌管扩散，可波及一侧的骨质，甚至累及对侧。当炎症侵及下牙槽神经时，可出现患侧的下唇麻木，出现下唇麻木也提示了病变较为严重。当炎症引起颌周蜂窝织炎波及咀嚼肌时，可出现不同程度的张口受限。如细菌毒力强、患者抵抗力差，还可能引起败血症、颅内感染、中毒性休克等严重并发症。

2. 慢性期　如果炎症在急性期未得到有效控制，可因骨组织的血管栓塞造成骨的营养障碍。此时，即进入以死骨形成为主要特征的慢性期。由急性期转为慢性期一般在起病后 2 周，患者的自觉症状可明显减轻，炎症进入死骨形成及逐渐分离阶段。局部组织肿胀发硬，可在面部皮肤及口腔黏膜形成脓性瘘口，排出脓液及坏死组织，瘘口周围有较多的炎性肉芽组织增生。颌骨中可形成大小不等的死骨块，小的死骨块可经瘘口自行排出。大的死骨块与正常骨组织的分离一般需数周至数月，可以造成病理性骨折、骨缺损及面部畸形，病情时好时坏，可迁延数月至数年。相关的病灶牙多因松动而自行脱落，并出现程度不等的咬合错乱。长期的伤口流脓及全身消耗，可造成患者的营养不良，出现贫血、消瘦及低蛋白血症。

案例 9-3 分析

①一般有牙齿疼痛、局部软组织肿胀及全身反应的病史。②口腔检查有病灶牙，在面部皮肤或口腔黏膜可见脓性瘘口，周围组织肿胀、变硬。③ X 线检查有病变明显，大块死骨形成，周边界限清楚等表现。

①感染来源：中央性颌骨骨髓炎多由发生急性化脓性根尖周炎的病灶牙引起，边缘性颌骨骨髓炎多继发于下颌智齿冠周炎。②感染途径：中央性颌骨骨髓炎是先破坏骨髓，后破坏骨密质，再形成骨膜下脓肿或间隙感染，病变可累及松质骨与密质骨。边缘性颌骨骨髓炎是先形成骨膜下脓肿或间隙感染，主要破坏密质骨，很少破坏松质骨。

（二）边缘性颌骨骨髓炎

边缘性颌骨骨髓炎感染多来自智齿的冠周炎，是指在骨膜炎及骨膜下脓肿之后，骨膜的血管闭塞致使骨皮质营养障碍而发生的骨坏死性炎症。

边缘性骨髓炎病变较为局限，好发于下颌支及下颌角，一般病程较长。临床上可有明显的急性过程，其表现与颌周间隙感染类似；也可以没有明显的急性炎症过程，只是局部肿胀、发硬及瘘管形成。有些患者甚至局部肿胀数周至数月亦没有脓肿及瘘管形成。因下颌角及下颌支周围有咀嚼肌附丽，受炎症的波及，患者常有程度不等的张口受限。

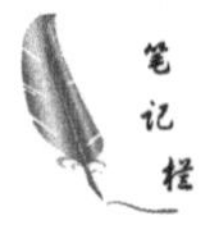

【诊断】　主要根据病史、症状、体征及 X 线检查来确诊。X 线检查对死骨形成及增生的骨皮质反应具有较高的诊断价值。应当指出的是，颌骨骨髓炎的死骨形成多在急性期数周后才出现，如

与正常骨质完全分离还需要更长的时间，因此早期拍摄X线片常无诊断意义。由于在骨坏死期常有血管的栓塞存在，因此还可以做单光子发射的核素扫描（SPECT）来尽早确定死骨的大小与范围。这项检查可以比X线检查更好地了解颌骨的血供情况以及更早地确定病变范围。

【预防和治疗】

1. 积极预防及治疗牙病 应及时治疗可引起颌骨骨髓炎的根尖周脓肿、冠周炎等疾病，适时给予充分有效的引流（根管开放或脓肿切开引流），以避免炎症在骨髓腔中蔓延。如已形成骨髓炎，在急性期应予以彻底治疗避免转为慢性。急性颌骨骨髓炎的全身治疗与颌周蜂窝织炎相同，主要是增强机体抵抗力、药物控制感染。局部治疗重点在于及时切开引流，拔除病源牙。慢性颌骨骨髓炎时应努力改善患者身体状况，保持引流通畅，及时拔除病源牙，彻底清除病灶、刮治或摘除死骨。

2. 骨髓炎致颌骨缺损及畸形的后期治疗 骨髓炎发生大块骨坏死后，患者多遗留程度不等的颌骨缺损及畸形，对其生存质量造成较大影响。现多在感染完全消失后3～6个月采用植骨的方法来修复颌骨缺损畸形。为避免局部瘢痕组织对植骨术的影响，手术一般在病变愈合6个月后进行。可以应用牙种植技术一期完成植骨及种植钉植入术，以使患者尽早恢复咀嚼功能。

二、放射性颌骨骨髓炎

放射性颌骨骨髓炎（radioactive osteomyelitis of the jaws）又称颌骨放射性骨坏死（osteoradionecrosis of jaws），是由放射线照射引起的骨髓炎。随着头颈部恶性肿瘤放射治疗的日益普及，这类骨髓炎也有增加的趋势。

【病因】 放射性骨髓炎的发生多半是口腔中原本就存在一定的诱因，如有感染的病灶牙、口腔黏膜的破损区及施行了拔牙术等，在接受放疗以后继发感染而发生放射性骨髓炎。放射性骨坏死的出现与机体耐受射线的个体差异、射线的种类、剂量和间隔时间以及局部防护措施的好坏有一定关系。

【症状和体征】 本病发展缓慢，一般在接受放射治疗后的数月乃至数年才出现。起病初期，局部皮肤发黑，出现持续针刺样疼痛。随后黏膜或皮肤破溃、流脓（图9-9），组织缓慢坏死并脱落，颌骨暴露，呈灰褐色而失去光泽。周围软组织可继发感染，严重者可出现局部肌肉组织坏死。受放射线的影响，周围组织的血运很差。有时因肌肉挛缩可出现张口受限。死骨与正常骨质的自然分离过程很缓慢，可持续数月至数年。因长期流脓及慢性消耗，患者多消瘦或贫血，营养状况差。待大块死骨形成并脱落以后，可出现面部畸形甚至面颊部洞穿性缺损（图9-10，图9-11）。

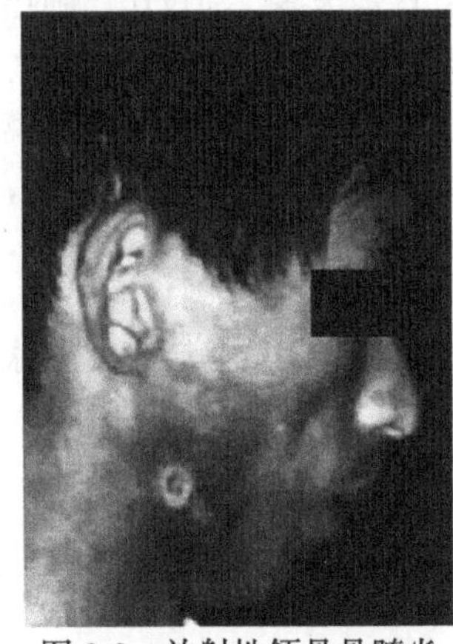

图9-9 放射性颌骨骨髓炎皮肤破溃

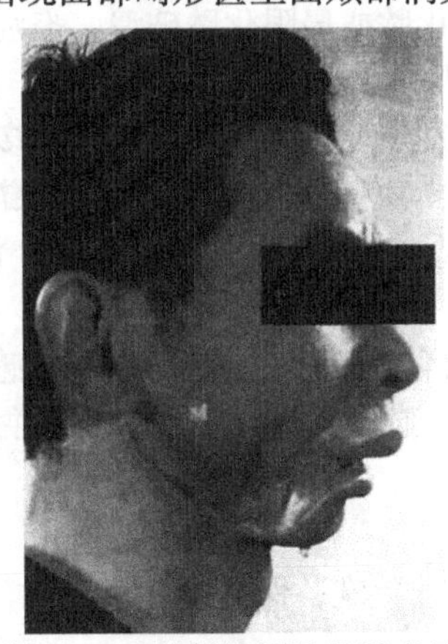

图9-10 放射性颌骨骨髓炎局部肌肉组织坏死

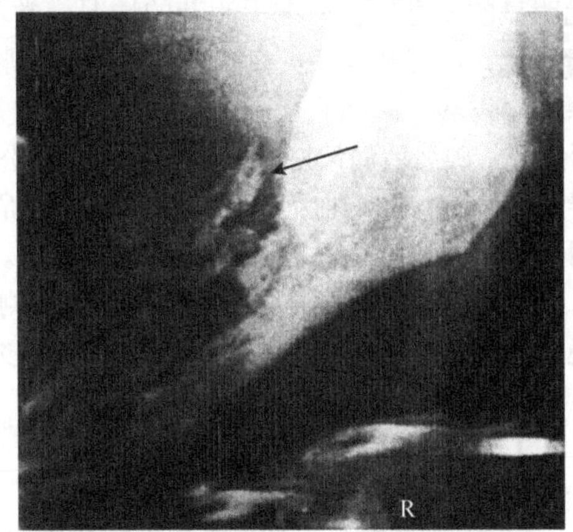

图9-11 放射性颌骨骨髓炎X线片显示死骨形成

【诊断】 根据病史、放射治疗史及临床表现可做出诊断。

【治疗】

1. 全身治疗 有明显继发感染时，全身给予抗菌药物。应给予全身支持治疗，必要时可少量多次输入新鲜血或白蛋白。还可以给予高压氧治疗，可改善局部血液循环，提高组织的抗感染能力，抑制厌氧菌的生长。

2. 局部治疗 仍以清除病灶及死骨为主。脓液较多时，可用3%过氧化氢溶液局部冲洗或用0.5%碘伏溶液擦洗脓腔。对外露的死骨应逐步用咬骨钳咬除。因死骨的自然分离过程缓慢，界限不清，

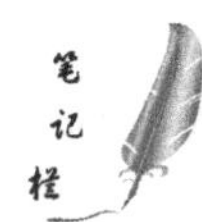

为缩短病程，可在骨质正常的部位行截骨术以去除死骨。对遗留的骨质缺损可做二期植骨整复，有条件时宜采用血管化骨移植。

【预防】 预防放射性骨髓炎的发生非常重要。对恶性肿瘤的治疗应制定综合措施，严格掌握放疗的适应证，对接受根治性剂量照射的患者，应特别做好防护工作，精心设计，使用可靠屏蔽。放疗前应尽量去除可能存在的致病诱因，采取相应措施，包括牙周洁治、牙体及根尖周病的治疗、无法治愈的病灶牙拔除等。在这里需要指出的是，为了避免放射性骨髓炎的发生，对将接受较大剂量照射的患者，病灶牙拔除的适应证应适当放宽，不要因勉强保留而造成后患。

第五节 面部疖痈

颜面部疖痈（furuncle and carbuncle of face）为皮肤毛囊及皮脂腺的一种急性化脓性炎症。由一个毛囊及其所属的皮脂腺发生炎症，称为疖；多数相邻毛囊及其所属的皮脂腺或汗腺发生炎症，称为痈（图 9-12）。痈可由一个疖扩展或数个疖融合而成。

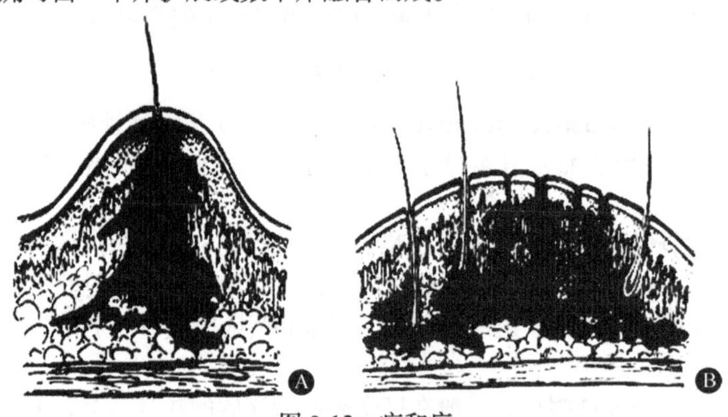

图 9-12 疖和痈

A. 疖的剖面图；B. 痈的剖面图可见多个脓头

【病因】 多由化脓性金黄色葡萄球菌感染所致。患者有皮肤不洁、身体衰弱或合并某些疾病如糖尿病等易发病。

【临床表现】 唇疖常为唇痈的来源，常有挤压刺激史，鼓起为一个红色的小硬结，有跳痛，无明显的全身症状。在无激惹的情况，常不化脓或局限化脓破溃，炎症可自行痊愈。如挤压，则病情恶化，局部肿胀，炎症扩散形成弥漫性肿胀，患处变厚，红肿坚硬，皮肤紧张，周围水肿，剧痛，寒战，发热，白细胞增高，极易引起严重并发症。化脓的特点：以许多小脓头的形式向皮肤和黏膜外排脓，破溃后病情好转。由于面部组织松软，血液淋巴丰富，静脉无瓣膜，感染易扩散至血液循环，导致败血症、脓毒血症。发生在颜面部“危险三角区”的感染更严重，沿无瓣膜的静脉逆流至颅内，可引起海绵窦血栓性静脉炎等，危及生命。

颜面部“危险三角区”是从鼻根到两侧口角连线形成的三角区域。感染可通过内眦静脉和翼静脉从到达颅内海绵窦引起海绵窦血栓性静脉炎、脑膜炎和脑脓肿等严重并发症，故称“危险三角区”。

【治疗】

1. 局部治疗

（1）初起可用 2% 碘酊涂抹于患处，连续数次，保持局部清洁。

（2）外敷药物。用 2% 的高渗盐水湿敷。

（3）有脓头冒出时，用小镊子夹出脓栓，切忌挤压和切开，以免扩散。

（4）有明显的脓肿形成，在炎症得到控制时，才能轻巧地挑开脓包引流。

2. 全身治疗

（1）根据病情及金黄色葡萄球菌的特性，选用抗菌药物，必要时做细菌培养及药物敏感试验，以做选用和调整药物的参考。

（2）采用清热解毒、散肿祛瘀的中医疗法。

（3）有糖尿病者，应积极治疗糖尿病。

（4）调整营养，改善健康情况，增强抵抗力。

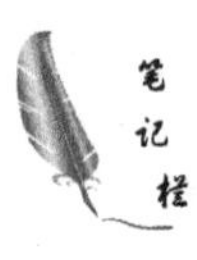

第六节　口腔颌面部损伤特点

口腔颌面部损伤多因工伤、运动损伤、交通事故和生活中的意外伤害所致，会出现疼痛、肿胀、出血和功能障碍等与全身其他部位损伤相似的临床症状。由于解剖和生理上的特殊性，口腔颌面部损伤还具有以下特点。

1. 口腔颌面部血运丰富　有利方面是组织抗感染及再生修复的能力较强，创口易于愈合，受伤后 24 ～ 48 小时或更长的时间进行清创，仍可做初期缝合。不利方面是伤后出血较多，容易形成血肿，水肿反应快而重，可因水肿、血肿压迫呼吸道引起窒息。

2. 易发生感染　口腔颌面部的窦腔较多，如口腔、鼻腔、眼眶和鼻旁窦等。这些窦腔常存留大量细菌，受伤时常与之穿通导致伤口感染。

3. 易发生窒息　口腔颌面部位于呼吸道上端，因损伤后发生组织移位、肿胀、舌后坠、血凝块和分泌物等原因阻塞呼吸道而易发生窒息。

4. 易并发颅脑损伤　口腔颌面部上接颅脑，上颌骨或面中 1/3 损伤常合并颅脑损伤，如脑震荡、脑挫裂伤、颅内血肿和颅底骨折等，主要临床表现是受伤后有昏迷史。颅底骨折时可有脑脊液自鼻孔或外耳道流出。

5. 牙存在的利弊　口腔颌面部损伤时，发生牙列移位或咬合关系紊乱是诊断颌骨骨折的重要依据。同时，牙或牙列是骨折结扎固定的基牙，恢复原有的牙齿咬合关系是治疗颌骨骨折的重要标准。另外，在高速撞击伤中，折断的牙碎片有时可向周围组织内飞溅，增加组织的损伤，造成“二次弹片伤”，并把细菌带入深部组织，引起感染。骨折线上的牙可能引起骨断端感染，影响骨折愈合。

6. 影响进食和口腔卫生　口腔是消化道的入口，受伤后或由于采用颌间结扎的治疗方法可能影响患者张口、语言、咀嚼或吞咽功能，妨碍进食和口腔清洁。

7. 有时伴有颈部伤　口腔颌面部下连颈部，为大血管和颈椎所在处，下颌骨损伤有时可伴有颈部伤，发生血肿、颈椎骨折或高位截瘫。

8. 其他解剖结构的损伤　颌面部损伤累及唾液腺、面神经或三叉神经等重要解剖结构时，可出现涎瘘、面瘫或三叉神经支配区域麻木等相应的症状。

9. 面部畸形　如果损伤后组织缺损严重或治疗处理不当，易造成颌面部的畸形和功能障碍，给患者带来心理创伤。因此，在处理损伤时，应尽早恢复颌面部外形和功能，最大限度地减少伤后畸形的发生。

第七节　口腔颌面部损伤的急救

口腔颌面部损伤后，可能出现窒息、出血、休克、颅脑损伤及胸腹伤等危及生命的严重并发症，应及时请相关科室协助抢救。

一、防治窒息

（一）分类

窒息分为阻塞性窒息和吸入性窒息两种。

1. 阻塞性窒息

（1）异物阻塞：受伤后，血凝块、碎骨片、牙及其碎屑、游离组织块等异物均可造成呼吸道阻塞，导致窒息。尤其是昏迷的患者更易发生。

（2）组织移位：颌骨骨折的患者可因颌骨及组织移位导致口、鼻、咽腔阻塞而发生窒息。

（3）肿胀与血肿：口底、舌根、咽侧及颈部损伤时，可因发生组织水肿或血肿，压迫呼吸道，引起窒息。

2. 吸入性窒息　主要见于昏迷的患者，吞咽及咳嗽反射减弱或消失，直接将血液、唾液、分泌物、呕吐物或其他异物吸入呼吸道而引起窒息。

（二）临床表现

1. 前期症状　患者烦躁不安、出汗、口唇发绀、鼻翼扇动和呼吸困难；继而窒息加重，吸气时出现锁骨上窝、胸骨上窝、肋间隙明显的凹陷，称之“三凹体征”。

2. 晚期症状　脉搏快而弱、呼吸浅快、血压下降，瞳孔散大、对光反射消失，若不及时抢救可

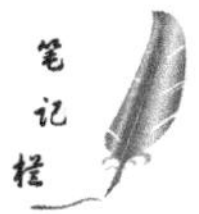

导致死亡。

（三）急救处理

急救的关键在于早期发现并及时解除呼吸道阻塞、保持呼吸道通畅。

1. 阻塞性窒息的急救 迅速用手指或器械清除堵塞口腔、鼻腔及咽喉部异物，保持呼吸道通畅。对舌后坠或可能发生舌后坠的患者，应迅速用舌钳将舌牵引向外，或用粗缝线从正中线舌尖后方 2cm 处穿过全层舌组织，将舌牵引拉出口腔外并固定（图 9-13），并使头偏向一侧或采取俯卧位，便于唾液及分泌物自然流出。对上颌骨骨折下坠移位的患者，可临时采用筷子、小木棍、压舌板等器材，置于双侧前磨牙区，并将两端悬吊固定在头部绷带上，可使下垂的上颌骨复位，解除窒息，起到止血和暂时固定颌骨的作用（图 9-14）。对咽部和舌根肿胀压迫致呼吸道阻塞的患者，可经口腔或鼻腔插入通气导管。如情况紧急，也可用 1 ～ 2 根粗针头由环甲膜插入声门下区解除窒息，随后再行常规气管切开。

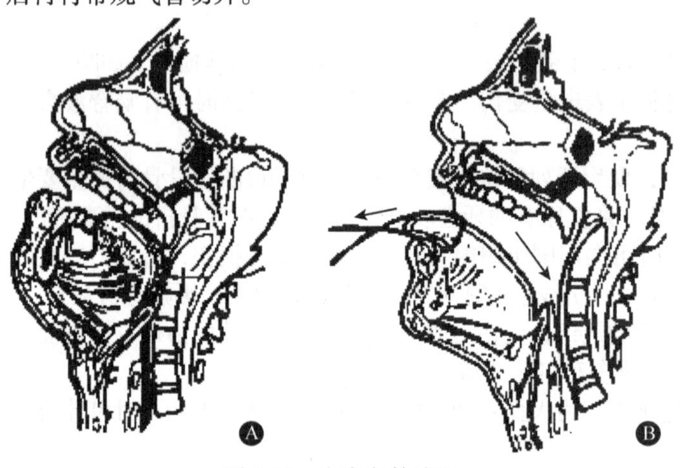

图 9-13 窒息急救处理

A. 舌后坠引起呼吸道阻塞; B. 用粗线将舌牵出

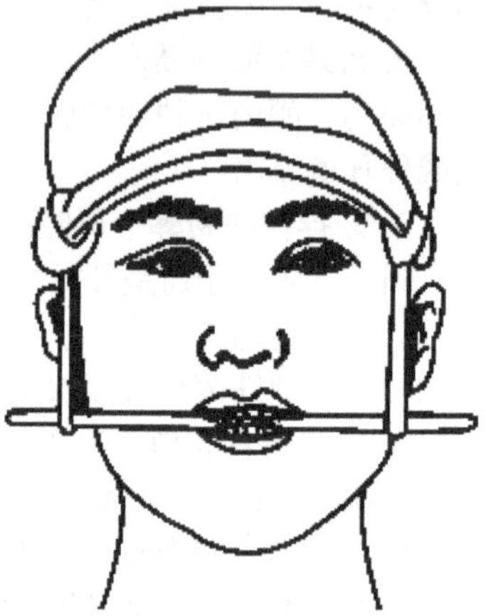

图 9-14 上颌骨骨折临时固定法解除窒息

2. 吸入性窒息的急救 立即行气管切开术，并注意预防和控制肺部并发症。

二、止 血

常用的止血方法有压迫止血法、结扎止血法、药物止血法及缝合止血法等。

（一）压迫止血法

1. 指压止血法 在出血部位主要供血动脉的近心端，用手指将动脉压闭在附近的骨组织上达到暂时止血的目的（图 9-15）。适用于现场无抢救器械及药品等紧急情况。

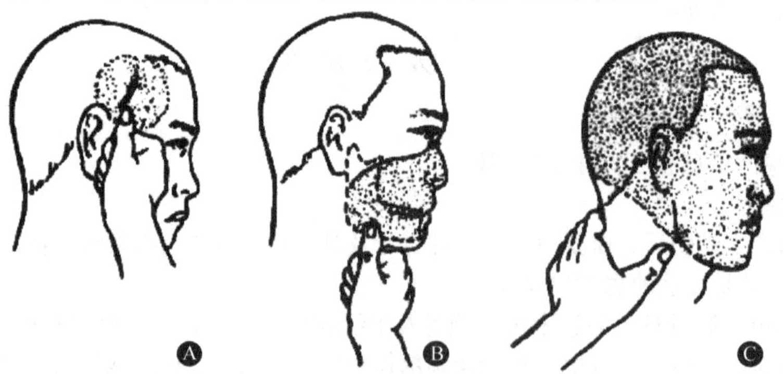

图 9-15 指压止血法

A. 颞浅动脉压迫法；B. 面动脉压迫法；C. 颈总动脉压迫法

（1）颞浅动脉压迫法：用拇指在耳屏前方将颞浅动脉压闭在颧弓根部，达到暂时止住额部和颞部出血的目的。

（2）面动脉压迫法：在咬肌前缘与下颌下缘交界处，将面动脉压闭在下颌骨的骨面上，暂时阻断该侧颜面部组织供血。

（3）颈总动脉压迫法：在胸锁乳突肌前缘、环状软骨平面，摸到颈总动脉搏动后，用拇指将颈总动脉压闭在第六颈椎横突上。压迫颈总动脉时应注意：只能压迫一侧颈总动脉，每次压迫时间不超 3 ～ 5 分钟。

2. 包扎止血法　适用于毛细血管、小动脉、小静脉出血的止血。应先将软组织瓣复位，创口用无菌敷料覆盖后加压包扎。应注意防止因包扎造成骨折段的移位或影响呼吸道通畅。

3. 填塞止血法　可用于开放性和洞穿性创口，如有组织缺损时，用无菌纱布填塞于创口内，再用绷带加压包扎。填塞止血时应注意以下几点。

（1）对颈部或口底伤口填塞纱布时，应注意保持呼吸道通畅，防止窒息的发生。

（2）对有鼻腔出血的患者，在排除脑脊液漏后，才可用纱布填塞鼻腔。如效果不佳或严重出血者，可用鼻后孔填塞法。

（二）结扎止血法

结扎止血法是临床上常用而可靠的止血方法。结扎创口内活跃出血的血管断端，或者在远处结扎出血动脉的近心端。对颌面部较严重的出血，若局部不能有效止血，可考虑结扎同侧颈外动脉。颈外动脉的结扎部位应在甲状腺上动脉和舌动脉之间。在紧急情况下，也可先用止血钳夹住血管断端，连同止血钳一起妥善包扎后运送患者（图 9-16）。

（三）药物止血法

1. 局部用药　适用于组织渗血和小动脉、小静脉出血的患者，常用的药物有止血粉、明胶海绵、止血纱布等。使用时将药物直接放置在出血创面，然后用干纱布加压包扎，一般在 5 ～ 10 分钟可起到止血效果。

2. 全身用药

（四）缝合止血法

一般用于清创手术中。在术中发现创面出血，但找不到明确出血的血管时，可在出血部位的软组织上缝合，达到止血的目的。

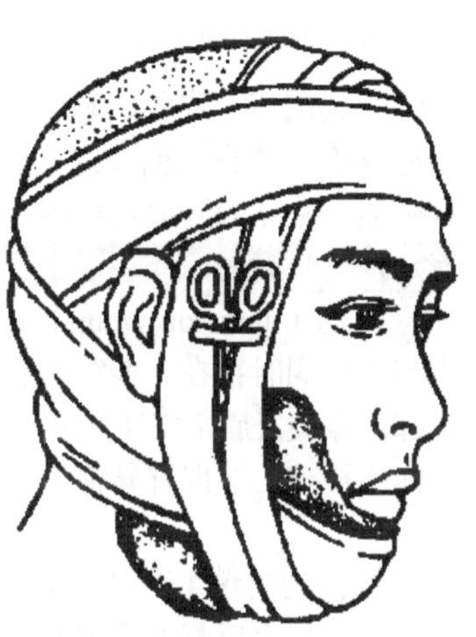

图 9-16　钳夹血管止血法

三、颅脑损伤

口腔颌面部损伤患者常见的颅脑损伤合并症有脑震荡、脑挫裂伤、颅内血肿及颅底骨折。

四、患者的包扎与运送

（一）包扎

包扎的作用有：①压迫止血；②暂时性固定骨折段，减少活动，防止进一步移位；③保护并缩小创口，减少污染或唾液外流。常用的包扎方法有四尾带包扎法（图 9-17）和“十”字绷带包扎法（图 9-18）。包扎颌面部时应注意不要压迫颈部，以免影响呼吸。

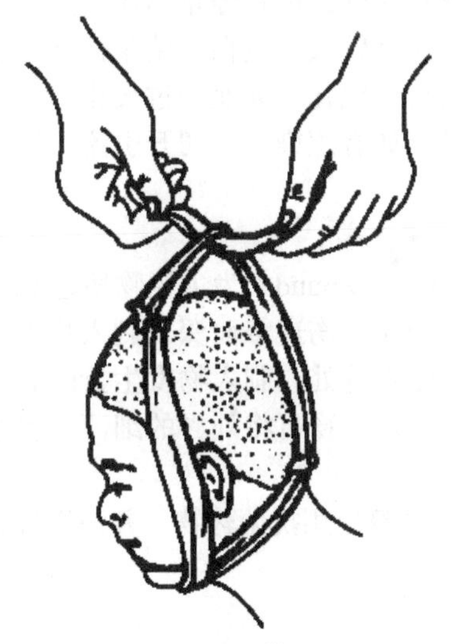

图 9-17　四尾带包扎法

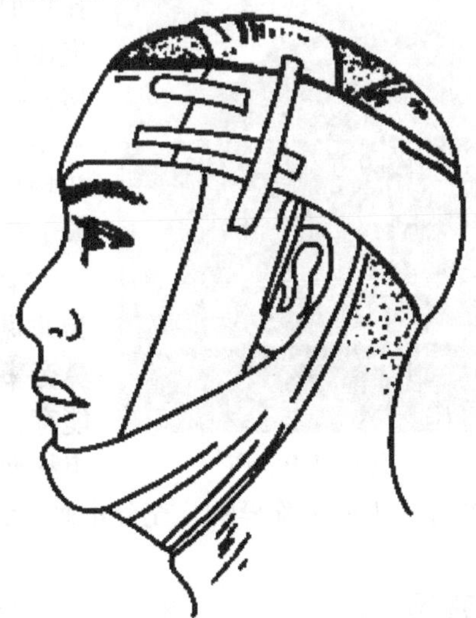

图 9-18　“十”字绷带包扎法

（二）运送

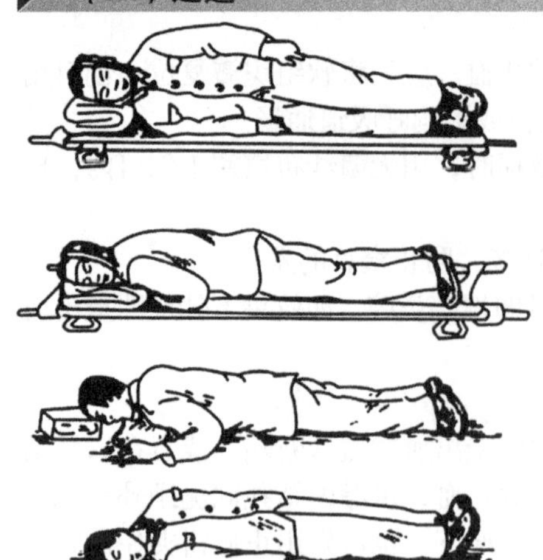

图 9-19 防止窒息的运送体位

运送患者时应注意保持呼吸道通畅。昏迷患者可采用俯卧位，额部垫高，口鼻悬空，有利于唾液外流和防止舌后坠。一般患者可采取侧卧位或头偏向一侧，避免血凝块及分泌物堆积在口咽部（图 9-19）。运送途中，应随时观察患者伤情变化，防止窒息和休克的发生。搬运患者时应小心防止加重患者的痛苦或病情。

第八节 口腔颌面部软组织损伤

一、损 伤 类 型

临床上依据损伤后体表的完整与否分为闭合性损伤和开放性损伤两类。凡体表组织（皮肤或黏膜）的完整性未受破坏，而深层组织受到的损伤，称为闭合性损伤。多数是由于碰撞或因钝物打击所致，常见有擦伤和挫伤。凡体表组织完整性受到破坏，皮肤、黏膜出现创口，或体表与深层组织相通连的损伤，称为开放性损伤。出血、疼痛、组织肿胀，创口内可能有异物存留；深层组织容易发生感染；如有组织缺损，创口愈合后会有瘢痕。常见的开放性损伤有刺伤、切割伤、撕裂或撕脱伤和咬伤等。

（一）擦伤

擦伤（abrasion wound）是皮肤或黏膜组织浅层的损伤，常与挫伤同时存在。多发生于颌面部较突出的部位，如额部、颧部、鼻尖及唇部等（图 9-20）。局部可见擦痕及小出血点，创面不规整，常带有异物。因有感觉神经末梢暴露，疼痛多较剧烈。

擦伤的治疗主要是清洁创面，防止感染。用 3% 过氧化氢液及生理盐水反复冲洗创面，彻底清除异物，暴露的创面任其干燥结痂而自然愈合。如发生感染，应湿敷。

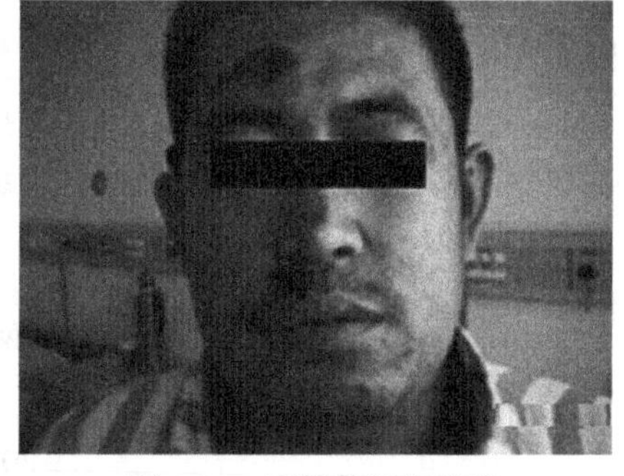

图 9-20 面部软组织擦伤

（二）挫伤

挫伤（contused wound）是皮下组织及深部组织的损伤，可导致小血管和小淋巴管的断裂及颞下颌关节损伤。局部皮肤有瘀斑、肿胀和疼痛，或深部组织形成血肿，受损组织器官功能障碍。颊部和眶周组织较疏松，伤后疼痛明显，肿胀较轻（图 9-21）。

挫伤的治疗主要是止血、止痛、防止感染、促进血肿吸收和恢复功能。早期局部冷敷和加压包扎止血，如已形成血肿，可在停止出血后热敷或理疗以促进血肿吸收。如血肿较大，应在无菌条件下，抽净血液或切开排净积血后再行包扎。如血肿过大压迫呼吸道，应手术切开排出血肿。如有感染，应切开引流，同时应用抗菌药物控制感染。

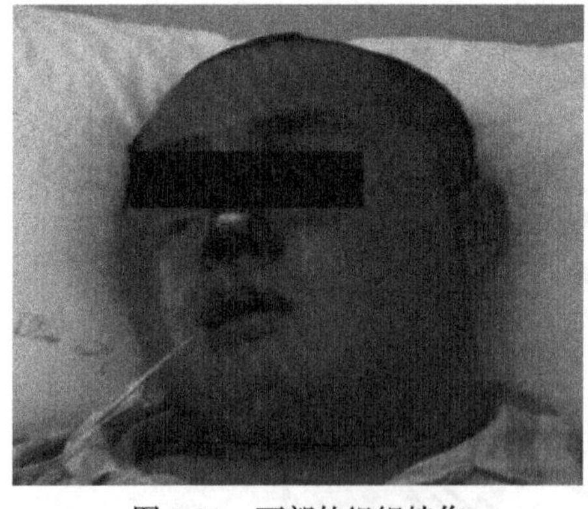

图 9-21 面部软组织挫伤

（三）刺伤

刺伤（punctured wound）为尖锐物所造成的损伤，常为非贯通伤或贯通伤。伤道窄而深，刺入物可进入鼻腔、鼻旁窦、眶底、眼窝等处，刺入物发生折断时，其末端可能存留在伤道内。刺入物可将外界的细菌、尘土带入深部组织而引起继发感染。

刺伤的治疗需彻底清除异物，充分止血，缝合创口。全身应用抗菌药物，并注射破伤风抗毒素血清。

（四）切割伤

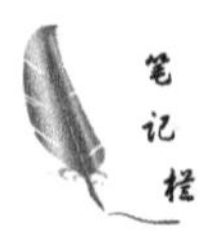

切割伤（incised wound）多系锐器造成。创口边缘整齐、污染较少（图 9-22），刺伤深部血管和神经时，可出现明显出血或神经功能障碍等。

切割伤无感染者，清创后立即缝合。伤及血管或神经者，应进行有效止血并立即行血管或神经吻合术。

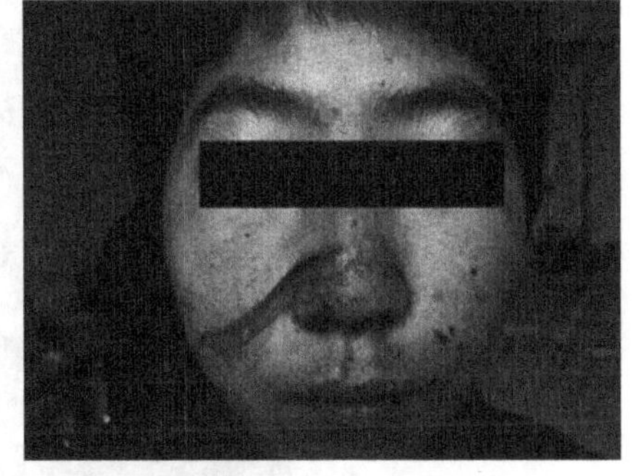
图 9-22　面部软组织割伤

（五）撕裂或撕脱伤

撕裂或撕脱伤（lacerated wound）为较大的机械力造成组织撕裂或撕脱的严重损伤。组织缺损大，创缘不整齐，出血量大，常有肌、血管、神经的断裂和骨骼的暴露，常出现剧痛、休克和继发感染（图 9-23，图 9-24）。

撕裂伤应根据伤情分别治疗。先纠正休克，及时清创，将撕裂或撕脱的组织瓣复位，吻合断裂的血管或神经。对组织缺损较多者，需作皮肤移植，消除创面。

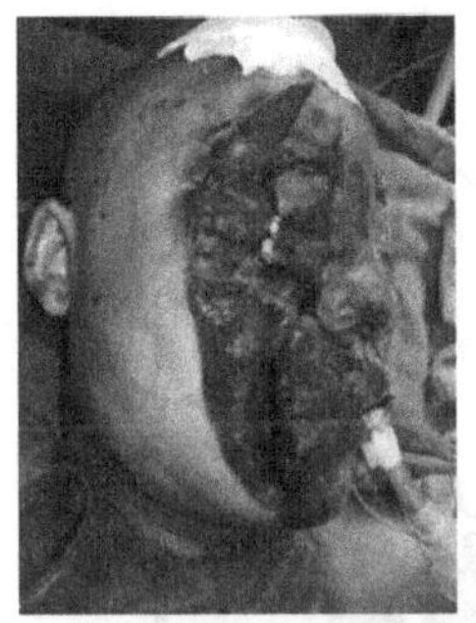
图 9-23　面部软组织撕裂伤

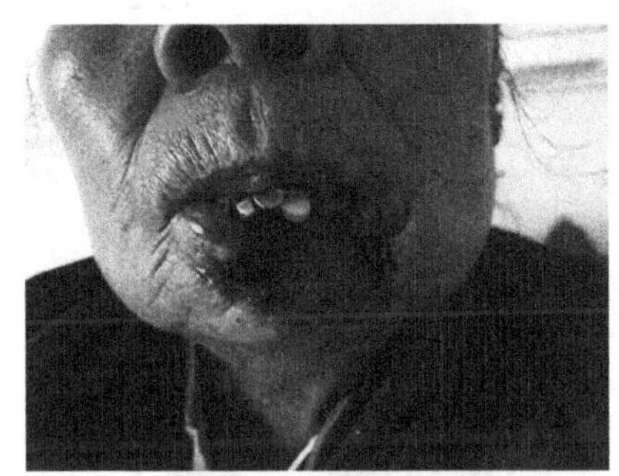
图 9-24　下唇部软组织撕脱伤

（六）咬伤

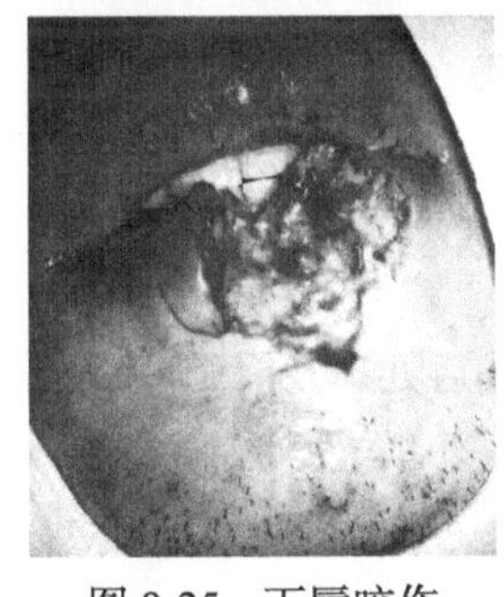
图 9-25　下唇咬伤

咬伤（bite wound）可为动物咬伤，人咬伤也不罕见。咬伤组织有明显的牙痕，受伤的同时可带入致病微生物而致感染或坏疽。严重咬伤可导致局部组织缺损和畸形（图 9-25）。

咬伤的治疗需彻底清创，对离体的组织、器官经适当处理后及时复位缝合。根据需要给予抗毒素血清，预防狂犬病。

二、口腔颌面部损伤的清创术

口腔颌面部损伤患者只要全身情况允许，或经过急救病情好转，条件具备者应尽早对局部创口进行早期外科处理，即清创术（debridement）。清创术是预防创口感染和促进愈合的基本方法。清创术主要分以下三步。

1. 冲洗创口　细菌进入创口 6 ～ 12 小时，多停留在损伤组织的表浅部位，尚未大量繁殖，容易通过机械冲洗予以清除。麻醉下用大量生理盐水或 1% ～ 3% 过氧化氢溶液冲洗创口，清除创口内的细菌、组织碎片和异物。

2. 清理创口　冲洗创口后，行皮肤消毒，铺巾，进行清创处理。原则上尽可能保留颌面部组织。除确已坏死的组织外，一般仅将创缘略加修整即可。唇、舌、鼻、耳及眼睑等处的撕裂伤，即使大部分游离或完全离体，只要没有感染和坏死，也应尽量保留，争取缝回原位，仍有愈合的可能。

清理创口时要进一步去除异物。可用刮匙、刀尖或止血钳去除嵌入组织内的异物。如创口有急性炎症、异物位于大血管旁、定位不准确、术前准备不充分或异物与伤情无关者，可暂不摘除。

3. 缝合　由于口腔颌面部血运丰富，组织再生力强，即使在伤后 24 小时或 48 小时之内，均可在清创后行严密缝合；甚至超过 48 小时者，只要创口无明显化脓感染和组织坏死，在充分清创后，仍可行严密缝合。对估计有可能发生感染者，可在创口内放置引流物；已发生明显感染的创口不应做初期缝合，可局部湿敷，待感染控制后，再做处理。

首先要缝合、关闭与口、鼻腔和上颌窦相通的创口。对裸露的骨面应争取用软组织覆盖。创口较深者要分层缝合，消灭无效腔。尤其对面部创口的缝合要用小针细线，创缘要对位平整，尤其在唇、鼻及眼睑等部位，更要细致地缝合（图 9-26）。

如有组织缺损、移位或因水肿、感染，清创后不能做严密缝合时，可先做定向拉拢缝合，使组织尽可能恢复或接近正常位置，待感染控制和消肿后再做进一步缝合。这种定向拉拢缝合常用纽扣

笔记栏

褥式减张缝合法（图 9-27）。

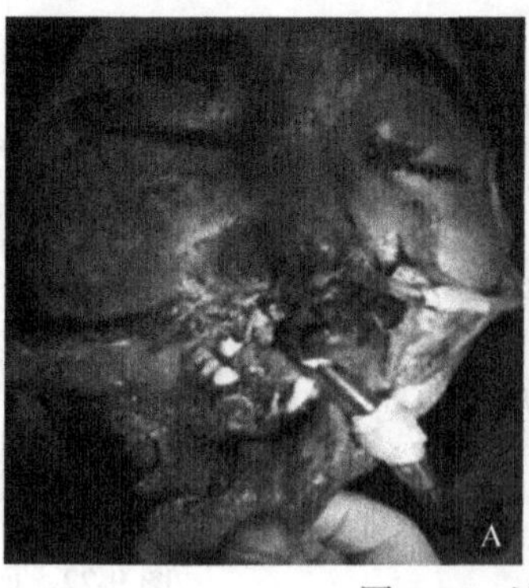

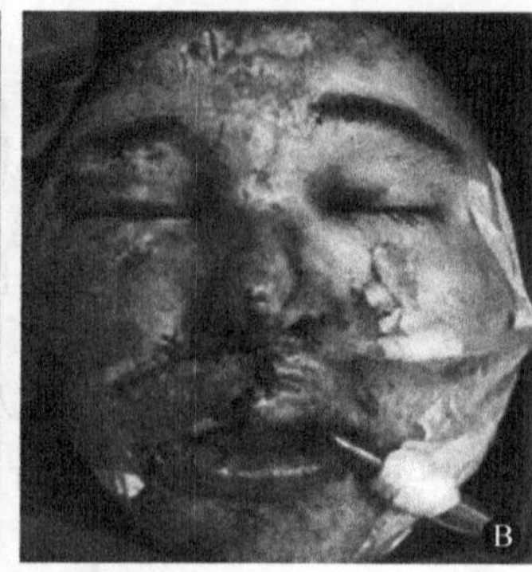

图 9-26　清创缝合术

A. 术前；B. 术后

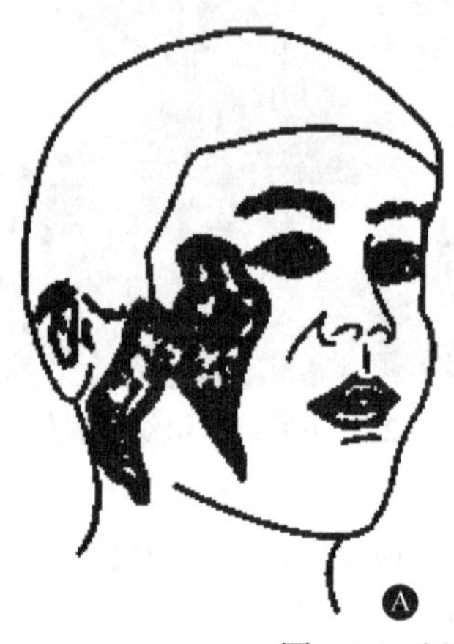

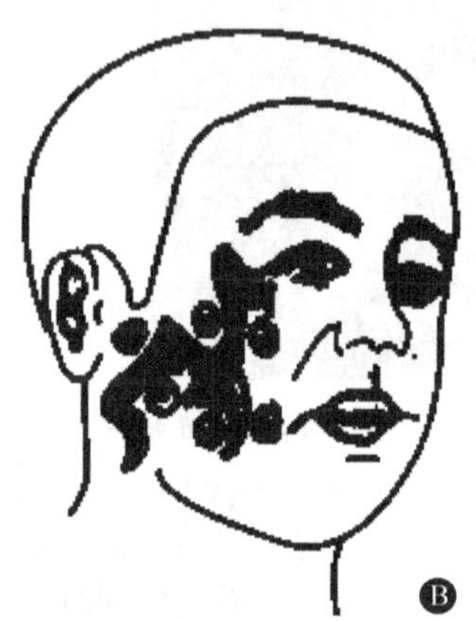

图 9-27　纽扣褥式定向缝合法

三、不同部位软组织损伤的处理特点

1. 舌损伤（lingual injury）　舌部血运丰富，抗感染与再生能力强，损伤后处理及时则愈合效果良好。舌损伤缝合时应遵循以下原则。

（1）舌组织有缺损时缝合创口应尽量保持舌的长度，使缝合后的创口呈前后纵行方向。不要将舌尖向后折转缝合，以防舌体缩短，影响舌功能（图 9-28）。

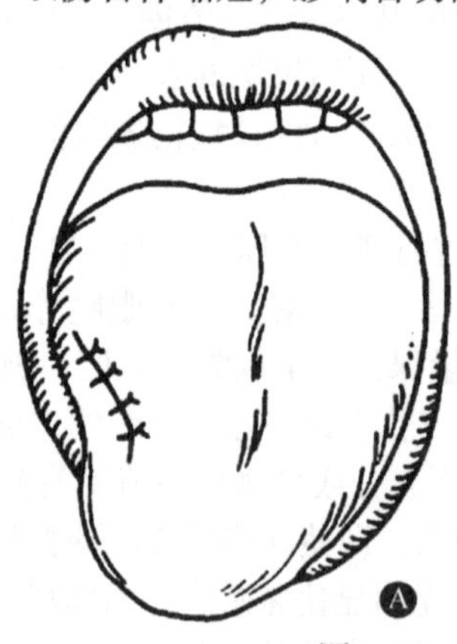

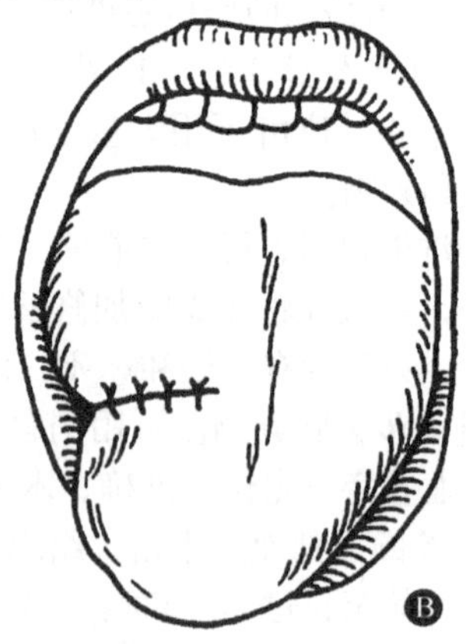

图 9-28　舌损伤的缝合法

A. 正确缝合；B. 不正确缝合

（2）如舌的侧面与牙龈或舌腹与口底黏膜都有创面，应分别缝合。如创面较大则应优先缝合舌的创口，以免日后发生粘连，影响舌活动。

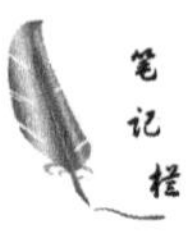

（3）由于舌组织较脆，损伤后肿胀明显，缝合后易撕裂，故缝合时宜用粗丝线（4 号线），进针距创缘要远，5mm 以上，多带深层组织。打结不宜过紧，以免撕裂舌组织；最好加用褥式缝合。

2. 颊部贯通伤（penetrating buccal injury）　颊部贯通伤的治疗原则是尽量关闭创口和消灭创面。

（1）无组织缺损或缺损较少者，可将口腔黏膜、肌和皮肤分层缝合（图 9-29）。

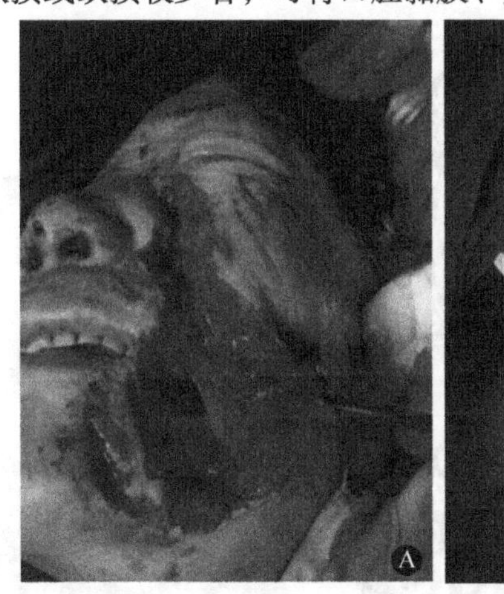
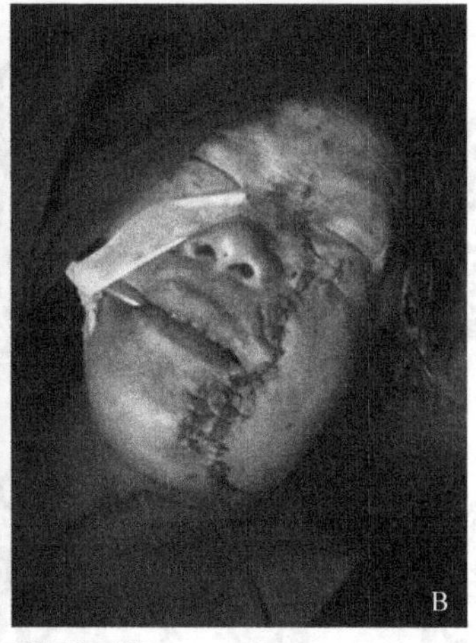

图 9-29　颊部贯通伤

A. 术前；B. 术后

（2）口腔黏膜无缺损或缺损较少而皮肤缺损较多者，应严密缝合口腔黏膜，关闭穿通创口。面颊部皮肤缺损应立即行皮瓣转移或游离植皮，或做定向拉拢缝合。如遗留缺损，以后再行整复治疗。

（3）较大的面颊部全层洞穿型缺损，可直接将创缘的口腔黏膜与皮肤相对缝合，消灭创面。遗留的洞形缺损，后期再行整复治疗（图 9-30）。如伤情和条件允许，也可在清创术时用带蒂皮瓣、游离皮瓣及植皮术行双层修复。

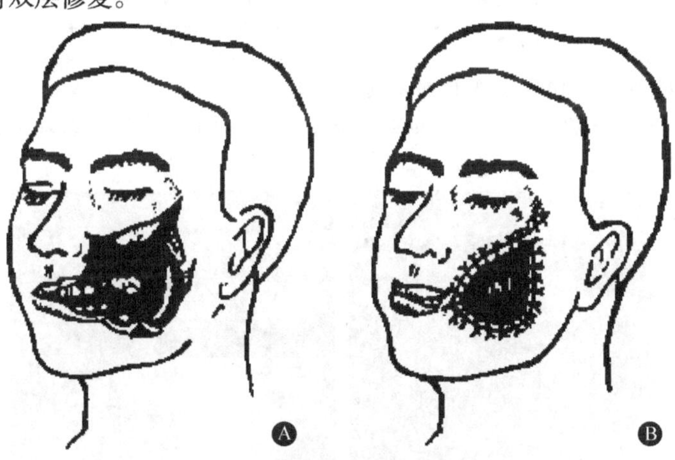

图 9-30　颊部洞穿型缺损的缝合方法

A. 颊部全层贯通；B. 创缘皮肤和黏膜相对缝合遗留洞型缺损

3. 腭损伤（palatal injury）　多见于儿童，也可见于成人。因口含筷子、铅笔、烫勺等物品，不慎跌倒后刺伤腭部，造成组织损伤或贯通伤。伤后无组织缺损者，可在局部麻醉或全身麻醉下，清创后立即分层严密缝合。伤后有组织缺损者，或与鼻腔、上颌窦相通，不能直接缝合时，可做邻近黏骨膜瓣转移修补或在硬腭两侧做松弛切口，潜行剥离后拉拢缝合，关闭贯通伤口（图 9-31）。如腭部缺损过大，不能立即修复者，可暂做腭护板隔离口鼻腔，以后再行手术修复。

4. 唇、舌、耳、鼻及眼睑断裂伤　如离体组织完整，伤后不超过 6 小时，应尽量复位缝合。创口彻底清创，离体组织充分清洗，并经抗菌药物溶液浸泡处理后，准确复位并用细针细线严密缝合。术后妥善固定，全身应用抗菌药物。

（1）唇部断裂伤缝合时，应对位缝合口轮匝肌，恢复唇部的连续性和解剖形态（如唇弓、唇峰），术后用唇弓固定，减小创口张力。

（2）鼻组织断裂缝合后，应在鼻道内放置乳胶管或纱条，防止术后鼻道狭窄。

（3）眼睑断裂伤在清创后，应及时、准确地对位缝合，如组织有缺损应立即行全厚皮片移植术。

5. 腮腺、腮腺管损伤　对单纯腮腺腺体损伤者（图 9-32），清创后缝扎暴露的腺体，防止涎瘘的发生，术后绷带加压包扎 10 天左右，口服抗唾液分泌的药物。如有腮腺管损伤，则立即用 5–0 至 7–0

笔记栏

缝合线行端端吻合术。

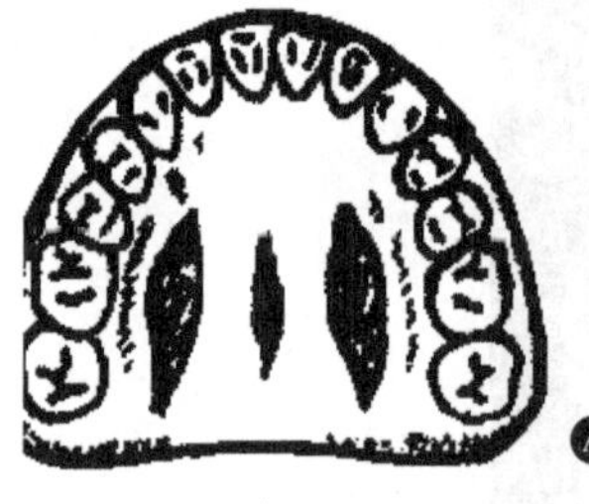
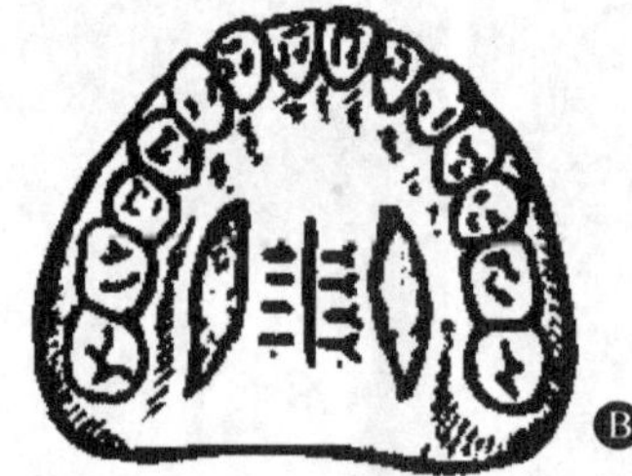
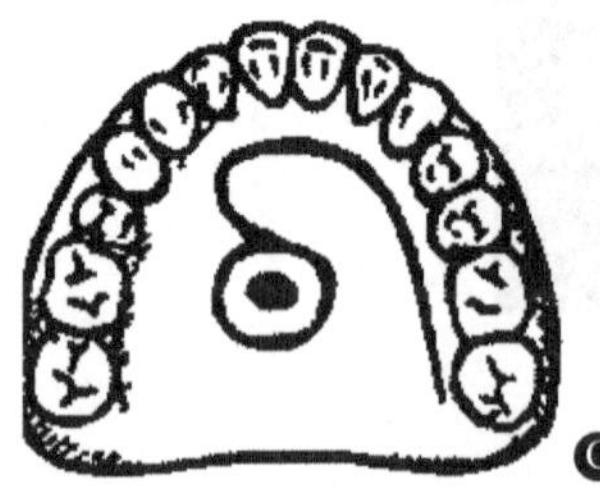
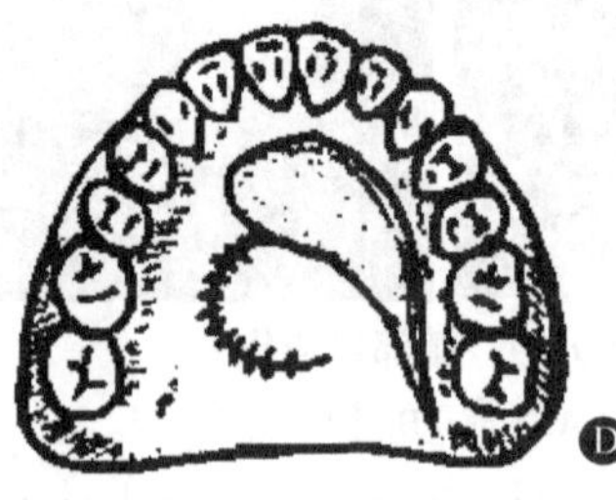

图 9-31 腭部贯通伤缝合法

A. 两侧松弛切口；B. 向中线推移缝合；C. 旋转黏骨膜瓣切口；D. 黏骨膜瓣旋转修复

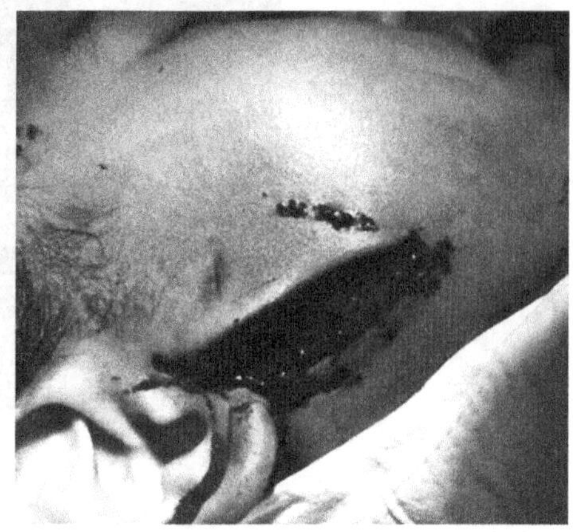

图 9-32 腮腺损伤

6. 面神经损伤 面部损伤患者应检查是否存在面瘫体征，如发现面神经断裂而无缺损，则立即行面神经吻合术；如面神经缺损，可切取邻近耳大神经做神经移植术。

案例 9-4

患者，女性，45 岁。车祸致左侧面部受伤 5 小时。

临床检查：左侧面部腮腺区有一不规则形开放性伤口 10cm，腮腺组织外露，左侧鼻唇沟变浅，左侧下眼睑闭合不全（图 9-33）。探查伤口时发现左侧腮腺管及面神经上、下颊支和颧支断裂。

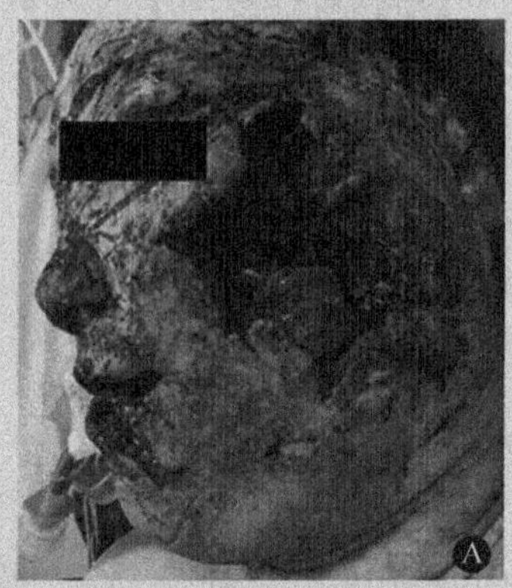
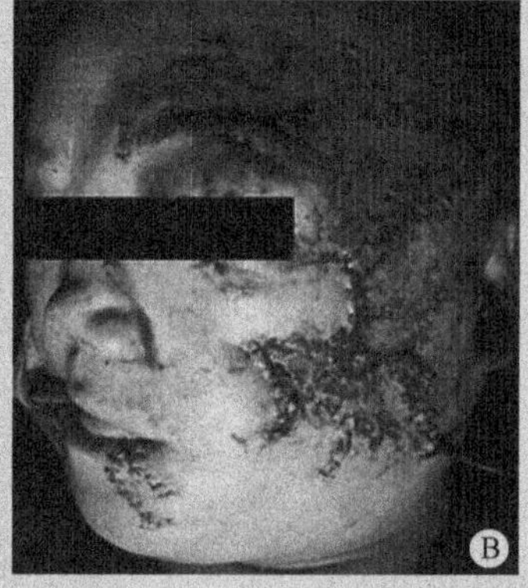

图 9-33 腮腺区损伤

A. 术前；B. 术后

临床诊断：左侧腮腺、面神经及腮腺管断裂伤。

治疗方法：局部麻醉下彻底清创后，缝扎暴露的腺体，用无损伤缝合线显微吻合面神经上下颊支、颧支和腮腺管的断端，分层缝合后加压包扎。每日饭前口服阿托品 0.3mg。10 天后皮肤伤口愈合良好，腮腺管口分泌物清亮，无涎瘘发生。左侧鼻唇沟变浅和左侧下眼睑闭合不全的症状明显改善。

问题：腮腺区损伤的患者，治疗时应注意哪些问题？

案例 9-4 分析

腮腺区经常遭受切割伤或撕裂伤，导致腺体暴露、导管断裂和面神经损伤。需要急诊治疗进行清创缝合术，此时要注意检查腮腺管和面神经是否损伤，对断裂的导管和面神经应及时进行修复，对暴露的腺体进行缝扎、术后伤区作绷带加压包扎以及口服抗唾液腺分泌药物如阿托品，避免涎瘘的发生。

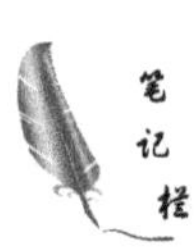

第九节　颌骨骨折

案例 9-5

患者，男性，19 岁。骑摩托车撞墙致面部受伤 1 天入院。1 天前患者骑摩托车撞墙致面部受伤，当时昏迷无呕吐，被送到当地医院行急诊处理及观察治疗，排除颅脑损伤后转入我院。临床检查：一般情况可，生命体征平稳，神志清晰，查体合作。颜面部肿胀，双侧眶周淤血，无复视，面中 1/3 塌陷，张口度 1.2cm，后牙早接触。下颌骨颏部有骨异常动度，骨摩擦感阳性，触痛明显。颌面部 CT 三维重建检查，显示双侧眶内侧骨折，鼻骨骨折，下颌骨骨折，上颌骨骨折，左侧颧骨骨折（图 9-34，图 9-35）。

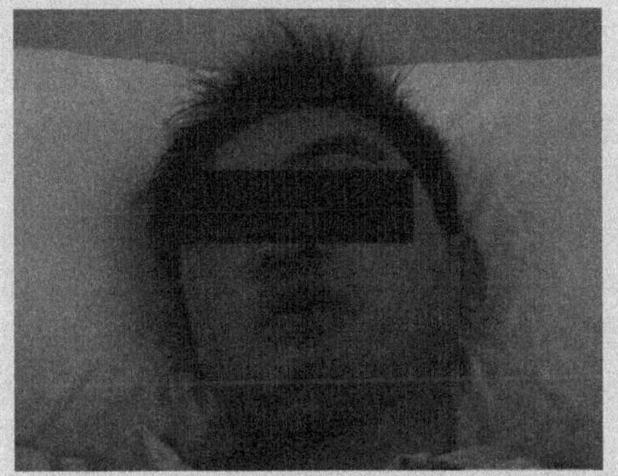

图 9-34　颜面部肿胀、淤血及畸形

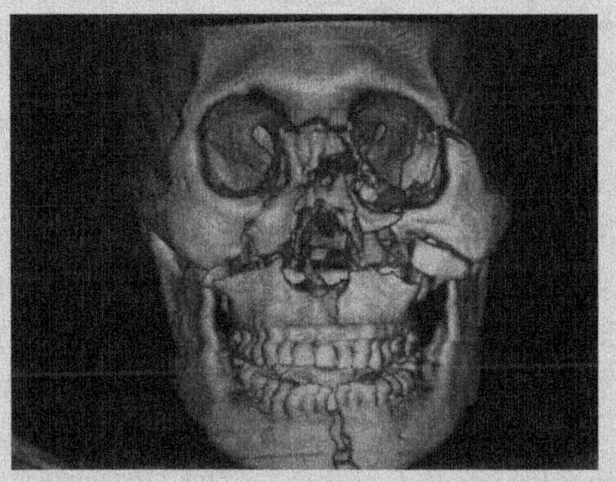

图 9-35　CT 三维重建显示上颌骨骨折，下颌骨骨折，左侧颧骨骨折，鼻骨骨折

临床诊断：

1. 上颌骨骨折。
2. 下颌骨正中骨折。
3. 颧骨骨折。
4. 鼻骨骨折。

问题： 如何对颌面部复杂、多发性骨折的患者做出全面和正确的诊断？

颌骨骨折（fractures of the jaws）包括上颌骨骨折和下颌骨骨折。根据解剖结构上的薄弱环节，上颌骨骨折有三种经典类型（图 9-36）。

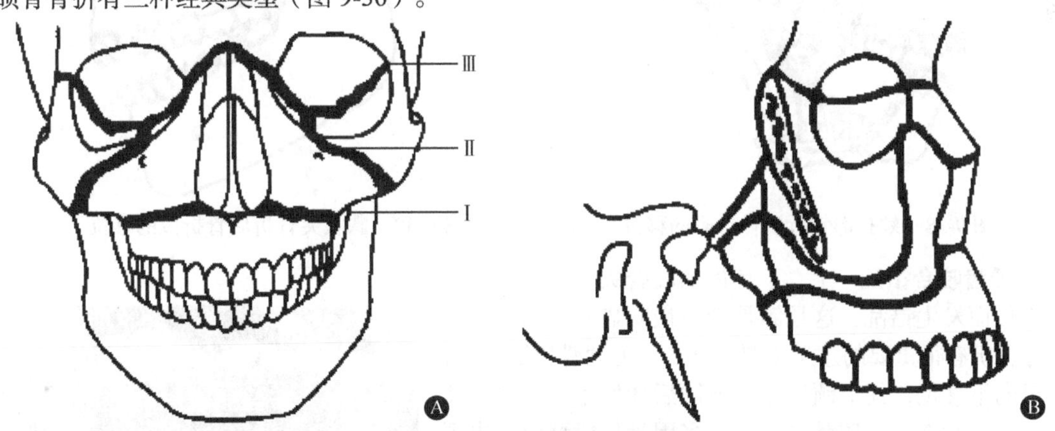

图 9-36　上颌骨骨折 Lefort 三种类型

A. 正面观；B. 侧面观

1. Lefort Ⅰ型骨折　骨折线通过梨状孔下缘、上颌窦下部，横行到双侧上颌结节。

2. Lefort Ⅱ型骨折　骨折线通过鼻骨、泪骨、眶底、颧骨下方，到达上颌骨后壁。

3. Lefort Ⅲ 型骨折　骨折线也通过鼻骨、泪骨，但横过眶窝及颧骨上方，向后到上颌骨后壁，使上颌骨、颧骨与颅骨完全分离，因此又称为颅面分离。

下颌骨在解剖结构上也有它的薄弱部位，如正中颏部、颏孔部、下颌角部及髁突颈部，这些都是下颌骨骨折的好发部位（图 9-37）。下颌骨由于其解剖形态特点和突出的位置，是颌面部骨折中发生率最高的骨骼。

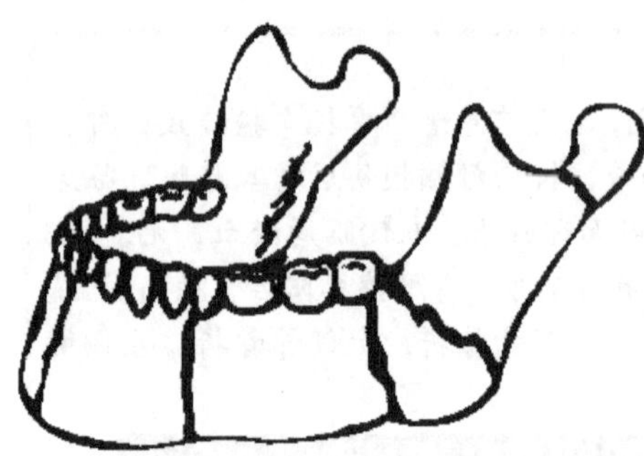

图 9-37 下颌骨骨折好发部位

【临床表现】 颌骨骨折和其他骨折相比，除了具有一些共同的临床症状，如局部疼痛、肿胀、骨断端异常动度或移位、功能障碍外，还具有其临床特点，这是由颌骨的解剖生理结构所决定的。

1. 骨折段移位 颌骨骨折后发生骨折段移位主要取决于骨折类型、撞击方向、肌肉牵拉和骨折段本身的重量。

上颌骨如发生横断骨折，骨折段常因重力而发生下垂移位。如撞击方向是由前向后，骨折段可向后移位，使面中部凹陷；由下向上的撞击，常造成嵌顿骨折。

下颌骨骨折段的移位，主要是因肌肉牵拉所致。颏孔部骨折时，前骨折段常因降颌肌群的牵拉而向下移位，后骨折段常因升颌肌群的牵拉而向上移位（图 9-38）。颏部的粉碎性骨折，中部骨折段由于颏舌肌、颏舌骨肌牵拉而向后移位。两侧骨折段由于下颌舌骨肌、舌骨舌肌的牵拉向中线移位，使下颌骨前部弓形变窄。这种骨折可引起舌后坠而发生呼吸困难，甚至发生窒息，应特别注意。髁突骨折，多因间接受力所致，可与颏部骨折同时发生，应注意检查以免漏诊。髁突骨折后，常因翼外肌的牵拉，向前内方移位，同时下颌支因升颌肌群牵拉而向上移位，出现前牙不能闭合的状态。如双侧髁突骨折，则前牙开𬌗更明显（图 9-39）。

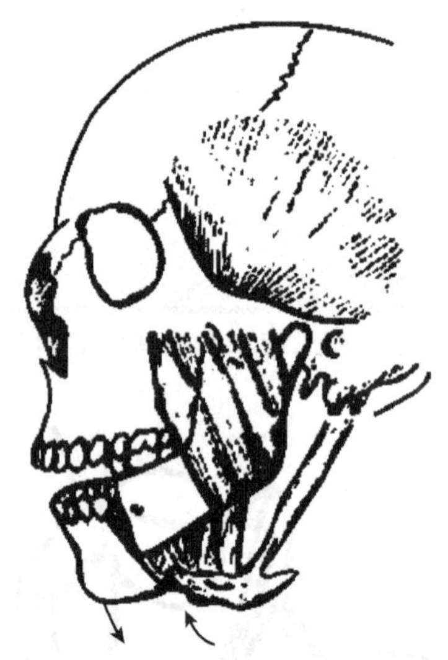

图 9-38 颏孔部骨折后骨折段的移位

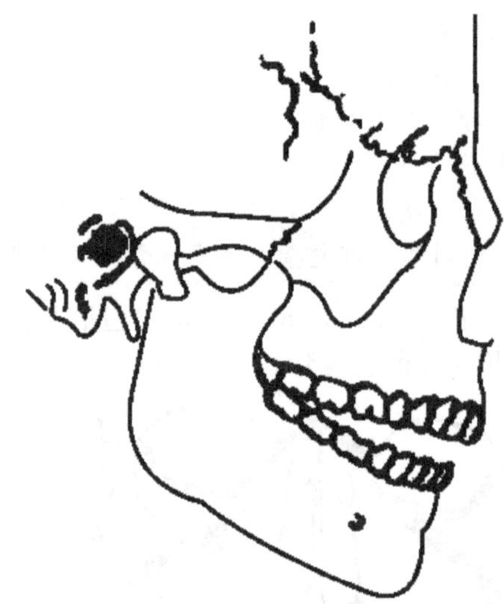

图 9-39 髁状突骨折后骨折段的移位

2. 牙齿咬合错乱 上、下牙齿的咬合关系常因颌骨骨折段移位而发生错乱，这是颌骨骨折最明显的症状，对诊断颌骨骨折有很重要的意义（图 9-40）。上颌骨横断骨折，骨折段向下移位，使上颌后牙与下颌后牙发生早接触，使前牙呈开𬌗状态。下颌骨骨折后，多因骨折段移位，出现牙齿的咬合关系错乱。

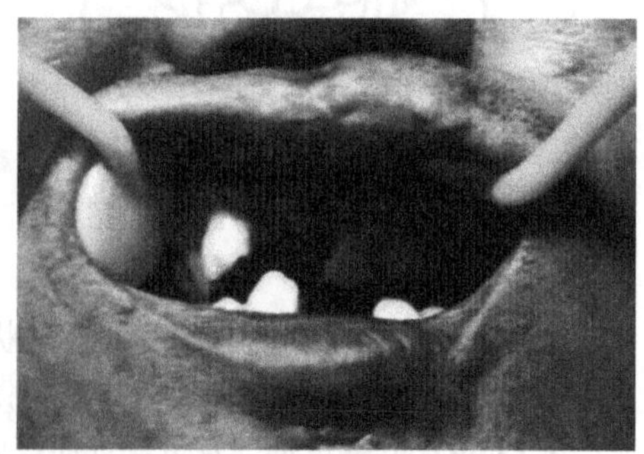

图 9-40 牙齿咬合错乱

3. 骨折段异常活动 上颌骨是不能活动的骨骼，如出现活动，则为骨折的征象。下颌骨在正常情况下通过关节做整体活动。出现分段的异常活动时，则表明存在骨折。

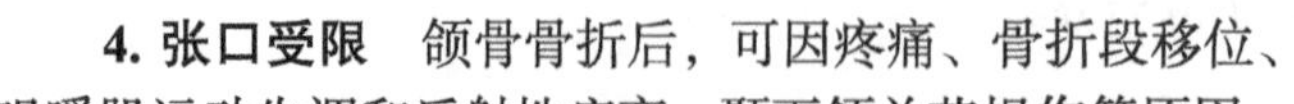

4. 张口受限 颌骨骨折后，可因疼痛、骨折段移位、咀嚼肌运动失调和反射性痉挛、颞下颌关节损伤等原因，使张口受限。特别是下颌骨骨折，对张口

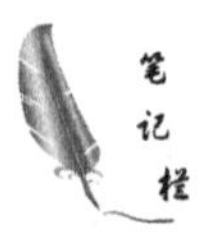

运动影响较大。

5. 感觉异常　上颌骨骨折时，如有眶下神经损伤，眶下部、上唇和鼻部可出现麻木感。下颌骨骨折时，如伴发下牙槽神经损伤，同侧下唇可出现麻木感。颌骨骨折可因骨折段移位，影响呼吸和吞咽功能。

6. 视觉障碍　上颌骨、颧骨骨折波及眶部，有眼球移位时，可出现复视。有动眼神经和肌肉损伤时，可出现眼球运动失常。

【诊断】　诊断颌骨骨折应首先了解其伤因、直接受伤的部位和受伤的经过，然后再检查局部和全身体征，参考上述临床特点，判明有无骨折、骨折的部位和类型。条件允许时，可进一步做X线检查和CT检查，详细了解骨折线的部位、数目、方向及移位等情况。尤其是三维CT重建可以清晰显示骨折的细节，不仅对诊断有重要作用，而且对骨折的治疗有指导作用（图9-41）。应当强调的是检查应详尽，不要遗漏对颌面部的多发伤和全身的多处伤的诊断，为制订完整的治疗计划提供充分的依据。

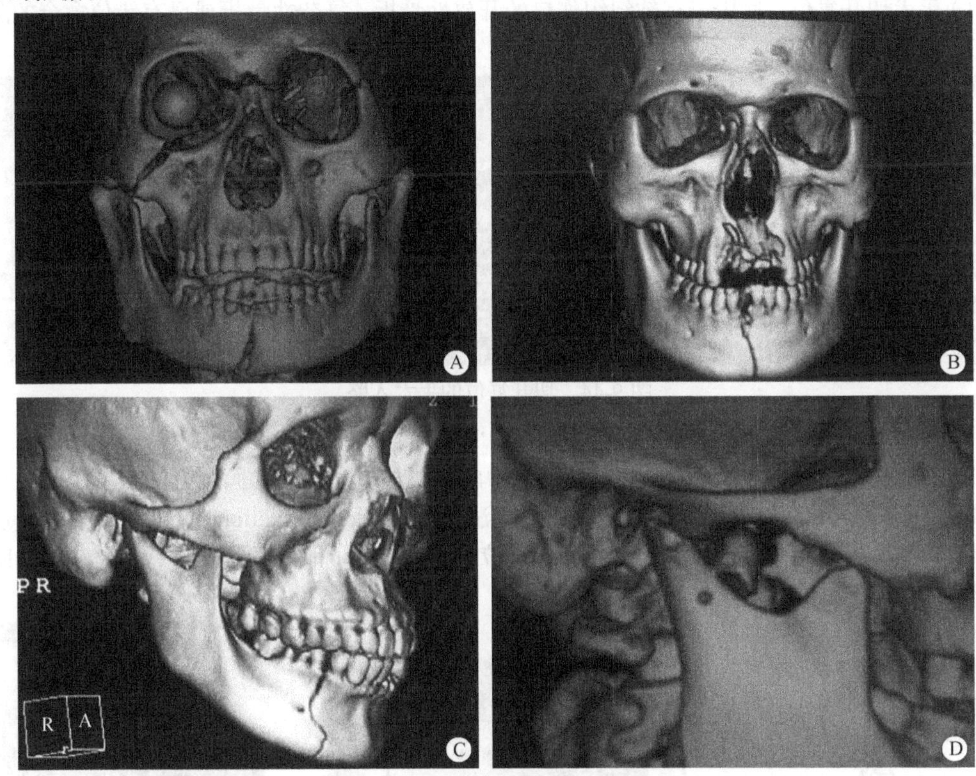

图9-41　颌骨骨折的CT三维重建

A. 右侧上颌骨 Lefort Ⅱ型骨折和下颌骨颏部骨折；B. 上颌骨牙槽突骨折和下颌骨颏部骨折；C. 下颌骨颏孔部骨折；D. 髁状突颈部骨折

【治疗】　颌骨骨折后，主要是复位与固定。颌骨骨折复位的重要标志是恢复上、下颌牙齿的正常咬合关系，即牙齿的广泛接触关系。否则将影响骨折愈合后咀嚼功能的恢复。

1. 复位方法　常用的复位方法有3种。

（1）手法复位：在颌骨骨折早期，骨折段比较活动，可用手将移位的骨折段回复到正常位置。

（2）牵引复位：颌骨骨折后，经过较长时间（上颌骨3周以上，下颌骨4周以上），骨折处已有部分纤维组织愈合，手法复位不成功，可采用牵引复位法。下颌骨骨折多采用颌间牵引，就是在下颌骨有移位的骨折段安置分段牙弓夹板（图9-42），然后在与上颌的牙弓夹板之间，用小橡皮圈做弹性牵引，使之逐渐恢复正常的咬合关系。上颌骨骨折后，如骨折段向后移位，可在上颌牙列上安置牙弓夹板，在头部制作带有金属支架的石膏帽，在牙弓夹板与金属支架之间做弹性牵引，使上颌骨骨折段向前复位，此法亦称颅颌牵引（图9-43）。需要较大牵引力时，也可做卧式重力性牵引。

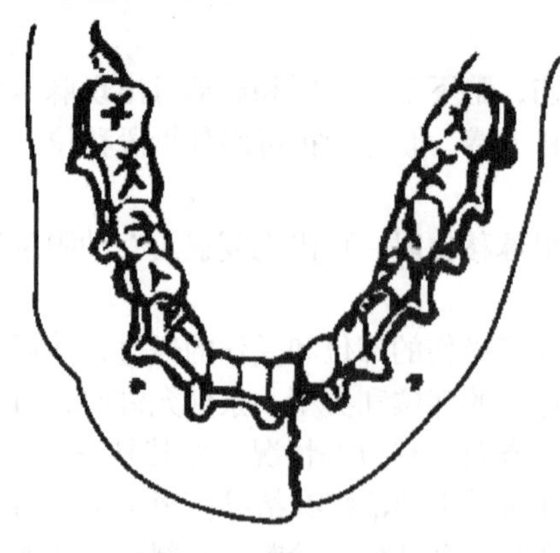

图 9-42　分段式牙弓夹板

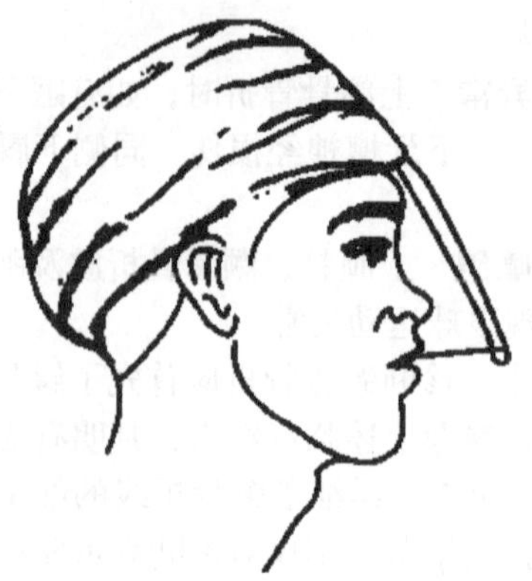

图 9-43　颅颌牵引

（3）手术切开复位：适用于有软组织伤口的开放性骨折、复杂性骨折或已有错位愈合的陈旧性骨折。手术入路见图 9-44。

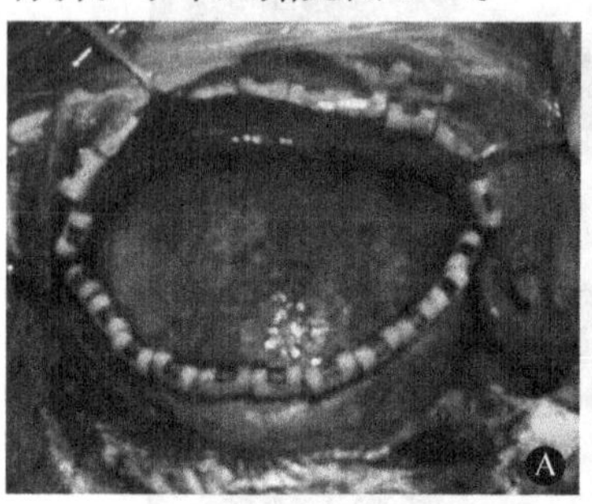

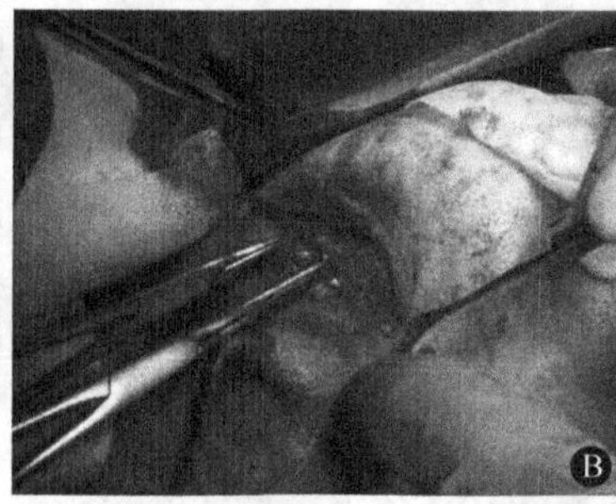

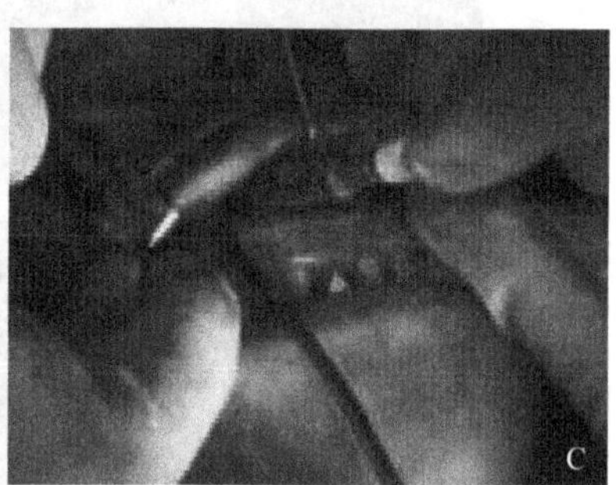

图 9-44　切开复位的手术入路

A. 冠状切口；B. 睑缘下切口；C. 上颌口内前庭沟切口

2. 固定方法　颌骨骨折复位后，固定是治疗中的重要环节。常用的固定方法有单颌牙弓夹板固定法、颌间固定法、骨间结扎固定法、坚强内固定法（rigid internal fixation，RIF）、颅颌固定法。

（1）单颌牙弓夹板固定法：适用于无明显移位的骨折，如下颌骨颏部正中线性骨折、局限性牙槽突骨折（图 9-45，图 9-46）。

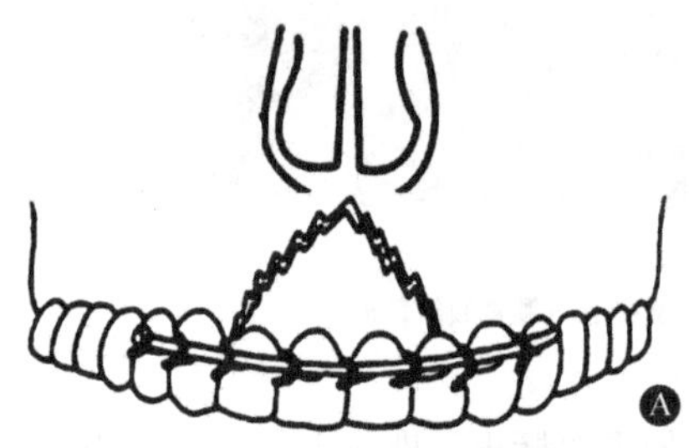

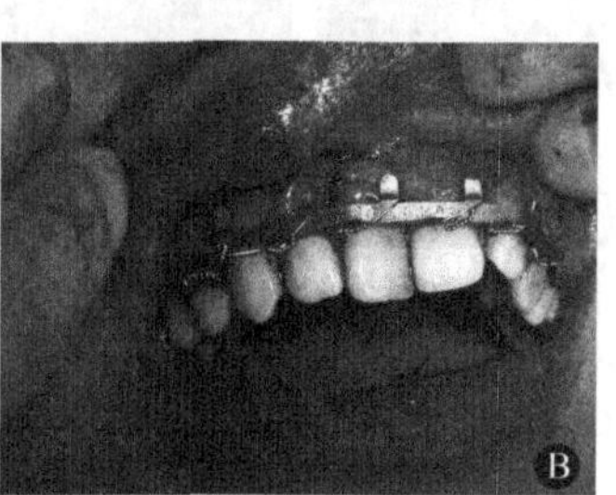

图 9-45　单颌牙弓夹板固定牙槽骨骨折

A. 示意图；B. 病例图

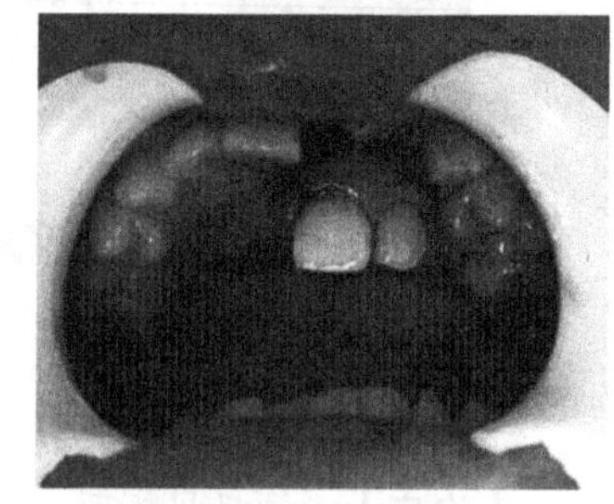

图 9-46　牙槽骨骨折

（2）颌间固定：此法稳妥可靠，适用于多种下颌骨骨折，优点是能使颌骨在良好的位置上愈合，有利于恢复功能；缺点是患者不能张口进食，也不易保持口腔清洁卫生，应加强护理。

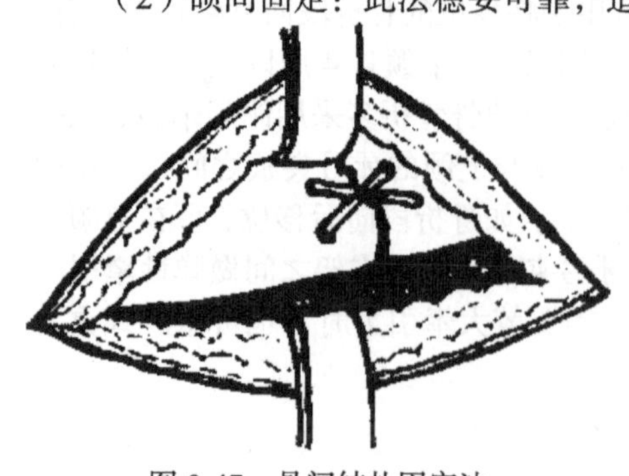

图 9-47　骨间结扎固定法

（3）骨间结扎固定：手术切开复位的病例，可在骨折两断端钻孔，然后穿过不锈钢丝做结扎固定（图 9-47）。这也是一种可靠的固定方法。小儿颌骨骨折和无牙颌骨骨折，也可用此法固定。

（4）坚强内固定：坚强内固定技术比以往许多固定方法效果要好，因大大减少了颌间固定的时间甚至不用颌间固定，目前已成为临床治疗颌骨骨折的首选方法。

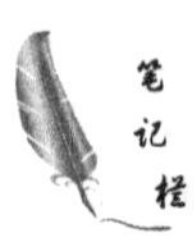

笔记栏

坚强内固定的适应证：①多发性或粉碎性上、下颌骨骨折；②全面部骨折；③有骨缺损的骨折；④大的开放性骨折；⑤明显移位的上、下颌骨骨折；⑥无牙颌及牙槽突萎缩的下颌骨骨折；⑦感染的下颌骨骨折。

（5）颅颌固定法：上颌骨横断骨折不能单纯依靠下颌骨进行固定，可利用颅骨进行固定，否则面中部易发生拉长变形。固定方法是先在上颌牙安置牙弓夹板，然后用不锈钢丝一端结扎在后牙区牙弓夹板上，另一端经口腔内穿出颧颊部软组织，悬吊在石膏帽的支架上（图 9-48）。同时加有颌间固定。

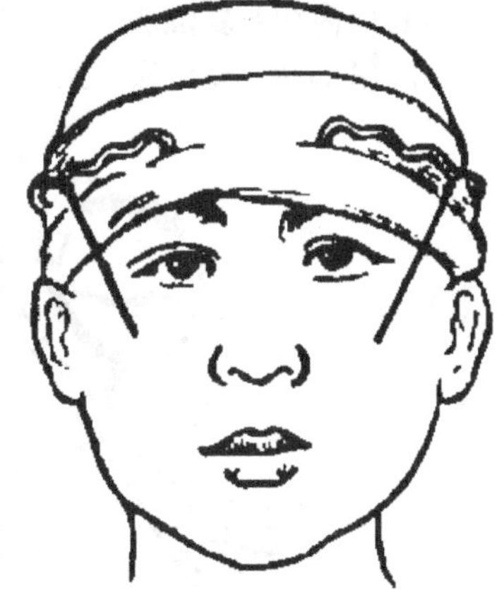

图 9-48　颅颌固定法

颌骨骨折固定的时间，可根据患者的伤情、年龄、全身情况等决定。一般是上颌骨 3～4 周，下颌骨 4～8 周。可采用动、静结合的方法，缩短颌间固定时间。方法：固定 2～3 周后，在进食时取下橡皮圈，允许适当的活动。采用小钛板或微型钛板坚强内固定者可提前进行功能训练，以促进骨折愈合。

案例 9-5 分析

①详细的病史：了解伤因、直接受伤的部位和受伤的经过，预估伤情。②局部和全身检查：判断有无骨折、骨折的部位和类型。③ CT 三维重建：进一步明确骨折及其特点，如骨折线的部位、数目、方向及移位等详细情况。

第十节　颧骨和颧弓骨折

【临床表现】　颧骨和颧弓是面部较突出的部分，容易发生骨折（图 9-49～图 9-51）。颧骨骨折（zygomatic fractures or malar fractures）或颧弓骨折（zygomatic arch fracture）后，可发生塌陷和移位畸形，压迫颞肌或阻碍喙突运动，造成张口受限。颧骨因构成眶外壁和眶下缘的大部分，骨折移位后，可使眼球移位而产生复视，并可造成眶周出血和淤血。如伤及眶下神经，可出现眶下区皮肤麻木感。

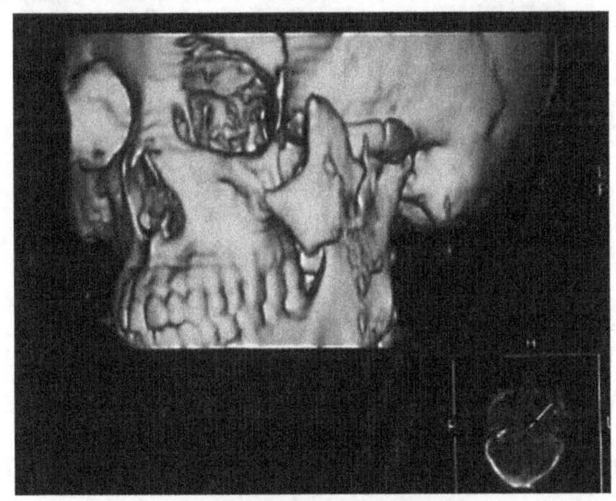

图 9-49　颧骨和颧弓骨折

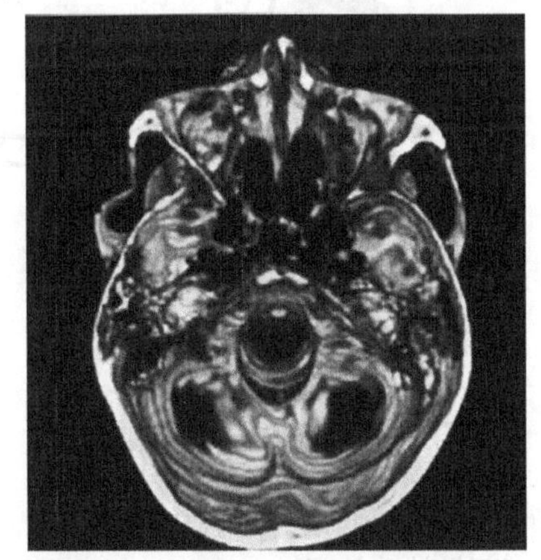

图 9-50　颧弓骨折内陷呈“M”型

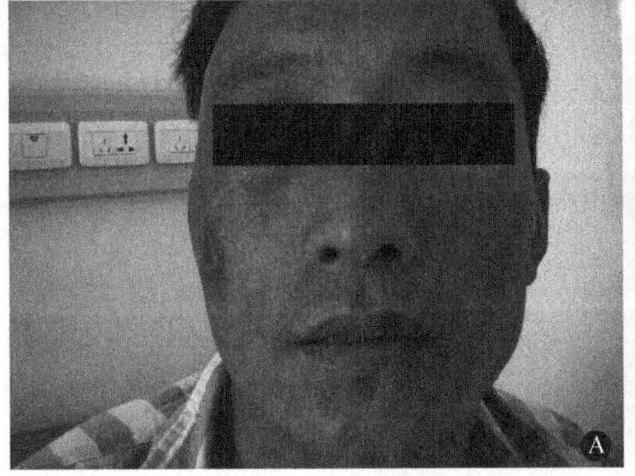

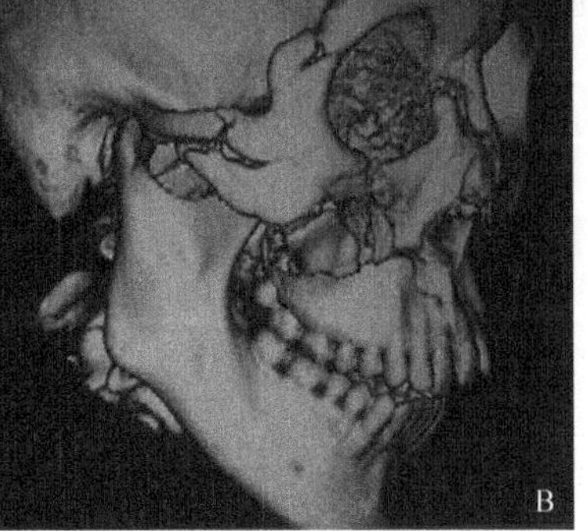

图 9-51　颧骨、上颌骨骨折

A. 右侧颧部塌陷；B. CT 三维重建

笔记栏

【治疗方法】 颧骨和颧弓骨折的治疗主要是手术复位。常用的方法有 4 种。

1. 口内切开复位法 见图 9-52。

2. 颞部切开复位法 见图 9-53。

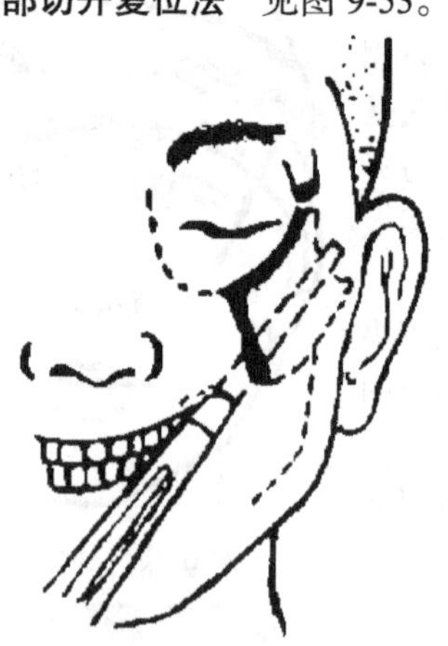

图 9-52 口内切开复位法

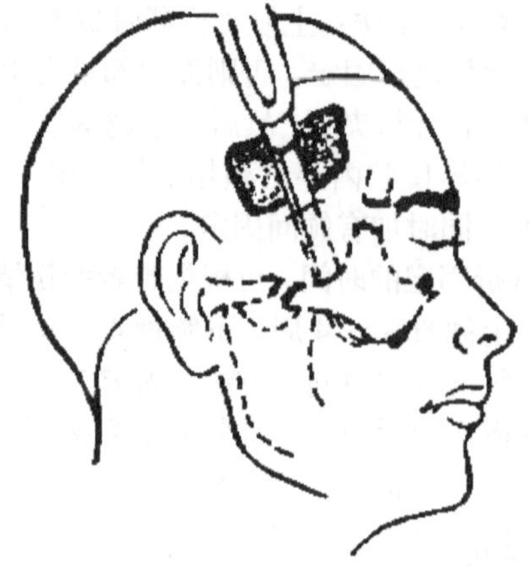

图 9-53 颞部切开复位法

3. 口外牵拉复位法 此法适用于单纯性颧弓骨折。利用消毒巾钳的锐利钳尖，在骨折部位刺入组织内，夹住塌陷的颧弓骨折段，向外牵拉复位（图 9-54）。

4. 切开复位固定法 此法是在骨折部位附近做小切口或经发际内弧形或拐杖形切口，暴露骨折断端，牵拉复位并做骨间固定（图 9-55）。此法适用于不易复位的颧骨骨折。为了避免在面部遗留手术瘢痕，对复杂的颧骨颧弓骨折采用伤侧经头皮的半冠状切口，必要时附加口内切口，可以充分暴露骨折断端，切断咬肌在颧骨的附着，达到解剖复位的目的。

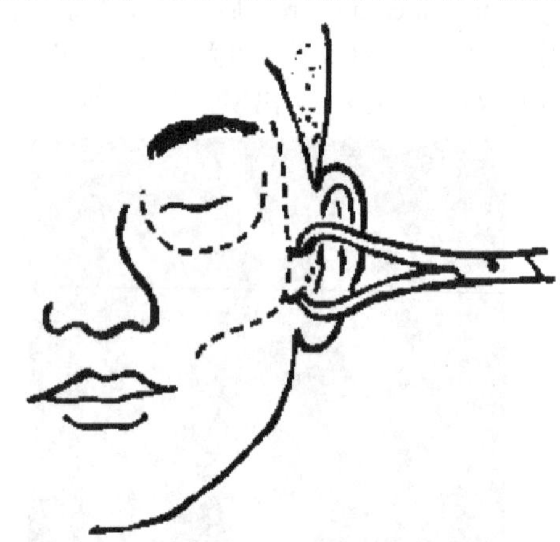

图 9-54 口外牵拉复位法

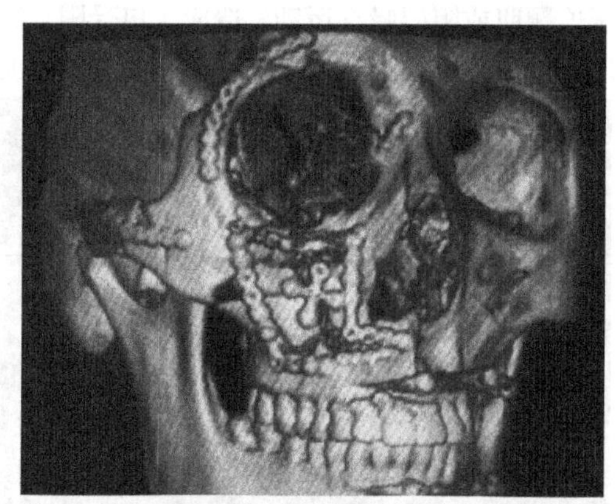

图 9-55 切开复位固定法

颧骨和颧弓骨折后，凡有功能障碍者，都应进行复位治疗。如无移位或移位不明显且无功能障碍，也可不做特殊处理。

颧骨和颧弓骨折复位后，为防止骨折段再移位，应适当限制张口运动，避免碰撞，睡眠时应避免伤处受压。

（李武伟）

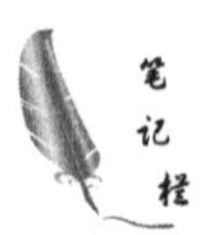
笔记栏

第十章　颞下颌关节常见疾病及颌面部神经疾患

【目的要求】

掌握：①颞下颌关节紊乱病的分类、诊断及治疗原则。②急性颞下颌关节前脱位的临床表现和复位方法。③颞下颌关节强直的临床表现和诊断。④三叉神经痛的临床表现。

熟悉：①颞下颌关节内、外强直的治疗原则。②面神经麻痹的诊断和治疗方法。

了解：颞下颌关节解剖与临床检查。

第一节　颞下颌关节解剖与临床检查

颞下颌关节（temporomandibular joint，TMJ）是咀嚼系统重要的组成部分。

一、颞下颌关节的解剖

颞下颌关节的骨性结构包括下颌骨髁突、颞骨关节窝和颞骨关节结节（图 10-1，图 10-2）。

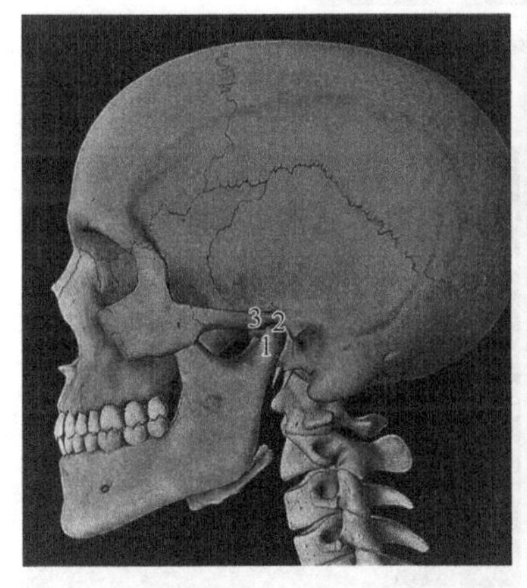

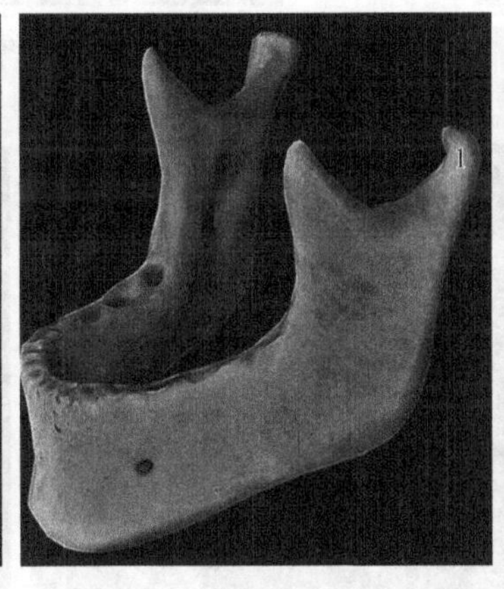

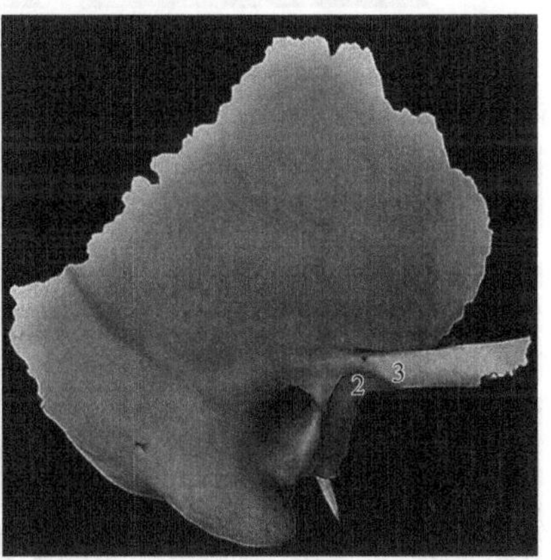

图 10-1　颞下颌关节骨性组成

1. 下颌骨髁突；2. 颞骨关节窝；3. 颞骨关节结节

1. 颞下颌关节窝　颞下颌关节窝，呈横向的卵圆形，前为关节结节，顶部与颅中窝之间仅有薄层骨板相隔，后方与外耳道和中耳紧密相连。

2. 髁突　髁突位于下颌骨，表面覆盖有关节软骨。

3. 关节盘　关节盘介于髁突与关节窝之间，由致密的纤维组成，内外径大于前后径，周缘厚而中间薄，呈双凹卵圆形。

4. 关节囊　外层为松而薄的结缔组织纤维，内层为含有丰富血管的滑膜层。

5. 关节韧带　附着在颞下颌关节周围，有颞下颌韧带、蝶下颌韧带、茎突下颌韧带，起到悬吊下颌骨和控制下颌运动的作用（图 10-3）。

6. 颞下颌关节相关咀嚼肌　主要的咀嚼肌有 4 对：咬肌、颞肌、翼内肌和翼外肌。咬肌、颞肌、翼内肌和翼外肌上头收缩时，可提下颌骨向上，故为升颌肌群。而翼外肌下头参与开殆运动，故和舌骨上肌群都属于降颌肌群（图 10-4）。

7. 颞下颌关节的血管及神经　颞下颌的主要动脉是颌内动脉的关节深支和颞浅动脉。颞下颌关节的神经主要来自耳颞神经、咬肌神经、颞深神经、和翼外肌神经的分支（图 10-5）。

笔记栏

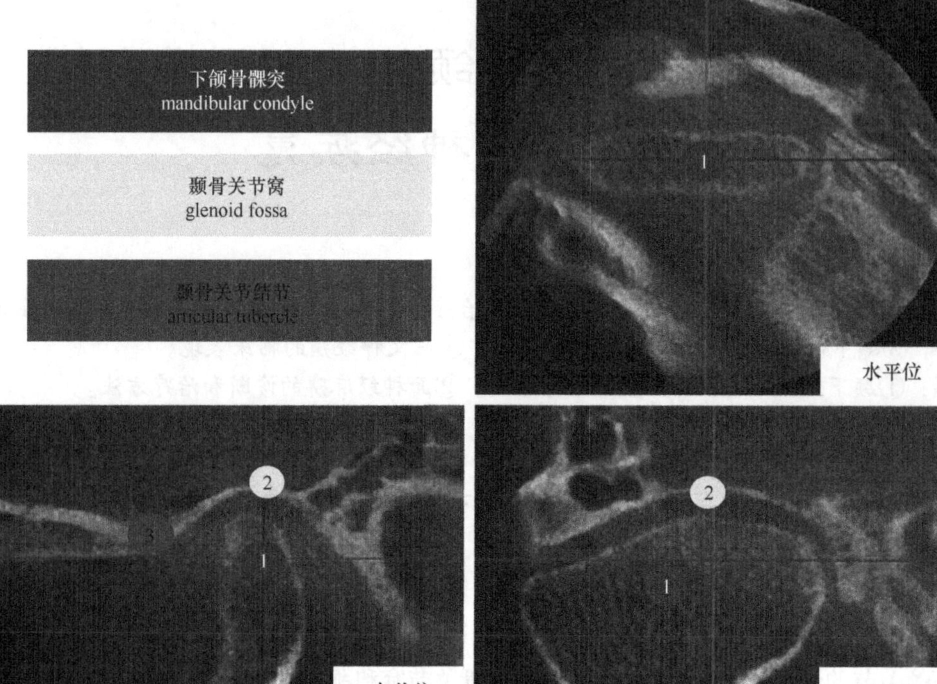

图 10-2　颞下颌关节骨性结构 CBCT 影像学表现

1. 髁突；2. 颞骨关节窝；3. 颞骨关节结节

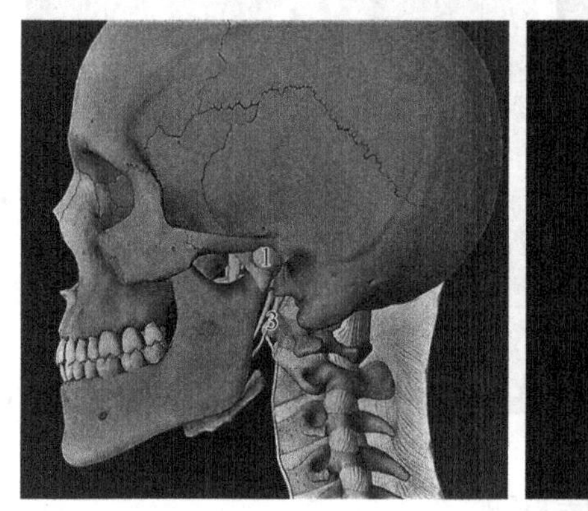
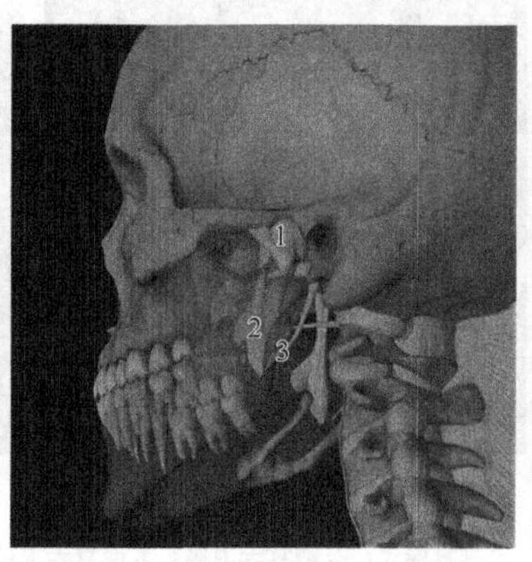
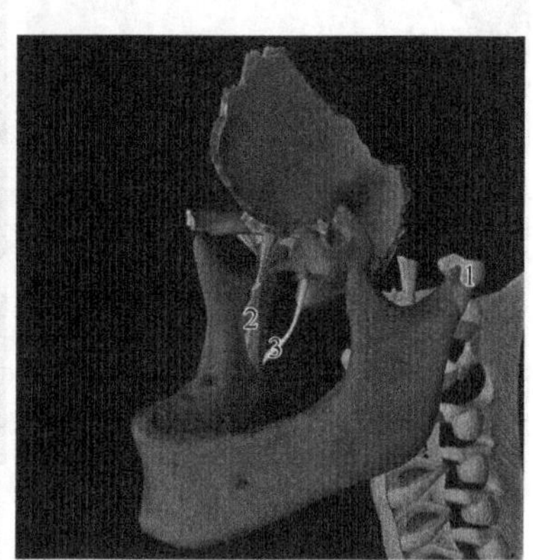

图 10-3　颞下颌关节相关韧带

1. 颞下颌韧带；2. 蝶下颌韧带；3. 茎突下颌韧带

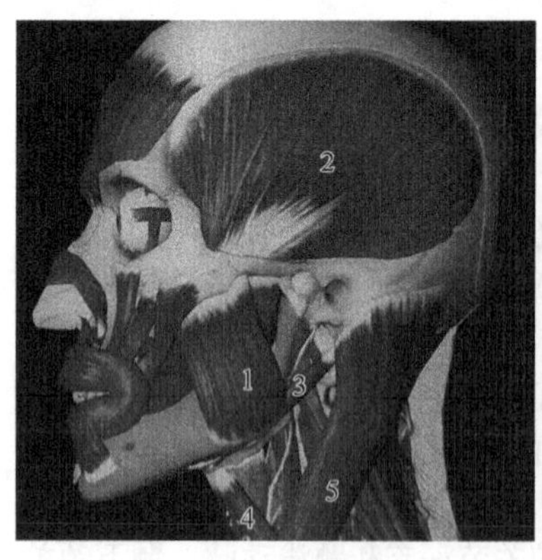
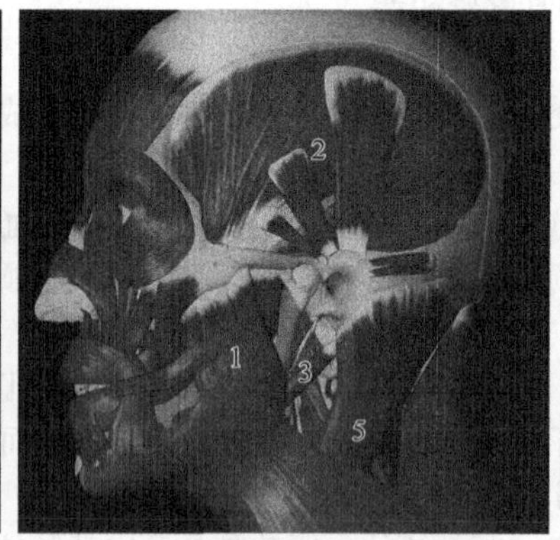
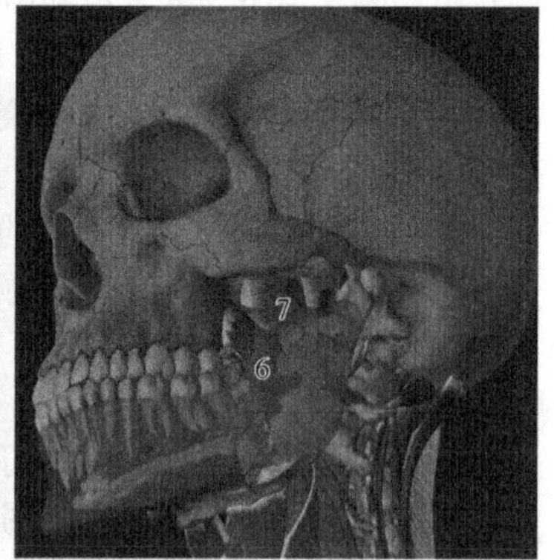

图 10-4　颞下颌关节相关肌肉

1. 咬肌；2. 颞肌；3. 二腹肌；4. 肩胛舌骨肌；5. 胸锁乳突肌；6. 翼内肌；7. 翼外肌

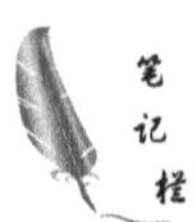

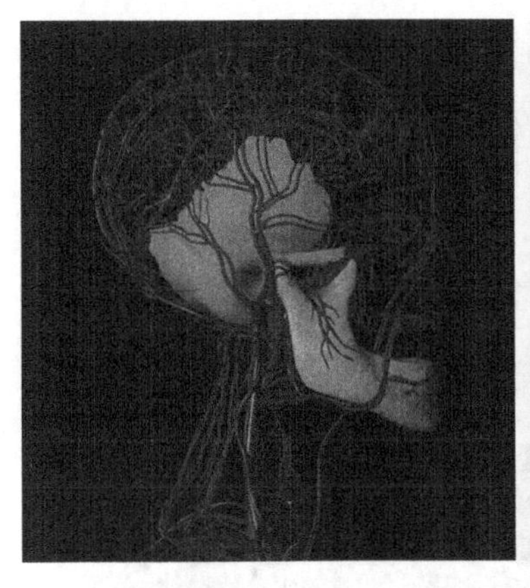
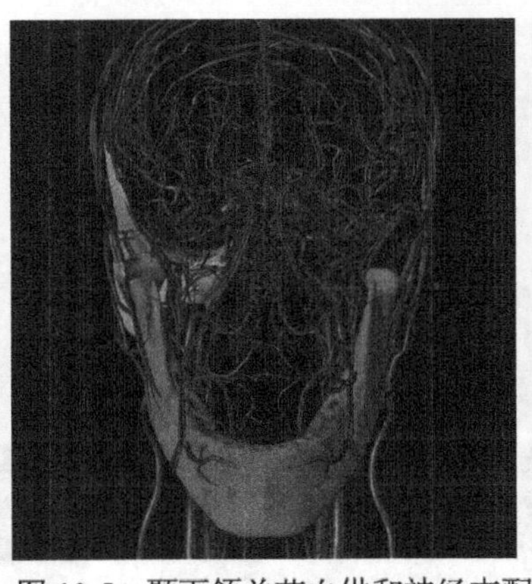
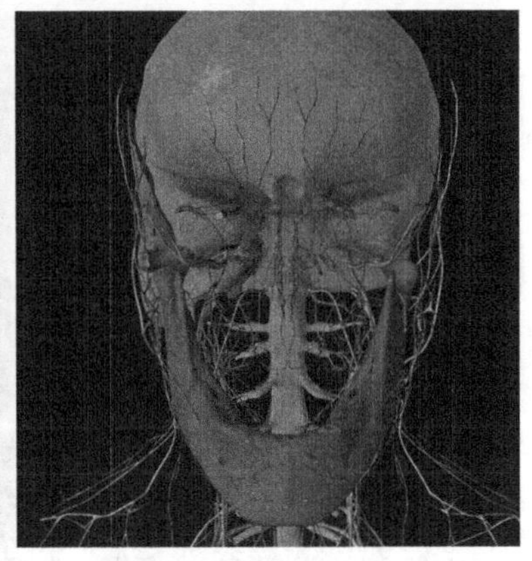

图 10-5　颞下颌关节血供和神经支配

二、颞下颌关节检查

1. 颞下颌关节的一般检查　咬合关系检查尤为重要，咬合异常是颞下颌关节紊乱病的主要病因之一。检查时应注意咬合关系是否正常，有无殆干扰，有无开殆、反殆、锁殆，覆殆覆盖关系是否正常，补偿曲线是否正常，牙齿磨耗是否均匀一致。此外，还应检查有无牙列缺失，牙体倾斜情况，是否有龋病、根尖周病和牙周病。下颌运动情况的检查是通过患者开闭口运动、前伸后缩运动、侧方运动来检查关节功能的。重点应关注疼痛、弹响和杂音。还应检查开口度和开口型。正常人开口度为自身 3 ～ 4 横指的距离，如果小于正常为开口受限，如果大于正常则为过大开口。正常开口型为垂直向下，如果发生偏斜，则为两侧颞颌关节运动幅度不一致（图 10-6）。

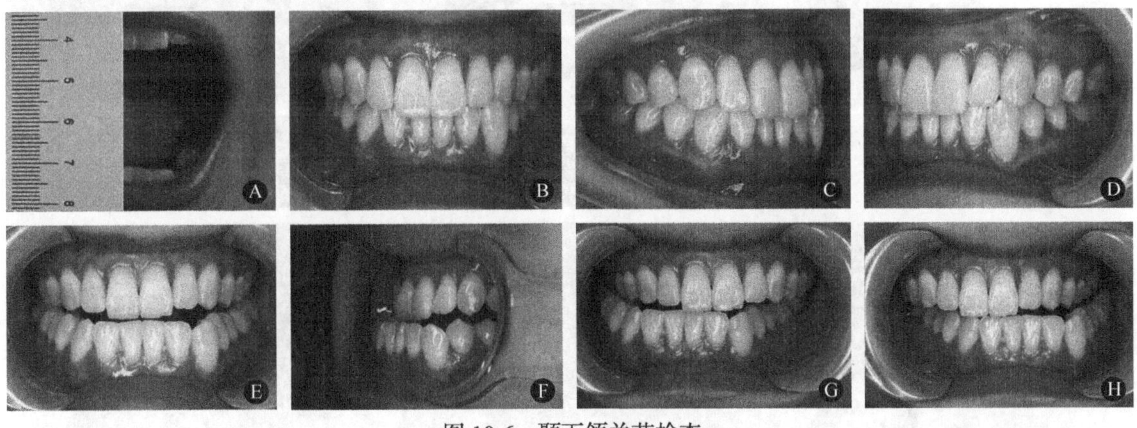

图 10-6　颞下颌关节检查

A. 开口度检查；B. 咬合关系检查（正面）；C. 咬合关系检查（右侧位）；D. 咬合关系检查（左侧位）；E. 前伸运动检查（正面）；F. 前伸运动检查（侧面）；G. 侧方运动检查（下颌向右运动）；H. 侧方运动检查（下颌向左运动）

2. 咀嚼肌检查　咀嚼肌检查在颞下颌关节紊乱病中很重要。检查方法以触诊为主，一般为 1.2 ～ 1.5kg 的力量。可以检查咬肌、颞肌、翼内肌及舌骨上下肌群的收缩力，有无肌肉压痛，两侧肌肉是否对称，有无肥大、肿胀等（图 10-7）。

3. 咀嚼肌功能检查　①开口抵抗：检查者一只手托住患者颏部，另一只手放在患者头顶部作为支点，嘱患者缓慢张口，医师用手来抵抗患者颏部。注意观察患者有无疼痛等不适及疼痛的部位。主要用于检查翼外肌下头功能。②闭口抵抗：检查者一只手示指放在患者下颌前牙切缘，用力向下压，嘱患者闭口。注意观察患者有无疼痛等不适及疼痛的部位。主要用于检查颞肌、咬肌和翼内肌功能。③前伸抵抗：检查者一只手拇指放在患者颏部，另一只手放在患者头顶部作为支点，嘱患者下颌前伸。主要用于检查翼外肌功能。④侧方抵抗：检查者将一只手放在患者下颌体部一侧，另一只手放在患者头顶部作为支点，嘱患者做下颌的侧方运动。主要用于检查翼外肌和翼内肌功能（图 10-8）。

笔记栏

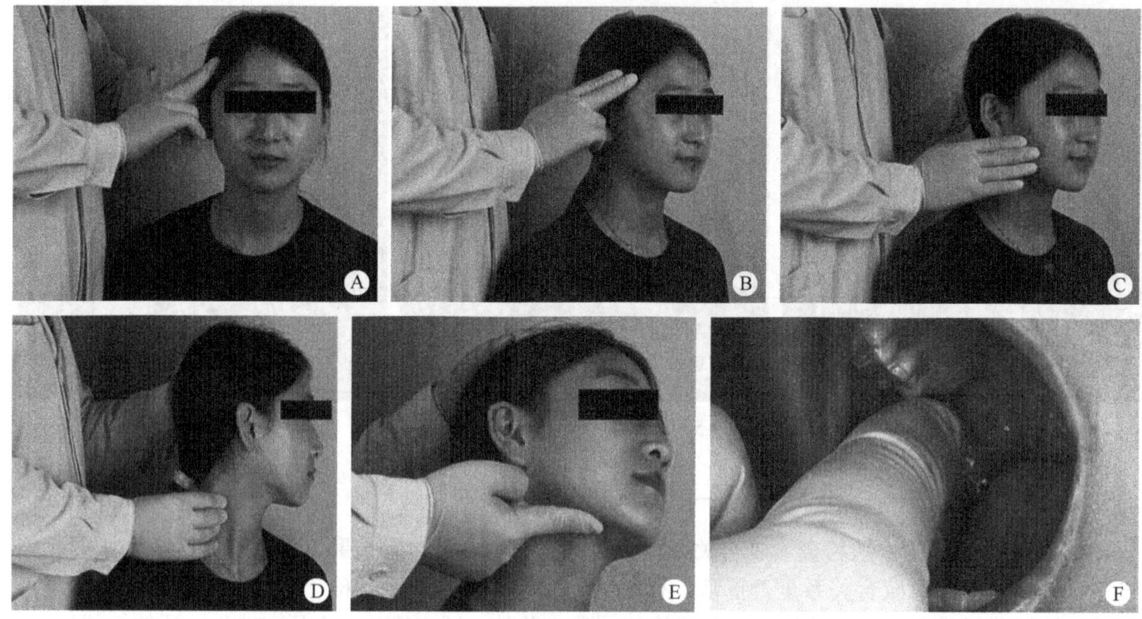

图 10-7　颞下颌关节相关咀嚼肌检查

A. 颞肌检查（正面）；B. 颞肌检查（侧面）；C. 咬肌检查；D. 胸锁乳突肌检查；E. 二腹肌检查；F. 翼内肌检查（口内）

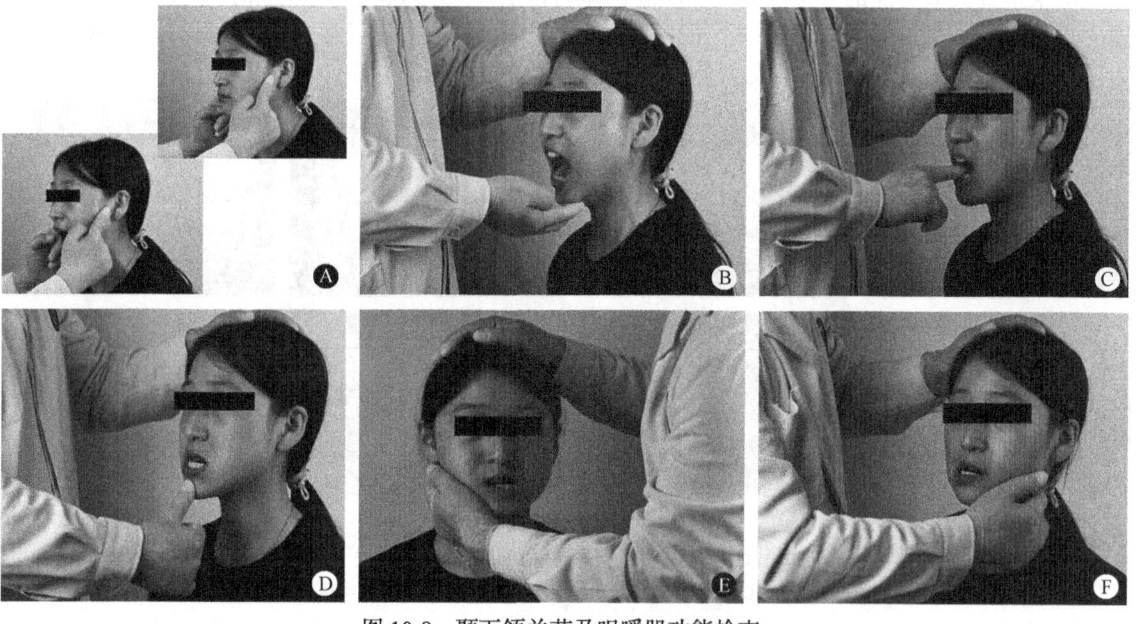

图 10-8　颞下颌关节及咀嚼肌功能检查

A. 开闭口关节运动幅度和杂音检查；B. 开口抵抗检查；C. 闭口抵抗检查；D. 前伸抵抗检查；E. 侧方抵抗检查（下颌向左侧运动）；F. 侧方抵抗检查（下颌向右侧运动）

第二节　颞下颌关节紊乱病

一、颞下颌关节紊乱病概述

颞下颌关节紊乱病（temporomandibular disorders，TMD）是口腔颌面部常见疾病。发病率较高，占 20% ～ 40%，以 20 ～ 30 岁女性发病率最高。本病特有临床表现为：咀嚼及张口受限，局部疼痛及关节弹响等。病程一般较长，可延续几年或数十年，有自愈倾向，一般不发生关节强直。

【病因】

颞下颌关节紊乱病因复杂，尚无明确定论，目前多认为和以下因素有关。

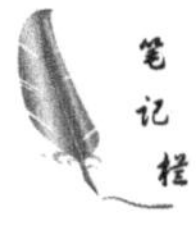

1. 精神心理因素　颞下颌关节紊乱病的患者，常有精神紧张、情绪焦急、多虑、易怒、失眠等。这些因素可导致咀嚼肌群的部分肌肉痉挛，使得双侧关节互相协调的运动失去平衡。

2. 咬合因素　检查时发现不少患者有明显的咬合关系紊乱，如上、下尖牙有早接触，严重的锁𬌗干扰、深覆𬌗。𬌗面重度磨耗和后牙缺失导致的颌间垂直距离变短，不良修复体或𬌗垫过高致使颌间距离增大等，这些均可导致颞下颌关节紊乱病。

3. 单侧咀嚼和关节负荷过重　长期单侧咀嚼，经常咀嚼坚硬的食物和夜磨牙等不良习惯。造成双侧颞下颌关节运动功能长期不同，从而可影响两侧颌骨的发育和肌肉力量的平衡，也可出现两侧关节形态不对称或关节结构的损伤和破坏。

4. 自身免疫因素

【分类】　我国目前一直沿用马绪臣、张震康的颞下颌关节紊乱病分类方法。

1. 咀嚼肌紊乱疾病（masticatory muscles dysfunction）

（1）肌筋膜痛。

（2）肌炎。

（3）肌痉挛。

（4）肌纤维变性性挛缩。

（5）未分类的局限性肌痛。

2. 结构紊乱疾病（internal derangement，ID）

（1）关节盘移位：可复性盘前移位、不可复性盘前移位、关节盘旋转移位及关节盘内外移位。

（2）关节囊括张。

（3）关节盘各附着松弛或撕脱。

3. 关节炎症性疾病（inflammatory disorders）

（1）滑膜炎。

（2）关节囊炎。

4. 骨关节病（osteoarthrosis，OA）

（1）骨关节炎。

（2）关节盘穿孔。

【诊断】　根据临床病史和局部检查，结合 X 线颞下颌关节 CT 或 MRI 检查，一般能够做出正确诊断。而颞颌关节 MRI 由于可以显示颞下颌关节骨质、关节盘、肌肉等众多组织结构的变化，被认为是颞下颌关节影像学检查的金标准。近年来颞下颌关节镜的应用又为诊断提供了直观可信的检查手段。

【鉴别诊断】

1. 肿瘤　见图 10-9。

2. 颞下颌关节化脓性炎

3. 类风湿关节炎或强直性脊柱炎累及颞下颌关节　见图 10-10。

4. 创伤性关节炎

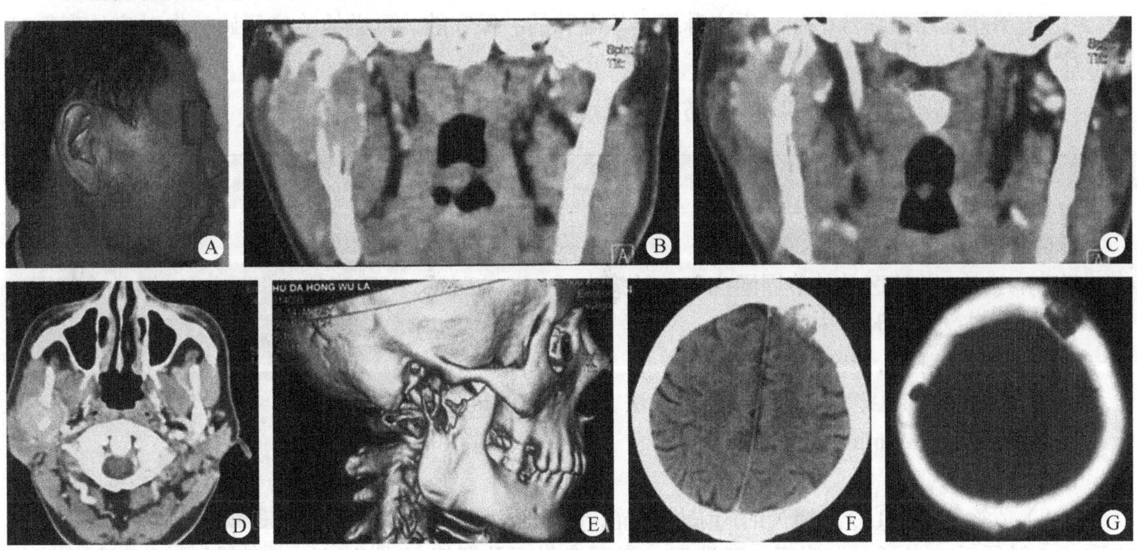

图 10-9　髁突恶性肿瘤（右侧髁突浆细胞肉瘤）

笔记栏

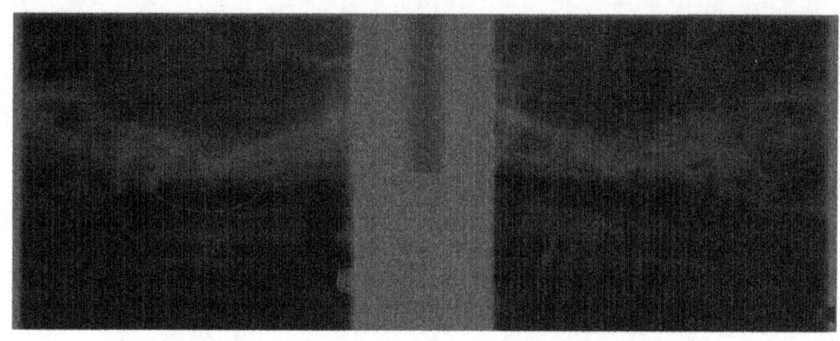

图 10-10　类风湿关节炎累及颞下颌关节

5. 耳源性疾病

6. 颈椎病

7. 茎突过长综合征

8. 癔症性牙关紧闭

【症状和体征】 颞下颌关节紊乱病，临床上常出现关节弹响或杂音、疼痛、运动异常三大症状。有时几种症状同时存在或交替发生。症状表现的部位、程度、性质、时间存在着不同的差异，既可自行缓解，反复发作，也可逐渐加重。病程往往较长，可迁延几年或数十年。

1. 疼痛 主要表现为张闭口或咀嚼运动时发生在关节区或关节周围的疼痛。疼痛的程度因个体的耐受性不同而有差异。疼痛的性质可以是隐痛、钝痛或短暂的刺痛，从而使患者惧怕张口。关节处在静止状态时疼痛几乎消失，关节区域、咀嚼肌某部位可有压痛，疼痛亦可向耳颞部放射。

2. 下颌运动异常 临床出现张口度、张口型异常。正常成年人张口度在 3.7 ～ 4.5cm，张口时下颌呈垂直升降状态，由于患侧髁突活动发生异常，即可出现张口受限和张口偏斜。

3. 弹响或杂音 正常情况下，下颌运动时下颌髁突与关节盘协调运动平滑自如，无明显弹响及杂音。当翼外肌功能异常、关节盘与髁突运动不协调，关节盘出现移位、破损、穿孔，髁突活动与关节盘产生摩擦、撞击，便可在运动过程的不同时期发生不同性质的声音。这种杂音可发生在开口初时，也发生在大张口或闭口时。

【临床表现】 在颞下颌关节紊乱病的病程中，肌筋膜疼痛表现为咀嚼肌局部持续性疼痛，并出现向周围放射性疼痛。可复性关节盘前移位（disc displacement with reduction）以开口初期的关节弹响为主要症状。随病情的加重，弹响可发展为开口末期的弹响，还可出现开口型异常，表现为下颌偏斜。不可复性关节盘前移位（disc displacement without reduction）临床有典型的关节弹响病史、间断性关节绞锁病史，以致开口时下颌偏向患侧，关节区疼痛。炎性疾病（inflammatory disorders）主要表现为开口受限和局部疼痛。特点是疼痛位于在髁突后方。最常见的炎性疾病是急性滑膜炎。骨关节病（osteoarthrosis）的病理实质为退行性骨关节病的改变。主要症状为关节运动时连续的摩擦音或多声的破碎音。X 线片可见骨质吸收、破坏、硬化、囊样变以及髁突前斜面磨平、骨刺形成等。

【治疗原则】

（1）以保守治疗为主。

（2）局部治疗同时进行全身治疗及精神治疗。

（3）医疗知识的教育及自我保健。

（4）遵循合乎逻辑的治疗程序。

（5）治疗程序：保守治疗—不可逆性保守治疗—关节镜外科—各种手术治疗。

（6）治疗程序是综合治疗，逐步升级，从温和的、保守的、可逆的治疗开始，先对症处理再对因治疗，无效时才采用不可逆性治疗。

二、颞下颌关节紊乱病临床分类及其治疗要点

（一）咀嚼肌紊乱疾病分类

1. 翼外肌痉挛（图 10-11）

诊断要点：

（1）疼痛：关节区及关节周围疼痛，钝痛。

（2）开口受限：开口中度受限。

（3）一般无弹响，开口偏向患侧。

治疗要点：解除肌痉挛。理疗，封闭疗法，中药局部热敷。

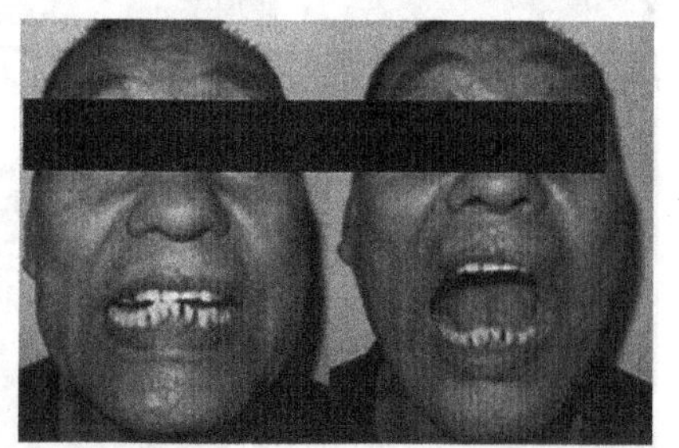

图 10-11　翼外肌痉挛（开口受限）

2. 肌筋膜痛（myofascial pain）

诊断要点：

（1）必备条件：①令人痛苦的局限性钝痛，随下颌运动而加重；②触压扳击点可引发疼痛，牵涉痛；③理疗封闭及训练

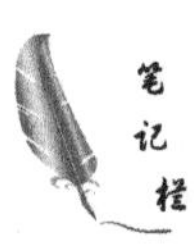

笔记栏

可减轻疼痛。

（2）可伴存情况：①肌僵硬；②临床检查不能证实的急性错颌；③耳痛，眩晕，牙痛，紧张性头痛；④开口度减低；⑤牵涉痛范围内痛觉过敏。

治疗要点：以保守治疗为主。

3. 肌炎（myositis）（图 10-12）

诊断要点：

（1）在损伤或感染后发生的一种局限性、区域性的肌肉疼痛。

（2）整块肌肉有弥散性压痛。

（3）疼痛随下颌运动加重。

（4）下颌运动中重度受限。

治疗要点：以保守治疗为主。

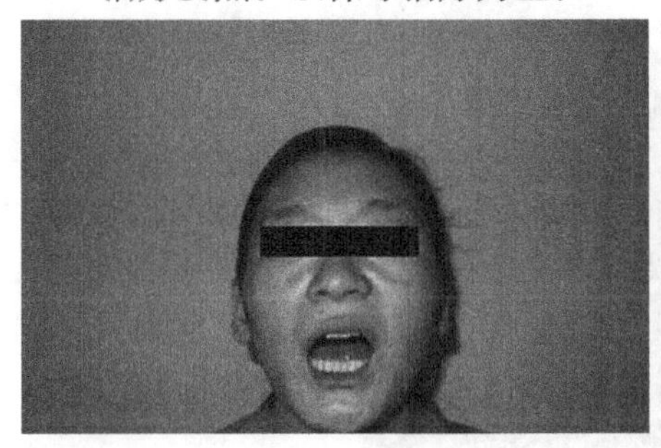
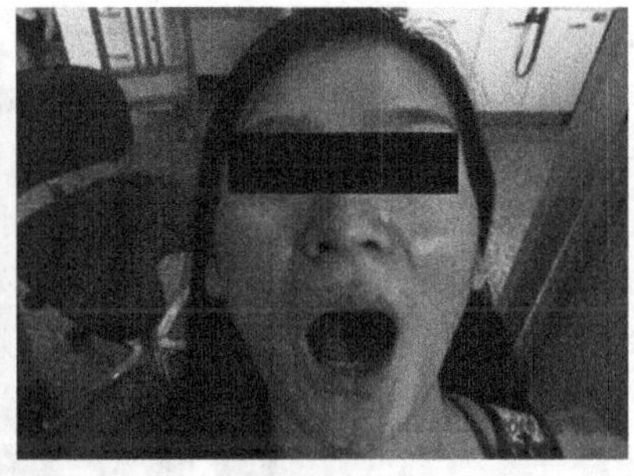
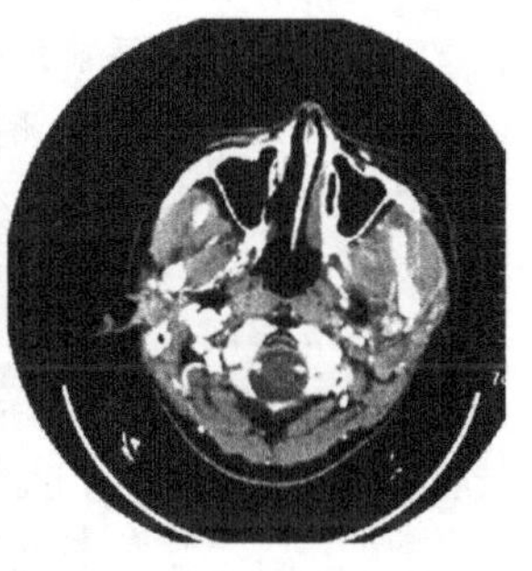

图 10-12　翼外肌肌炎

（二）结构紊乱疾病

1. 可复性关节盘前移位（disc displacement with reduction）

案例 10-1

患者，女性，26 岁。

主诉：左侧耳屏前弹响 3 个月。

现病史：近 3 个月出现左侧耳屏前弹响，后来弹响次数逐渐增加，加重，偶尔出现开口困难，有时出现关节疼痛。

检查：弹响发生在开口初、闭口末，开口初期下颌偏向患侧。双侧颞下颌关节区压痛不明显。颞下颌关节 CBCT 检查可见闭口位时左侧颞下颌关节前间隙增宽，髁突外形正常，无骨质破坏。颞下颌关节造影无关节盘穿孔征象。颞下颌关节 MRI 可见闭口位时关节盘后带位于髁突横嵴的前方，开口位时，髁突和关节盘关系恢复正常（图 10-13）。

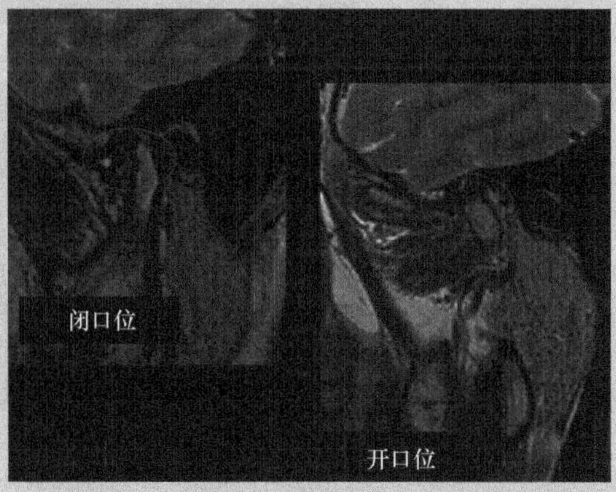

图 10-13　左侧颞下颌关节盘可复性前移位 MRI
左侧颞下颌关节闭口位（关节盘位于髁突前方）；左侧颞下颌关节开口位（关节盘位置恢复正常）

问题：

1. 临床诊断是什么？

2. 明确诊断后，应如何治疗？

诊断要点：

（1）在开闭口下颌运动中，发生可以重复出现的、位置固定或不固定的关节响声。

（2）医学影像学检查表明关节盘前移位，下颌开口运动中可复位。

（3）无关节骨质骨关节病改变。

（4）疼痛。

（5）开口型偏斜与弹响一致。

（6）髁突运动不受限。

（7）自动限制开口度时，可有短暂的髁突平滑。

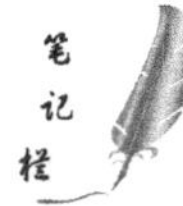

治疗要点：保守治疗为主，可复性殆板治疗。

案例 10-1 分析

本病例有以下特点：①在开闭口下颌运动中，发生可以重复出现的、位置固定或不固定的关节响声；②颞下颌关节 MRI 提示：左侧颞下颌关节闭口位时关节盘位于髁突前方；左侧颞下颌关节开口位时关节盘位置恢复正常；③开口型偏斜与弹响一致，无骨关节病及关节盘穿孔表现。

诊断：左侧颞下颌关节可复性关节盘前移位。

治疗：稳定型殆垫治疗。

2. 不可复性关节盘前移位（disc displacement without reduction）

案例 10-2

患者，女性，36 岁。

主诉：双侧耳前弹响 5 年，右侧耳前疼痛伴张口受限 1 年。

现病史：患者双侧耳前弹响病史 5 年。近 1 年出现右侧耳前区疼痛，活动后加重，并伴有张口受限症状，未行相关治疗，前来就诊。

检查：张口度 26mm，开口末下颌中线偏向右侧，左侧颞下颌关节区可闻及弹响音，右侧颞下颌关节未闻及关节弹响音。右侧关节区有压痛。颞下颌关节 MRI 可见闭口位时，关节盘位于髁突前方，开口位时，关节盘仍然位于髁突前方，关节盘形态不规则，髁突未见明显骨质破坏及骨赘形成（图 10-14）。

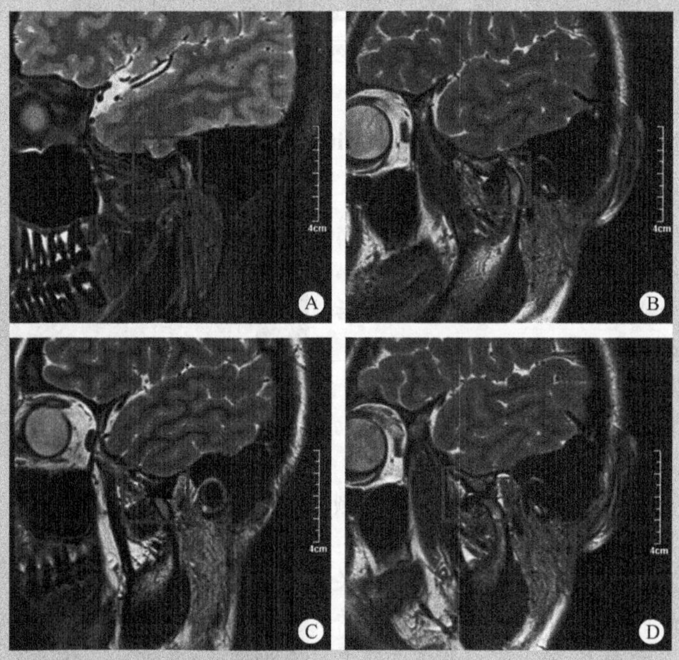

图 10-14　左侧颞下颌关节盘可复性前移位，右侧颞下颌关节盘不可复性前移位 MRI

A. 左侧颞下颌关节闭口位（关节盘位于髁突前方）；B. 右侧颞下颌关节闭口位（关节盘位于髁突前方）；C. 左侧颞下颌关节开口位（关节盘位置恢复正常）；D. 右侧颞下颌关节开口位（关节盘仍然位于髁突前方）

问题：

1. 临床诊断是什么？

2. 明确诊断后，如何治疗？

（1）急性期不可复性关节盘前移位

诊断要点：

1）持续明显的开口受限（≤ 35mm），有突然发作史。

2）开口下颌偏向受累侧。

3）单侧患病时，下颌向对侧运动明显受限。

4）影像学可证明。

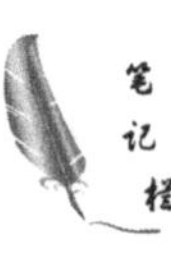

5）强迫开口可加重疼痛。

6）关节弹响随开口受限、锁结的出现而消失。

7）关节触压痛。

8）患侧咬合过紧或过度咬合。

（2）慢性期不可复性关节盘前移位

诊断要点：

1）至少4个月前有突然发生开口受限史。

2）影像学检查证实。

3）疼痛。

4）存在随开口受限、锁结的突然发生而关节弹响突然消失的历史。

5）开口受限可逐渐好转。

治疗要点：首先手法复位，轴枢殆板，关节镜外科，开放性关节盘复位术。

案例10-2分析

本病例有以下特点：①开口受限病史1年，伴有疼痛症状；②颞下颌关节MRI示左侧颞下颌关节闭口位时关节盘位于髁突前方，右侧颞下颌关节闭口位时关节盘位于髁突前方，左侧颞下颌关节开口位时关节盘位置恢复正常，右侧颞下颌关节开口位时关节盘仍然位于髁突前方；③随开口受限的突然发生出现关节弹响突然消失。

诊断：右侧颞下颌关节不可复性关节盘前移位。

治疗：右侧颞下颌关节腔透明质酸注射，手法复位，稳定型殆垫治疗。

（三）炎性疾病

案例10-3

患者，男性，28岁。

主诉：张口受限，右侧耳前区剧烈疼痛1天。

现病史：1天前患者咀嚼硬物后，出现右侧耳前剧烈疼痛，张口困难，紧咬牙时疼痛加重，静止时亦会出现疼痛。

检查：张口度23mm，开口时下颌中线偏向左侧，未闻及关节弹响音。右侧关节区有明显压痛。颞下颌关节张闭口位片提示：右侧颞下颌关节前间隙明显增宽；左侧颞下颌关节前间隙正常（图10-15）。

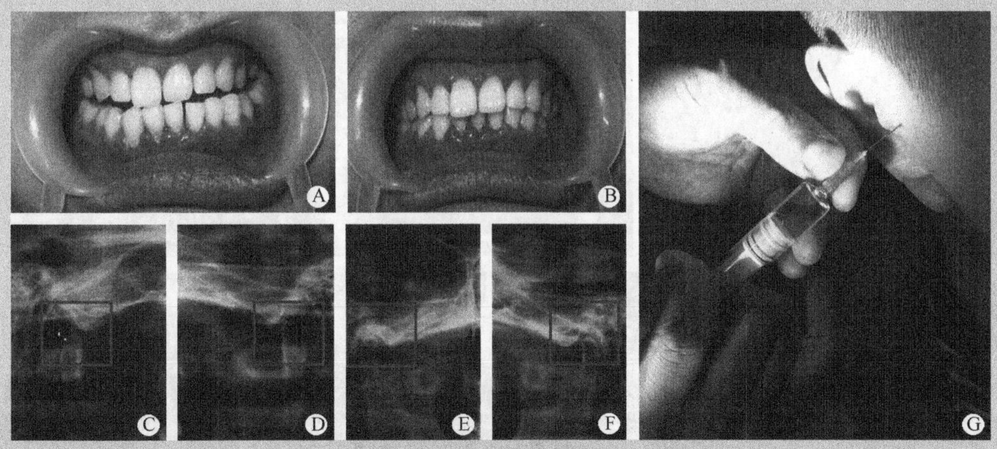

图10-15　右侧颞下颌关节急性滑膜炎

A.治疗前患者下颌向左侧偏斜；B.治疗后患者咬合关系正常；C.治疗前右侧颞下颌关节前间隙明显增宽；D.治疗前左侧颞下颌关节前间隙正常；E.治疗后右侧颞下颌关节前间隙恢复正常；F.治疗后右侧颞下颌关节前间隙正常；G.右侧颞下颌关节上腔透明质酸钠注射治疗

问题：

1.临床诊断是什么？

2.明确诊断后，如何治疗？

笔记栏

滑膜炎及关节囊炎（synovitis & capsulitis）

诊断要点：

（1）颞下颌关节局部疼痛，随功能活动而加重，特别是向上向后。

（2）单纯滑膜炎关节囊炎无骨关节病性改变。

（3）静止时 TMJ 仍有疼痛。

（4）因疼痛致关节运动受限。

（5）关节腔内渗液，关节间歇性肿胀，关节间隙增宽。

（6）有耳痛。

治疗要点：保守治疗，服药，关节冲洗，殆垫治疗，关节手术。

案例 10-3 分析

本病例有以下特点：①颞下颌关节局部疼痛，随功能活动而加重；②静止时 TMJ 仍有疼痛；③因痛关节运动受限伴有张口受限；④颞下颌关节侧位片示患侧颞下颌关节前间隙明显增宽。

诊断：右侧颞下颌关节急性滑膜炎。

治疗：右侧颞下颌关节腔透明质酸注射，口服非甾体抗炎镇痛药。

（四）骨关节病

案例 10-4

患者，男性，25 岁。

主诉：咬合关系紊乱，下颌后缩伴疼痛 5 年。

现病史：患者近 5 年来，逐渐出现下颌后缩、咬合关系紊乱症状，咀嚼时疼痛症状加重。

临床检查：张口度 41mm，开口型正常，双侧颞下颌关节可闻及连续摩擦音。双侧颞下颌关节区有压痛。咬合关系错乱，前牙深覆盖，左侧上下颌第二磨牙锁殆。下颌明显后缩。CBCT：双侧髁突骨质明显破坏，下颌支高度降低。颞下颌关节造影提示：双侧颞下颌关节盘穿孔（图 10-16）。

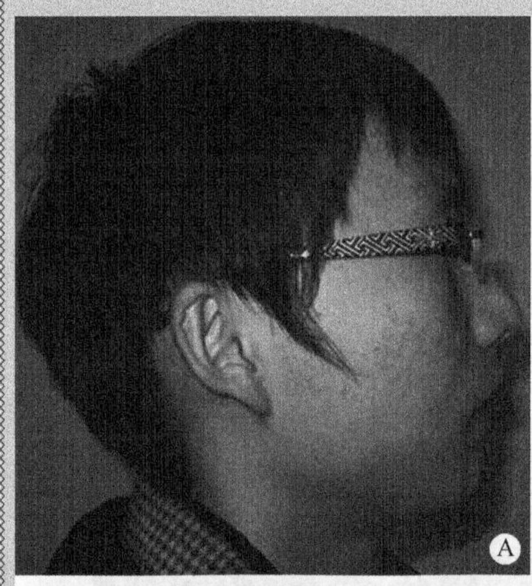

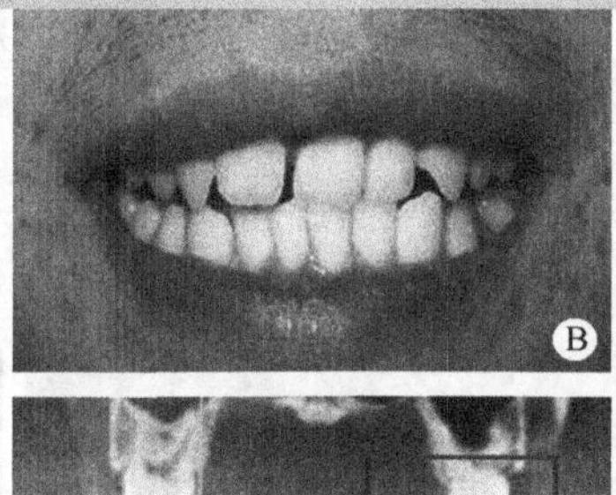

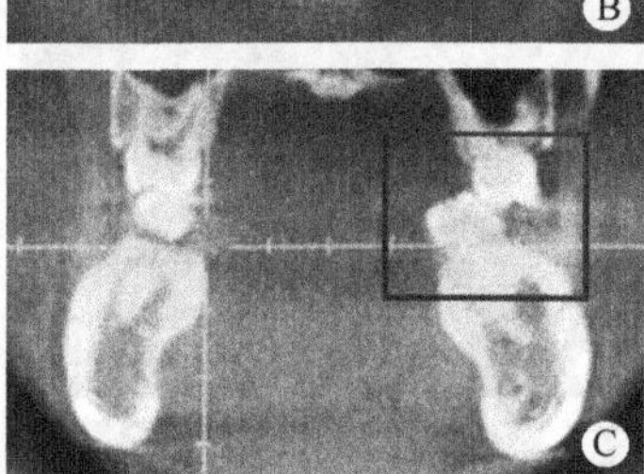

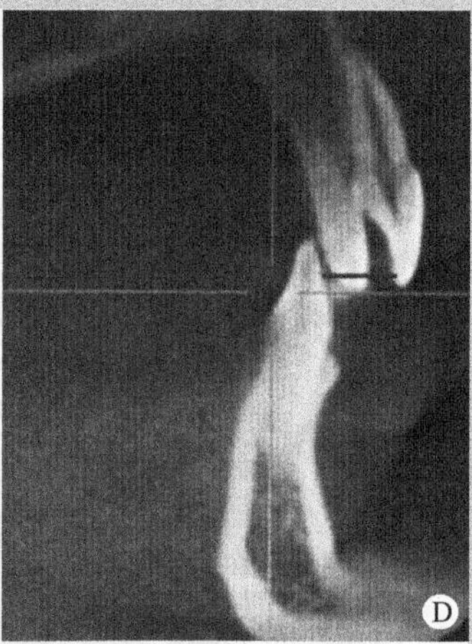

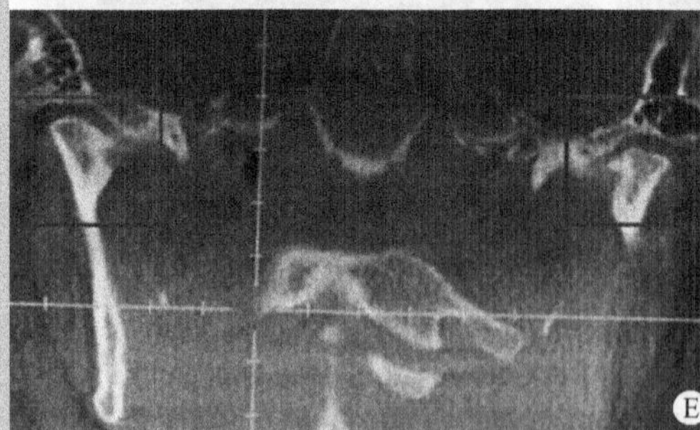

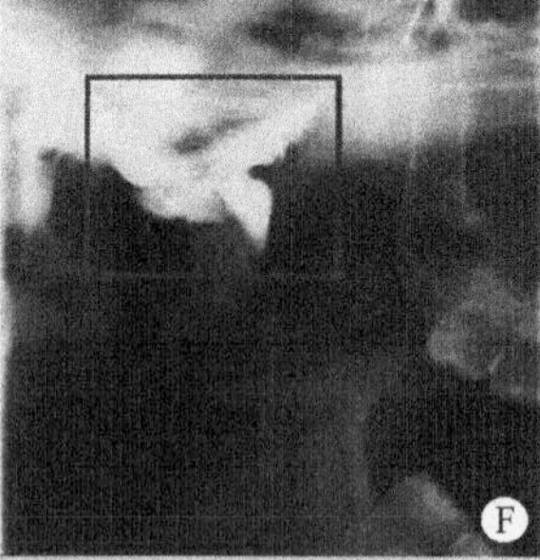

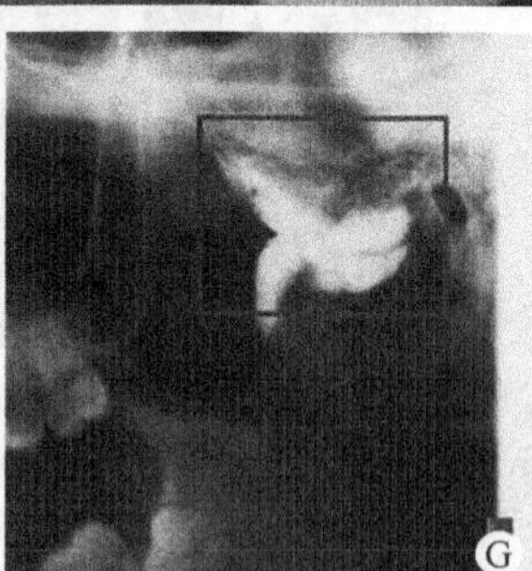

图 10-16 双侧颞下颌关节骨关节病

A. 患者侧位照片可见下颌后缩；B. 咬合关系紊乱；C. 冠状位 CBCT 提示左侧后牙锁殆；D. 矢状位 CBCT 提示前牙深覆盖；E. 冠状位 CBCT 提示双侧髁突骨质破坏；F. 右侧颞下颌关节造影提示关节盘穿孔；G. 左侧颞下颌关节造影提示关节盘穿孔

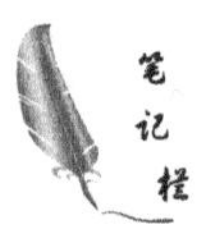

笔记栏

问题：

1. 导致这个患者咬合紊乱、下颌后缩的病因是什么？

2. 最佳的治疗方案是什么？

1. 关节盘破裂、穿孔

诊断要点：

（1）有关节盘移位史。

（2）多见关节盘双板区。

（3）下颌运动的任何阶段都有多声破碎音。

（4）开口型歪曲。

（5）关节区疼痛。

治疗要点：以保守治疗为主的综合治疗。关节盘修补术，关节盘置换。

2. 骨关节炎　是一种发生于活动关节局部的、非炎症性的退行性病变（图 10-11）。

诊断要点：

（1）无可以证实的病因学因素。

（2）疼痛随关节活动而加重。

（3）关节区压痛。

（4）典型 X 线表现：关节间隙变窄；关节结节、关节窝硬化变浅平宽大；呈鸭舌帽状；髁突骨质硬化、破坏、囊样变及骨赘。X 线表现与临床关节症状不一致。

（5）全身其他关节出现退行性变。

（6）开口受限，偏向患侧。

（7）关节杂音。

（8）造影可见关节盘移位、穿孔。

治疗要点：以保守治疗为主。药物治疗，如地西泮、镇痛药、肌肉松弛药。理疗，咬殆治疗，封闭治疗。手术治疗，如关节盘修补术、关节成形术、关节置换术。

案例 10-4 分析

本病例有以下特点：①咬合关系紊乱，下颌后缩畸形；②疼痛随关节活动而加重；③双侧颞下颌关节可闻及连续摩擦音；④造影可见关节盘移位、穿孔。

诊断：双侧颞下颌关节骨关节炎伴关节盘穿孔。

治疗：第一步，开放性手术治疗（髁突成形术＋关节盘摘除术＋颞肌筋膜转移修补术）；第二步，正畸正颌联合治疗改善面型、恢复咬合关系。

第三节　颞下颌关节脱位

颞下颌关节脱位（dislocation of the TMJ）是指髁突脱出关节以外，与关节窝、关节结节或关节盘分离，无法自行复位。根据髁突脱位的方向可以分为前脱位、后脱位、上脱位、内脱位与外脱位；根据关节脱位的部位可以分为单侧脱位和双侧脱位；根据关节脱位的性质可以分为急性脱位、复发性脱位和陈旧性脱位。临床上最多见的是急性前脱位，即髁突位于关节结节前方。复发性脱位由于脱位频繁，且伴有关节结节低平、关节囊松弛等关节结构的改变，处理起来相对较为复杂。

案例 10-5

患者，女性，67 岁。

主诉：大口吃苹果时瞬间语言不清，不能说话 1 天。

现病史：患者诉 1 天前大口吃苹果时，自觉突然无法闭口，言语不清，不能说话。

既往史：否认系统疾病史。

检查：患者呈开口状，不能闭口，前牙开殆、反殆，后牙早接触，唾液外流，两颊变平，脸形变长，双侧耳屏前方触诊有凹陷，在颧弓可触到脱位的髁突。上、下颌骨三维 CT：可见双侧髁突突出于关节结节前下方（图 10-17）。

笔记栏

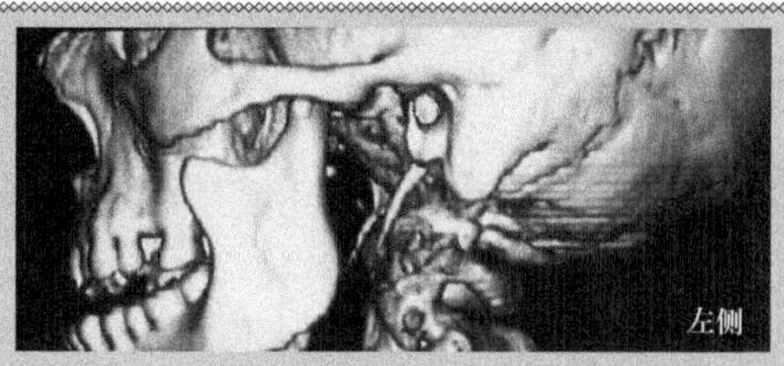

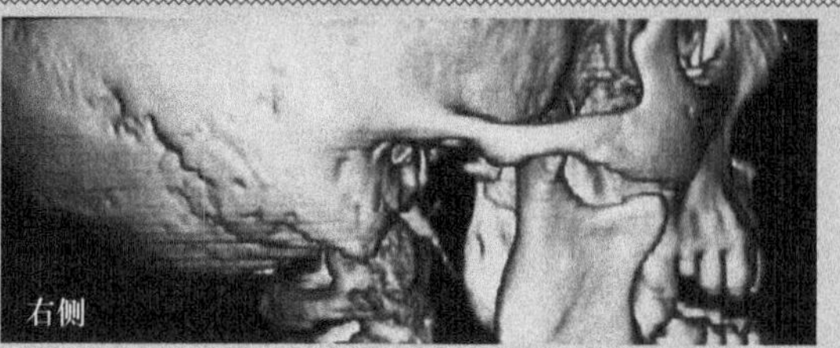

图 10-17 上、下颌骨三维 CT 提示双侧髁突均脱位于关节结节前下方

问题：

1. 能否做出明确诊断？
2. 如何进行颞下颌关节脱位的手法复位？

颞下颌关节急性前脱位

【病因】 导致颞下颌关节急性前脱位的病因有很多。常见的原因有：①外伤打击，尤其是下颌骨颏部骨折；②突然或长时间大张口：如打哈欠、大笑、唱歌、大张口进食等；③关节囊扩张松弛；④医源性因素，长时间口腔治疗、使用开口器、内镜检查等；⑤药物导致关节脱位，如吩噻嗪类药物长期使用可导致中枢性异常肌活动导致关节脱位（图 10-18）。

【临床表现】 出现单侧颞下颌关节脱位时，患者不能闭口，前牙开𬌗，后牙早接触，脱位侧耳屏前空虚，下颌偏向健侧。出现双侧颞下颌关节脱位时，前牙明显开𬌗，后牙通常无接触，下颌颏部呈现过度前伸状态，面下 1/3 变长，两侧面颊部变平，患者言语不清，唾液外流。临床检查可见双侧髁突位于关节结节前上方，患者咀嚼肌与关节区有明显疼痛。

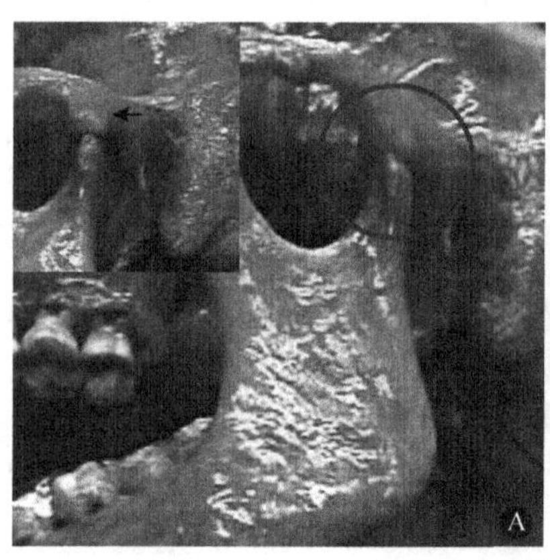

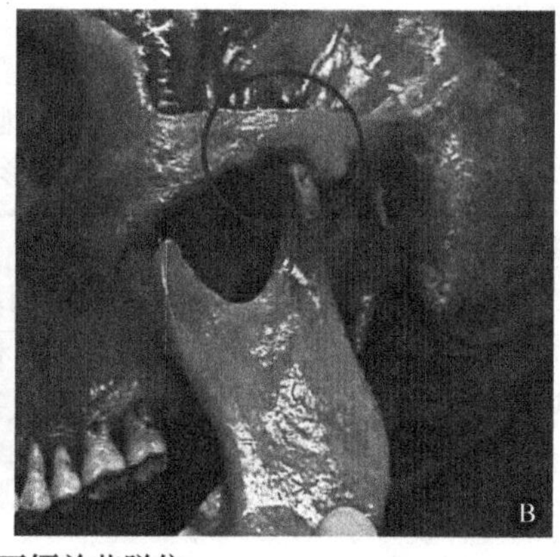

图 10-18 颞下颌关节脱位

A. 正常颞下颌关节运动，最大开口时，髁突位于关节结节顶端；B. 颞下颌关节脱位，开口时，髁突向前越过关节结节，位于其前方

【诊断】 颞下颌关节急性前脱位的诊断较为容易：①患者常有外伤、大开口或口腔治疗史；②咬合关系紊乱，关节窝空虚；③患者面型改变，言语不清，唾液外流；④髁突无法自行复位，必须经过医师手法复位；⑤影像学检查常可以帮助我们明确诊断：许勒位 X 线、颌骨三维重建 CT、CBCT、曲面断层片等都有一定的诊断价值，其中首选颌骨三维重建 CT，可以迅速直观地得出诊断。

【治疗】 颞下颌关节急性前脱位经典的治疗方法是手法复位。其原理是增加关节间隙，利用关节盘后区的软组织的弹性复位作用，将髁突牵引回关节窝内。简单的过程是使髁突先下降，达到关节结节下方时，后推下颌，使髁突顺势滑入关节窝内。复位后需使用弹性绷带或颌间牵引装置，限制下颌运动 2 ～ 3 周。如果脱位时间较长或多次复位失败，出现咀嚼肌痉挛时，需要先行颞下颌关节及周围咀嚼肌封闭治疗，以减轻患者痛苦、缓解肌肉痉挛。具体操作过程如下：①复位前准备。复位前应当安抚患者的紧张情绪，使患者尽量放松。患者取坐位，端坐于较低的位置，头后部应背靠墙面等有依靠的地方。患者颌平面应低于医师立位时肘关节水平。②复位方法分为口内复位法和口外复位法，其中口内复位法较为常用：医师需面对患者站立，两手拇指缠绕纱布（防止患者咬伤），将拇指置于患者下颌后牙𬌗面，其余手指托住下颌骨下缘。复位时拇指向下压，其余手指缓慢向上推，

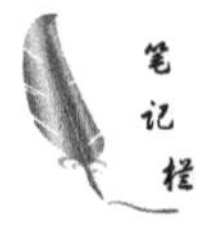

当髁突越过关节结节顶端时，再轻推下颌向后，此时髁突进入关节窝。③复位后的注意事项：复位后应使用“十”字交叉绷带、弹性绷带或支抗钉颌间牵引的方法，限制下颌运动2～3周，嘱患者最大开口度应小于1指，尽量进食流质饮食（图10-19，图10-20）。

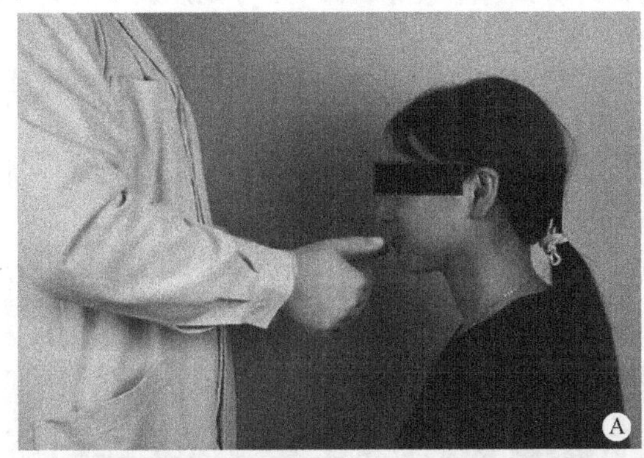
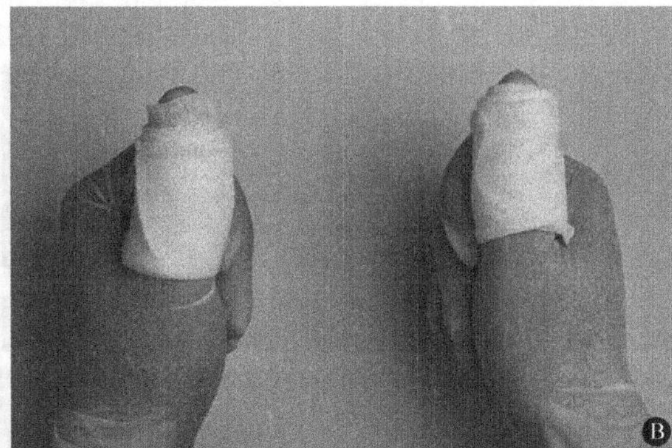
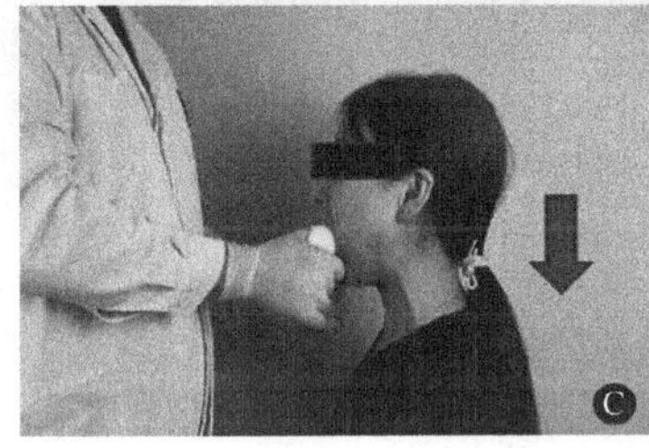
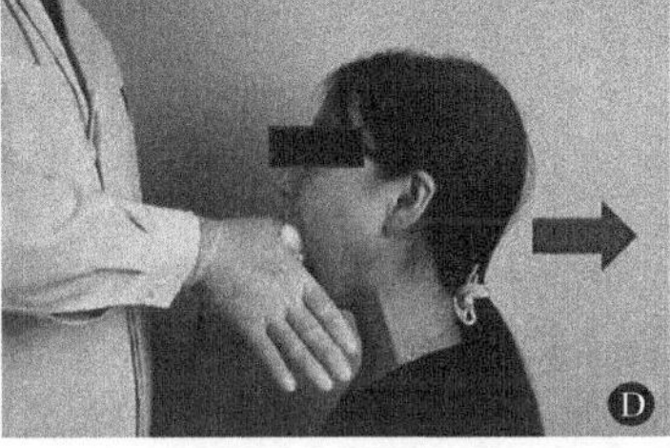
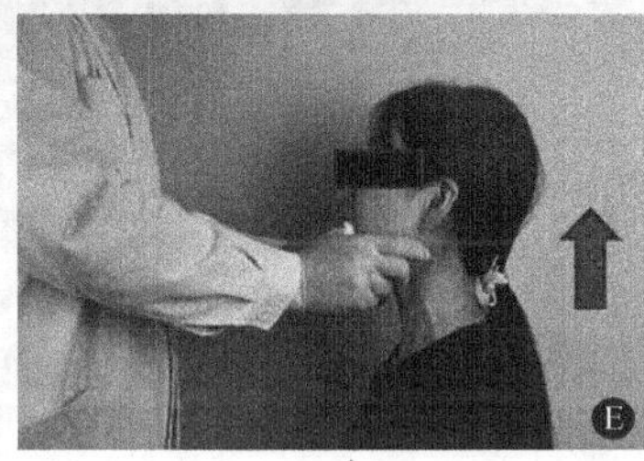

图10-19　颞下颌关节脱位手法复位方法

A.复位体位，医师为站位，患者为坐位，患者头部抵靠墙面，咬殆平面与医师肘部平行；B.医师用纱布缠绕双手拇指，防止复位时被患者咬伤；C.医师双手拇指置于患者下颌后牙殆面，复位第一步先向下，使髁突越过关节结节；D.复位第二步方向向后，使髁突滑入关节窝；E.复位第三步方向向上，使髁突完全就位于关节窝内

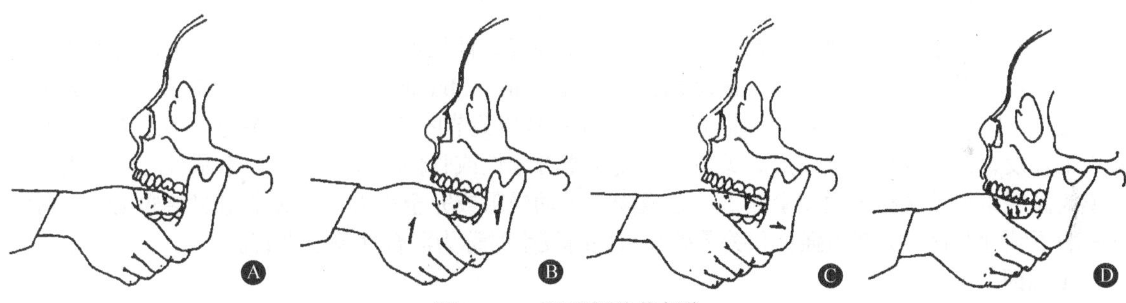

图10-20　颞下颌关节复位

A.医师拇指放置位置；B.向下；C.向后用力；D.复位

案例10-5分析

本病例有以下特点：①患者有大开口病史；②咬合关系紊乱，关节窝空虚；③患者面型改变，言语不清，唾液外流；④髁突无法自行复位，必须经过医师手法复位；⑤颌骨三维重建CT提示双侧髁突均位于关节结节前方。

诊断：双侧颞下颌关节急性前脱位。

治疗方法：手法复位+限制下颌运动。手法复位方法：医师为站位，患者为坐位，患者头部抵靠墙面，咬合平面与医师肘部平行。医师用纱布缠绕双手拇指，防止复位时被患者咬伤。医师双手拇指置于患者下颌后牙殆面，复位第一步方向先向下，使髁突越过关节结节。复位第二步方向向后，使髁突滑入关节窝。复位第三步方向向上，使髁突完全就位于关节窝内。

第四节　颞下颌关节强直

案例10-6

患者，男性，17岁。

主诉：进行性张口困难6年，几乎不能张口1年。

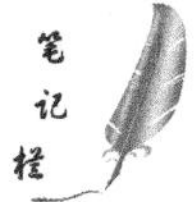

现病史：患者7年前因跌倒摔伤颏部。颏部皮肤裂口行清创缝合，伤后1周拆除皮肤缝线，皮肤伤口Ⅰ期愈合。半年后出现进行性张口困难。

检查：咬合关系紊乱，面部不对称，面下1/3偏斜。上、下颌骨三维CT可见左颞下颌关节正常结构消失，髁突与关节窝融合成骨球（图10-21）。

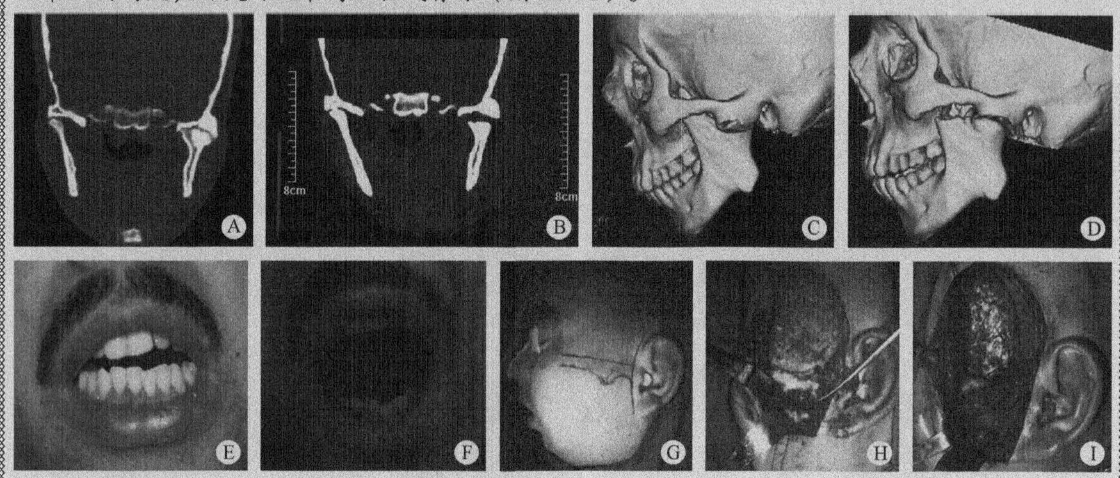

图10-21 左侧颞下颌关节强直

A. 治疗前患者左侧颞下颌关节可见骨性关节强直；B. 治疗后患者可见正常关节间隙；C. 治疗前左侧颞下颌关节三维CT可见骨球形成；D. 治疗后左侧颞下颌关节三维CT间隙正常；E. 治疗前患者重度张口受限；F. 治疗后患者张口度正常；G. 手术切口设计；H. 术中暴露颞下颌关节，并行髁突高位切除术；I. 颞肌筋膜瓣重建关节盘

问题：

1. 诊断是什么？
2. 治疗方法有哪些？

因颞下颌关节及关节周围组织器官形成的纤维性或骨性粘连、瘢痕组织，造成张口受限或完全不能张口者称为颞下颌关节强直（ankylosis of temporomandibular joint）。根据病变部位可分为关节内强直、关节外强直和混合性关节强直。关节内强直是指关节内纤维性或骨性粘连。本病常常影响下颌骨生长发育，导致小下颌畸形。关节外强直是指纤维性或骨性粘连位于上、下颌骨之间的皮肤、黏膜或深层组织（又称为颌间挛缩），造成降颌运动受限或完全丧失，但关节组织结构正常，通常不影响下颌骨发育。关节内强直和关节外强直同时发生时称为混合性关节强直。

【病因】

1. 炎症和感染 炎症和感染是造成颞下颌关节强直的常见原因。如急性化脓性中耳炎、乳突炎、颞骨骨髓炎及邻近组织炎症的扩散，引起血源性化脓性关节炎，最易导致关节强直。结核、淋病、梅毒、猩红热、伤寒、放线菌病等感染，也可引起少见的颞下颌关节强直。

2. 损伤 婴儿出生时产钳损伤颞下颌关节；儿童时期的下颌骨外伤，尤其是颏部着力，冲击力易伤及颞下颌关节，甚至髁突骨折，形成关节内隙。此外，也可发生血肿，血肿机化进一步形成关节钙化是导致颞下颌关节强直的一个重要原因。此外，口腔颌面部大面积物理性、化学性损伤及火器伤，都是产生颌间挛缩的可能因素。

【临床表现】

1. 关节内强直 大多发生在儿童，病史较长，一般在几年以上。进行性张口受限直至完全不能张口。当下颌骨髁突生长发育中心发生障碍时，下颌的生长发育受到抑制。发生在单侧时，表现为两侧面部不对称，面下1/3发育畸形，患侧下颌升支短小，面部较健侧丰满，颏部偏向患侧。下颌角前切迹明显凹陷。双侧关节强直，特别是骨性强直，形成小下颌畸形，下颌后缩呈典型的“鸟嘴状”。张口运动丧失，咬合关系紊乱，下颌磨牙向舌侧倾斜，上、下切牙向唇侧倾斜呈扇形排列。外耳道触诊示髁突活动消失及轻微活动，X线摄片提示关节结构可有不同程度的破坏，健侧可扪关节间隙模糊，正常关节结构消失，严重者髁突、关节窝、关节结节、下颌切迹、喙突、颧弓融合成骨球。患者睡眠中常有鼾声，重者可出现睡眠呼吸暂停综合征。

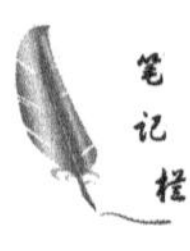

发生在成年人的颞下颌关节强直，由于牙颌系统已基本发育成熟，因此无明显的面部不对称或畸形及咬合关系紊乱。

2. 关节外强直　颌面部发育基本正常，口腔或颌面部有范围不等的挛缩瘢痕，张口不同程度地受限或完全不能张口，外耳道触诊可感到轻微活动，关节X线显示关节间隙清晰，关节结构无明显破坏，若存在骨性粘连，X线检查可出现相应部位不同程度的改变。临床上可有关节内强直和关节外强直同时存在，其症状为两者表现之综合，故称为混合性强直。

【治疗】　关节内强直可采用手术治疗，如髁突高位切除术、关节成形术。为减少术后复发，可以在关节间隙内填置医学生物材料或自体筋膜等。此外，也可以行自体肋软骨关节重建手术。

案例 10-6 分析

本病例有以下特点：①患者在儿童时有外伤病史；②张口受限，进行性加重，几乎不能张口；③面下1/3发育畸形，患侧下颌升支短小，面部较健侧丰满，颏部偏向患侧；④髁突无法自行复位，必须经过医师手法复位；⑤颌骨三维重建CT提示：关节结构可有不同程度的破坏，健侧可扪关节间隙模糊，正常关节结构消失，严重者髁突、关节窝、关节结节、下颌切迹、喙突、颧弓融合成骨球。

诊断：左侧下颌髁突陈旧性骨折继发颞下颌关节关节内强直。

治疗方法：开放性手术截除融合的髁突，颞肌筋膜瓣转移修复关节盘。

第五节　三叉神经痛

【解剖学特点】　三叉神经系脑神经中最大的一对混合神经。在颅内，三叉神经感觉根和运动根与脑桥臂相连。感觉根在颞骨岩部尖端前面的三叉神经压迹处，扩展成扁平的半月神经节，分出眼神经、上颌神经和下颌神经。运动根较细，由脑桥三叉神经运动核发出，紧贴半月神经节的下方，进入下颌神经，支配咀嚼肌。因此，眼神经和上颌神经为感觉神经，下颌神经为混合神经。三条神经干的分布以眼裂和口裂为界限。

1. 眼神经　为三叉神经中最小的一支，属于感觉神经。行程：起于半月神经节的前内侧，向前穿过海绵窦外侧壁及硬脑膜，经眶上裂入眶。分布于泪腺、眼球、眼睑、前额皮肤及部分鼻腔黏膜。

2. 上颌神经　为感觉神经。行程：起于半月神经节前缘中部，经海绵窦外侧壁下部，穿圆孔人翼腭窝，继经眶下裂，向前经眶下沟、眶下管，出眶下孔达面部。根据上颌神经的走形，可将其分为四段及若干分支。

3. 下颌神经　为混合性神经，系三叉神经中最大的分支。大的感觉根发自半月神经节前缘外侧，小的运动根位于半月神经节下方，两根共同穿卵圆孔出颅。进入颞下窝后分为前、后两干。前干较细，大部分为运动神经，感觉神经为颊神经。后干较粗，主要分支有耳颞神经、舌神经和下牙槽神经。前两者为感觉神经，后者为混合神经。

案例 10-7

患者，男性，73岁。

主诉：左侧下颌区域剧烈疼痛3年。

现病史：患者近3年时常出现左侧下颌区域疼痛，疼痛呈刀割样、电击样剧烈疼痛，疼痛呈放射状，疼痛持续时间较短，多不超过1分钟，刷牙、洗脸或刮胡子时可以诱发疼痛发作。患者疼痛剧烈时还伴有左侧面肌抽搐。患者否认牙痛病史，否认吞咽和转头时诱发疼痛。

查体：患者口腔卫生较差，左侧上下颌牙列牙石Ⅲ度。左侧下颌皮肤可见抓痕及皮肤瘢痕。

问题：

1. 临床特点是什么？
2. 诊断是什么？
3. 如何治疗？

【定义】　三叉神经痛（trigeminal neuralgia）：在三叉神经分布区域内出现阵发性电击样剧烈疼痛，历时数秒至数分钟，间歇期无症状。分为原发性三叉神经痛和继发性三叉神经痛。

笔记栏

【病因】

1. 原发性三叉神经痛

（1）中枢病变学说：认为三叉神经痛是一种感觉性癫痫发作。

（2）周围病变学说

1）血管神经压迫学说桥小脑角部的微血管压迫邻近的感觉根是引起三叉神经痛的主要病因。

2）解剖结构异常：三叉神经压迹处有尖锐的骨刺，颞骨岩部过高等。

3）颈内动脉管前端骨质缺陷：使颈内动脉与三叉神经半月神经节接触，使得神经出现脱髓鞘改变。

4）神经分支经过的骨孔滑膜炎：压迫神经引发疼痛。

5）寒冷刺激。

6）高血压病：供应神经血运的动脉硬化，血管张力的改变。

2. 继发性三叉神经痛

（1）颅中窝、颅后窝病变：多发性硬化、转移性肿瘤、脑血管动脉瘤等。

（2）颅内肿瘤。

（3）病灶感染：鼻窦炎、中耳炎等。

【病理学特点】 病理改变主要发生在髓鞘。髓鞘明显增厚，髓鞘破碎，髓鞘退变，轴突改变。目前公认的脱髓鞘改变是引起三叉神经痛的主要病理改变（图 10-22）。

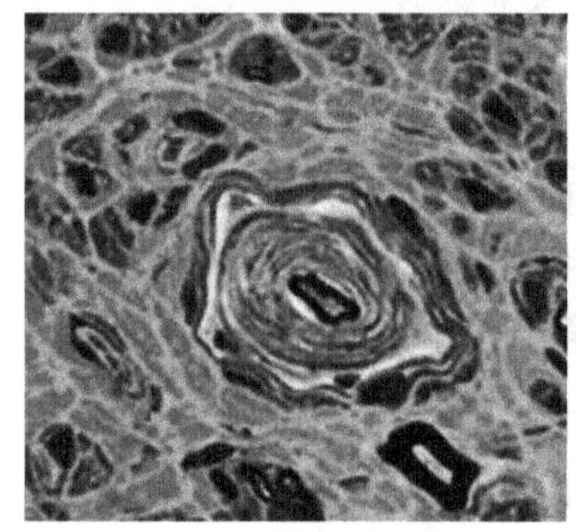
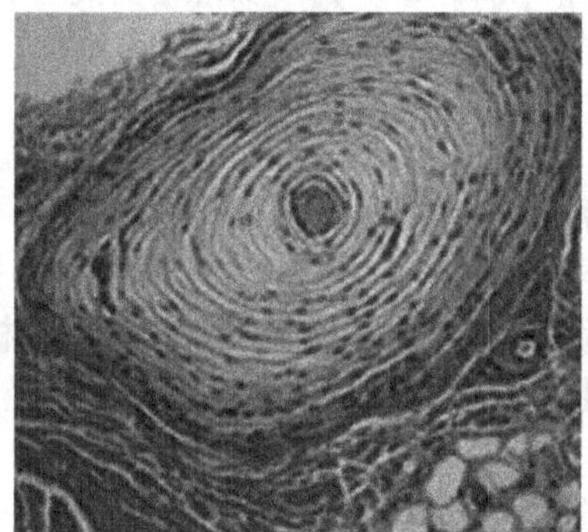
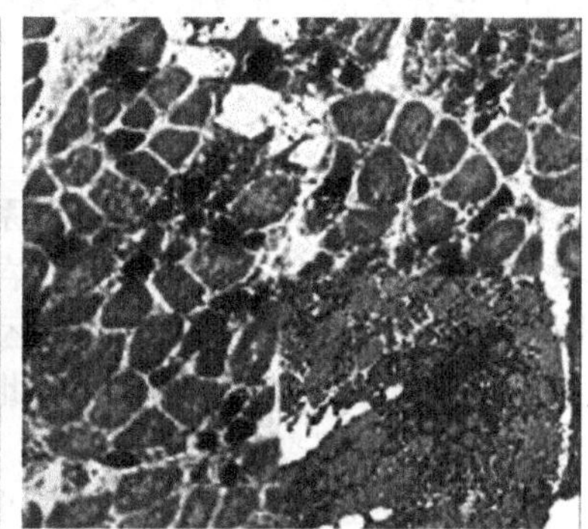

图 10-22 神经脱髓鞘改变

【临床表现】

1. 疼痛特点 骤然发生闪电式、剧烈的电击样、针刺、刀割或撕裂样剧痛，疼痛剧烈常无法耐受。

2. 扳机点 颜面部或者口腔黏膜存在扳机点，洗脸或刷牙时触碰会激发疼痛。

3. 口腔卫生 由于长期疼痛，患者清洁口腔不及时，口腔卫生差。

4. 痛性抽搐 疼痛剧烈时会伴有面肌抽搐。

5. 周期性发作 疼痛呈周期性发作特点。

6. 面部皮肤改变 由于疼痛刺激，患者会搔刮、抠挠面部皮肤，导致皮肤瘢痕形成或色素沉着。

【检查】

1. 定分支检查 为了明确是三叉神经眼支、上颌支还是下颌支病变或是多分支病变，需要进行定分支检查，可以通过拂诊、触诊、压诊、揉诊等检查，或通过患者疼痛发作时的范围来确定。

2. 三叉神经功能检查

（1）感觉功能：痛觉、温度觉（0 ～ 10℃，40 ～ 50℃），若二者均消失但触觉仍存在，说明脊束核损害。

（2）角膜反射：用棉絮轻触角膜，由外向内，反射作用为双侧直接和间接闭眼动作。

（3）腭反射：用棉签刺激软腭边缘，可引起软腭上提。

（4）运动功能：三叉神经运动支受损表现为咀嚼肌麻痹，咬紧牙时咬肌松弛。

【诊断】 诊断原发性三叉神经痛时要注意排除继发性三叉神经痛。寻找扳机点，诊断性封闭，封闭时要注意从远端向近端进行。继发性三叉神经痛要注意其特点，即疼痛不典型，发病年龄小，病程短。双侧发生者应怀疑多发性硬化症。影像学检查，特别是颅脑 MRI，重点关注三叉神经根部与血管关系（图 10-23）。

笔记栏

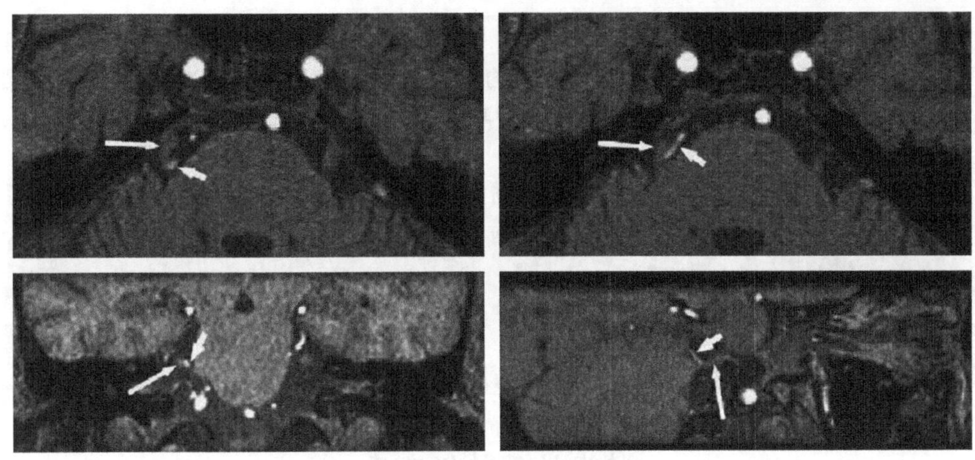

图 10-23　三叉神经 MRI

箭头处提示三叉神经根部有血管骑跨

【鉴别诊断】

1. 非典型性面痛　疼痛不局限于某一感觉神经分布区域，不易定位，疼痛范围广泛、深在或弥散，无扳机点，疼痛发作时常有明显的自主神经症状。

2. 牙痛和其他牙源性疾患　牙髓炎、髓石（与体位变化有关）、埋伏牙、颌骨上颌窦肿瘤、骨髓炎、拔牙创感染等。

3. 鼻窦炎　有鼻塞、脓鼻涕症状，疼痛呈持续性，抗菌药物治疗有效。

4. 颞下颌关节紊乱病　张口及咀嚼时关节周围肌群出现疼痛，伴有关节弹响、面型偏斜等。

5. 舌咽神经痛　疼痛多位于咽后壁、软腭、扁桃体等处。疼痛常因吞咽、讲话引起，睡眠时可发作，丁卡因局部喷涂可缓解疼痛。

【治疗】

1. 继发性三叉神经痛　需要针对病因治疗。

2. 原发性三叉神经痛

（1）药物治疗：常用药物有卡马西平、苯妥英钠。

（2）半月神经节射频温控热凝术：加热温度为 80℃左右。

（3）手术治疗

1）病变骨腔清除术（针对继发性病变的处理）。

2）三叉神经周围支切断撕脱术。

3）微血管减压术：需要将血管与三叉神经之间放置生物材料，隔绝因血管搏动对神经造成的脱髓鞘改变。

案例 10-7 分析

本病例的特点为：骤然发生闪电式、剧烈的电击样、针刺、刀割或撕裂样剧痛，疼痛剧烈无法耐受。扳机点位于颜面部，或口腔黏膜会存在扳机点，洗脸或刷牙时触碰激发疼痛。疼痛剧烈时会伴有面肌抽搐。疼痛呈周期性发作特点。由于疼痛刺激，患者会搔刮、抠挠面部皮肤，导致皮肤瘢痕形成或色素沉着。

诊断：左侧三叉神经痛（第三支：下颌支）。

治疗方法：口服卡马西平。左侧三叉神经第三支射频消融治疗或微血管减压术。

第六节　面神经麻痹

案例 10-8

患者，男性，25 岁。

主诉：口角歪斜、眼睑闭合不全 1 天。

现病史：患者诉 1 天前晚上睡觉吹空调后第二天出现右侧口角歪斜、眼睑闭合不全。

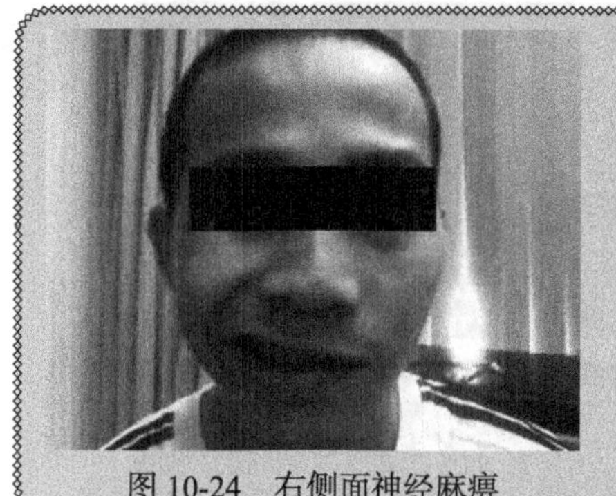
图 10-24 右侧面神经麻痹

检查：患者右侧额纹消失，不能蹙眉，眼睑闭合不全，鼻唇沟消失，口角歪斜，鼓腮漏气。右侧舌前 2/3 味觉减退，右耳听力下降，右侧眼干症状明显（图 10-24）。

问题：

1. 诊断是什么？
2. 如何治疗？

面神经麻痹的病因主要有中枢性面神经麻痹、周围性面神经麻痹（核性或核下性）。

特发性面神经麻痹

【定义】 特发性面神经麻痹（Bell palsy）是指临床上不能确定病因的不伴有其他体征或症状的单纯性周围面神经麻痹，一般认为是经过面神经管的面神经部分发生急性非化脓性炎症所致，又称贝尔麻痹。

【病因】 病因尚不明确，常见原因如下：受凉；病毒感染，如单纯疱疹病毒、水痘、带状疱疹病毒、流行性腮腺炎病毒、脊髓灰质炎病毒等；遗传因素；血管压迫。

【诊断】

1. 表情肌瘫痪

2. 味觉检查

3. 听觉检查 镫骨肌反射，简单地说是耳在受到过大声音刺激时，镫骨肌收缩，增加中耳传导途径的劲度，而阻止过大声音传入内耳避免损伤内耳。镫骨肌反射的引出可以作为鼓室功能正常的指标，镫骨肌反射阳性表示听骨链完善，活动良好，声反射弧完整。

4. 泪液检查（schirmer 试验） 正常 5 分钟应该大于 2cm。

5. 定位诊断 可作为重要诊断依据。

（1）茎乳孔以外：面瘫。

（2）鼓索与镫骨肌神经节之间：面瘫 + 味觉丧失 + 唾液腺分泌障碍。

（3）镫骨肌与膝状神经节之间：面瘫 + 味觉丧失 + 唾液腺分泌障碍 + 听觉改变。

（4）膝状神经节：面瘫 + 味觉丧失 + 唾液腺、泪腺分泌障碍 + 听觉改变。

（5）脑桥与膝状神经节之间：除面瘫外，感觉与分泌功能障碍一般均较轻，如损害影响听神经时，可发生耳鸣眩晕。

（6）核性损害：面瘫 + 轻度感觉与分泌障碍，往往影响展神经引起该神经麻痹，若损害累及皮质延髓束可发生对侧偏瘫。

【治疗】

1. 急性期 起病 1 ～ 2 周为急性期，此阶段主要是控制组织水肿，改善局部血液循环减少神经受压。可给予激素、抗病毒和营养神经治疗。

2. 恢复期 第 2 周至 1 ～ 2 年。主要是尽快使神经传导功能恢复和加强肌肉收缩。

3. 后遗症期 2 年后面瘫不恢复者按永久性面瘫治疗。

案例 10-8 分析

根据检查所见，患者右侧额纹消失，不能蹙眉，眼睑闭合不全，鼻唇沟消失，口角歪斜，鼓腮漏气。右侧舌前 2/3 味觉减退，右耳听力下降，右侧眼干症状明显。

诊断：右侧特发性面神经麻痹。

治疗方案：

（1）急性期：起病 1 ～ 2 周为急性期，此阶段主要是控制组织水肿，改善局部血液循环减少神经受压。激素 + 抗病毒 + 神经营养。

（2）恢复期：第 2 周至 1 ～ 2 年。主要是尽快使神经传导功能恢复和加强肌肉收缩。

（3）后遗症期：2 年后面瘫不恢复者按永久性面瘫治疗。

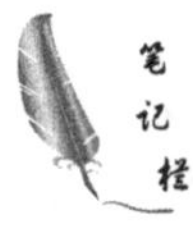

（凌 彬）

第十一章　唾液腺疾病

【目的要求】

掌握：①唾液腺结石病的临床表现及治疗原则。②舍格伦综合征的临床表现。

熟悉：①沃辛瘤的临床表现。②唾液腺肿瘤的诊断方法。③唾液腺炎症的鉴别诊断。

了解：多形性腺瘤术后易复发的原因。

唾液腺（又称涎腺）包括腮腺、下颌下腺、舌下腺三对大唾液腺，以及位于口腔、咽部、鼻腔及上颌窦黏膜下层的小唾液腺。口腔的小唾液腺按其所在解剖部位，分别称为腭腺、唇腺、颊腺、舌腺及磨牙后腺等。所有腺体均能分泌唾液，后者对于吞咽、消化、味觉、语言、口腔黏膜保护及龋病的预防有着密切关系。唾液腺疾病主要有炎症、创伤、舍格伦综合征、瘤样病变及肿瘤等。

第一节　唾液腺炎症

唾液腺炎症根据感染性质分为化脓性、病毒性、特异性感染性、唾液腺结石病所致的、老年性及放射性唾液腺炎（^{131}I 治疗相关唾液腺炎），其中以化脓性腮腺炎、流行性腮腺炎、唾液腺结石病所致的下颌下腺炎为常见。

一、急性化脓性腮腺炎

急性化脓性腮腺炎（acute suppurative parotitis）以前常见于腹部大手术后，称之为手术后腮腺炎。由于加强了手术前后处理，加强体液平衡和口腔清洁，以及有效抗菌药物的应用，手术后并发的腮腺炎已很少见。目前多是慢性腮腺炎基础上的急性发作或邻近组织炎症的扩散。

【临床表现】 急性化脓性腮腺炎常为单侧受累。早期症状轻微，腮腺区有轻微疼痛、肿大、压痛；导管口轻度红肿、疼痛。化脓、腺组织坏死期，疼痛加剧，呈持续性跳痛，腮腺区以耳垂为中心肿胀；进一步发展，炎症扩散到腮腺周围组织，伴发蜂窝织炎，导管口明显红肿，按摩腺体可见脓液自导管口溢出。患者全身中毒症状明显，体温可高达 40℃以上，脉搏、呼吸增快，白细胞总数增加。

【诊断】 急性化脓性腮腺炎依靠病史及临床检查，诊断并不困难，特别是全身衰弱或腹部外科手术后。

急性化脓性腮腺炎不宜做腮腺造影，因造影剂可通过薄弱的导管壁，进入导管周围组织，使炎症扩散。

【鉴别诊断】

1. 流行性腮腺炎 大多发生在 5 ～ 15 岁儿童，有传染接触史，常双侧腮腺同时或先后发生，一般一次感染后终身免疫。腮腺肿大、疼痛，但导管口无红肿，唾液清亮无脓液。

2. 咬肌间隙感染 主要系牙源性感染，如下颌智齿冠周炎，有牙痛病史；肿胀位于下颌角，张口受限，腮腺管口无红肿，分泌液清亮。

【治疗】

1. 针对病因 纠正机体水电解质紊乱，维持体液平衡。

2. 选用有效抗菌药物 急性化脓性腮腺炎的致病菌主要为金黄色葡萄球菌，可及早应用抗革兰氏阳性菌的抗菌药物；并从腮腺管口取脓性分泌物做细菌培养及药敏试验，选用最敏感的抗菌药物。

3. 其他保守治疗 炎症早期可用热敷、理疗，外敷如意黄金散。饮用酸性饮料或口含维生素 C 片，增加唾液分泌。

4. 切开引流

二、慢性阻塞性腮腺炎

慢性阻塞性腮腺炎（chronic obstructive parotitis），又称腮腺管炎。

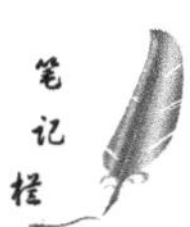

【病因】 大多数由局部原因引起。如智齿萌出时，导管口黏膜被咬伤，瘢痕愈合后引起导管口狭窄；不良义齿修复后，使导管口、颊黏膜损伤，引起瘢痕致导管口狭窄。少数由导管结石或异物引起。腮腺管系统较长、较窄，唾液易于淤滞，也可致阻塞性腮腺炎。

【临床表现】 慢性阻塞性腮腺炎多为单侧受累。多数患者肿胀与进食有关。有的患者腮腺肿胀与进食无明确关系，晨起感腮腺区发胀，稍加按摩后即有"咸味"液体自导管口流出。

临床检查腮腺稍增大，能扪到肿大的腮腺轮廓，中等硬度，轻微压痛。导管口轻微红肿，挤压腮腺可从导管口流出浑浊的"雪花样"或黏稠的蛋清样唾液。病程较久者，可在颊黏膜下扪及粗硬、呈索条状的腮腺管。

【诊断】 诊断主要依据临床表现及腮腺造影。腮腺造影显示主导管、叶间、小叶间导管部分狭窄、部分扩张，呈腊肠样改变。

【治疗】 以去除病因为主。有唾液腺结石者，先去除结石。导管口狭窄者，逐步扩张导管口。其他保守治疗包括：自后向前按摩腺体，促使分泌物排出；咀嚼无糖口香糖或含维生素C片，促进唾液分泌。

采用唾液腺内镜，可直视下观察导管病变，可经腮腺管冲洗，灌注药物。

三、涎石病

涎石病（sialolithiasis）是在腺体内或导管内发生钙化性团块而引起的一系列病变。85% 发生于下颌下腺，其次是腮腺。

案例 11-1

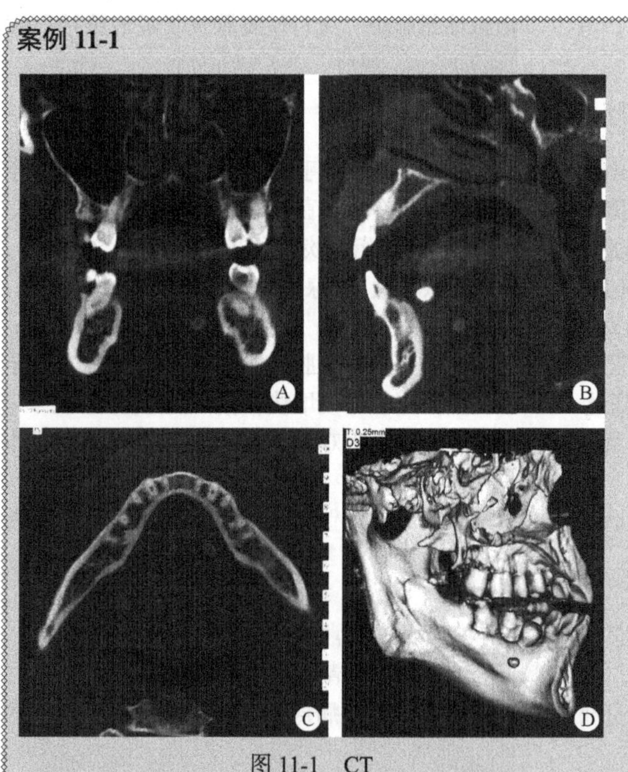

图 11-1 CT

患者，女性，31 岁。

主诉：左侧下颌下区肿胀半年。

现病史：半年前患者进食时肿胀，约2小时可自行消退，无疼痛。外院予口服抗菌药物治疗后，自觉稍好转。

专科检查：口内见左侧下颌下腺导管口黏膜略红肿。左侧口底区可触及一包块，质硬，约 0.5cm×0.5cm 大小，无动度，与周围组织界限不清，未及明显压痛。

辅助检查：CT 示左侧下颌下腺导管结石（图 11-1，图 11-2）。

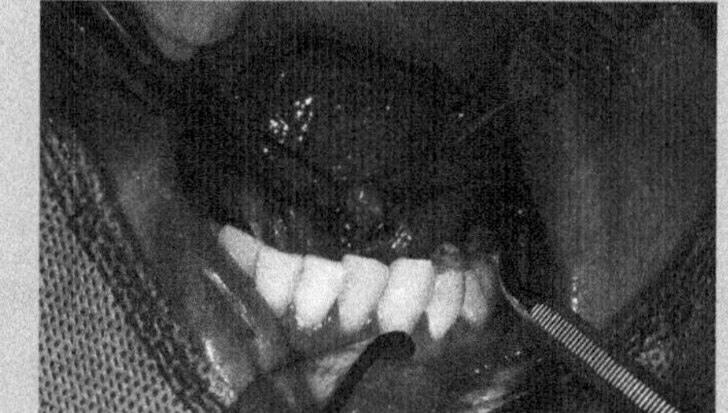

图 11-2 术中取结石

问题：

1. 诊断是什么？
2. 如何治疗？

【病因】 本病病因不清，一般认为与局部因素有关，如异物、炎症等。涎石病多发生于下颌下腺。

【临床表现】 导管阻塞时可出现如下症状：①进食时，腺体肿大，患者自觉胀痛；有时疼痛剧烈，呈针刺样，称为"涎绞痛"（salivary colic）。停止进食后不久，腺体自行复原，疼痛消失。严重时，肿胀可持续数天，且不能完全消退。②导管口黏膜红肿，挤压腺体可见少许脓性分泌物自导管口溢出。③导管内的唾液腺结石，双合诊可触及硬块，并有压痛。④可继发腺体感染，反复发作。

【诊断】　根据进食时下颌下腺肿大及伴发疼痛的特点，导管口溢脓及双合诊等，临床可诊断下颌下腺结石。X线检查中，下颌横断𬌗片适用于导管前部的结石，下颌下腺侧位片适用于导管后部及腺体内的结石。钙化程度低的结石，即“阴性结石”，在X线片上难以显示，在急性炎症消退后，可用唾液腺造影检查，结石所在处为圆形、卵圆形或梭形充盈缺损。唾液腺动态显像（ECT）可评估腺体分泌功能（图11-3）。

唾液腺动态显像

ECT 检查报告

显像剂：$^{99}\mathrm{Tc}^{n}\mathrm{O}_4^-$　　剂量：370MBq　　给药方式：iv.

检测所见：双侧腮腺、双侧颌下腺位置、形态、大小、显像剂摄取、分布未见异常、早期口腔内见一定量显像剂分布。

20min 酸刺激后，双侧腮腺、左侧下颌下腺影像迅速减淡，右侧下颌下腺影像未见减淡，口腔内见一定量显像剂分布。

腺体	参数	测定值：右	左	正常参考值
腮腺	15min 摄取率（‰）	2.52	1.78	（1.48—3.88）
腮腺	排出百分比（%）	77.28	77.67	（74.18—87.00）
颌下腺	15min 摄取率（‰）	1.96	1.83	（1.72—3.38）
颌下腺	排出百分比（%）	5.99	69.80	（52.32—76. 46）

诊断意见：

1. 右侧下颌下摄取功能未见异常，酸刺激后排泌功能受损。
2. 双侧腮腺、左侧下颌下腺摄取功能、酸刺激后排泌功能未见异常。
3. 唾液腺自主排泌功能未见异常。

图11-3　ECT 右侧下颌下腺摄取功能未见异常，酸刺激后排泌功能受损

【治疗】　下颌下腺结石的治疗目的是去除结石，消除阻塞因素，尽最大可能保留腺体。

1. 非手术治疗　很小的唾液腺结石可采用非手术治疗，嘱患者口含蘸有柠檬酸的棉签或维生素C片，也可进食酸性水果等，促进唾液分泌。

2. 切开取石术　适用于能扪及、相当于下颌第二磨牙以前部位的下颌下腺导管前部结石，无反复感染史，腺体尚未纤维化 ^{99m}Tc 功能测定腺体功能尚存在者。

案例11-1分析

本病例有以下特点：①下颌下区进食时肿胀，可自行消退；②口服抗菌药物后可好转；③CT证实为下颌下腺结石。

诊断：左下颌下腺导管结石。

治疗计划：左下颌下腺导管结石切开取石术。

第二节　舍格伦综合征

舍格伦综合征（Sjögren syndrome），也称干燥综合征，是一种自身免疫性疾病，其特征表现为外分泌腺的进行性破坏，导致黏膜及结膜干燥，并伴有各种自身免疫性病征。病变限于外分泌腺本身者，称为原发性舍格伦综合征；伴发于其他自身免疫性疾病，如类风湿关节炎等，则称为继发性舍格伦综合征。

【病因病理】　舍格伦综合征的确切病因及发病机制尚不十分确切，以下三种情况可能与发病有关：①遗传易感性；②病毒作用；③B细胞异常。其组织病理学表现有三个特点：①腺实质萎缩；②间质淋巴细胞浸润；③肌上皮岛形成（图11-4）。

图11-4　舍格伦综合征的病理表现

【临床表现】　舍格伦综合征多见于中年以上女性，患者的主要症状有眼干、口干、唾液腺及泪腺肿大、类风湿关节炎等结缔组织病。

1. 口腔表现　由于唾液腺腺泡萎缩，唾液分泌减少，出现口干。轻者无明显自觉症状，较重者感舌、颊及咽喉部灼热，口腔发黏，味觉异常。严重者言语、咀嚼及吞咽均困难。口腔检查可见口腔黏膜干燥。口底黏液池消失。唇舌黏膜发红，舌表面干燥并出现裂纹，舌背丝状乳头萎缩，舌表

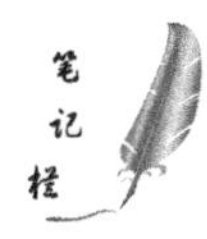

面光滑潮红呈“镜面舌”。由于失去唾液的清洁、稀释及缓冲作用，龋病的发生率明显增加，且常为猖獗龋。

2. 眼部表现 由于泪腺受侵，泪液分泌停止或减少。

3. 唾液腺肿大 以腮腺最常见，也可伴下颌下腺、舌下腺及小唾液腺肿大，多为双侧。腮腺呈弥漫性肿大，边界不明显，表面光滑，与周围组织无粘连。腮腺反复肿胀，微有压痛。挤压腺体，有浑浊的雪花样唾液或脓液流出。

4. 其他外分泌腺受累 上、下呼吸道分泌腺及皮肤外分泌腺受累。鼻腔黏膜干燥、结痂，甚至出现鼻中隔穿孔。汗腺及皮脂腺受累则出现皮肤干燥或萎缩。

5. 结缔组织疾病 约 50% 的患者伴有类风湿关节炎，约 10% 的患者伴系统性红斑狼疮。

【诊断】 舍格伦综合征的诊断多采用综合方法。除病史及一般体检外，还可做以下辅助检查。

1. 施墨试验 检测泪腺分泌功能。

2. 四碘四氯荧光素染色

3. 唾液流量测定 可用收集器专门收集腮腺唾液或简单地收集全唾液。

4. 唾液腺造影 为舍格伦综合征的主要诊断方法之一。常规拍摄充盈期侧位片及 5 分钟功能片。主要表现为唾液腺末梢导管扩张，排空功能减退。

5. 核素功能测定 病变较轻时，核素摄取功能无明显改变，只有分泌功能迟缓；病变较重时，摄取和分泌功能均低下。

6. 实验室检查 血清学检查可见多种抗体阳性。

7. 唇腺活检 主要表现为腺小叶内淋巴、浆细胞浸润，腺实质萎缩，导管扩张，导管细胞化生。

【治疗】 主要为对症治疗。眼干者可用人工泪液，口干者可用人工唾液，免疫功能紊乱者，可用免疫调节剂。

第三节 唾液腺肿瘤

一、概 述

肿瘤是唾液腺组织中最常见的疾病，大多数为上皮性肿瘤，间叶组织肿瘤极少。其中约有 80% 发生于腮腺，10% 发生于下颌下腺，9% 发生于小唾液腺，发生于舌下腺的仅为 1%。

良恶性肿瘤的比例，在不同的腺体中，发生率也不一样。腮腺肿瘤中，良性约占 80%，恶性肿瘤只占 20%；下颌下腺肿瘤中，良、恶性肿瘤的比例较接近，分别为 55% 和 45%；舌下腺肿瘤中，恶性肿瘤的比例高达 90%，良性肿瘤只占 10%；小唾液腺肿瘤中，恶性肿瘤约占 10%，多为良性肿瘤。

有些唾液腺肿瘤有较明显的性别差异，如多形性腺瘤、黏液表皮样癌女性多于男性，沃辛瘤男性多于女性。各唾液腺肿瘤好发部位亦有所区别，如沃辛瘤、多形性腺瘤好发于腮腺区。任何年龄均可发生唾液腺肿瘤，成人唾液腺肿瘤良性多于恶性，但儿童相反（图 11-5）。

图 11-5 腮腺肿瘤的 CT 表现

【临床特点】 良性肿瘤多为生长缓慢的无痛性肿块，常在无意中被发现，活动度好，无粘连，无功能障碍，表面光滑或有结节。恶性肿瘤多有疼痛症状，生长较快，浸润性生长，与周围组织有粘连，甚至浸润神经系统，导致神经系统功能障碍。

不同部位的唾液腺肿瘤又有其各自特点。腮腺肿瘤 80% 位于浅叶，表现为耳垂下、耳前区或腮腺后下部的肿块。良性肿瘤即使体积巨大，也不出现面瘫症状。恶性肿瘤则可能出现不同程度的面瘫症状，有的患者以面瘫为主诉就诊。腮腺深叶肿瘤突向咽侧时，可表现为咽侧膨隆或软腭肿胀。位于下颌支后缘与乳突之间的肿瘤，触诊可能界限不清楚，活动度欠佳，其良、恶性不易鉴别。

下颌下腺肿瘤表现为下颌下三角区肿块。良性肿瘤常无任何自觉症状，恶性肿瘤侵犯舌神经时

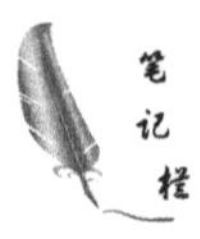

可出现舌痛及舌麻木，舌下神经受累时出现舌运动受限。肿瘤侵及下颌骨骨膜时，与下颌骨体融合成一体而不能活动。部分肿瘤可出现颈淋巴结肿大。

舌下腺肿瘤常无自觉症状，在医院例行检查时被发现。但部分患者会自觉一侧舌痛或舌麻木、舌体运动受限等。触诊可及舌下腺硬性肿块，有时与下颌骨舌侧骨膜粘连而不活动。

小唾液腺肿瘤以腭部最常见，一般在一侧腭后部或硬软腭交界处，很少发生在硬腭和中线。舌腺肿瘤多位于舌根部，恶性多见。磨牙后腺肿瘤以黏液表皮样癌为多见。唇腺肿瘤较少见，上唇明显多于下唇，多为良性肿瘤，尤以基底细胞腺瘤及管状腺瘤为常见。

【诊断】

1. 临床诊断　通过询问病史，了解症状，结合患者的年龄、性别及肿瘤的部位等，并通过视诊、触诊等临床检查，初步判定肿瘤的性质。

2. 影像学诊断　影像学检查有助于唾液腺肿瘤的诊断。B 超对腮腺病变较适用，临床上常用于诊断腮腺肿块与腮腺良性肥大、腮腺炎性包块。CT 检查主要用于肿瘤的定位、肿瘤与周围组织的关系，如腮腺深叶的肿瘤。唾液腺造影多用于慢性腮腺炎症，如舍格伦综合征的诊断。^{99m}Tc 核素显像对于沃辛瘤具有诊断价值，表现为肿瘤区核素浓聚，即所谓“热结节”，其他肿瘤则无意义。

3. 细针吸取活检　又称细胞学检查。可以定性，确诊率不高，约 60% ～ 80%，因阅片者的经验不同而异。

4. 组织病理诊断　最具有诊断价值，确诊率高，可以定性。

【治疗】　唾液腺肿瘤的治疗以手术为主。唾液腺良性肿瘤，包膜也可不完整，故采用单纯沿包膜剥离的方法，常易复发，其手术应在包膜外正常组织内进行，切除部分或整个腺体，同时保留面神经。

腮腺肿瘤除高度恶性肿瘤外，应尽可能地保留面神经，并减少对神经的机械性损伤。如果术前已有面瘫症状，或术中发现面神经穿过瘤体，或为高度恶性肿瘤，亦可牺牲面神经，同期行面神经修复。

唾液腺恶性肿瘤的颈淋巴结转移率不高，在 15% 左右。当临床检查出现肿大淋巴结，并怀疑有淋巴结转移者，应行治疗性颈淋巴清扫术。对高度恶性肿瘤患者，即便未出现肿大淋巴结，亦可考虑行选择性颈淋巴清扫术。

唾液腺恶性肿瘤对放射线不敏感，单纯放疗很难达到根治效果，常采用术后放疗，同时配合化疗。

【预防】　唾液腺肿瘤的预防在于减少外来刺激因素，提高机体抗病能力。

二、多形性腺瘤

多形性腺瘤（pleomorphic adenoma）生长缓慢，病程大多在 5 ～ 10 年，但也有长达 20 ～ 30 年。因其由肿瘤上皮样组织、黏液样组织或软骨样组织组成，形态多样，故又名混合瘤，是唾液腺肿瘤中最为常见者。根据其成分比例，可以分为细胞丰富型及间质丰富型。一般认为，细胞丰富型相对较易恶变，间质丰富型相对较易复发。肿瘤多呈圆形，或卵圆形实质肿块，2 ～ 5cm 直径大小，表面光滑，或是结节状，质地中或偏硬，也可部分区域有囊性感，边界清楚，无粘连可推动。

多形性腺瘤易复发，其原因与肿瘤的病理性质有关：①包膜不完整，或在包膜中有瘤细胞，甚至在包膜以外的腺体组织中也可有瘤细胞存在。②肿瘤的包膜与瘤体之间的黏着性差，容易与瘤体相分离，如果采用剜除术，则包膜很容易残留。

案例 11-2

患者，女性，38 岁。

主诉：左侧耳后区肿块 10 余年。

现病史：10 余年前，患者发现左侧耳后区肿块，约黄豆粒大小，无疼痛；10 年前于外院就诊，口服药物 2 年，自觉稍好转；2 年前，就诊于外院，建议手术治疗。肿块缓慢长大，现约 1.5cm × 1.5cm 大小。

专科检查：左侧耳后区可扪及一包块，约 1.5cm × 1.5cm 大小，质地较硬，触痛（–），活动度可，与周围组织界限较清。

辅助检查：增强 CT 示左侧腮腺浅叶见不规则混杂密度灶，边界较清晰，内见低密度影及钙化结节；增强动脉期呈轻度至中度强化，内低密度影无明显强化（图 11-6 ～图 11-8）。

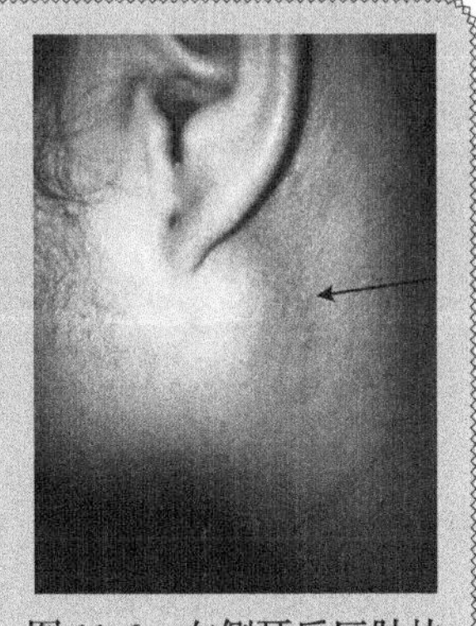

图 11-6　左侧耳后区肿块

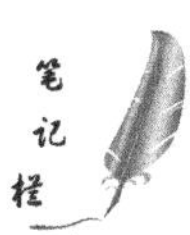

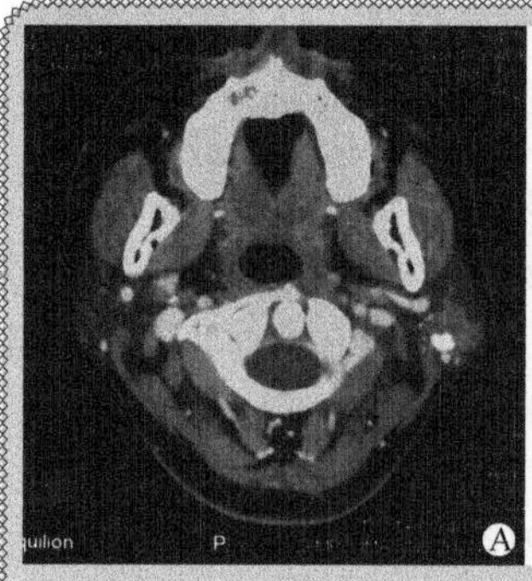
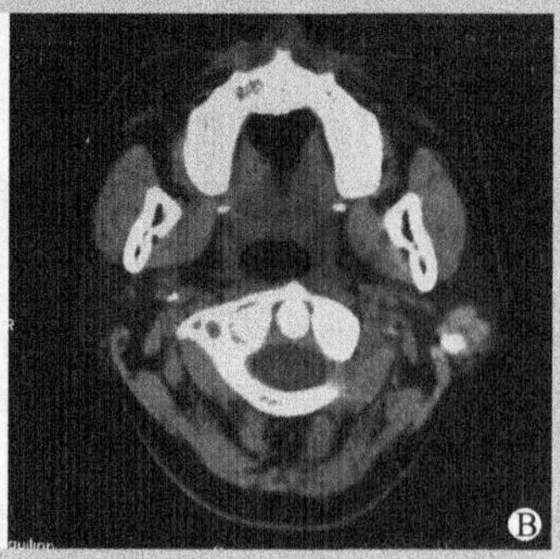

图 11-7　CT

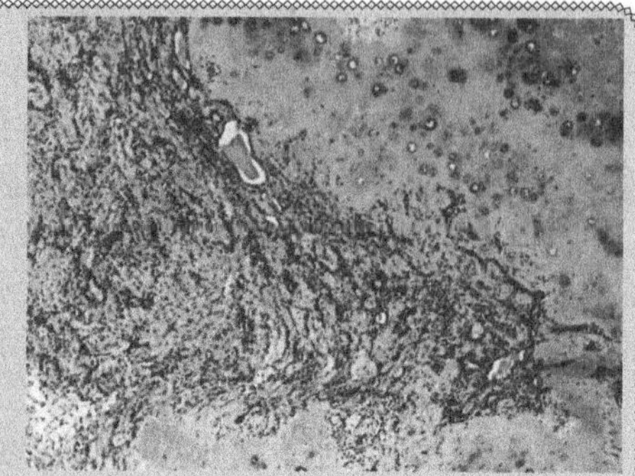

图 11-8　术后病理

问题：

1. 诊断是什么？诊断的金标准是什么？

2. 如何治疗？

【临床表现】 多形性腺瘤任何年龄均可发生，但以 30 ～ 50 岁多见，男女无明显差异。好发于腮腺，其次为腭部小唾液腺及下颌下腺，其他部位如唇、舌、腭黏膜等口腔黏膜唾液腺较少见。舌下腺多形性腺瘤罕见。患者常无自觉症状，肿块可长期无明显变化，但可在短期内增大变快。如突然出现生长加速，并伴有疼痛、面神经麻痹、表面皮肤破溃等症状时，应考虑恶性变。

【诊断】 依据临床表现、B 超、CT、MRI、细针穿吸活检做出初步诊断，术中做冷冻切片，协助诊断和确定手术方式。一般不主张术前活检，以免破坏肿瘤包膜，引起瘤细胞种植。

【鉴别诊断】

1. 唾液腺恶性肿瘤 与低度恶性肿瘤早期不易鉴别，可根据有无生长加快、变硬、固定、面瘫和溃疡等相鉴别。

2. 淋巴结结核 主要根据病史中有无急性发作史，应用抗结核药物是否有效。

3. 第一颈椎横突肥大 可在乳突前方触及，但硬而固定，可借张口后前位 X 线检查见到其突向乳突尖和下颌支后缘。

【治疗】 唾液腺多形性腺瘤不应做术前切取活组织检查，应在术中做快速冷冻切片以明确病理诊断。术中需注意不要切破包膜，更不要做分块切除，以免肿瘤细胞种植引起术后复发。

腮腺多形性腺瘤手术：

（1）行保留面神经腮腺浅叶切除术，术中不要损伤面神经各分支。

（2）位于深叶者应行保留面神经全腮腺切除术。

下颌下腺多形性腺瘤行包括下颌下腺的下颌下三角清扫术。小唾液腺多形性腺瘤应在肿瘤外 0.5cm 正常组织内连同表面黏膜一并切除。复发性多形性腺瘤应将切口瘢痕、周围皮下组织及含有肿瘤结节的肌肉、残留腺体全部切除，如无恶性变应尽力保留面神经各分支，确实无法保留者，应同期行神经吻合或移植，以重建面神经功能。如有恶性变，应按恶性肿瘤的治疗原则处理。

【预后】 多形性腺瘤易复发，多次复发可恶变，但复发次数与恶变的危险性没有关联性。据报道，不到 10% 的病例可转变为恶性，下颌下腺的多形性腺瘤恶变倾向远大于腮腺。

案例 11-2 分析

唾液腺多形性腺瘤最常见于腮腺，生长缓慢，界限清楚，扪诊呈结节状，一般不引起功能障碍。

诊断：术前增强 CT 可提示良、恶性的可能性。腮腺肿瘤一般不做活组织检查，病理检查为诊断的金标准。

治疗：多形性腺瘤的治疗以手术切除为主，因包膜不完整，需在肿瘤包膜外正常组织处切除。

三、沃　辛　瘤

沃辛瘤（Warthin tumor）又名腺淋巴瘤（adenolymphoma），临床较常见。沃辛瘤的组织发生来源观点不一，大多数人认为发生于腮腺淋巴结内的异位唾液腺组织。

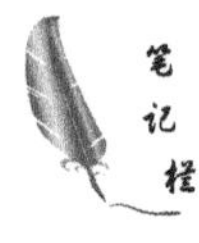

沃辛瘤绝大多数发生在腮腺，常见部位是腮腺的后份表面及其下极。沃辛瘤可发生于任何年龄，但以 40 ～ 70 岁为好发年龄，儿童极少见。主要罹患于男性，占 85% ～ 90%。

【病理改变】

1. 大体形态　沃辛瘤体积一般不大。肿瘤表面光滑，有完整纤薄的包膜，呈圆形或卵圆形，较软，可压扁，有时呈囊性感。切面大部分呈实性，可见似干酪样，灰白色，质地均匀。部分呈囊性，常见棕色较清的黏液样、胶胨样或乳汁样物质由囊内流出。

2. 镜检　肿瘤由上皮和淋巴样组织组成。

【临床特点】①多见于中老年（40～70岁）男性患者，男女之比约为6∶1。②患者常有吸烟史。③好发于腮腺，尤见于后下极部位，发生于下颌下腺者极少见。④病程发展缓慢，呈进行性增大，但可有轻微的时大时小的变化；有消长史，无自觉症状。大多数患者以生长缓慢的无痛性肿块为主诉。⑤肿瘤囊变或伴发炎症时可明显增大。⑥可为双侧性，或在同侧腮腺内及附近颈部呈多个肿瘤结节。⑦多数病例肿瘤呈圆形、椭圆形，表面光滑，质地软，有柔性，少数为囊性，可有波动感，边界清楚，可活动，与皮肤无粘连，一般瘤体不超过6cm。⑧术中可见肿瘤包膜菲薄，质脆，虽易剥离，但易穿破，瘤体呈紫褐色，有囊腔，含干酪样或黏稠液体。⑨ ^{99m}Tc 核素扫描为热结节。

【诊断】根据详细病史和临床检查，并能掌握其发病规律及特点，其术前诊断一般是不困难的。但应与腮腺其他肿瘤、鳃裂囊肿、淋巴结肿大相鉴别。

腮腺造影表现为良性占位性病变，主导管屈曲或无改变，分支导管排列紊乱、扭曲，不规则扩张或狭窄，腺泡充盈缺损较规则。

^{99m}Tc 核素显像对沃辛瘤的诊断和鉴别诊断具有特异性。肿瘤可摄取过锝酸盐，其水平高于正常腮腺组织，表现为“热”结节。

【治疗】　沃辛瘤的治疗为手术切除。可行保留面神经腮腺浅叶或部分腮腺切除术。术中应将腺体内及其附近颈部淋巴结一并摘除，以免出现新的肿瘤。术中可行冷冻切片明确病理诊断，以及所摘除的肿大淋巴结是否为多发的沃辛瘤。

【生物学行为】沃辛瘤生长缓慢，瘤体一般不大，极少有直径超过10cm者。沃辛瘤癌变者极少。

【预后】　沃辛瘤手术切除能够治愈。

四、黏液表皮样癌

黏液表皮样癌（mucoepidermoid carcinoma）来源于腺管的上皮细胞，在唾液肿瘤中占5%～10%。根据癌细胞分化程度的高低和生物学行为，将其分为低度恶性和高度恶性黏液表皮样癌。可见于任何年龄，但多数发生在中年以后，以女性较多见。黏液表皮样癌在大唾液腺肿瘤中占5%～10%，其中90%发生在腮腺，其余发生于下颌下腺；在小唾液腺肿瘤中，占4%～20%，多见于腭腺，其次为磨牙后腺、舌腺、唇腺、颊腺等。发生于磨牙后腺的肿瘤，多为黏液表皮样癌。

案例 11-3

患者，女性，36岁。

主诉：左侧腮腺区包块半年余。

现病史：半年前，患者左侧腮腺区瘙痒，后出现一包块，酸胀感，渐进性增大，自行抗感染治疗无效。

专科检查：患者脸型不对称，左侧腮腺区肿胀明显，无面瘫症状；左侧腮腺区可扪及一类圆形包块，直径约2.5cm，质硬，界限不清，活动度差。

辅助检查：MRI示左侧腮腺区前部包块，性质待定（图11-9，图11-10）。

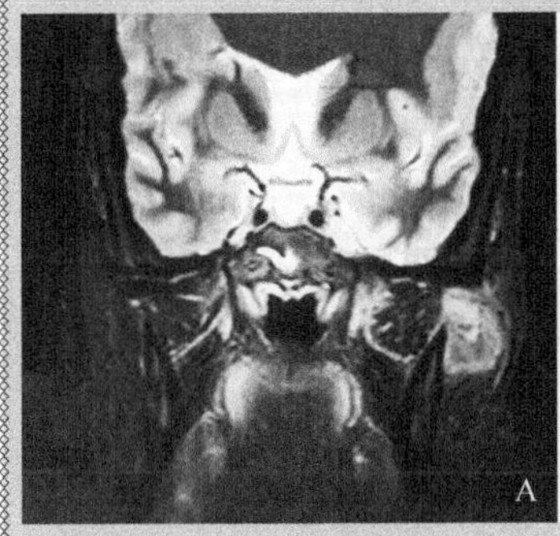

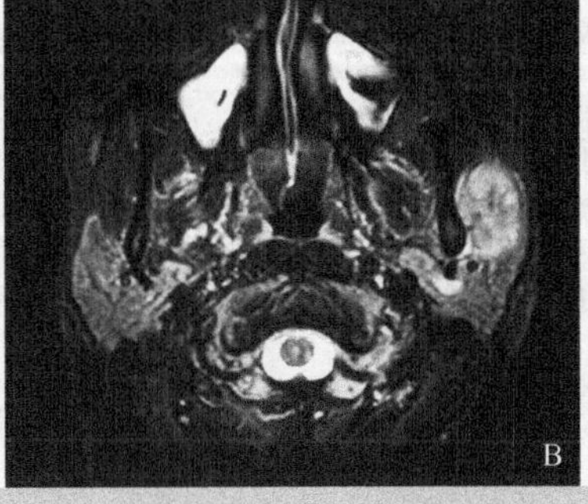

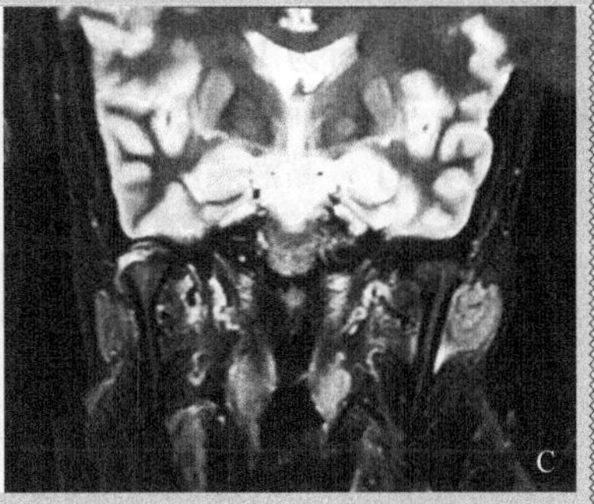

图11-9　MRI

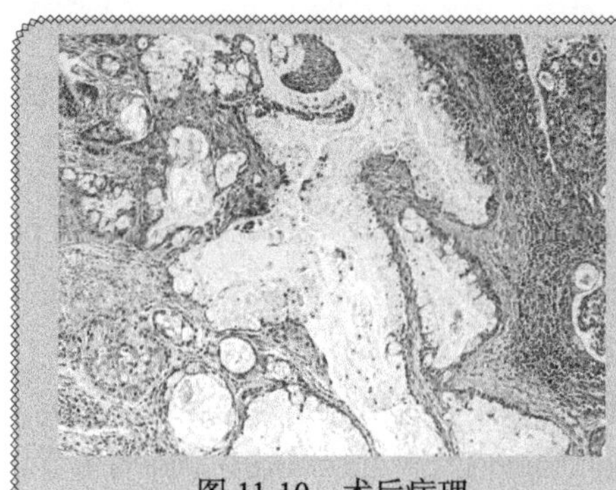

图 11-10 术后病理

问题：

1. 诊断是什么？诊断的金标准是什么？
2. 如何治疗？

【病理改变】

1. 大体形态 黏液表皮样癌高分化者与多形性腺瘤相似，呈圆形，肿瘤较小。有的有被膜，但多数不完整，甚至完全无被膜。低分化者完全缺乏被膜，界限不清，易侵犯邻近组织。

2. 镜检 黏液表皮样癌由黏液样细胞、表皮样细胞和中间细胞组成。高分化者，黏液样细胞和表皮样细胞较多，中间细胞较少。低分化者，主要为表皮样细胞和中间细胞，而黏液样细胞较少，可见核分裂，并可见肿瘤向周围组织侵犯。

【临床表现】 病史较长，缓慢增大，病程可达 2 ～ 5 年，临床表现与多形性腺瘤相似。低度恶性肿瘤好发于腮腺；中度恶性者多见于腭部小唾液腺和下颌下腺；高度恶性少见，也多见于腮腺，病史短，发展快，临床表现与其他高度恶性肿瘤一样，可早期出现疼痛、面瘫等症状。

腮腺低度和中度恶性黏液表皮样癌肿块多位于耳前或耳垂周围，或在颌后区，质地偏硬，与周围组织轻度粘连，活动度较小，增大后可出现囊性感，穿刺可获黏液性液体，极少发生颈部淋巴结转移。

下颌下腺低度和中度恶性黏液表皮样癌肿块多位于下颌下三角区，口底双合诊可触及肿块位于腺体内，质地偏硬，活动度较差。腭部小唾液腺黏液表皮样癌肿块位于腭黏膜下，表面黏膜完整，黏膜下可呈淡蓝色，颇似黏液囊肿。

高度恶性黏液表皮样癌肿块质地偏硬、固定，发生于腮腺者可固定于下颌支和咬肌；发生于下颌下腺者则在下颌下三角可触及固定肿块，表面皮肤可发生破溃，并可累及神经出现面神经或舌下神经麻痹，颈部可出现肿大淋巴结。

【诊断】 一般需经病理检查后方能确诊。CT 检查可见边界不清楚的肿块，腮腺腺体破坏或被挤压移位。

【治疗】 黏液表皮样癌原发灶的处理方法主要是区域性根治性切除，病理分级是指导治疗的重要指标。为防止复发，手术应在距肿瘤 1cm 以外的正常组织内进行，以免术中肿瘤破裂，黏液外溢，造成种植性转移。腮腺高分化黏液表皮样癌首次手术治疗者，一般采用保留面神经的腮腺全切除术；低分化型浸润面神经的机会较多，如面神经受累，应行牺牲面神经的腮腺全切术，如果累及的面神经长度较大，可以在切除一段神经后做神经移植。

发生在下颌下腺的黏液表皮样癌，应行下颌下三角清扫术。发生在腭部者，应做部分上颌骨切除术。如肿瘤已侵犯周围组织，应做扩大切除术。黏液表皮样癌的区域淋巴结转移率较低，除低分化型可考虑选择性颈淋巴清扫术外，高分化者一般不做选择性颈淋巴清扫术。

黏液表皮样癌对放疗不敏感，单纯放疗难以达到根治，化疗和放疗常作为术后综合治疗的组成部分。

【生物学行为】 黏液表皮样癌常呈浸润性生长，复发率较高，低分化型可发生淋巴结转移，转移到骨、脑、肺者较少。

【预后】 黏液表皮样癌患者预后良好。

案例 11-3 分析

唾液腺肿瘤疾病的诊断以病理诊断为金标准，增强 CT 或磁共振仪可提示病变良、恶性的可能性。

诊断：磁共振检查提示病变性质待查，诊断金标准为术后病理，结果提示左侧腮腺黏液表皮样癌。

治疗：左腮腺肿块扩大切除术，面神经解剖术。

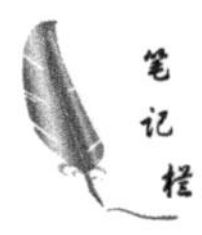

五、腺样囊性癌

腺样囊性癌（adenoid cystic carcinoma）又称圆柱瘤（cylindroma）或圆柱瘤型腺癌（adenocarcinoma of cylindroma type）。多数人认为肿瘤来自唾液腺导管，也可能来自口腔黏膜的基底细胞，也是最常见的唾液腺恶性肿瘤之一。腺样囊性癌根据其组织学形态可以分为腺样 / 管状型及实性型，前者分化较好，后者分化较差。

腺样囊性癌占唾液腺肿瘤的 5% ～ 10%，在唾液腺恶性肿瘤中占 24%。好发于唾液腺，以发生在腭腺者常见。大唾液腺虽然较少，但为下颌下腺和舌下腺好发的肿瘤，在腮腺肿瘤中仅占 2% ～ 3%。

【病理改变】

1. 大体形态 呈圆形或结节状，大小不等，与周围组织界限不清。肿块多呈实质性，质地稍硬，无包膜。切面灰白或淡黄色，湿润，部分可见微小囊腔，少数以大囊为主。

2. 镜检 肿瘤细胞有两种，即导管内衬上皮细胞和肌上皮细胞。瘤细胞有多种排列方式，筛状结构是此瘤的典型图像。

腺样囊性癌中，除筛状结构外，还可见瘤细胞排列密集呈实性小条索、小团块和小导管样结构。小导管样结构由 2 ～ 3 层细胞围绕而成，有时腔内含有红染黏液。

【临床表现】 肿瘤早期以无痛性肿块为多，少数病例在发现时即有疼痛，疼痛性质为间断性或持续性。病程较长，可达数月或数年。肿瘤一般不大，多在 1 ～ 3cm，但有的体积也较大。肿瘤常沿神经扩散，发生在腮腺的腺样囊性癌出现面神经麻痹的机会较多，并可沿面神经扩展而累及乳突和颞骨；下颌下腺或舌下腺的腺样囊性癌，可沿舌神经或舌下神经扩展至距原发肿瘤较远的部位，并造成患侧舌知觉和运动障碍；发生在腭部的腺样囊性癌，可沿上颌神经向颅内扩展，破坏颅底骨质和引起剧烈疼痛。

肿瘤也常侵犯邻近骨组织，如发生于下颌下腺和舌下腺者常累及下颌骨，发生在腭部者常累及腭骨等。发生于小唾液腺的腺样囊性癌累及黏膜时，除可触及质地硬、表面呈小结节状的肿块外，常可见明显的、呈网状扩张的毛细血管。患者除晚期出现并发症使病情恶化外，一般无明显全身症状。转移率高达 40%，最常见是肺转移。复发病例往往在检出前即已有明显、查不出病因的疼痛症状。有远处转移癌，即使是肺转移者，生存期仍可较长，甚至可长达数年之久。颈淋巴转移率很低，但舌根部腺样囊腺癌转移率较高。

【诊断与鉴别诊断】 腺样囊性癌和其他类型的唾液腺恶性肿瘤一样，术前诊断是一难题。唾液腺肿块早期出现疼痛及神经麻痹者，应首先考虑腺样囊性癌的诊断。为进一步确诊，可做细针穿刺细胞学检查，镜下可见肿瘤细胞呈圆形或卵圆形，似基底细胞，并呈球团形聚集；黏液呈球团形，在其周围有一层或多层肿瘤细胞。这种独特表现是其他唾液腺上皮肿瘤所没有的，据此特点可诊断为腺样囊性癌。正确判断腺样囊性癌的累及范围也较困难，现有的检查方法如唾液腺造影 X 线、B 型超声、CT 及核素扫描等均不能解决这一问题。

【治疗】 外科手术切除仍然是目前治疗腺样囊性癌的主要手段。局部大块切除是根治腺样囊性癌的主要原则，即在功能影响不大的情况，尽可能切除肿瘤周围组织，甚至牺牲一些肉眼看来是正常的器官，对于邻近肿瘤的神经应尽量做追踪性切除。术中应配合冷冻切片检查周界是否正常。原则上腺样囊性癌做腮腺全切除，考虑到腺样囊性癌具有较高的神经侵犯性，对面神经的保留不宜过分考虑；发生在下颌下腺者至少应行下颌下三角清扫术；发生在腭部者应考虑做上颌骨次全或全切除术，如已侵犯腭大孔，应连同翼板在内将翼腭管一并切除，必要时可行颅底切除。腺样囊性癌的颈淋巴结转移率为 10% 左右，但直接侵犯远较瘤栓转移者为多。因此腺样囊性癌患者不必做选择性淋巴清扫术。复发性或晚期肿瘤除做广泛切除外，术后可配合放射治疗。有些解剖部位手术不能彻底时，也需术后配合放射治疗。放射性粒子植入也可用于腺样囊性癌的治疗。

【生物学行为】 腺样囊性癌生长虽缓慢，但因无包膜，且侵袭性很强，浸润范围往往超出手术时肉眼看到的肿瘤范围，因此术后易复发。肿瘤有沿着或围绕着纤维生长的倾向，因此肿瘤可沿神经周围生长，侵犯神经衣和神经纤维束，引起神经症状。也可沿着或围绕着血管生长，使血管收

笔记栏

缩功能障碍，引起手术时出血。肿瘤还可沿着血管、神经、胶原纤维扩散至腺组织和其他邻近组织。晚期瘤细胞也易侵入血管，发生血行转移。淋巴转移很少见。

【预后】 病变部位、肿瘤大小及外科手术是否切除彻底与预后直接相关。腺样囊性癌局部易复发，多次复发常远处转移。死亡主要原因是局部破坏或远处转移。肿瘤发展慢，即使复发亦可带瘤生存多年。不少学者认为，判断腺样囊性癌的预后应以10年为限。发病部位不同其预后也不一样。发生在腮腺者预后较好，小唾液腺次之，下颌下腺、鼻腔、鼻旁窦者最差。

（白晓峰）

笔记栏

第十二章　口腔颌面部肿瘤

【目的要求】

掌握：颌面部肿瘤的临床表现、诊断方法及治疗原则。

熟悉：①口腔颌面部囊肿、良性肿瘤和瘤样病变包括成釉细胞瘤、牙源性角化囊肿、血管瘤和脉管畸形、鳃裂囊肿、甲状舌管囊肿的临床表现、诊断、鉴别诊断及治疗原则。②恶性肿瘤中舌癌、牙龈癌、上颌窦癌和颊癌的临床表现、诊断、鉴别诊断及治疗原则。

了解：口腔颌面部非常见疾病如神经纤维瘤、神经鞘瘤、其余颌骨囊肿、恶性黑色素瘤和恶性淋巴瘤的临床特点及治疗原则。

第一节　概　　述

口腔颌面部肿瘤系头颈肿瘤的重要组成部分，根据国际抗癌联盟（UICC）建议应用于临床分类中，头颈部癌瘤正式分为七大解剖部位，即唇、口腔、上颌窦、咽（鼻咽、口咽、喉咽）、唾液腺、喉和甲状腺，其中口腔包括颊黏膜、上牙龈、下牙龈、硬腭、舌、口底。囊肿和瘤样病变（quasi-tumors，tumor-like lesions）虽然不是真性肿瘤，但常具有肿瘤的某些生物学特性和临床表现，故本章一并讨论。

一、口腔颌面部肿瘤的临床流行病学

（一）发病率和患病率

我国口腔颌面部癌瘤无论发病率或患病率都不高，但由于我国人口众多，患者的绝对数字也并不少。

（二）构成比

口腔面部肿瘤与全身肿瘤的构成比，其排序在全身各部位中居第10位以后，根据地区不同也有差异。从病理资料统计分析看，全国口腔颌面部肿瘤为全身肿瘤的8.2%。在全身肿瘤中，良性与恶性的比例约为1∶1。口腔颌面部肿瘤，如包括囊肿、瘤样病变在内，一般良性比恶性多。

（三）性别和年龄

口腔颌面部恶性肿瘤多发生于男性。国内统计男女构成比为2∶1。近年来口腔癌的发病在女性中有明显增多趋势。

恶性肿瘤在患病年龄上有老龄化趋势，表现为60岁以上患者患病率增加，可能的原因是人群的平均寿命延长。

（四）组织来源

口腔颌面部良性肿瘤以牙源性及上皮源性肿瘤为多见，如成釉细胞瘤、多形性腺瘤等，其次为间叶组织肿瘤，如管型瘤、纤维瘤等。

口腔颌面部恶性肿瘤也以上皮组织来源最多，尤其是鳞状上皮细胞癌最为常见，占口腔颌面部恶性肿瘤的80%以上；其次为腺源性上皮癌及未分化癌；肉瘤发生于口腔颌面部者较少，主要为纤维肉瘤、骨肉瘤等。淋巴和造血组织来源的恶性肿瘤，如恶性淋巴瘤、白血病等也可首发于口腔颌面部。

（五）好发部位

口腔颌面部良性肿瘤多见于牙龈、口腔黏膜、颌骨与颜面部。恶性肿瘤在我国以舌癌、颊黏膜癌、牙龈癌、腭癌和上颌窦癌等为常见；唇癌、颜面皮肤癌较少见。与我国不同，西方国家中除唇癌外，口腔癌中以舌癌最多见，口底癌次之。口底癌在我国发生率居后位，但有上升趋势。癌瘤的好发部位不同与地区、气候、种族和生活习惯等有一定的关系。

笔记栏

二、口腔颌面部肿瘤的致病因素

现代医学对肿瘤致病因素比较一致的看法是，绝大多数恶性肿瘤的发生与环境因素有关，但人体接触环境中的致癌因素后，并不都发生癌，还与机体内部条件有密切关系，多种病因与多种发病条件又常常是相互作用的。因此，肿瘤的致病因素包括物理、化学、生物、营养等外来因素及精神、内分泌、免疫、遗传和基因突变等内在因素两大类。

1. 物理因素

（1）慢性刺激：如尖锐牙尖、残根、不良修复体，尤其常见于舌癌和颊癌。

（2）紫外线：唇癌和皮肤癌多见于户外工作、长期暴露在日光下者，特别是农民、渔民和牧民。相同环境下的黑种人唇癌比白种人少见，就是由于黑色素能阻碍紫外线的辐射。

（3）X 线及放射性物质可诱发皮肤癌及骨肉瘤。

（4）热灼伤可引起皮肤癌，唇癌多发生于长期用烟斗吸烟的人，且与叼烟斗的部位一致。

（5）创伤：颌骨骨肉瘤的患者多有颌骨损伤史，临床上也可看到在瘢痕基础上发生的瘢痕癌。

2. 化学因素

（1）烟草：烟草致癌，特别是口腔癌与吸烟有关。

（2）酒精：饮酒可以增加口腔癌的发病率，且随饮酒量的增加而上升。并与烟草致癌有协同作用，既吸烟又饮酒者口腔癌发生的可能性增加 30 倍。

（3）生物性因素：实验证明，某些恶性肿瘤可以由病毒引起，如鼻咽癌、恶性淋巴瘤。

（4）营养因素：维生素 A 和维生素 B、维生素 E 缺乏与口腔癌的发生有关。

3. 内在因素

（1）神经精神因素：精神过度紧张，心理平衡遭到破坏，造成人体功能失调，可能是肿瘤发生发展的有利因素。

（2）内分泌因素：早已证明，内分泌功能紊乱可引起某些肿瘤。

（3）机体免疫状态：在恶性肿瘤的发生发展过程中，确实具有一定的作用。

（4）遗传因素：绝大多数癌症的遗传规律是以易感性的方式表达出来的。

（5）基因突变：人类染色体中存在着癌基因和抑癌基因，癌基因被激活或抑癌基因突变可使人体出现肿瘤。

4. 其他因素 空气污染、内源性损伤、慢性感染、年龄、地区、民族、环境、风俗和生活习惯等内外因素与肿瘤的发生也有密切的关系。

三、分　　类

口腔颌面部的恶性肿瘤可以根据肿瘤生长部位、组织来源进行分类。

（一）根据组织来源

口腔颌面部的恶性肿瘤根据组织来源可分为发生于上皮组织的癌和发生于间叶组织的肉瘤两大类，其中以癌最为常见，肉瘤较少。在癌中又以鳞状细胞癌最多见，一般占 80% 以上；其次为腺性上皮癌（如黏液表皮样癌、腺癌、腺样囊性癌、恶性混合瘤和腺泡细胞癌等）及未分化癌；基底细胞癌及淋巴上皮癌较少见，基底细胞癌多发生在面部皮肤。

（二）根据肿瘤生长部位

口腔颌面部的恶性肿瘤根据肿瘤生长部位可以分为口腔癌（舌癌、牙龈癌、口底癌、颊黏膜癌、皮肤癌、上颌窦癌、唇癌等）、中央性颌骨癌、颜面皮肤癌和颌骨肉瘤等。

四、口腔颌面部肿瘤的临床表现

口腔颌面部肿瘤按其生物学特性和对人体的危害可分为良性与恶性两大类。良、恶性肿瘤的区别是相对的，有的肿瘤病程虽较长，但有局部浸润，其生物行为介于良性与恶性之间，称为“临界瘤”，如成釉细胞瘤。有的良性肿瘤，在一定条件下可以变成恶性，如乳头状瘤等。因此，对良性肿瘤特别是临界瘤不能忽视，应及早治疗。

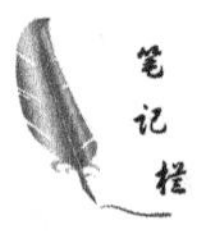
笔记栏

（一）良性肿瘤

良性肿瘤一般生长缓慢，能存在几十年，重量可达数公斤，如成釉细胞瘤、唾液腺多形性腺瘤。有的可呈间断性生长，偶尔会停止生长或发生退化，如血管瘤、脂肪瘤，其生长方式大多为膨胀性生长，体积不断增大，挤开或压迫邻近组织引起相应的症状，如神经鞘瘤压迫迷走神经后引起的声音嘶哑。外表形态多为球形，如邻近有坚实组织时，肿瘤可因受压而呈扁圆形或椭圆形；肿瘤生长部位的表面如受纤维条束的阻止，可呈分叶状。生长在颜面皮肤或口腔黏膜表面的肿瘤，突出于皮肤或黏膜表面呈结节状或球形。良性肿瘤因有包膜，故与周围正常组织分界清楚，一般多能移动。除骨肿瘤质地较硬外，一般质地中等。如有坏死、液化则质地较软。

（二）恶性肿瘤

恶性肿瘤大都生长较快。初起局限于黏膜内或表层中，称原位癌（carcinoma in situ）；继之肿瘤穿过基底膜侵入周围组织，成一小硬块。恶性肿瘤一般无包膜，因此边界不清，肿块固定，与周围组织粘连而不能移动。

口腔癌在临床上表现为三种类型：溃疡型、外生性（乳突状型或疣状型）及浸润型。恶性肿瘤由于生长快，并带有较大的破坏性，常发生表面坏死、溃烂出血，并有恶臭、疼痛。当其向周围浸润生长时，可以破坏邻近组织器官而发生功能障碍。随着肿瘤的不断增大，癌细胞可逐渐侵入附近淋巴管和血管中。这时，部分存在于淋巴结中的癌细胞可被消灭，未消灭的则可在淋巴结中形成局部淋巴结转移。

（三）良、恶性肿瘤的鉴别（图 12-1，图 12-2）

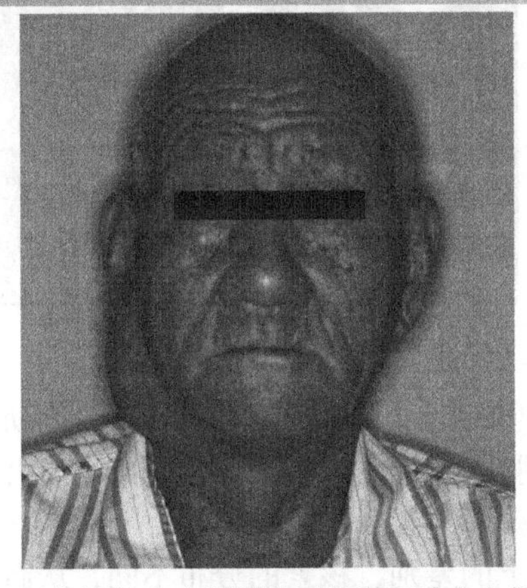

图 12-1　良性肿瘤（右腮腺区腺淋巴瘤）生长缓慢，膨胀性生长，体积不断增大，突出于皮肤表面呈球形，与周围正常组织分界清楚，可移动

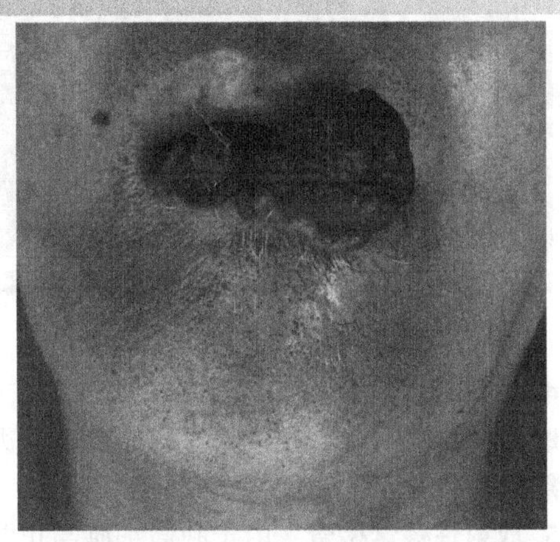

图 12-2　恶性肿瘤（下唇癌）生长快速，表面呈菜花状，与周围组织界限不清，活动度受限

五、口腔颌面部肿瘤的诊断

早期发现、正确诊断是根治恶性肿瘤的关键。临床上解决肿瘤的诊断时，首先要区别肿瘤或非肿瘤疾病；其次，要鉴别良性或恶性。对疑为肿瘤的患者要做认真细致的检查，并将症状、查体和其他各种检查所取得的多方面资料加以综合分析，一般是可以做出早期和正确诊断的。

（一）病史采集

在采集病史时，应询问患者最初出现症状的时间、确切部位、生长速度以及最近是否突然加速生长，这在临床上对区分良、恶性，以及确定晚期恶性肿瘤的原发部位有很大帮助。

（二）临床检查

一般可通过对局部的视诊和触诊来检查。视诊可以了解肿瘤的形态、生长部位、体积大小及有无功能障碍，如开口度、舌及眼球动度等。触诊可以了解肿瘤的边界、质地、活动度以及与邻近组织的关系。对淋巴结的触诊检查尤为重要，以判断淋巴结是否有转移。在颊部、口底、舌部等的肿瘤应进行双合诊。全身检查主要包括患者的精神和营养状态，有无转移、恶病质及其他器质性疾病。

（三）影像学检查

影像学检查包括 X 线检查、超声、磁共振及放射性核素显像等检查。

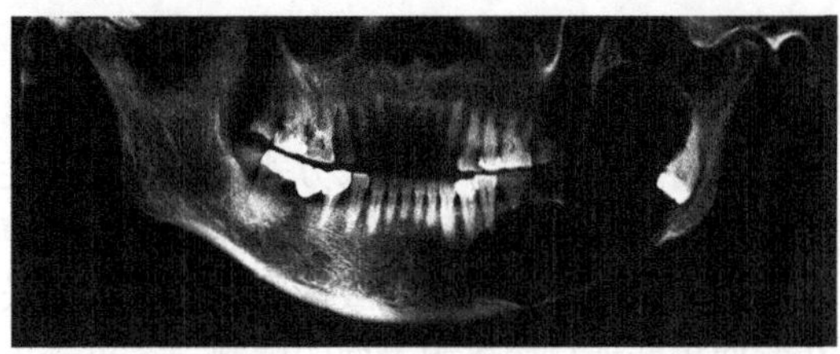
图 12-3 左下颌骨肿块曲面断层

1. X 线检查 用以了解骨组织肿瘤的性质及侵犯范围。由破坏部位推断为颌骨原发肿瘤或是邻近组织肿瘤的侵犯。同时，某些肿瘤在 X 线片上有其特征性表现，可协助诊断。对恶性肿瘤还应常规行胸部摄片以检查有无肺转移，普通 X 线检查不能确诊时，应行计算机体断层成像或磁共振成像。造影检查也可协助诊断，如唾液腺造影、颈动脉造影、瘤腔造影等，均可以协助确定肿瘤的性质及范围（图 12-3）。

2. 计算机断层成像（CT） 除具有图像清晰、层面连续，便于判断病损部位、范围、破坏性质等外，还可借助造影，拍摄增强片以显现某些软组织结构的不同密度变化，对临床诊断和治疗有重要参考价值（图 12-4）。

3. 磁共振成像（MRI） 其优点是对软组织的病变显示特别好，能充分显示病变的全貌及立体定位。与 CT 相比，不用造影增强即可显示肌肉、血管及肿瘤的浸润范围（图 12-5）。

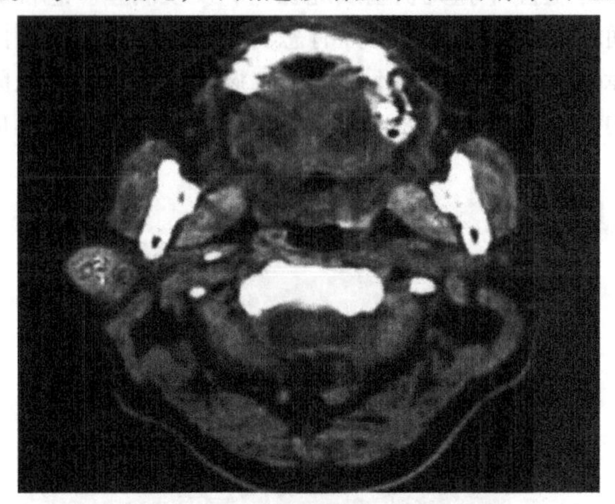
图 12-4 腮腺区肿块 CT 影像

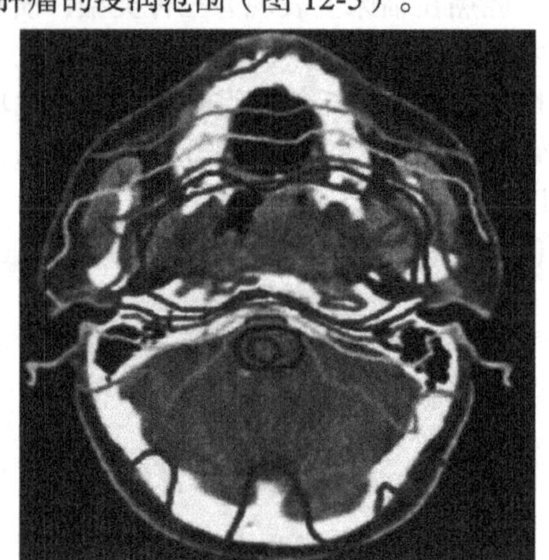
图 12-5 MRI 检查

4. 超声检查 通常采用 B 超检查。对口腔颌面部囊性病变和软组织肿瘤的诊断有帮助，能较准确地提示肿块的大小及性质，并根据病变边界清晰度和肿瘤内部回声是否均匀、血供是否丰富来提供判断肿块良、恶性的依据（图 12-6）。

5. 放射性核素检查 由于肿瘤细胞与正常细胞在代谢上的差别，核素的分布不同，从而根据核素分布情况进行诊断（图 12-7）。

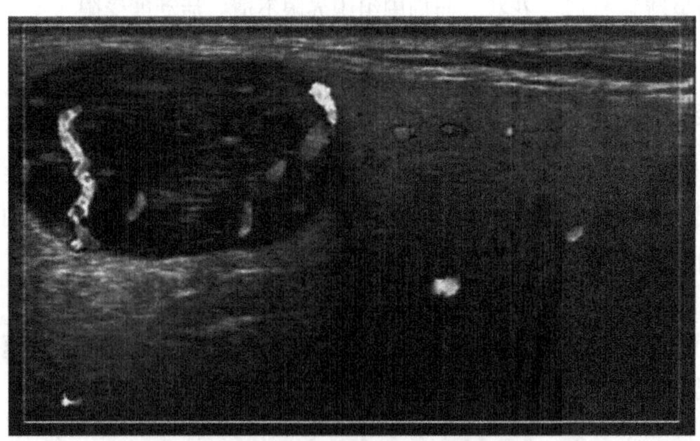
图 12-6 腮腺区肿块 B 超影像

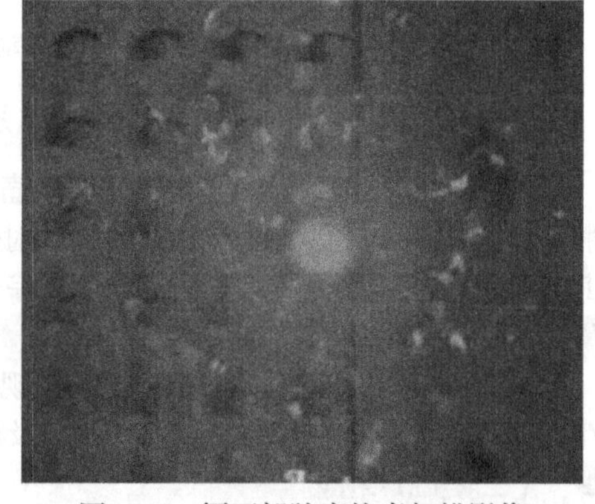
图 12-7 颌面部肿瘤核素扫描影像

（四）穿刺及细胞学检查

对有波动感或实质内有液体的肿瘤，可用注射针穿刺检查。如为囊肿，穿刺可抽出液体，涂片检查有时可有胆固醇晶体；血管瘤可抽出血液；囊性淋巴管瘤可抽出淋巴液。

（五）活组织检查

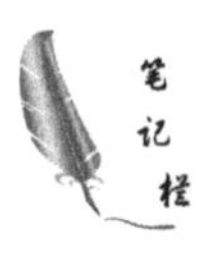

活检时间与治疗时间越接近越好（图 12-8）。

（六）肿瘤标志物检查

恶性肿瘤患者的血液、尿液或其他体液中可发现一些特殊的化学物质，这类物质通常以抗原、激素、受体、酶、蛋白质及各种癌基因形式出现。因此根据血及尿的化验结果，可为早期发现和诊断提供信息。

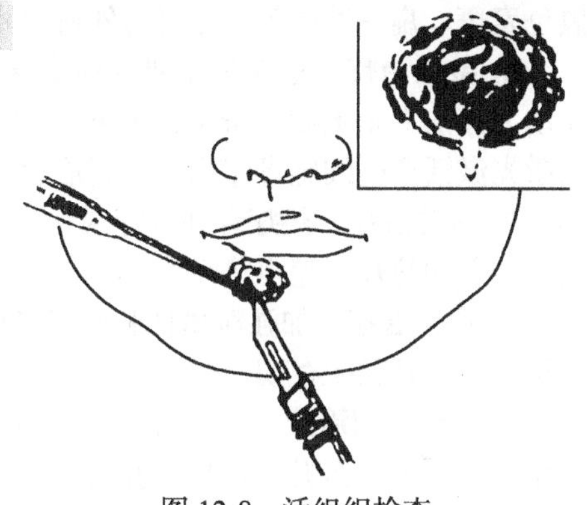

图 12-8 活组织检查

六、口腔颌面部肿瘤的治疗

对肿瘤的治疗，首先要树立综合治疗的观点。根据肿瘤的性质及临床表现，结合患者身体情况，具体分析，确定采取相应的治疗原则和方法。对于疑难病例，应由多科室共同会诊，因为第一次治疗常是治愈的关键。

（一）治疗原则

1. 良性肿瘤 一般均以外科治疗为主。切除后送病检，若证实有恶变，则按照恶性肿瘤进一步处理。

2. 恶性肿瘤 应根据肿瘤的组织来源、生长部位、分化程度、发展速度、临床分期和患者机体状况等全面研究后再选择合适方法。

（1）组织来源：肿瘤组织来源不同，治疗方法也不同。如来自淋巴造血组织的肿瘤对放疗和化疗都高度敏感，而骨肉瘤、纤维肉瘤、神经系统来源的肿瘤一般都对放疗不敏感。

（2）细胞分化程度：一般分化程度好的肿瘤对放射线不敏感，故常用手术治疗；分化差的对射线较敏感，应采用放射治疗与化学治疗。

（3）生长及侵犯部位：肿瘤的生长及侵犯部位对治疗也有一定关系。如位于颌面深部或近颅底的肿瘤手术比较困难，术后常带来严重功能障碍。

（4）临床分期：临床上根据癌瘤侵犯范围，国际抗癌协会（UICC）设计了 TNM 分类法。T 指原发肿瘤，N 指区域性淋巴结，M 指有无远处转移。

（二）治疗方法

1. 手术治疗 手术目前仍是治疗口腔颌面肿瘤的主要和有效方法。手术时必须遵循肿瘤外科原则，对恶性肿瘤必须完全、彻底切除。对可能发生淋巴转移的恶性肿瘤，还应进行颈淋巴清扫术。近年来，由于免疫学等的成就和综合治疗手段的提高，多趋向于适当限制手术“根治”范围，以保持机体功能，提高生活质量，称为保存性功能外科（conservative functional surgery）。

2. 放射治疗 放射治疗（简称放疗）是通过电离细胞，使分化较差的细胞更容易受到影响。虽然正常组织细胞也受到一定损害，但仍可恢复生长和繁殖能力。放疗并不要求很高的剂量直接杀死癌细胞，而是需要与之略低的剂量使癌细胞丧失再生能力即可最终杀死癌细胞。

3. 化学药物治疗（简称化疗）

（1）按照化学抗癌药物的化学性质和作用可分为以下 6 类。

1）细胞毒素类（烷化剂）：主要为氮芥（NH_2）、环磷酰胺（CTX）等。

2）抗代谢类：常用药物有甲氨蝶呤（MTX）、氟尿嘧啶（5-FU）等。

3）抗菌药物类：常用的有博莱霉素（BLM）、平阳霉素（PYM）等。

4）激素类：常用的有肾上腺皮质激素类。

5）植物类：常用长春新碱（VCR）、喜树碱（CPT）等。

6）其他：如丙卡巴肼、顺铂（CDDP）等。

（2）根据抗癌药物对细胞周期的作用特性可分为两大类。

1）细胞周期非特异性药物：药物可作用于细胞增殖周期的各期。

2）细胞周期特异性药物：药物只能影响已进行细胞周期或处于增殖状态的细胞。

4. 生物治疗 生物治疗的基础是千方百计地调动机体自身的抗癌功能，以自身功能调节的方式达到消灭残余癌瘤（亚临床灶），并达到临床治愈的目的。生物治疗应包括免疫治疗、细胞因子治疗、基因治疗等。

5. 低温治疗 亦称冷冻治疗（cryotherapy）或冷冻外科（cryosurgery），对表浅的肿瘤近期疗效好，可用于口腔颌面部良性肿瘤，如血管瘤、脉管畸形和黏液囊肿，以及口腔黏膜病损，如白斑、

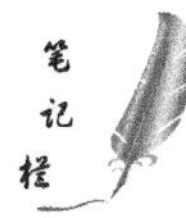

黑色素斑、扁平苔藓等，也可与外科手术治疗合并应用。

6. 激光治疗 适应证主要为浅表病损。近年来又发展出光化学疗法（photo-chemo therapy）或光动力疗法（photo-dynamic therapy），即利用光敏药物血卟啉衍生物浓集于恶性肿瘤细胞内的特性，用激光激活产生细胞毒作用来达到治疗的目的。

7. 高温治疗 热疗合并放疗或化疗，可以提高对恶性肿瘤的疗效。方法包括微波热疗、红外线热疗、射频热疗、超声热疗等。

8. 营养治疗 加强对恶性肿瘤患者的营养支持，改善其恶病质状态，可以提高患者对放、化疗的耐受性，延长生存期。

9. 综合序列治疗 目前对口腔颌面部恶性肿瘤仍强调以手术为主的综合治疗，特别是三联疗法，即化疗＋手术＋放疗。因此，在有条件的情况下，应请有关肿瘤专业人员共同研究讨论，根据患者全身情况和肿瘤性质，全面考虑，制定出合理的治疗方案。

七、口腔颌面部肿瘤的预防

口腔颌面部癌瘤患者的5年生存率为50%～60%。原因在于目前的癌症治疗都是一种“癌后治疗”，即在癌症已形成之后再治疗。如能在癌症形成前积极治疗，把癌变过程阻断在癌前阶段，定能收到良好的疗效。因此，肿瘤治疗必须贯彻“预防为主”的方针。对口腔颌面部癌瘤的预防包括下述内容。

1. 加强防癌宣传 普及防癌知识，提高公众防癌意识和对癌瘤的警惕性。通过各种媒体，使大众了解一些防癌相关知识。开展群众性体育活动，对预防肿瘤的发生有一定的意义。

2. 消除或减少致癌因素 对口腔颌面部肿瘤的预防应消除外来的慢性刺激因素，如及时处理残根、残冠、错位牙，磨平锐利的牙尖，去除不良修复体，避免诱发癌肿，特别是舌、颊及牙龈癌。注意口腔卫生，不吃过烫和刺激食物。此外，戒除烟、酒；在有害环境下工作时，应加强防护措施，保持精神乐观，对预防肿瘤的发生均有一定的意义。

3. 及时处理癌前病损 口腔颌面部最常见的癌前病损有白斑和红斑。口腔黏膜白斑被认为是最常见的癌前病损之一。白斑的癌变率报道不一，一般在5%左右。红斑的危险性比白斑更高。口腔颌面部常见的癌前病变有口腔扁平苔藓、口腔黏膜下纤维性变、盘状红斑狼疮、上皮过角化和先天性角化不良等。

4. 开展防癌普查或易感人群监测 某些早期恶性肿瘤是可以治愈的，但到了晚期则治疗效果会很差。早期肿瘤由于症状不明显而易被忽略。采取防癌普查，能早期发现癌瘤，早期诊断，从而得到早期有效治疗。及时确诊、早期治疗是提高治愈率的最有效措施。防癌普查应在高发人群或易感人群中进行，对具有明显遗传因素肿瘤患者的子女要进行定期监护随访。

第二节 口腔颌面部囊肿

一、软组织囊肿

（一）皮脂腺囊肿

皮脂腺囊肿（sebaceous cyst）俗称“粉瘤”，主要是由于皮脂腺排泄管阻塞，皮脂腺囊状上皮被逐渐增多的内容物膨胀而形成的潴留性囊肿。囊内为白色凝胶状皮脂腺分泌物。

案例 12-1

患者，男性，35岁。

主诉：左面颊部肿块2年，溃烂3天。

现病史：2年前左侧面颊部长一蚕豆大小肿块，缓慢长大至今，无疼痛、瘙痒及其他不适，3天前该肿块表面皮肤发红并溃烂，有脓性内容物溢出。患者诉皮肤溃烂前其肿块表面皮肤可见一小黑点。

查体：全身检查未见异常。患者左侧面颊部可查及一1.5cm×1.5cm大小肿块。边界清楚，不活动，表面皮肤溃烂及周缘皮肤发红，有乳白色内容物流出，压痛（图12-9～图12-11）。

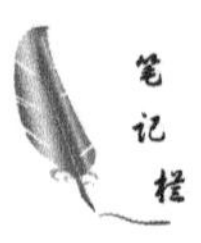

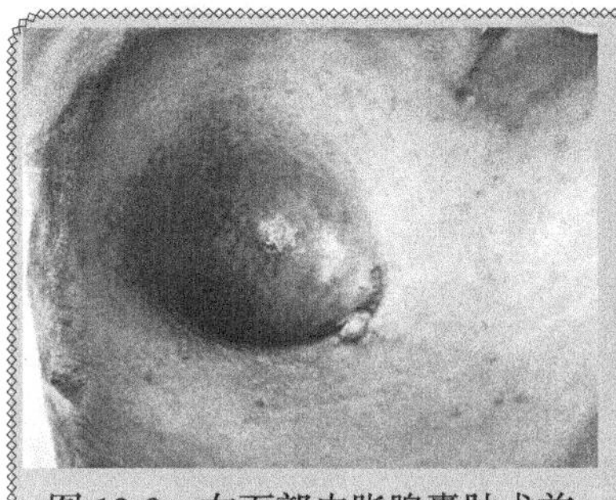
图 12-9 右面部皮脂腺囊肿术前

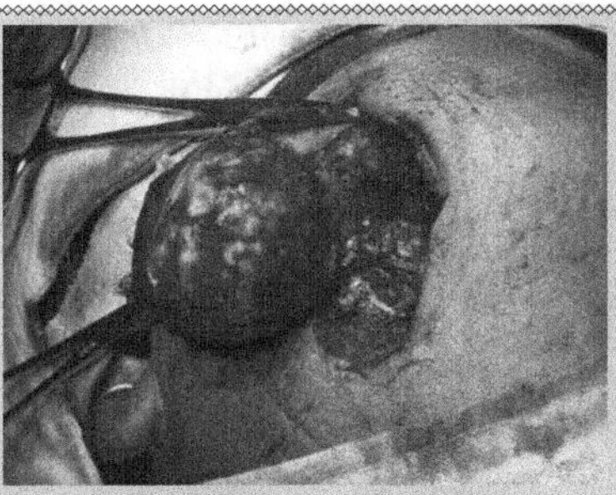
图 12-10 右面部皮脂腺囊肿术中

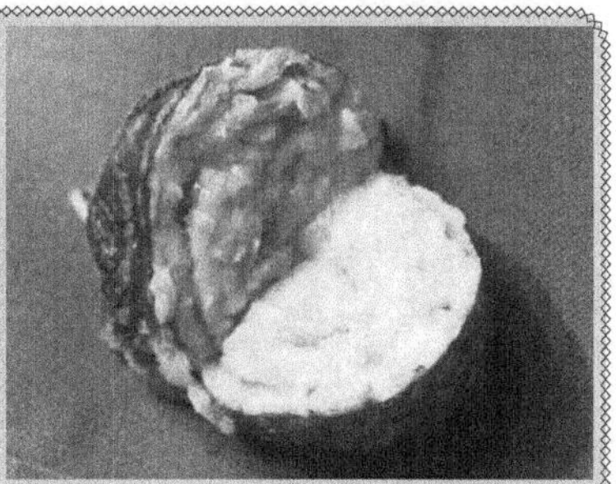
图 12-11 皮脂腺囊肿大体标本

诊断：右面部皮脂腺囊肿并发感染。

治疗：炎症消退后，行右面部皮脂腺囊肿摘除术。

问题：试述粉刺与粉瘤的区别？

【临床表现】 面部大小不等的肿块，与皮肤粘连，中央可有一小色素点。生长缓慢，圆形或类圆形，边界清，质地较软，无痛，可伴发感染。

【治疗】 在局部麻醉下手术切除。沿颜面部皮纹方向做梭形切口，应切除包括与囊壁粘连的皮肤。

案例 12-1 分析

皮脂腺囊肿又称“粉瘤”。主要由皮脂腺排泄管阻塞，皮脂腺囊状上皮被逐渐增多的内容物膨胀而形成的潴留性囊肿。囊内为白色凝乳状皮脂腺分泌物。需与粉刺相鉴别。

粉刺多发于青春期，通常好发于面部、颈部、胸背部、肩膀和上臂。临床以白头粉刺、黑头粉刺、炎性丘疹、脓疱、结节和囊肿等为主要表现。

（二）皮样或表皮样囊肿

皮样囊肿（dermoid cyst）系胚胎发育时期遗留于组织中的上皮发展而来，表皮样囊肿（epidermoid cyst）主要是由损伤、手术使上皮细胞植入而形成。皮样囊肿囊壁较厚，由皮肤和皮肤附件所构成。囊腔内有脱落的上皮细胞，皮脂腺、汗腺和毛发等结构，中医称为“发瘤”。囊壁中无皮肤附件者，则为表皮样囊肿。

案例 12-2

患者，男性，23 岁。

主诉：舌下无痛性肿块渐增大 1 年。

现病史：1 年前无意间发现舌下隆起，可触及颏下有一约鹌鹑蛋大小肿块，质软，无疼痛及其他不适，自行抗感染治疗无效。缓慢长大至今，现觉舌体抬高，影响语音，吞咽不适。

检查：全身检查未见异常。患者舌下可查及一 2cm×4cm 大小椭圆形肿块，边界清楚，质软，触诊似面团感（图 12-12 ～图 12-16）。

问题：

1. 诊断是什么？应与哪种疾病相鉴别？
2. 治疗原则是什么？

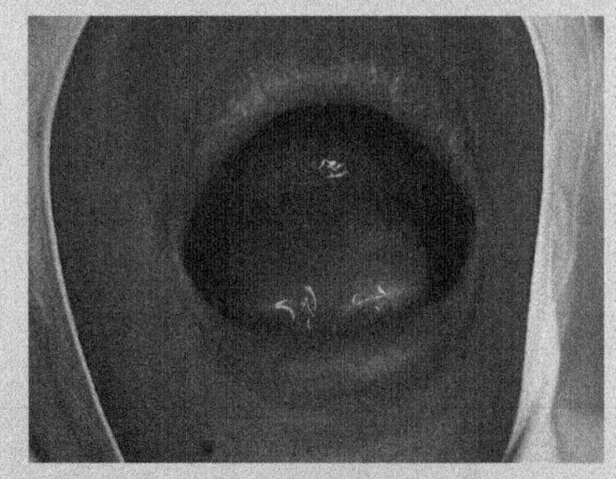
图 12-12 口底皮样囊肿（口内观图）

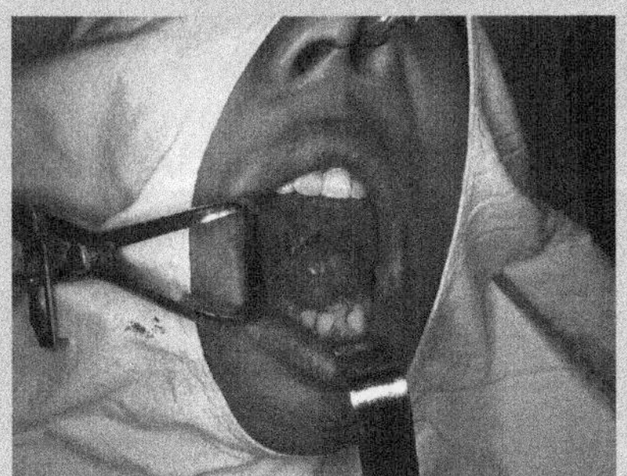
图 12-13 口底皮样囊肿术中

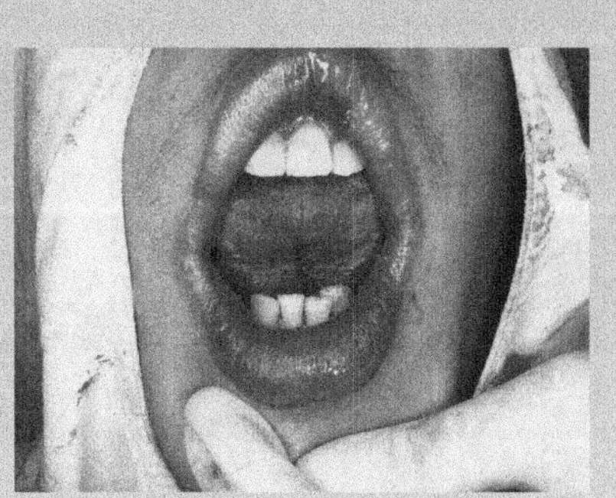
图 12-14 口底皮样囊肿术后

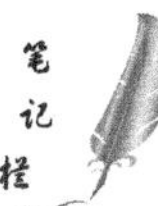

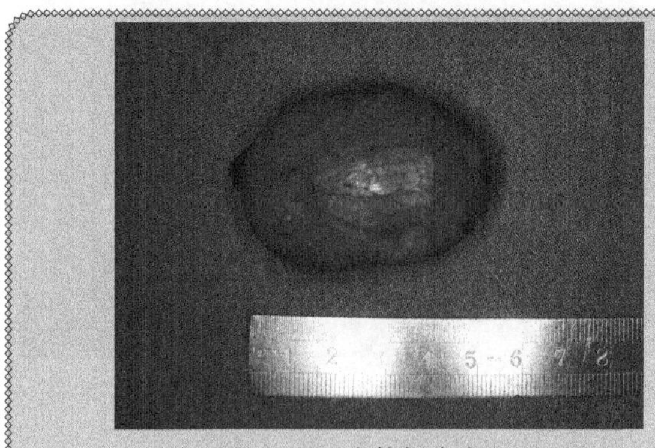

图 12-15 大体标本肉眼观

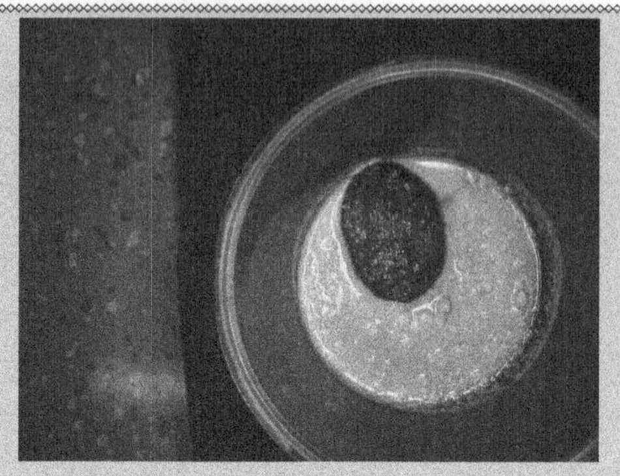

图 12-16 大体标本肉眼观（豆渣样内容物）

【临床表现】 本病多见于儿童及青少年。皮样囊肿好发于口底、颏下，表皮样囊肿好发于眼睑、额、鼻、眶外侧壁和耳下等部位。多生长缓慢，圆形，囊膜表面的黏膜或皮肤光滑，触诊似面团感，与周围组织、皮肤、黏膜无粘连。发生在口底诸肌以上者，多向口内发展，口底肿块增大时，舌体言语、吞咽、呼吸可能会受影响。发生在口底诸肌以下者，多向颏部发展。穿刺可抽出乳白色豆渣样分泌物，有时可见毛发。

【治疗】 手术摘除。

案例 12-2 分析

诊断：口底皮样囊肿。皮样囊肿囊壁较厚，由皮肤和皮肤附件所构成。囊腔内有脱落的上皮细胞，皮脂腺、汗腺和毛发等结构，中医称为“发瘤”。囊壁中无皮肤附件者，则为表皮样囊肿。

治疗：囊肿摘除术。

（三）甲状舌管囊肿

胚胎发育至第 6 周时，甲状舌管自行消失，在起始点仅留一浅凹即舌盲孔。如甲状舌管不消失，则残存上皮分泌物聚集，形成先天性甲状舌管囊肿（thyroglossal tract cyst）。若甲状腺下移过程发生障碍，则可异位于此下降路线上的任何一点。

案例 12-3

患者，女性，20 岁。

主诉：颈部正中肿块缓慢增大 5 个月。

现病史：患者自述 5 个月前无意间发现颈部正中有一肿块，质软，无不适感，渐增大，抗炎治疗无效。

检查：全身检查未见异常。患者颈部正中舌骨下方可及一约 1.0cm × 2.0cm 大小类圆形肿块，边界清楚，活动，压痛不明显，质地中等偏软，患者吞咽口水时颈部肿块随之上、下活动。CT 检查见舌骨前方见类圆形阴影区（图 12-17 ～图 12-20）。

诊断：甲状舌管囊肿。

治疗：甲状舌管囊肿摘除术。

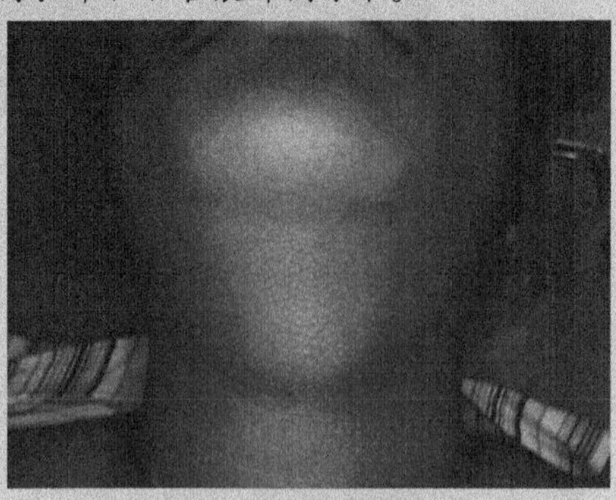

图 12-17 甲状舌管囊肿术前

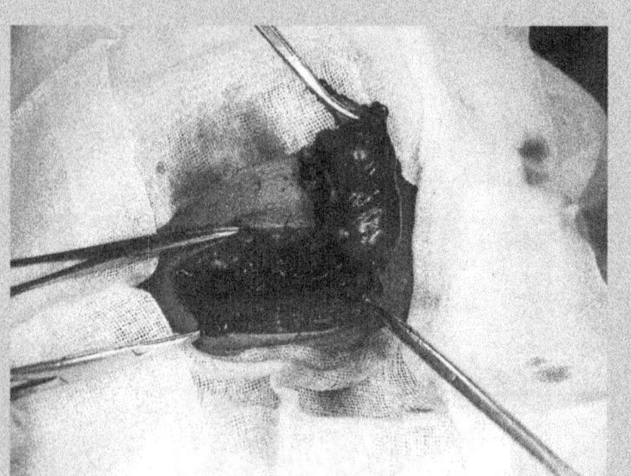

图 12-18 甲状舌管囊肿术中

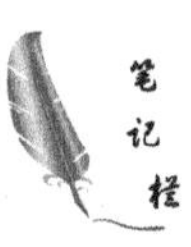

笔记栏

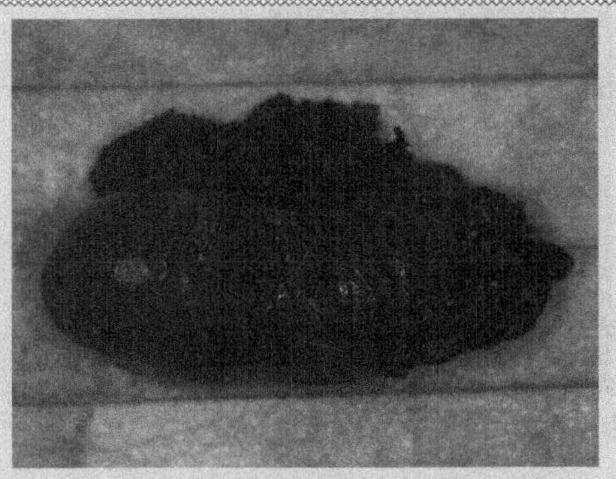
图 12-19　甲状舌管囊肿大体标本

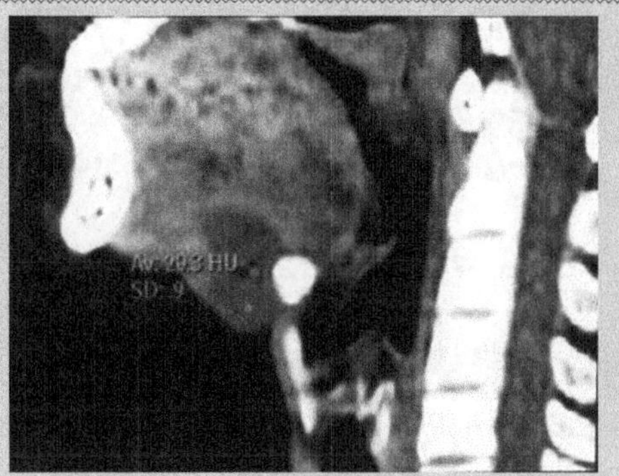

图 12-20　甲状舌管囊肿影像表现

问题：甲状舌管囊肿的典型体征是什么？

【临床表现】　甲状舌管囊肿多见于 1 ～ 10 岁，成年人亦可见。好发于颈部正中，自舌盲孔至胸骨切迹间的任何部位，但以舌骨上下部最常见。囊肿生长缓慢，呈圆形，质软，边界清，与周围组织及皮肤无粘连。位于舌骨以下的囊肿，与舌骨体之间可扪及坚韧条索物，与舌骨体粘连，可随吞咽、伸舌动作而移动。囊肿可以经过舌盲孔与口腔相通而继发感染。囊肿感染自行破溃，或误诊为脓肿行切开引流，则形成甲状舌管瘘。亦可见出生后即存在的原发瘘。如长期不治，还可以发生癌变。穿刺可抽出透明、微浑浊的黄色稀薄或黏稠性液体。对因感染所致的甲状舌管瘘，需行碘油造影以明确其瘘管行径。

【治疗】　手术应彻底切除囊肿及瘘管，否则易复发。手术的关键是，除切除囊肿或瘘管外，一般应将舌骨中份一并切除。若仅切除囊肿或瘘管，由于舌骨中可能存在微细的副管，从而导致复发。

案例 12-3 分析

可随吞咽、伸舌动作而移动。

（四）鳃裂囊肿

鳃裂囊肿（branchial cleft cyst）属于鳃裂畸形（branchial cleft anomalies）中的一种。

鳃裂囊肿的起源尚有不同观点，多数人认为系有胚胎鳃裂残余组织所形成。囊壁厚薄不等，含有淋巴样组织，通常多覆有复层鳞状上皮，少数则被以柱状上皮。常因壁内淋巴结炎产生纤维化，使囊壁增厚。

案例 12-4

患者，女性，50 岁。

主诉：发现左颈部肿块 1 年余。

现病史：1 年前，无意间发现左颈部肿块，核桃大小，期间自感逐渐增大，无明显不适。

检查：左、右侧颈部不对称。辅助检查：CT 平扫示左侧颌下区见类圆形低密度影，密度均匀，大小约为 3.5cm×4.0cm，与周围组织界限清晰（图 12-21 ～图 12-24）。

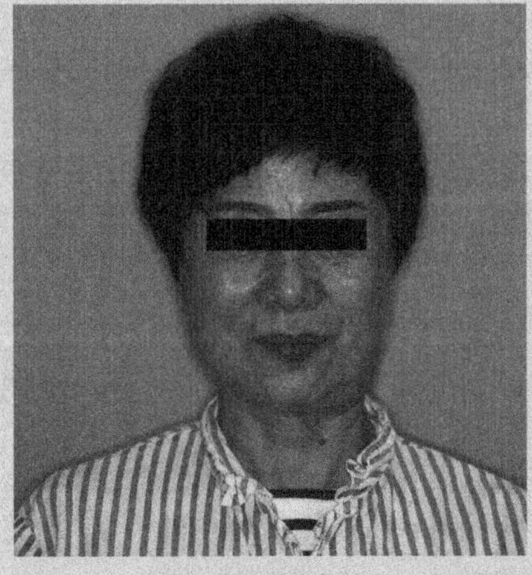
图 12-21　左颈部鳃裂囊肿（正面观）

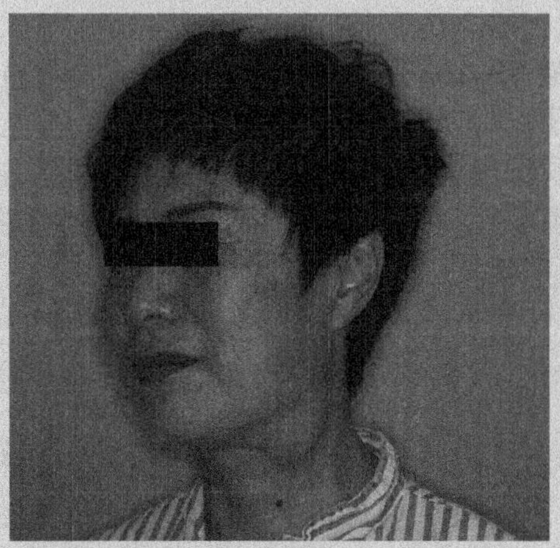
图 12-22　左颈部鳃裂囊肿（侧面观）

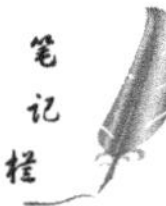

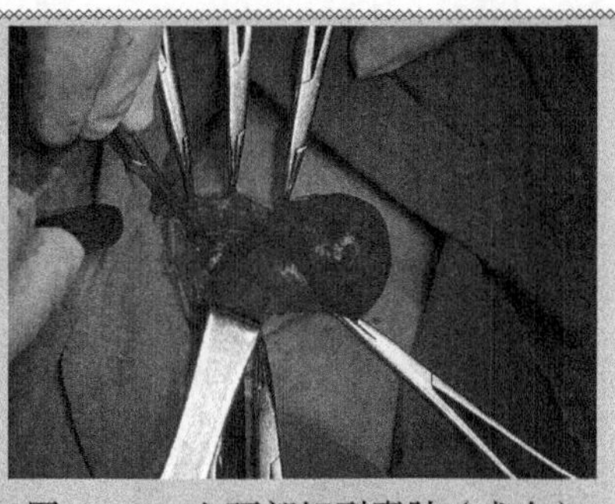
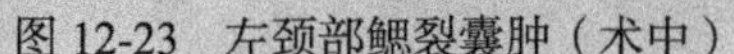
图 12-23 左颈部鳃裂囊肿（术中）

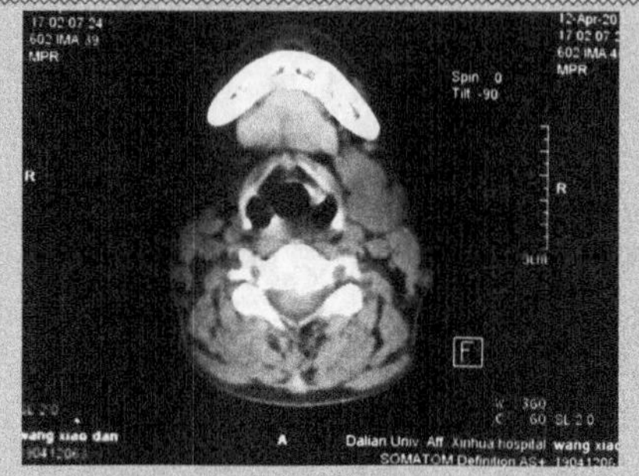
图 12-24 左颈部鳃裂囊肿（CT 表现）

初步诊断：左颈部鳃裂囊肿。

诊断：左颈部鳃裂囊肿（第二鳃裂）。

治疗：左颈部鳃裂囊肿切除术。

问题：试述鳃裂囊肿与甲状舌管囊肿的鉴别诊断。

【临床表现】 鳃裂囊肿可发生于任何年龄，常见于 20 ～ 50 岁。来自第一鳃裂者，年龄则常更小些。

鳃裂囊肿位于面颈部侧方，根据鳃裂来源可将一侧面颈区分为上、中、下三部分。发生于下颌角以上及腮腺区者常为第一鳃裂来源；发生于约相当于肩胛舌骨肌水平以上者为中份，多为第二鳃裂来源；发生于颈根区者多为第三、第四鳃裂来源，其中来自第三鳃裂者，因第三咽囊在胚胎时形成胸腺咽管，故亦称胸腺咽管囊肿（thymus pharyngeal tract cyst）。临床上最多见的是第二鳃裂来源的鳃裂囊肿，其次为第一鳃裂来源，第三、四鳃裂来源比较少见。

第二鳃裂囊肿常位于颈上部，大多在舌骨水平，胸锁乳突肌上 1/3 前缘附近。有时附着于颈动脉鞘的后部，或自颈内、外动脉分叉之间突向咽侧壁。囊中表面光滑，但有时呈分叶状。肿块大小不定，生长缓慢，患者无自觉症状；如发生于上呼吸道感染后可以骤然增大，则感觉不适。若有继发感染，可伴发疼痛，并放射至腮腺区。初诊时肿块质地软，有波动感，但无搏动，此可与颈动脉体瘤（carotid body tumor）相区别。鳃裂囊肿穿破后，可长期不愈，形成鳃裂瘘（branchial cleft sinus）；先天未闭合者，称为原发性鳃裂瘘。前者常为不完全瘘，即有外口无内口；后者常为完全瘘，既有内口也有外口。第二鳃裂的内口系通向咽侧壁，因在胚胎时第二咽囊形成扁桃体窝。原发性第二鳃裂瘘外口一般多位于颈中、上 1/3，胸锁乳突肌前缘处。

临床上，第一鳃裂囊肿比第一鳃裂瘘更为少见，因为第一鳃裂是唯一不消失的鳃裂。瘘管外口可在耳垂至下颌角之间的任何部位，向前通向口角方向；向上后在面神经的深面或浅面通向外耳道（因其胚胎时由第一鳃裂形成）；内口亦可有可无。有时囊肿与瘘管可以并存。

第三、四鳃裂囊肿最为罕见。囊肿多位于颈根部、锁骨上区。如为鳃裂瘘，则内口可通向梨状隐窝或食管入口部。囊壁内可含有残余胸腺及甲状旁腺组织。

鳃裂囊肿可根据病史、临床表现及穿刺检查做出诊断。穿刺抽吸时，可见黄色或棕色、清亮、含或不含胆固醇的液体。鳃裂瘘可时有黏液样分泌物（第一鳃裂瘘可伴有皮脂样分泌物）溢出。造影检查可以明确其瘘管走向，协助诊断。

鳃裂囊肿可以恶性变，或在囊壁上查到原位癌。原发性鳃裂癌极为罕见，只有在排除任何转移癌的可能性后，才能诊断为鳃裂癌。

【治疗】 根治的方法是外科手术彻底切除，如遗留有残余组织，可导致复发。做第二鳃裂囊肿或瘘手术时应慎重，切勿损伤副神经。行第一鳃裂囊肿或瘘手术时应特别注意保护面神经。

案例 12-4 分析

甲状舌管囊肿好发于颈部正中，自舌盲孔至胸骨切迹间的任何部位，但以舌骨上、下部最常见。囊肿与舌骨体之间可扪及坚韧条索与舌骨体粘连，可随吞咽、伸舌而移动。穿刺可抽出透明、微浑浊的黄色稀薄或黏稠性液体。

第二鳃裂囊肿常位于颈上部，大多在舌骨水平，胸锁乳突肌上 1/3 前缘附近。肿块大小不定，生长缓慢，患者无自觉症状，如发生于上呼吸道感染后可以骤然增大，则感觉不适。穿刺抽吸时，可见有黄色或棕色的、清亮的、含或不含胆固醇的液体。

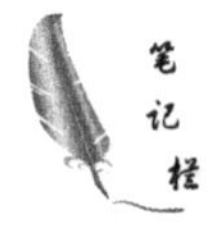
笔记栏

二、颌骨囊肿

颌骨囊肿分为牙源性颌骨囊肿和非牙源性颌骨囊肿两大类。其中，牙源性颌骨囊肿发生于颌骨而与成牙组织或牙有关。非牙源性囊肿是由胚胎发育过程中残留的上皮发展而来，亦称非牙源性外胚叶上皮囊肿。

（一）牙源性囊肿

1. 根端囊肿（radicular cyst） 是最常见的牙源性颌骨囊肿。由于慢性炎症的刺激，肉芽肿内的上皮组织增生，中央变性、液化，逐渐形成囊肿。囊肿内壁为复层鳞状上皮，外层有纤维组织。腔内含有淡黄色液体。

临床表现：好发于 20 ～ 29 岁成年人的前牙区。牙齿根尖区球形膨胀、缓慢生长增大。囊肿内的囊液为草黄色液体，涂片镜检可见胆固醇结晶（cholesterol crystal）。X 线检查有助于诊断，可见根尖区一清晰圆形或卵圆形投摄影，边缘整齐，周围常呈现一明显白色骨质反应线（图 12-25，图 12-26）。

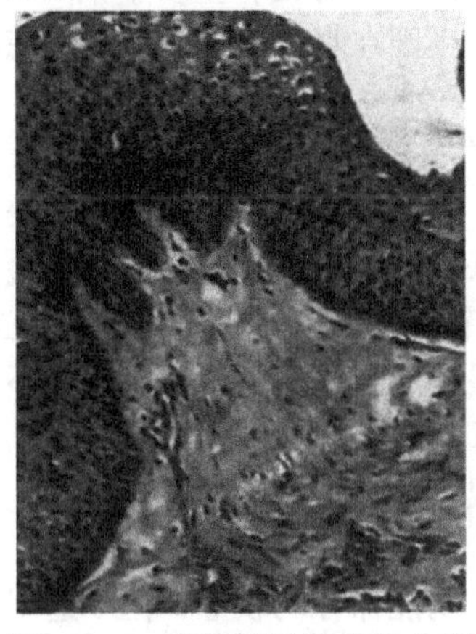

图 12-25　根端囊肿病理学表现

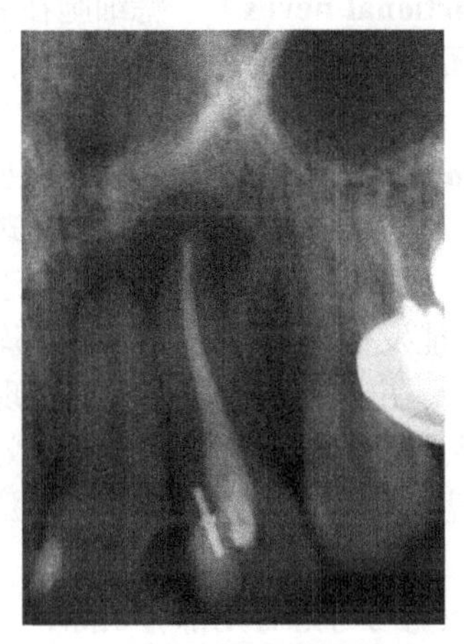

图 12-26　根端囊肿影像学表现

治疗：主要采用手术摘除囊肿。一般在口内做切口，翻起黏骨膜瓣，去除骨壁，暴露囊肿，将囊肿摘除。根据病源牙情况，拔除或做牙髓治疗。

2. 始基囊肿（primordial cyst） 发生于成釉器发育的早期阶段，在牙釉质和牙本质形成之前，成釉器的星形网状层发生变性和液化，液体潴留其中而形成囊肿。好发于下颌第三磨牙区。治疗方法为手术摘除囊肿。

3. 含牙囊肿（dentigerous cyst） 又称滤泡囊肿。发生于牙冠或牙根形成之后，在缩余釉上皮与牙冠面之间出现液体渗出而形成囊肿。囊肿逐渐长大，可形成面部畸形，大到一定程度可使唇颊侧骨壁变薄，触诊时有“乒乓球”样弹性感或羊皮纸样感，当表面骨质消失时，囊肿位于软组织下，触诊有波动感。囊肿可来自一个牙胚或多个牙胚，是最常见的牙源性颌骨囊肿之一（图 12-27，图 12-28）。好发于下颌第三磨牙区、上颌尖牙区。治疗方法主要是手术摘除囊肿。

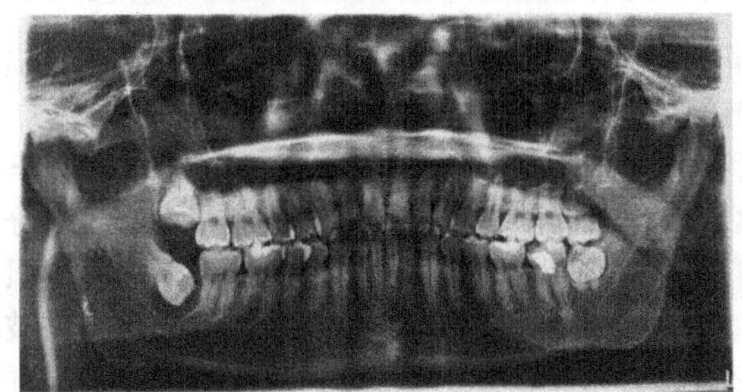

图 12-27　含牙囊肿曲面断层片

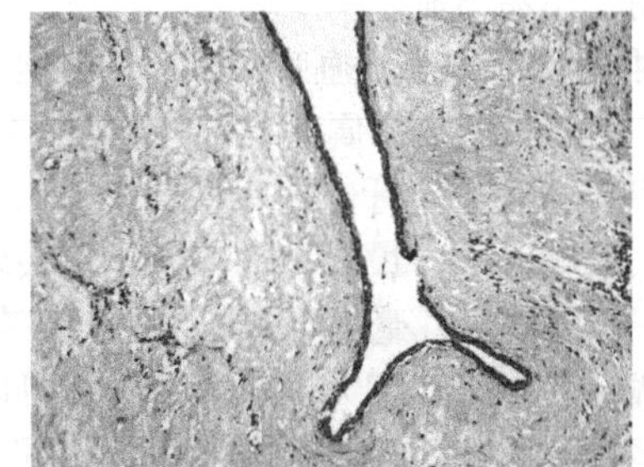

图 12-28　含牙囊肿病理

（二）非牙源性囊肿

非牙源性囊肿（non-odontogenic cyst）是由胚胎发育过程中残留的上皮发展而来，故亦称非牙源性外胚叶上皮囊肿（non-odontogenic ectodermal epithelial cyst）。根据发生部位不同可分为以下几种。

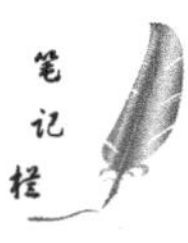

1. 球上颌囊肿（globulomaxillary cyst） 发生于上颌侧切牙与尖牙之间。

2. 鼻腭囊肿（nasopalatine cyst） 位于切牙管内或附近。

3. 正中囊肿（median cyst） 位于切牙孔之后，腭中缝的任何部位。

4. 鼻唇囊肿（nasolabial cyst） 位于上唇底和鼻前庭内。

【临床表现】 其症状与牙源性囊肿大致相似，主要表现为颌骨骨质的膨胀。

【治疗】 手术摘除。

第三节 瘤样病变及良性肿瘤

一、色素痣

根据组织病理学特点，色素痣（nevi）可以分为皮内痣、交界痣和混合痣3种。

1. 皮内痣（intradermal nevus） 为大痣细胞分化而来，是更成熟的小痣细胞。

2. 交界痣（junctional nevus） 痣细胞在表皮和真皮交界处，呈多个巢团状，边界清楚，分布距离均匀；每一巢团的上一半在表皮的底层内，下一半则在真皮浅层内。这些痣细胞为大痣细胞，色素较深。

3. 混合痣（compound nevus） 为上述两型痣的混合。

【临床表现】 交界痣为淡棕色或深棕色斑疹、丘疹或结节，一般较小，表面光滑，无毛，平坦或稍高于皮表。一般不出现自觉症状。突起于皮肤表面的交界痣容易受到洗脸、刮须、摩擦与损伤的刺激，并由此可能发生恶性变症状，如局部轻微痒、灼热或疼痛；痣的体积迅速增大；色泽加深；表面出现感染、破溃、出血，或痣周围皮肤出现卫星小点、放射黑线、黑色素环，以及痣所在部位的引流区淋巴结肿大等。恶性黑色素瘤多来自交界痣。

一般认为，毛痣、雀斑样色素痣均为皮内痣或复合痣。这类痣极少恶性变，如有恶性变则以交界痣为多。

【治疗】 较大痣可考虑分期部分切除，容貌、功能保存均较好，但不适用于有恶性变倾向的患者。也可采用全部切除，邻近皮瓣转移或游离皮肤移植。如怀疑有恶性变的痣，应采用外科手术一次全部切除活检；手术应在痣的边界以外正常皮肤上做切口。比较小的痣可激光去除，或直接切除后，潜行剥离皮肤创缘后直接拉拢缝合。

二、牙龈瘤

牙龈瘤（epulis）是一个以形态及部位命名的诊断学名词。牙龈瘤来源于牙周膜及颌骨牙槽突的结缔组织。大多认为是机械及慢性炎症刺激形成的反应性增生物，因其无肿瘤特有的结构，故非真性肿瘤。根据病理组织结构不同，牙龈瘤通常可分为肉芽肿型、纤维型及血管型3类。

1. 肉芽肿性牙龈瘤 主要是肉芽组织所构成，其中含有较多的炎性细胞及毛细血管，纤维组织较少，肿块表面呈红色或粉红色，易出血。

2. 纤维性牙龈瘤 含有较多的纤维组织和纤维母细胞。肿块颜色较淡与正常牙龈颜色无大差别，表面光滑，不易出血。

3. 血管型牙龈瘤 血管特多，颇似血管瘤。血管间的纤维组织可有水肿及黏液性变。损伤后极易出血。妊娠性龈瘤多属此类，分娩后可能消退。

【临床表现】 牙龈瘤女性较多，以青年及中年人常见。多发生于牙龈乳头部。位于唇、颊侧者较舌、腭侧者多。最常见的部位是双尖牙区。肿块较局限，呈圆球状或椭圆形，有时呈分叶状。大小不一，直径由几毫米至数厘米。肿块有的有蒂如息肉状，有的无蒂，基底宽广。一般生长较慢，但在妊娠期可能迅速增大。较大的肿块可以遮盖一部分牙及牙槽突，表面可见牙压痕，易被咬伤而发生溃疡，伴发感染。随着肿块的增长，可破坏牙槽骨壁，X线摄片可见骨吸收、牙周膜增宽的阴影。牙齿可能松动、移位。

【治疗】 治疗原则是手术切除。手术时，应在围绕病变蒂周的正常组织上做切口，将肿块完全切除，拔除波及的牙，并用刮匙或骨钳将病变波及的牙周膜、骨膜及邻近的骨组织去除，将创面缝合，如果创面较大不能缝合时，可用碘仿纱条覆盖。

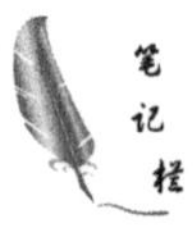

三、纤　维　瘤

颜面部和口腔内的纤维瘤（fibroma）可起源于面部皮下、口腔黏膜下或骨膜的纤维结缔组织。纤维瘤主要由纤维组织构成，细胞及血管很少；如为结缔组织、成纤维细胞及胶原纤维所组成，且血管丰富时，实际上为低度恶性纤维肉瘤，二者在病理上区别比较困难。

【临床表现】 纤维瘤一般生长缓慢。发生在面部皮下的纤维瘤为无痛肿块、质地较硬，大小不等、表面光滑、边缘清楚，与周围组织无粘连，一般皆可移动。发生在口腔的纤维瘤均较小，呈圆球形或结节状，有蒂或无蒂，肿瘤边界清楚，表面覆盖有正常黏膜，切面呈灰白色。口腔内纤维瘤多发生于牙槽突、颊腭等部位。发生于牙槽突的纤维瘤可能使牙齿松动移位。若受到咀嚼及牙损伤，则表面破溃、糜烂、继发感染，此时可引起疼痛或功能障碍。

口腔颌面部纤维瘤如处理不当，极易复发；多次复发后又易恶性变，其临床生物学行为比身体其他部位的纤维瘤差。

【治疗】 纤维瘤主要是手术完整切除。对于牙槽突的纤维瘤，除须拔除有关牙外，有时还需将肿瘤所侵犯的骨膜一并切除。临床诊断为纤维瘤，手术时须做冷冻切片，如证实为恶性，应按恶性肿瘤治疗原则处理。

四、牙源性肿瘤

牙源性肿瘤（odontogenic tumor）是由成牙组织，即牙源性上皮及牙源性间叶组织发生而来的一类肿瘤。牙源性肿瘤绝大多数为良性，少见为恶性。本节主要介绍几种临床常见的牙源性肿瘤。

（一）牙瘤

牙瘤（odontoma）发生于颌骨内，由一个或多个牙胚组织异常发育增生而形成，系非真性肿瘤。其中可含有不同发育阶段的各种牙胚组织，直至成形的牙。瘤内牙的数目不等，形状不规则，可能近似正常牙，也可以没有牙的形状，只是由一团紊乱的硬组织混合而成，在其周围被以纤维膜。根据上述组织排列不同分为两类：前者为组合性牙瘤，后者为混合性牙瘤，二者的临床表现基本相同。

【临床表现】 牙瘤多见于青年人，女性略多于男性，上颌略多于下颌，多发生于前磨牙和磨牙区。病变生长缓慢，早期无自觉症状。往往因牙瘤所在部位发生骨质膨胀，或牙瘤压迫神经产生疼痛，或因肿瘤穿破黏骨膜，发生继发感染时，才被发现。牙瘤患者常有乳牙滞留或缺牙现象，有时病变部位可有小牙萌出。X线检查可见骨质膨胀，有很多大小形状不同，类似发育不全牙的影像，或透射度似牙组织的一团影像，在它与正常骨组织之间有一条细小清晰的密度减低影，为牙瘤的被膜。牙瘤与囊肿同时存在者称为囊性牙瘤（图12-29～图12-32）。

【治疗】 手术摘除，注意需将其被膜一同刮除，以避免复发。

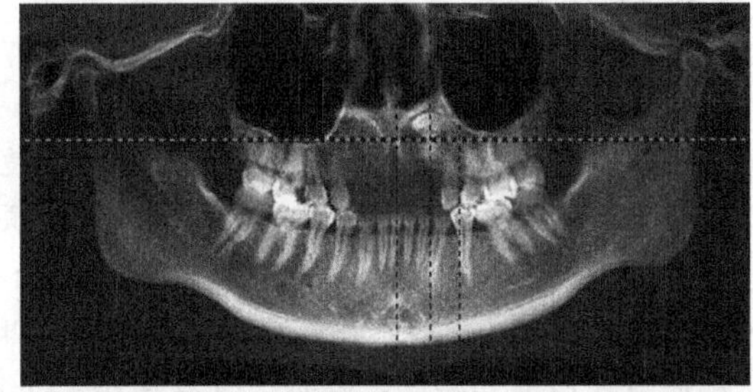

图12-29　囊性牙瘤CBCT转化曲面断层图像

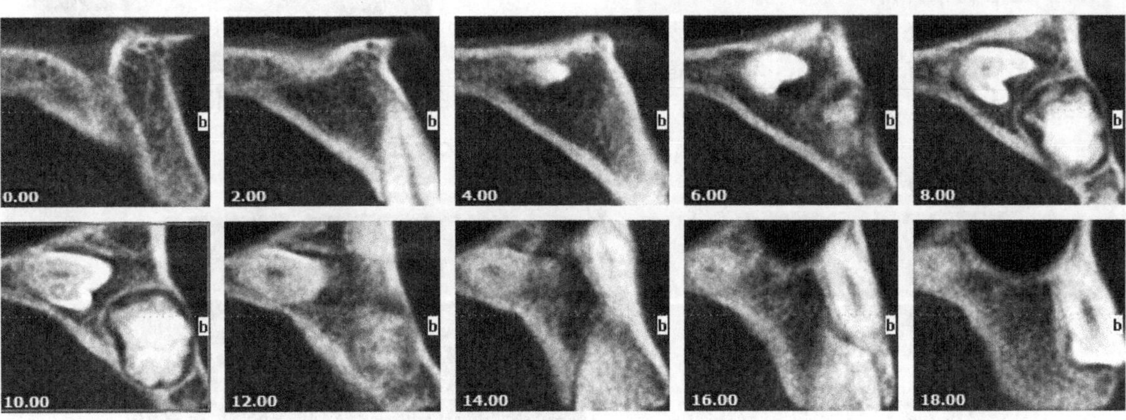

图12-30　囊性牙瘤CBCT

笔记栏

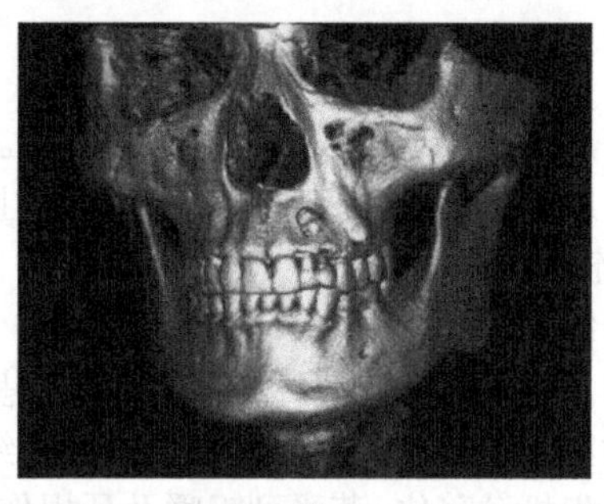

图 12-31　囊性牙瘤 CT 三维重建影像

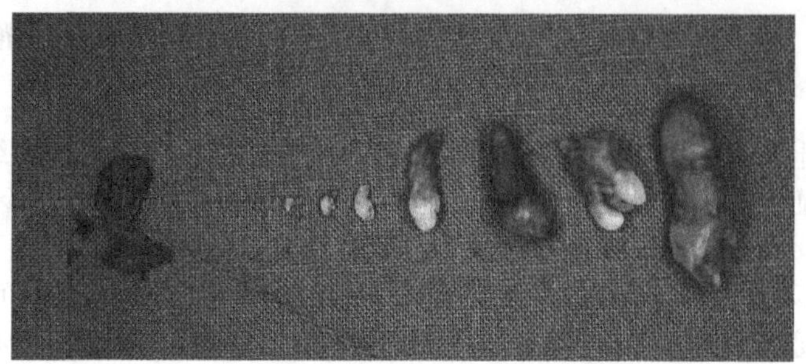

图 12-32　囊性牙瘤大体标本

（二）牙骨质瘤

牙骨质瘤（cementoma）来源于牙胚的牙囊或牙周膜。肿瘤由成片状的牙骨质或呈圆形的牙骨质小体所组成。与之相关的化牙骨质纤维瘤、根尖周牙骨质结构不良及巨大型牙骨质瘤，过去认为是牙骨质瘤，目前多认为是骨源性病变。

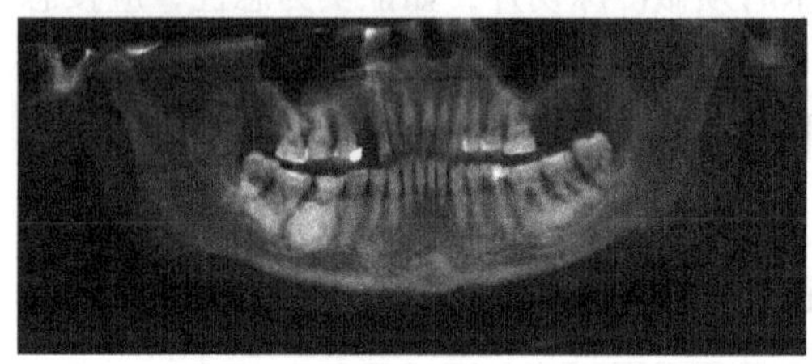

图 12-33　牙骨质瘤 CBCT 转化曲面断层片

【临床表现】 本病多发生于青年人，女性多见，好发于下颌前磨牙和磨牙的根尖部，与牙根融合。受累牙牙髓活力测验正常，此点可与根尖周囊肿和根尖肉芽肿相鉴别。肿瘤生长缓慢，一般无自觉症状；肿瘤增大时，可使牙槽骨膨胀，有时可伴有疼痛症状。常在出现神经症状，继发感染或拔牙时被发现。X 线摄片显示根尖周围有不透光阴影（图 12-33）。

【治疗】 手术摘除。如肿瘤较小，又无症状，可观察。

（三）牙源性角化囊肿

牙源性角化囊肿（odontogenic keratocyst）来源于原始的牙胚或牙板残余。近年来，对角化囊性瘤的研究显示，牙源性角化囊肿的生物学特点具有浸润性生长特点，与一般囊肿不同，是一种良性囊性肿瘤。

案例 12-5

患者，男性，55 岁。

主诉：右下颌前牙区疼痛不适 3 年。

现病史：3 年前右下颌前牙出现疼痛不适，1 年前右下颌牙龈肿胀，牙齿拥挤感，且由口外可见颏部膨隆。

专科检查：口外，右侧颏部明显可见隆起，皮肤颜色及温度正常，下唇无麻木感。口内，45 远中至左 34 唇颊侧前庭沟明显膨隆，触软，有波动感。下颌前牙排列拥挤，43 舌侧倾斜错位。

特殊检查：全景片示 34 ～ 45 根方较大边界清楚卵圆形透光阴影，有骨反应线，牙齿压迫移位但根尖未见明显破坏吸收（图 12-34 ～图 12-36）。

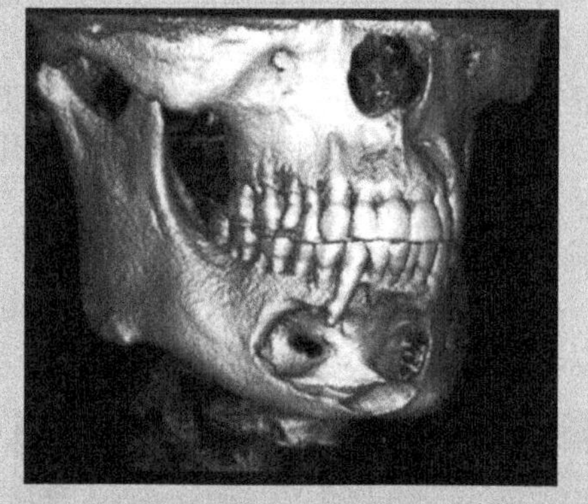

图 12-34　右下颌骨角化囊肿三维重建影像

诊断：右下颌骨角化囊肿（术后病理符合右下颌骨角化囊肿）。

治疗：右下颌骨角化囊肿摘除术。

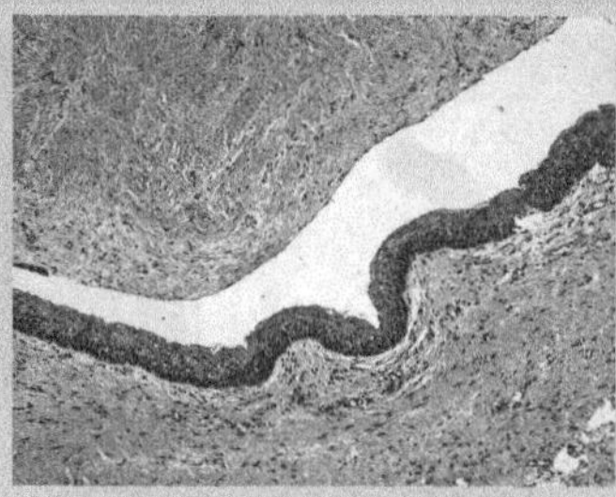

图 12-35　角化囊肿病理

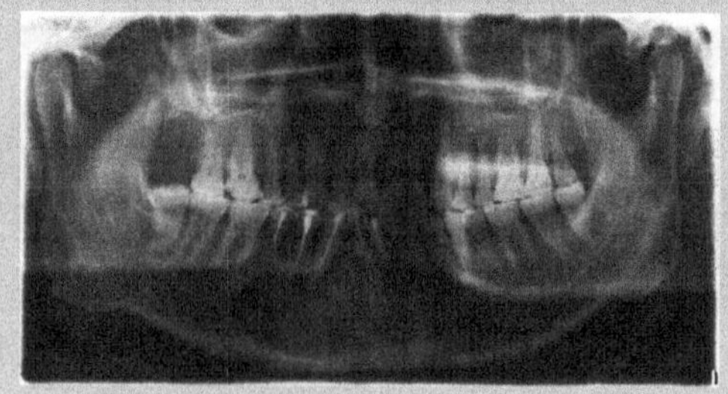

图 12-36　右下颌骨角化囊肿曲面断层影像

问题： 牙源性角化囊肿的生长特点是什么？

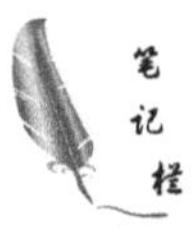

【临床表现】 颌骨牙源性角化囊肿多发生于青壮年，可发生于颌骨任何部位。好发于下颌第三磨牙区及下颌支部，生长缓慢，骨质膨隆可造成面部畸形；骨质变薄，可扪及乒乓球样感、羊皮纸脆裂声，表面骨质吸收殆尽时，可触及波动感。

角化囊肿大多向颊侧膨胀，但有 1/3 病例向舌侧膨胀，并穿破舌侧骨壁。当下颌肿瘤发展过大、骨质损坏过多时，可引起病理性骨折。上颌骨的角化囊性瘤可侵入鼻腔及上颌窦，将眶下缘上推，而使眼球受到压迫，影响视力，甚或产生复视。如邻近牙受压，根周骨质吸收，可使牙齿发生移位、松动与倾斜。

角化囊性瘤则可伴缺牙或有多余牙。如因拔牙，损伤使囊肿破裂时，可见似皮脂样物质。如有继发感染，也可出现炎症现象，患者有胀痛、发热、全身不适等表现。

角化囊肿可转变为或同时伴有成釉细胞瘤存在，角化囊肿还有显著的复发性和癌变能力。

多发性角化囊肿同时伴发皮肤基底细胞痣（或基底细胞癌），分叉肋、眶距增宽、颅骨异常、小脑镰钙化等症状时，称为痣样基底细胞癌综合征（nevoid basal cell carcinoma syndrome，NBCCS）或多发性基底细胞痣综合征（multiple basal cell nevus syndrome）。

【治疗】 主要是手术摘除囊肿。角化囊肿按一般方法处理有一定的复发率，并且有癌变的可能。因此，囊腔骨壁应加用 50% 氯化锌涂抹或液氮冷冻处理。已无法保留的病变下颌骨且范围较大者，应行切除，并立即植骨。

案例 12-5 分析

角化囊性瘤大多向颊侧膨胀，但有 1/3 病例向舌侧膨胀。

（四）成釉细胞瘤

成釉细胞瘤（ameloblastoma）为颌骨中心性上皮肿瘤，在牙源性肿瘤中较为常见。成釉细胞瘤除发生于颌骨外，极少数可发生在胫骨或脑垂体内。大多数人认为系由成釉器或牙板上皮发生而来，但也有人认为系由牙周膜内上皮残余或由口腔黏膜基底细胞发生而来，还有人认为由始基或含牙囊肿等转变而来。发生于颌骨以外的成釉细胞瘤可能由口腔黏膜基底细胞或上皮异位发展而成。

案例 12-6

患者，男性，19 岁。

主诉：左下颌膨隆肿胀 1 年。

现病史：患者 1 年来左下颌肿胀逐渐加重，入院后切取病理活检诊断为下颌骨成釉细胞瘤。

专科检查：口外，左侧下颌部肿胀明显并累及下颌体，触及肿胀区，颊舌侧均有膨隆，左侧颌下淋巴结肿大，触痛（+），可活动。口内，37 缺失，局部有一直径约 2.0cm 的创口，创口内有大腔隙。

特殊检查：病理诊断为左侧下颌骨成釉细胞瘤（图 12-37 ～图 12-42）。

治疗：手术治疗。（参考术式：左下颌骨部分切除术 + 左腓骨肌皮瓣转移修复术）

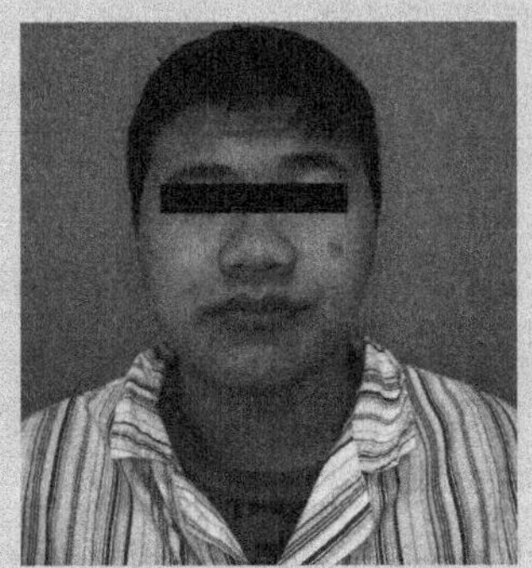

图 12-37　左下颌骨成釉细胞瘤正面像

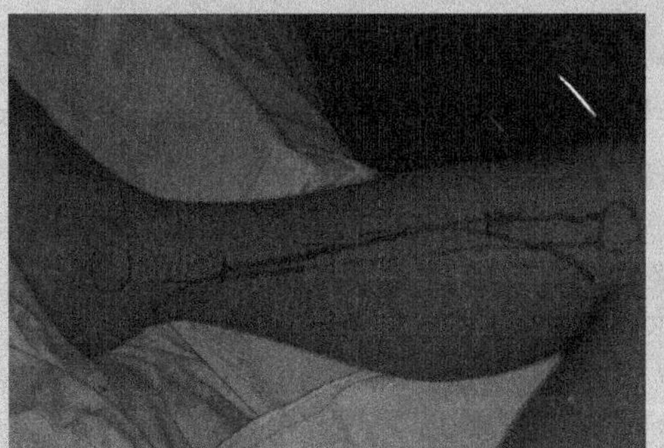

图 12-38　腓骨肌皮瓣术前切口设计

笔记栏

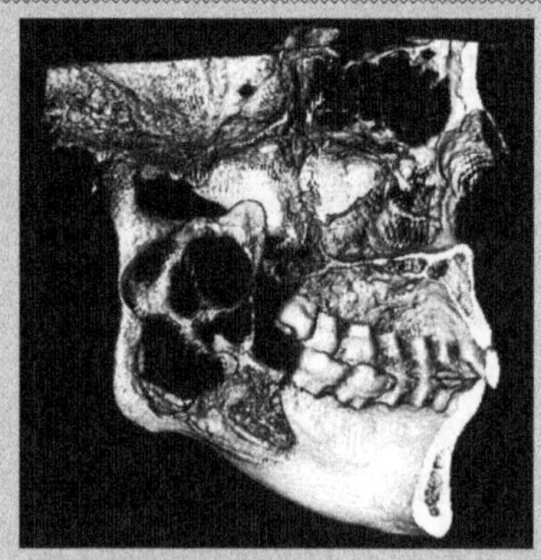

图 12-39　下颌骨成釉细胞瘤三维重建影像

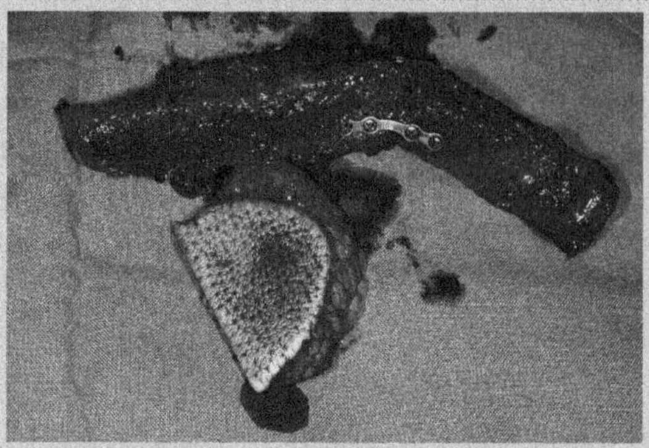

图 12-40　腓骨肌皮瓣塑形

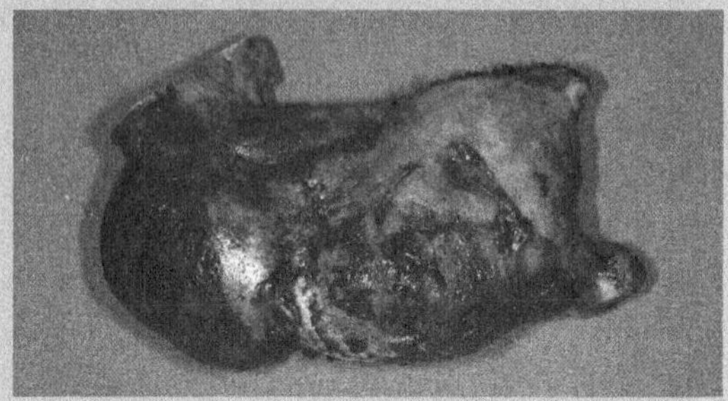

图 12-41　下颌骨成釉细胞瘤大体标本

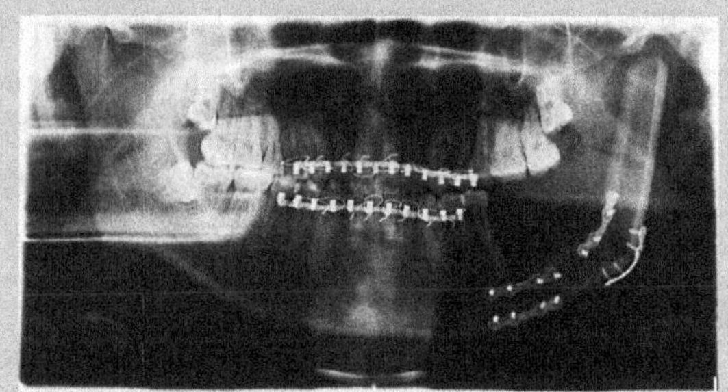

图 12-42　术后曲面断层影像

问题：试述成釉细胞瘤与角化囊肿的影像区别。

【临床表现】　成釉细胞瘤多发生于青壮年，以下颌体及下颌角部为常见。生长缓慢，初期无自觉症状，逐渐发展可使颌骨膨大，造成严重畸形。可使牙齿松动、移位或脱落。肿瘤继续增大时，使颌骨外板变薄，甚至吸收，这时肿瘤可以侵入软组织内。如果肿瘤表面发生溃疡，可继发感染而化脓、溃烂、疼痛，当肿瘤压迫下牙槽神经时，可使下唇及颊部出现麻木不适。骨质破坏较多时可发生病理性骨折。

典型成釉细胞瘤的 X 线表现为：早期呈蜂房状，以后形成多房性囊肿样阴影，单房者较少。成釉细胞瘤因为多房性及有一定程度的局部浸润性，故周围囊壁边缘常不整齐、呈半月形切迹。在囊内的牙根尖可有不规则的吸收现象。成釉细胞瘤大多为实质性，如囊性成分较多时，穿刺检查可抽出褐色液体，可与颌骨囊肿所含淡黄色液体相区别（图 12-43）。

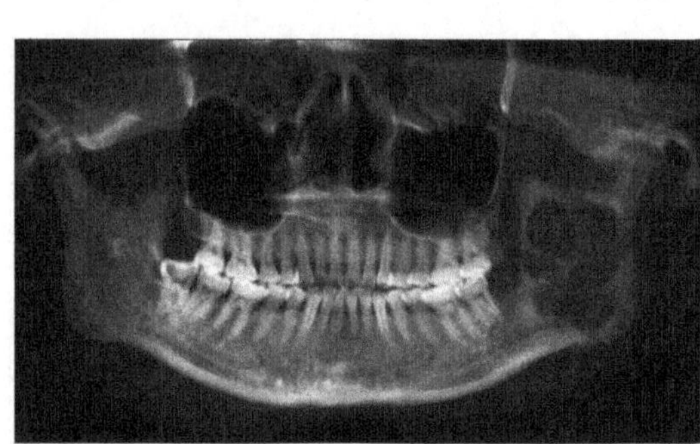

图 12-43　下颌骨成釉细胞瘤曲面断层影像学

【治疗】　外科手术治疗。因成釉细胞瘤有局部浸润周围骨质的特点，多数情况需在病变外约 0.5cm 处切除肿瘤。但临床上应根据病变大小、部位、是否复发等因素决定术式。

1. 截骨植骨术　病变范围较大或多次复发者在病变外 0.5cm 处截骨。截骨后遗留的缺损一般应即刻植骨修复。常用的供骨为髂骨和腓骨。缺损范围大者或口腔有继发感染或软组织不够时需用血管化的髂骨或腓骨。

2. 下颌骨矩形切除术　适用于病变范围不大，下颌骨下缘及下颌支后缘有一定厚度的正常骨质者。该术式可保留下颌骨的连续性，较好地保存了患者的咀嚼功能和外形。

3. 刮治术　主要适用于单囊成釉细胞瘤，对于范围较小的多囊病变也可采用。成釉细胞瘤的刮治术不完全等同于普通颌骨囊肿刮治术，刮除肿瘤后应对骨腔做进一步处理，可采用球钻对骨壁进行一定磨除，以减少复发。术后应长期随访。

案例 12-6 分析

成釉细胞瘤的 X 线表现为：早期呈蜂房状，以后形成多房性囊肿样阴影，单房比较少。成釉细胞瘤因为多房性及有一定程度的局部浸润，故周围囊壁边缘常不整齐、呈半月形切迹。在囊内的牙根尖可有不规则吸收现象。

角化囊性瘤 X 线表现为：多为单囊，好发于下颌第三磨牙区及下颌支部。常沿颌骨长轴生长，膨胀不明显；如有膨胀，常向舌侧。牙根吸收少见，多呈斜面状。病变内可含牙或不含牙。

（五）牙源性黏液瘤

黏液瘤（myxoma）可发生于软组织和颌骨。颌骨内的黏液瘤倾向于牙源性，因其结构极似牙源性间质，有时含上皮剩余，常伴牙发育异常或牙缺失。也有人认为黏液瘤是由纤维组织基质的黏液样退行性变而来的。

黏液瘤无包膜，切面呈胶冻状，显微镜下可见疏散的星形细胞分布在疏松黏液基质内，以长胞质突起互相连接。在牙源性黏液瘤内有少量牙源性上皮条索，可与其他部位的黏液瘤相区别。

【临床表现】 牙源性黏液瘤多发生于颌骨，软组织极少见。磨牙及前磨牙区为好发部位，下颌较上颌多见。常发生于青年。黏液瘤一般生长缓慢，呈局部浸润性生长。早期无明显症状，直到肿瘤逐渐增大，颌骨呈现畸形时才被注意。常伴有未萌出或缺失的牙。

X 线摄片显示骨质膨胀，骨质破坏呈蜂房状透光阴影，房隔较细，由于呈局部浸润性生长，边缘常不整齐。

【治疗】 主要采取完整手术切除。由于肿瘤无包膜，呈局部浸润性生长，手术不彻底时，容易复发。因此临床上通常将其归为低度恶性肿瘤，应施行方块切除。如肿瘤较大时，须行半侧下颌骨或上颌骨切除，以防止复发。

五、血管瘤与脉管畸形

血管瘤与脉管畸形是来源于脉管系统的肿瘤或发育畸形，统称为脉管性疾病（vascular anomalies），头颈部约占全身血管瘤的 60%。

（一）血管瘤

血管瘤（hemangioma）多见于婴儿出生时或出生后不久（1 个月之内）。它起源于残余的胚胎成血管细胞。其组织病理特点是瘤内富含增生活跃的血管内皮细胞，并有成血管现象和肥大细胞聚集。

血管瘤的生物学行为特点是可以自发性消退，其病程可分为增生期、消退期及消退完成期三期。

案例 12-7

患者，女性，1 岁。

主诉：右面部红色肿块渐增大 6 个月余。

现病史：患儿家长诉患儿出生 3 天后发现其右面部散在数个米粒大小红色肿块，未在意，1 个月后肿块迅速长大，现已成片，故来求治。

检查：全身检查未见异常。左面部下颌区可见片状红色肿块，略突出于皮肤，红色，界限较清，可压缩，体位移动试验阴性（图 12-44）。

诊断：面部血管瘤。

治疗：门诊随访，必要时行药物及激光治疗。

问题：血管瘤的治疗原则是什么？

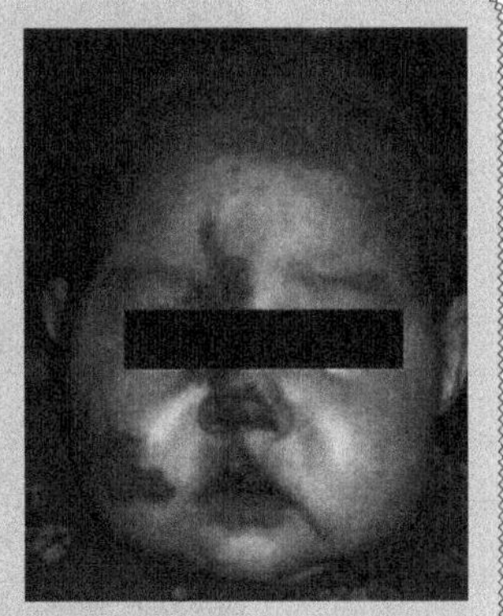

图 12-44　面部血管瘤

【临床表现】 增生期最初表现为毛细血管扩张，四周为晕状白色区域；迅即变为红斑并高出皮肤，高低不平似杨梅。随婴儿第一发育期，约在 4 周以后快速生长。快速增生还见于婴儿的第二生长发育期，即 4 ～ 5 个月。一般在 1 年以后进入静止消退期。消退是缓慢的，病损由鲜红色变为暗紫色、棕色，皮肤可呈花斑状。据统计，50% ～ 60% 的患者在 5 年内消退，75% 的患者在 7 年内完全消退完毕，10% ～ 30% 的患者可持续消退至 10 岁左右。因此所谓消退完成期为 10 ～ 12 岁。大面积的血管瘤完全消退后可有局部色素沉着、浅瘢痕、皮肤萎缩下垂等体征。

【治疗】 血管瘤的治疗可分为保守观察、药物治疗、激光治疗和手术治疗。

对于婴幼儿血管瘤，因其自发消退的特性，任何治疗都基于早期明确诊断。对于没有临床并发

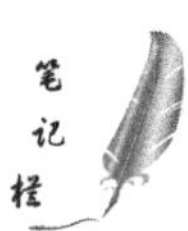

症，病变无过快生长者，可采取保守观察。但是头颈部大范围的血管瘤病变会留下面部浅瘢痕，适当早期干预有利于改善外形，最后达到较理想的治疗效果。

过去，激素类药物一直作为血管瘤治疗的一线用药被使用。2008 年以来普萘洛尔被发现对血管瘤有较好的治疗作用，并且对消退期血管瘤有效，近年来逐渐取代激素成为一线用药。

其他治疗药物还有干扰素等，由于其临床并发症较重，只在其他药物控制不佳时才使用。

激光主要用于皮肤或黏膜浅表血管瘤的治疗，适用的主要激光种类为脉冲燃料激光（595nm，585nm）和长脉冲 1064nm Nd：YAG 激光。

对病变消退后遗留的多余组织、瘢痕和产生的继发畸形可以通过手术进行矫正，以获得较好的美容效果。

案例 12-7 分析

1. 预防或治疗严重危及生命或功能的相关并发症。
2. 预防血管瘤消退后产生的畸形或面容缺陷。
3. 预防溃疡及感染，对已经产生溃疡的患者，促进溃疡愈合，减少瘢痕产生，并缓解疼痛。
4. 减轻患儿及其家长的心理压力。
5. 避免对能够自行消退并且预后较好的病变进行过度治疗。

（二）脉管畸形

1. 静脉畸形 旧分类称海绵状血管瘤，由衬有内皮细胞的无数血窦所组成，似海绵状结构。位置深浅不一，好发于颊、颈、眼睑、唇、舌和口底等。可呈蓝色或紫色，边界不清，质地柔软，可压缩。有时窦内血液凝固而成血栓，血栓钙化成为静脉石。当头低位时，肿瘤充血膨大，恢复正常体位后，肿块亦恢复原状，此称为体位移动试验阳性。

2. 毛细血管畸形 即常见的葡萄酒色斑。83% 发生在头颈部，口腔黏膜较少，常沿三叉神经分布区分布，以第 1 支多见。由大量错杂交织扩张的毛细血管构成。呈鲜红或紫红色，边界清楚，与皮肤表面平，外形不规则，大小不一。以手指压迫病变区，表面颜色退去，解除压力后，血液立即充满病变区，恢复原有大小及色泽。

3. 动静脉畸形 又称为蔓状血管瘤，是一种迂回弯曲、有搏动性的血管畸形。主要是由血管壁显著扩张的动脉与静脉直接吻合而成，故亦称为先天性动静脉瘘（congenital arteri-ovenous fistula）。蔓状血管瘤多见于成年人，常发生于颞浅动脉所在的颞部或头皮下组织中。病损高起呈念珠状，肿瘤表面温度较高，触诊有震颤感，听诊有吹风样杂音（图 12-45）。

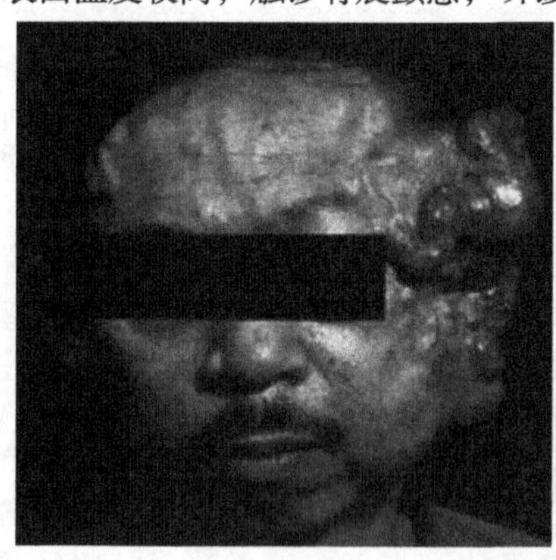
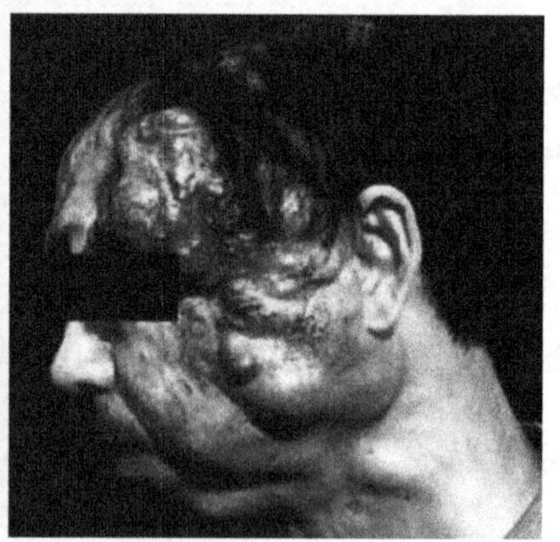

图 12-45 左颜部、腮腺区动静脉畸形

4. 淋巴管畸形 是淋巴管发育异常所形成的一种良性病变，常见于儿童及青年。按其临床特征及组织结构可分为微囊型及大囊型两类。

（1）微囊型：又称毛细血管型及海绵型淋巴管瘤，由衬有内皮细胞的淋巴管扩张而成。淋巴管内充满淋巴液，在皮肤或黏膜上呈孤立或多发性散在的小圆形囊性结节状或点状病损，无色、柔软，一般无压缩性，边界不清楚。口腔黏膜的淋巴管畸形有时与毛细血管畸形同时存在，出现黄、红色小疱状突起，称为淋巴管 - 毛细血管畸形。

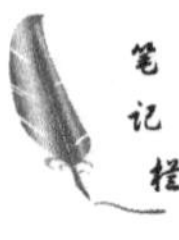
笔记栏

（2）大囊型：又称囊肿型或囊型水瘤。主要发生于颈部。一般为多房性囊腔，边界清或不清，内有透明、淡黄色水样液体。肿瘤扣诊柔软，波动感，与深层静脉畸形不同的是体位移动试验阴性，

透光试验阳性。

5. 混合型脉管畸形 存在一种以上类型的脉管畸形，如毛细血管淋巴管畸形等。

【诊断】 表浅的血管瘤或脉管畸形的诊断并不困难。位置较深的血管瘤或脉管畸形应行体位移动试验和穿刺检查予以确定。对静脉畸形及深层组织内的静脉畸形、大囊型淋巴管畸形等，为了确定其部位、大小、范围及吻合支的情况，可以采用超声、动脉造影、病变腔造影、CT 血管成像（CTA）、磁共振血管成像（MRI 或 MRA）等协助诊断，并为治疗和疗效评价提供依据。

【治疗】 脉管畸形的治疗应根据病变类型、位置及患者的年龄等因素来决定。目前的治疗方法有外科切除、放射治疗、低温治疗、激光治疗和注射药物及栓塞等。一般采用综合序列疗法。

1. 毛细血管畸形 过去采用多种治疗，包括冷冻、外科切除并修复、药物注射、硬化剂、电凝固、敷贴中药等，但效果均不理想。面部毛细血管畸形可试用氢离子或氩离子激光光动力治疗，疗效较好。

2. 静脉畸形 静脉畸形的治疗方法有很多，应根据部位、大小和回流速度选择。口腔黏膜及浅表部位的畸形可选用激光、平阳霉素病变内注射等疗法；深部、局限、低回流型畸形，硬化剂治疗（平阳霉素注射）可获得良好效果；深部、高回流型畸形，推荐选用无水乙醇及其他硬化剂，翻瓣激光、手术等综合治疗。对于大范围静脉畸形，目前尚缺乏有效的治疗手段，只能采用分阶段治疗和综合治疗，可选用的方法有很多，例如手术 + 硬化剂注射、手术 + 微波热凝、病变内结扎 + 硬化剂治疗、激光 + 手术治疗等。单纯手术治疗目前尚不能解决根治、复发和美观等问题。

硬化剂治疗：硬化剂注射治疗可作为单一的治疗方法，亦可与手术、激光等联合应用。对于广泛性病变，硬化剂注射的次数多，治疗后复发的概率较大，其疗效不佳。常用硬化剂为 5% 鱼肝油酸钠、平阳霉素等。

手术治疗：局限型的静脉畸形可手术切除。范围广泛时，可在注射硬化剂后部分切除以矫正外形。术前宜做造影，以充分了解病变范围及其侧支循环，供手术设计参考。要充分估计失血量并采取相应措施，避免出现不可挽回的损失，多个或面积较大切除后的组织缺损，可用植皮或皮瓣修复。

大面积静脉畸形的处理：大面积静脉畸形因其范围广，累及多层组织（皮肤、黏膜、肌肉）和重要组织结构（大血管、神经），是目前临床上的治疗难题。

3. 动静脉畸形 治疗前必须完善各种检查，包括超声检查和数字减影血管造影检查。动静脉畸形的根治相当困难。结扎供养动脉将会降低血管畸形区域的血流阻力，其结果是使周围微瘘中的血液反流至大瘘中，反而增加畸形体积，加重病变。结扎同侧颈外动脉，由于结扎侧动脉压力突然下降，血流动力学促使其与对侧颈外动脉，甚至颈内动脉、椎动脉之间吻合支扩张开放，形成广泛的侧支循环，继而增加病变区域的血供，因而应予以坚决反对。近年来，选择性动脉栓塞术的应用使动静脉畸形的治疗成为可能。

4. 淋巴管畸形 治疗以硬化剂注射为主，可配合手术治疗进行病变缩小术、颌骨畸形矫正等，以改善美观和功能，提高患者的生存质量。

六、神经源性肿瘤

来源于神经组织的良性肿瘤中以神经鞘瘤与神经纤维瘤最为常见。

（一）神经鞘瘤

神经鞘瘤（neurilemmoma）亦称施万瘤（schwannoma），来源于神经鞘膜。头颈部神经鞘瘤主要发生于脑神经，如听神经、面神经、舌下神经和迷走神经等；其次是周围神经，以头部、面部、舌部最为常见；交感神经发生者较为少见。

【临床表现】 神经鞘瘤多见于中青年人。生长缓慢，包膜完整，属良性瘤，但也有恶性者。肿瘤为圆形或卵圆形，一般体积较小，但亦可长大而呈分叶状。质地坚韧，触诊有软胶样感觉。来自感觉神经者常有压痛，亦可有放射样痛。肿瘤可沿神经轴侧向两侧移动，但不易沿神经长轴活动。肿瘤愈大愈容易黏液性变，发生黏液性变后质软如囊肿。穿刺时可抽出褐色血样液体，但不凝结是其特点。来自迷走神经，交感神经的神经鞘瘤以颈动脉三角区为最多见。

【治疗】 手术摘除方式应根据肿瘤部位及大小而定。若为周围神经鞘瘤，可用手术完整摘除；若肿瘤位于重要神经干时，则不可贸然为切除肿瘤而将神经干切断，致影响功能。手术时可将肿瘤上神经干外膜沿纵轴切开，小心地剥开神经纤维，然后将肿瘤摘除。

由于手术的损伤，来自迷走神经的神经鞘瘤手术后可能发生声音嘶哑，呛咳；来自交感神经则

笔记栏

可能会出现 Horner 综合征。如神经未切断，有可能在以后恢复。

（二）神经纤维瘤

神经纤维瘤（neurofibroma）是由神经鞘细胞及成纤维细胞两种主要成分组成的良性肿瘤，分为单发与多发性两种，多发性神经纤维瘤又称神经纤维瘤病（neurofibromatosis）。神经纤维瘤可发生于周围神经的任何部位。口腔颌面部神经纤维瘤常来自第五或第七对脑神经。

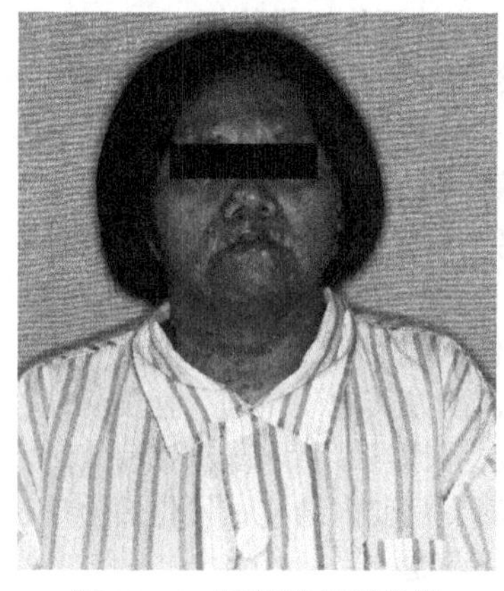

图 12-46　面部神经纤维瘤

【临床表现】 神经纤维瘤多见于青年人，生长缓慢，口腔内较少见，颜面部神经纤维瘤的特征性表现主要是皮肤呈大小不一的棕色斑，或呈灰黑色小点状或片状病损。肿瘤常为多发性瘤结节，沿皮下神经分布，呈念珠状，也可呈丛状，如来自感觉神经，可有明显触痛。沿着神经分布的区域内，有时结缔组织呈异样增生，致皮肤松弛或折叠下垂，造成功能障碍和面部畸形。肿瘤质地柔软，虽瘤内血运丰富，但一般不能压缩，这一点可与静脉畸形相区别。邻近的骨受侵犯时，可引起骨发育畸形。头面部多发性神经纤维瘤还可伴先天性颅骨缺损。当皮肤上存在 5 ～ 6 个以上，直径＞1.5cm 的咖啡色或棕色斑块时，即可确定为神经纤维瘤病（图 12-46）。

【治疗】 手术切除。对小而局限的神经纤维瘤可以一次完全切除；对巨大肿瘤只能作部分切除，以纠正畸形及改善功能障碍。

第四节　恶性肿瘤

在我国，口腔颌面部的恶性肿瘤以癌最常见，肉瘤较少，在癌瘤中又以鳞状细胞癌最多见，一般占 80% 以上；其次为腺性上皮癌（如黏液表皮样癌、腺癌、腺样囊性癌、恶性混合瘤和腺泡细胞癌等）及未分化癌；基底细胞癌及淋巴上皮癌较少见，基底细胞癌多发生在面部皮肤。

一、癌

鳞状细胞癌（squamous cell carcinoma），简称鳞癌。口腔颌面部鳞状细胞癌多发生于 40 ～ 60 岁的成人，近年来有年轻化趋势，男性多于女性。部位以舌、颊、牙龈、腭、上颌窦为常见。鳞癌常向区域淋巴结转移，晚期可发生远处转移。可表现为黏膜白斑，表面粗糙；乳头状、溃疡型两者混合出现，其中又以溃疡型为最多见；有时呈菜花状，边缘外翻。

（一）舌癌

舌癌（carcinoma of tongue）约占人体肿瘤的 2%，约占口腔癌的 33%，多发生于男性老年人，由于舌组织对刺激非常敏感，稍有一点异常就立刻能感觉到，加之舌位于易观察的浅表部位，所以舌癌较容易被发现。舌癌多发生于舌中 1/3 侧缘，其次发生在舌根、舌腹、舌背，舌尖少见。舌癌以鳞状细胞癌最多见，舌根部可为腺癌。

【临床表现】 舌癌早期可表现为溃疡、外生与浸润 3 种类型。肿瘤相应部位常有慢性刺激因素存在，如残根或锐利牙尖等；也可存在有白斑等癌前病损。可有舌感觉麻木与运动障碍。溃疡或浸润块有自发痛或触痛，特别是在舌运动时。当舌体癌向舌根侵犯时，常可伴有病灶同侧放射性耳痛；舌的运动受限，影响进食与说话，这是癌瘤侵犯深部肌肉所致；舌溃疡容易出血、糜烂；晚期可扩展到口底及软腭，肿瘤可因缺血、缺氧引起坏死、溃疡与继发感染，从而伴发出血、恶臭。

舌癌的淋巴结转移率较高，通常为 40% 左右。转移部位以颈深上淋巴结群最多。舌癌至晚期，可发生肺部转移或其他部位的远处转移。

案例 12-8

患者，男性，63 岁。

主诉：发现舌部肿块 1 年余。

现病史：1 年前自觉右侧舌腹部灼痛伴溃疡，溃疡不愈合，近日来疼痛加重。

专科检查：口外，颌下区淋巴结触及肿大。口内，右舌侧缘对应 45 ～ 47 区域可见范围约 1.5cm×1.2cm 大小的溃烂面，表面可见黄色假膜，触压痛明显。触诊质硬，舌无麻木感，活动自如（图 12-47 ～图 12-49）。

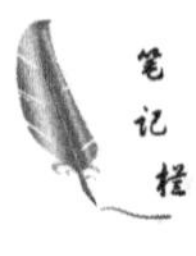

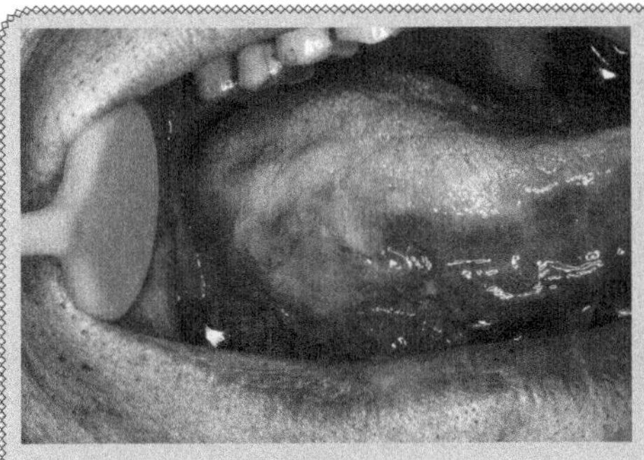
图 12-47　术前

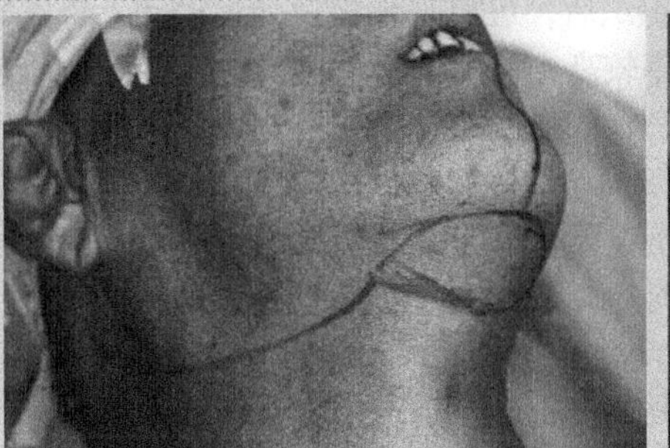
图 12-48　术前切口设计

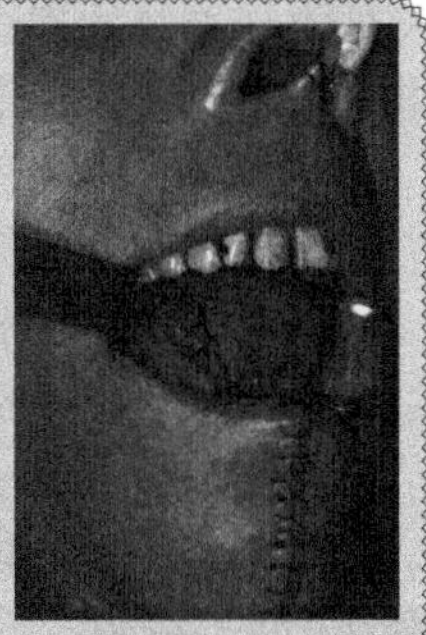
图 12-49　舌再造

诊断：右舌部鳞状细胞癌。

治疗：手术治疗，术后建议放疗化疗（参考手术术式：舌癌扩大切除术＋右颈淋巴清扫术＋颏下岛状瓣修复术）。

问题：舌癌的转移有哪些特点？

【诊断】　本病一般比较容易诊断，但应警惕早期浸润型舌癌，触诊的诊断意义比望诊重要，可行活组织检查以明确性质。行 MRI、CT 以明确肿瘤浸润范围。

【治疗】　治疗应以综合疗法为主。

1. 早期病变　溃疡范围局限、浸润较浅者（深度＜ 2mm），可采用局部扩大切除或放射治疗。

2. 中等大小病变　局部行扩大切除；波及口底与颌骨者，应酌情扩大切除范围，行颌骨矩形或节段性切除，遗留组织缺损者，酌情采用皮瓣修复。颈淋巴结肿大者，应行根治性颈淋巴结清扫术。

3. 晚期病变　原则上应行舌颌颈联合根治术。在肿瘤彻底切除的前提下，酌情选用皮瓣修复。中晚期病变者，应辅以化疗和放疗。

案例 12-8 分析

舌癌的颈淋巴结转移常在一侧，如发生于舌背或越过舌体中线的舌癌可以向对侧颈淋巴结转移；位于舌前部的癌多向下颌下及颈深淋巴结上、中群转移；舌尖部癌可以转移至颏下或直接至颈深中群淋巴结。此外，舌癌可发生远处转移，一般多转移至肺部。

（二）牙龈癌

牙龈癌（carcinoma of gingiva）在口腔癌发病中仅次于舌癌而居第二位，但近年来有下降趋势。主要发生在上下颌游离龈、附着龈，多为鳞状细胞癌。

【临床表现】　多见于磨牙区，下颌较上颌多见。临床表现可分为溃疡型和外生型，以溃疡型为多见。早期症状常为牙痛。病变区牙齿松动、移位甚至脱落。对上颌牙龈癌，应注意是否与上颌窦相通。下颌牙龈癌侵犯颌骨，下牙槽神经受累时可致患侧下唇麻木。若肿瘤侵犯咀嚼肌群，常伴开口受限。可伴颈淋巴结转移，下颌牙龈癌较上颌转移率高。

X 线表现为病变区骨质虫蚀状不规则吸收，其周围有时可见骨密度增高的硬化现象。晚期病例可见病理性骨折。

【诊断】　活体组织检查可明确诊断。

【治疗】　以手术治疗为主。上颌牙龈癌有淋巴结转移者，应同期施行手术治疗；下颌牙龈癌多同时行选择性颈淋巴清扫术。

（三）颊癌

原发于颊黏膜的癌称为颊癌（carcinoma of buccal mucosa），以鳞状细胞癌最多，腺癌次之（图 12-50）。

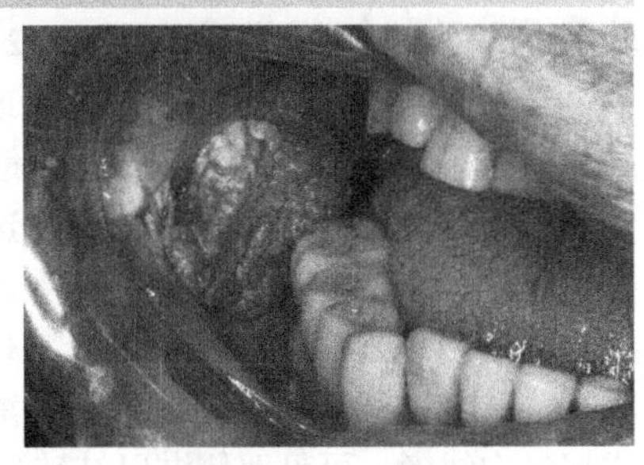
图 12-50　颊癌

【临床表现】　颊黏膜鳞癌通常有糜烂、溃疡或肿块。可同时伴有白斑或扁平苔藓存在，或相应部位存在有慢性刺激因素，如残根、不良修复体等。腺源性颊癌主要表现为外突或浸润硬结型肿块。

颊癌早期一般无明显疼痛，当癌肿浸润肌肉等深层组织或合并感染时，出现明显疼痛，伴不同程度的张口受限，甚至牙

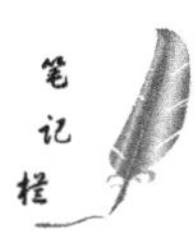

关紧闭。累及牙周组织后，可出现牙痛及牙齿松动。伴发感染时，可出现局部继发性出血，疼痛加重。颈淋巴结转移率较高，常为下颌下淋巴结肿大，亦可累及颈深上淋巴结群。

【诊断】 颊癌的诊断可根据病史、临床表现及病理，活体组织检查可明确诊断。

【治疗】 由于颊癌呈浸润性生长，局部复发率高，宜采用以手术为主的综合治疗。

1. 原发灶的治疗 可行局部扩大切除，切除后，应行皮瓣修复组织缺损。侵犯颌骨者应视其受累情况，按肿瘤外科原则设计颌骨切除范围。

2. 颈淋巴结肿大者 应行颈淋巴清扫术。

3. 中、晚期病例 术前、术后应辅以化疗或放射治疗。

（四）唇癌

唇癌是指发生于唇红黏膜的癌，绝大多数为鳞癌，也可见腺癌、基底细胞癌。发生于唇内侧黏膜的应属于颊黏膜癌，发生于唇部皮肤的应归于皮肤癌。

【临床表现】 唇癌好发于下唇，以下唇中外1/3间的唇红缘黏膜多发，多见于户外工作者，常有吸烟史。生长较慢，常无明显自觉症状。以外突型与溃疡型多见，可与白斑同时存在。淋巴结转移率较低，转移部位以颌下或颏下淋巴结常见。

【诊断】 依据病史及临床表现可做出诊断，必要时可行活体组织检查以明确性质。

【治疗】 早期病变、范围局限者可采用手术、放射、激光治疗，均可获得良好效果。病变直径超过2.0cm者，手术切除原发灶后需行局部皮瓣修复。早期病例不做选择性颈淋巴清扫术，可严密观察。病变范围较大者，可考虑行选择性颈淋巴清除术或放射治疗；临床诊断颈淋巴结转移者，应行颈淋巴清扫术。

（五）口底癌

口底癌（carcinoma of the floor of mouth）是指发生在口底黏膜的鳞癌。

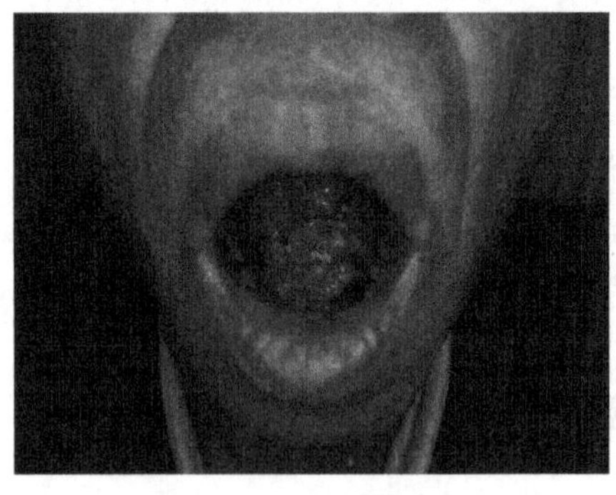

图12-51 口底癌术前

【临床表现】 口底癌以发生在舌系带两侧的前口底为常见，局部可出现溃疡或肿块。由于口底区域不大，极易侵犯舌系带而至对侧，并很快向前侵及牙龈和下颌骨舌侧骨板；进一步侵入骨松质后，可使下前牙发生松动，甚至脱落。向后侵犯，除波及后口底外，还可深入舌腹肌层。晚期向深层侵犯口底肌群。

口底癌，特别是前口底癌极易发生双侧颈淋巴结转移。最易侵及的是颏下及下颌下淋巴结，后期则多转移至颈深上群淋巴结。

【诊断】 与舌癌一样，口底癌的触诊，特别是双手合诊十分重要，可通过触诊了解肿瘤的性质和实际浸润部位。若需明确有无骨质破坏，可行X线检查以协助诊断（图12-51）。

【治疗】

1. 原发灶的处理 鉴于口底癌易早期侵及下颌舌侧牙龈及骨板，故在切除口底原发灶时，常需一起行下颌骨牙槽突或方块切除术。

2. 转移灶的处理 口底癌的颈淋巴转移率与舌癌相似，在40%左右，国外报道高达70%。一般应考虑选择性颈淋巴清扫术。

（六）腭癌

腭癌（carcinoma of palate）指仅限于硬腭的原发性癌肿，软腭癌应列入口咽癌范畴（图12-52）。

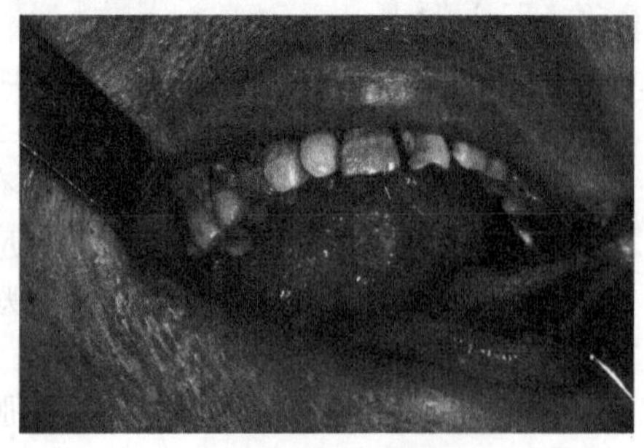

图12-52 腭癌

【临床表现】 腭癌多呈肿块或溃疡，腺癌主要表现为肿块或在肿块的基础上发生溃疡；鳞癌则主要表现为外翻的菜花状溃疡。常先起自一侧，并迅速向对侧蔓延。侵及牙槽突可致牙齿松动，鼻腔、上颌窦受累可出现相应症状。软腭癌常早期出现耳部症状，如重听、耳鸣等，这与咽鼓管受侵犯有关。淋巴结转移者，以颈深上淋巴结为多见；接近中线或超过中线者，可见双侧淋巴结转移。

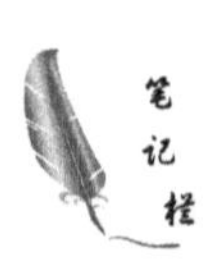

【诊断】 活体组织检查可明确诊断。

【治疗】 硬腭癌仅见腭骨或上颌窦底破坏者，可行低位上颌骨切除术。软腭癌局部扩大切除后所致组织缺损，可考虑组织瓣修复，术后辅以放射治疗。患侧颈部有肿大淋巴结者，应行治疗性颈淋巴清扫术。病变位于软腭、临床上扪及肿大淋巴结者，可考虑选择性颈淋巴清除术或颈部放射治疗。

（七）上颌窦癌

上颌窦癌（carcinoma of maxillary sinus）指发生于上颌窦黏膜的癌，占鼻窦恶性肿瘤的 80%，以鳞状细胞癌最多，少数为腺癌或肉瘤。在我国，北方较南方多见。本病好发于 50 ～ 60 岁患者。病因目前不清楚，可能与下列因素有关：①接触化学致癌物质；②头颈其他肿瘤接受放疗；③上颌窦乳头状瘤、黏膜白斑等恶变；④长期慢性上颌窦炎刺激黏膜上皮化生。

【临床表现】 早期常无明显自觉症状，肿瘤破坏窦壁侵及周围组织时，则表现出相应的症状与功能障碍。肿瘤发生于上颌窦下壁者，常有牙痛、牙龈麻木、牙齿松动和龈颊沟肿胀。肿瘤发生于上颌窦前外壁者，可有面颊部感觉迟钝、麻木，面部及龈颊沟肿胀。肿瘤发生于内侧壁者，可有鼻塞、异常分泌物，鼻出血及流泪。肿瘤发生于上颌窦上壁者，可有眼球突出、运动受限、复视，并可伴眶下区麻木。肿瘤发生于上颌窦后壁者，可有张口受限，眶下区、上腭麻木，耳鸣等症状。

上颌窦癌发生淋巴结转移者较少、较晚，15% ～ 30%。主要转移至颌下淋巴结，少数为颈深上淋巴结，罕见耳前和咽后淋巴结转移。远处转移较为少见。

【诊断】 早期诊断困难。对鼻腔有异常分泌物，上颌牙齿有隐痛，眶下区感觉减退者，应提高警惕。

（1）详细询问病史。

（2）细致的临床检查。

（3）影像学检查：X 线检查（包括鼻颏位、体层片）。

（4）脱落细胞学检查：行上颌窦穿刺，吸取上颌窦穿刺液或组织内容物，行细胞学检查或病理检查。

（5）内镜检查。

（6）活检：必要时可经唇颊沟切开上颌窦前壁，行病理组织活检。

【治疗】 单纯的手术、放疗或化疗效果不理想。目前临床上多采用综合治疗，以外科治疗为主，辅以放，化疗。

（八）颜面部皮肤癌

在颜面部皮肤癌中，以基底细胞癌为多见，其次为鳞状细胞癌，汗腺癌较少见。颜面部皮肤癌多发生于鼻部、鼻部皱褶、眼睑、上下唇皮肤、颊、耳及额部。

【临床表现】 基底细胞癌生长较缓慢，常有癌前病损存在，患者常无自觉症状。病变多发生于面部中线部位，初起出现灰褐色或棕黄色斑，伴有毛细血管扩张，逐渐形成盘状肿块。病变的中央部分发生脱屑、糜烂、表面结痂或出血，痂皮剥脱后形成中央凹陷、边缘隆起的盘状溃疡；有的呈水滴状或呈匍行状，向周围皮肤呈浅表型扩散；有的则形成较深溃疡，边缘如鼠咬状，常侵犯并破坏深部的软骨和骨质，造成严重变形和功能障碍。色素性基底细胞癌应注意与皮肤恶性黑色素瘤相鉴别，后者常发展速度快，并伴有卫星结节。基底细胞癌的恶性程度低，一般不发生区域淋巴结转移。鳞状细胞癌淋巴结转移率较低，一般转移到耳前、下颌下或颈部淋巴结。

【诊断】 年龄在 40 岁以上中老年患者，正常皮肤出现硬结，并进行性增大，久治不愈，应考虑颜面部皮肤基底细胞癌；对患有慢性皮肤疾患，近期出现溃疡不愈者，均应及时进行活检，明确诊断。疑有骨质破坏者，应摄 X 线片检查。

【治疗】

1. 早期病例 不论手术、放射、药物、低温、激光或免疫治疗，效果都很好。药物可用平阳霉素注射或用平阳霉素油膏局部外敷。

2. 放射治疗 基底细胞癌对放疗是否敏感尚有争议。如癌病变范围很大，周围的边界又不明显，最好先用放射治疗，待肿瘤缩小控制后，再进行手术切除。

3. 手术治疗 需距肿瘤边缘 1cm 以上做广泛手术切除，基底细胞癌可稍保守；术后组织缺损可

笔记栏

进行植皮或皮瓣移植。若侵犯深层肌肉、软骨或骨组织时，应进行大块切除，并立即进行修复。对已有淋巴结转移者，若与原发灶联合手术者，可同期行区域淋巴清扫术；若不能与原发灶联合手术者，可切除原发灶 2 周后，再行区域淋巴清扫术。

二、软组织肉瘤

软组织肉瘤（soft tissue sarcomas）系一组起源于间叶组织的恶性肿瘤，好发于成年人，80% ～ 90%，儿童占 10% ～ 20%。

应当注意的是，因良性病损而行放射治疗可能导致肉瘤变。例如，临床可以看到血管瘤放疗后引起的血管肉瘤；颌骨纤维性病变因放疗而导致的纤维肉瘤等，目前有增加趋势。此外，不少软组织肉瘤发病前可有局部创伤史，但创伤在发病中的真正作用也还不甚明了。

三、骨源性肉瘤

骨源性肉瘤系起源于骨间质的恶性肿瘤，其真正的发病因素还不够清楚。据认为与创伤，包括外伤及放射性损伤有关，特别是后者，还专有放射后骨肉瘤的特定名称。

四、恶性淋巴瘤

恶性淋巴瘤（malignant lymphoma）可发生于任何淋巴组织，但以颈淋巴结受累者最多。口腔颌面部恶性淋巴瘤可发生于牙龈、腭、颊、口咽、颌骨等部位。病因目前尚不清楚。可能与病毒感染有关，如 EB 病毒及人体嗜 T 淋巴细胞病毒。在我国，霍奇金淋巴瘤约占 10%，非霍奇金淋巴瘤约占 90%。发生于淋巴结者称结内型，发生于淋巴结外者称结外型。我国的非霍奇金淋巴瘤中大多属于结外型；其病理类型中约 95% 为弥散型。

【临床表现】 口腔颌面部恶性淋巴瘤的生长方式与肉瘤相似，呈膨胀、浸润性生长，表现为肿块或溃疡。发生于颈部的恶性淋巴瘤则表现为淋巴结肿大，单发或多发，由活动到融合、固定，并向附近淋巴结扩散，常侵犯多处淋巴结。除少数为单发病灶外，多为多处发病。一般并不认为是由一处转移至他处。如颈淋巴结肿大，也是恶性淋巴瘤的一个首发症状。

结内型恶性淋巴瘤常为多发性，淋巴结肿大为其早期临床表现。初起时多为颈部、腋下、腹股沟等处的淋巴结肿大。肿大的淋巴结可移动，表面皮肤正常，质坚实，有弹性，较饱满，无压痛，大小不等，以后融合成团，失去移动性。常被误诊为淋巴结结核或慢性淋巴结炎。全身可伴有发热、乏力、消瘦、肝脾大等症状。

结外型病变早期常为单发性病灶，可发生于牙龈、腭部、舌根部、扁桃体、颏部、颌骨、上颌窦、鼻咽部、颊部等处。临床表现呈多样性，有炎症、坏死、溃疡、肿块等。肿瘤生长迅速可引起相应症状，如局部出血、疼痛、鼻阻塞、咀嚼困难，咽痛、吞咽受阻、气短、面颈肿大的症状。恶性淋巴瘤常沿淋巴管扩散，如侵入血流时，可成为淋巴细胞白血病。

【诊断】 恶性淋巴瘤临床表现为多型性，主要依靠病理活检方能确诊。对侵犯骨质者，X 线检查可作为辅助诊断。对无表浅淋巴结肿大的患者进行化验检查，如血象、红细胞沉降率、血清碱性磷酸酶、骨髓穿刺等辅助检查。根据病理检查和免疫病理学明确诊断和分类。应行 CT，MRI 或 B 超检查以了解腹膜后淋巴结有无肿大及侵犯，协助临床分期。

【治疗】 恶性淋巴瘤对放疗和化疗都比较敏感。

手术治疗：对于口腔颌面部结外型非霍奇金淋巴瘤，如病变范围局限且为单发，可采取局部扩大切除病变，术后配合放、化疗。

五、恶性黑色素瘤

恶性黑色素瘤（malignant melanoma）来源于黑色素细胞，与黑色素细胞的转化有关，神经嵴上皮产生黑色素细胞。恶性黑色素瘤是高度恶性的肿瘤。恶性黑色素瘤好发于皮肤，但在我国发生于口腔黏膜者反比面部皮肤为多，占 80% 以上。

面部的恶性黑色素瘤，常在色素痣的基础上发生，主要是由交界痣或复合痣中的交界痣成分恶变而来。口腔内恶性黑色素瘤常来自黏膜黑斑，约有 30% 的黏膜黑斑可发生恶性变。临床上也有无黑痣及黑斑而突然发病者。日光照射、损伤、慢性刺激、不恰当的治疗均常为恶性黑色素瘤发生

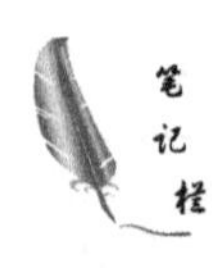

的原因。此外与内分泌和营养因素也有关，在青春期前很少发生恶性黑色素瘤，妊娠期间肿瘤发展较快。

【临床表现】 根据病变发生的部位，可分为皮肤及黏膜恶性黑色素瘤两大类。

1. 皮肤恶性黑色素瘤

（1）浅表扩展型：为最常见的类型，占 50% ～ 70%。多在色素痣的基础上发生，病情缓慢，而后突然生长加快。通常色素加深明显，分布不均。表面和边缘不规则，微隆起，部分呈结节状。

（2）结节型：此型占 15% ～ 45%。垂直生长更具侵袭性，生长速度快，通常恶性程度高。组织学上从表皮向真皮垂直生长而无水平生长部分。肿块为蓝黑色，但也是无色的。通常为息肉样块，有时呈菜花状，或似血泡呈血管瘤样。

（3）雀斑型：此型占 4% ～ 12%。转移倾向较低。多位于面颈部，为生长多年的略高出皮面的色素病灶。部分区域可有结节，颜色不均，边缘不规则。

（4）肢端雀斑型：此型少见。多在掌、跖部及甲下。甲床下病变不易与普通血肿相鉴别而延误治疗。

2. 口腔黏膜恶性黑色素瘤 口腔为黏膜恶性黑色素瘤好发部位，约占非皮肤恶性黑色素瘤的 35%。多数发生在色素斑病变基础上，少数可发生在正常黏膜。主要在腭部，其次为牙龈、颊及舌等处。肿瘤多呈外突型，扁平结节状，蓝黑色，表面常溃破。可向周围侵犯至黏膜下及骨组织内，引起牙槽突破坏，牙齿松动或侵犯上颌窦并累及面部软组织。口腔黏膜恶性黑色素瘤常发生广泛转移，约 70% 早期转移至颌下、颈深上群区域性淋巴结。肿瘤又可经血流转移至肺、肝、骨、脑等器官，其远处转移率可高达 40%。

【诊断】 主要根据色素表现及临床症状诊断，不宜行活检，即使是转移性淋巴结亦不做吸取组织检查，因活检可促使其加速生长，并使肿瘤播散发生远处转移。

【治疗】

1. 手术治疗 以外科手术切除为主，对放疗不敏感。手术原则为必须广泛彻底切除，切除范围要比其他恶性肿瘤更广、更深。恶性黑色素瘤早期就有区域淋巴结转移，且转移率较高，应行选择性颈淋巴清扫术。对发生在耳部、下颌及唇颊的肿瘤，应行联合根治切除术。上颌恶性黑色素瘤应行上颌骨全部或次全切除，颈淋巴清扫可同时或分期进行。

2. 化疗 对恶性黑色素瘤有一定疗效的化学药物有二甲三氮烯唑酰胺、卡莫司汀、羟基脲、放线菌素 D、长春新碱等。采用局部动脉插管、静脉注射，作为手术前后的综合治疗。近年来多采用二甲三氮烯唑酰胺 + 卡莫司汀 + 长春新碱联合应用。目前，化疗的效果还不理想。化疗 + 免疫，即二甲三氮烯唑酰胺 + 卡介苗综合治疗可提高疗效。

3. 免疫治疗 免疫治疗对恶性黑色素瘤有一定效果。卡介苗可注射于肿瘤内、转移结节内，口服、皮内注射或大面积划痕，作为综合治疗的一部分。

4. 冷冻治疗 色素细胞对低温十分敏感，冷冻治疗对恶性黑色素瘤原发灶有肯定疗效。

【预后】 肢体恶性黑色素瘤要比头颈部者预后好。皮肤比黏膜者预后好。雀斑型预后较好，结节型差。浅表扩展型居中。国外报道 70% 以上的患者在原发灶治疗后 3 年内将出现区域或远处转移。有区域淋巴结转移患者 5 年生存率为 36% ～ 40%，远处转移患者 5 年生存率差。

（曲卫国）

笔记栏

第十三章　牙颌面缺损缺失的修复

【目的要求】

掌握：牙颌面缺损缺失的常见类型及各种类型的基本修复方式。

熟悉：各种牙颌面缺损缺失的修复原则及各种常用修复方式的适应证、禁忌证和优缺点。

了解：各种牙颌面缺损缺失的修复设计及修复步骤。

第一节　牙体缺损的修复治疗

一、概　　述

牙体缺损（tooth defect）是指牙体硬组织不同程度的破坏、缺损或发育畸形，造成牙体形态、咬合及邻接关系的异常（图 13-1），对咀嚼、发音、美观、牙髓、牙周组织及患者健康可产生不同程度的影响。牙体缺损是口腔疾病的常见病和多发病，病因有龋病、外伤、磨损、酸蚀、发育畸形等，其中以龋病最常见。

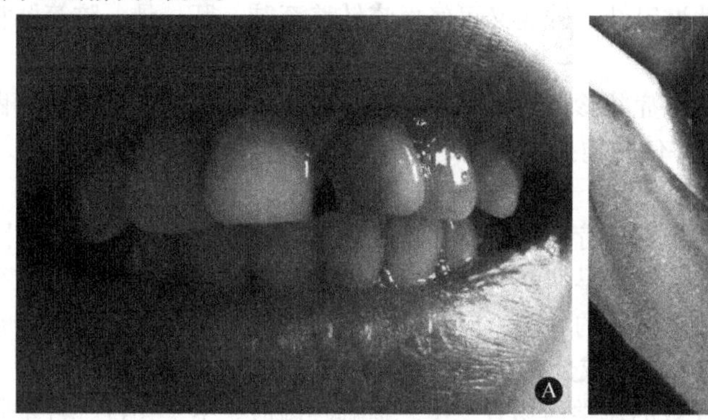
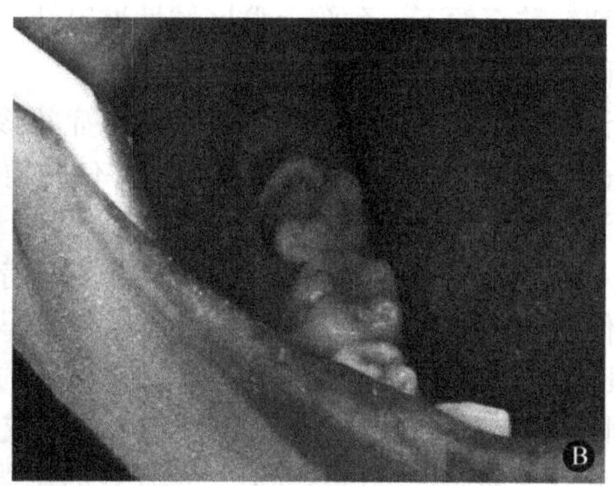

图 13-1　牙体缺损

A. 前牙牙体缺损；B. 后牙牙体缺损

由于牙体缺损的病因、部位、范围、程度不同，以及牙列中牙体缺损患牙的数目不同，给患者造成的影响也有差异，可能产生下列不良影响。

1. 牙体和牙髓症状　牙体缺损表浅时，可能无明显症状。如缺损累及牙本质层或牙髓，可能出现牙髓刺激症状，甚至出现牙髓炎症、坏死及根尖周病变。

2. 牙周症状　牙体邻面的缺损可导致邻接关系的破坏，造成食物嵌塞，引起局部牙周组织炎症，继而邻牙倾斜移位，正常咬合关系破坏，形成创伤；由于咬合力不沿牙体长轴方向传导，进一步加重牙周组织的损害。

3. 咬合症状　牙体大面积缺损会降低咀嚼效率，若同时继发牙髓、牙周病变时，患者往往长期偏侧咀嚼、影响颌面部的正常发育，严重者导致颞颌关节功能紊乱。

4. 其他不良影响　缺损发生在前牙可直接影响患者的美观、发音。全牙列残冠、残根会降低垂直距离，影响到患者的面容及心理状态。残冠、残根常成为病灶而影响全身健康。

（一）牙体缺损的修复治疗

1. 牙体缺损修复治疗的适应证　凡能在保证固位、抗力及牙体健康的前提下，牙体缺损应尽可能采用充填法治疗，但在下述情况下应采取修复法治疗。

（1）有保留价值的残冠、残根或牙冠大面积破坏，残留牙体组织抗力形差，充填材料容易脱落或无法做充填治疗者。

（2）需要用修复体增加高度或恢复咬合者。

（3）患牙牙冠短或存在薄壁弱尖，而且患者咬合力大或夜磨牙症患者。

（4）牙冠呈纵形、斜形、横形牙折。

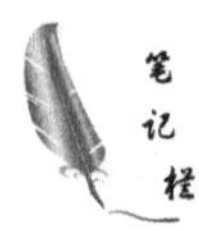

（5）牙冠缺损的基牙。有些牙体缺损较重的病例，为保证远期效果，还可采用充填与修复联合治疗。

2. 牙体缺损修复前的准备

（1）对年老体弱或心血管等疾病患者，无法耐受牙体缺损修复治疗的过程操作，应做相应治疗和支持治疗。

（2）对有精神或心理疾病患者，应在修复治疗前评价精神、心理状况，对不能配合治疗者应请专科医师认可后再做修复治疗。

（3）牙体缺损伴有牙髓炎、牙周炎和口腔炎症等疾病，应在相应治疗后再做修复治疗。

（4）局部牙列拥挤，缺损牙邻牙间存在小间隙时，应在矫正完成后或把错𬌗畸形矫治计划确定后再考虑牙体缺损修复。

（二）修复体的种类

根据修复体的制作工艺、修复所用材料类型、修复体的结构特点，可将牙体缺损修复体分为下列类型。

1. 嵌体（inlay）　为嵌入牙冠内的修复体。

2. 部分冠（partial veneer crown）　覆盖部分牙冠表面的修复体。

（1）3/4冠（three- quarter crown）：没有覆盖前牙唇面或后牙颊面的部分冠修复体。

（2）7/8冠（seven-eighth crown）：仅颊面近中1/2未被覆盖的部分冠修复体。

3. 贴面（laminate veneer）　以树脂或瓷制作的仅覆盖牙冠唇颊侧的部分冠修复体（图13-2）。

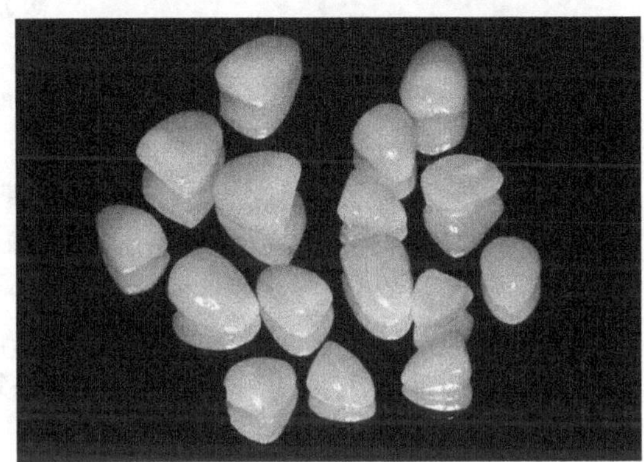

图13-2　贴面

4. 全冠（full crown）　覆盖全部牙冠表面的修复体。

（1）金属全冠（metal full crown）：以金属材料制作的全冠修复体。

铸造金属全冠（cast full crown）：以铸造工艺过程制作的金属全冠修复体（图13-3）。

（2）非金属全冠（non-metal full crown）：以树脂、瓷等修复材料制作的全冠修复体。

1）塑料全冠（plastic full crown）：以各种树脂材料制作的全冠修复体。

2）全瓷冠（all-ceramic crown）：以各种全瓷材料制作的全冠修复体（图13-4）。

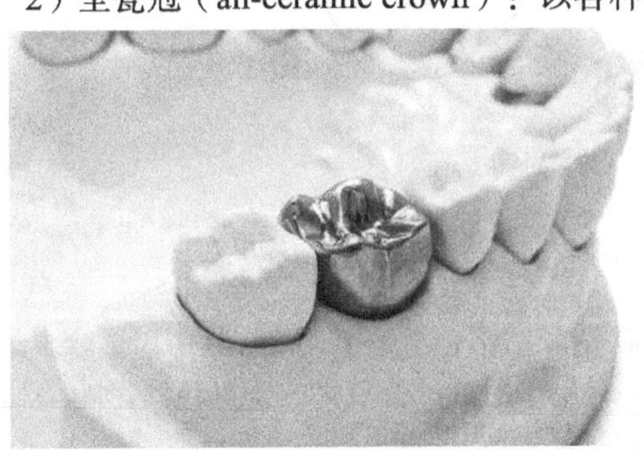

图13-3　铸造金属全冠

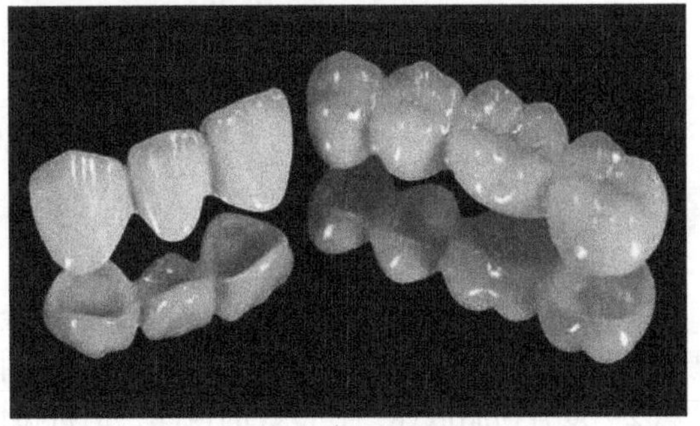

图13-4　全瓷冠

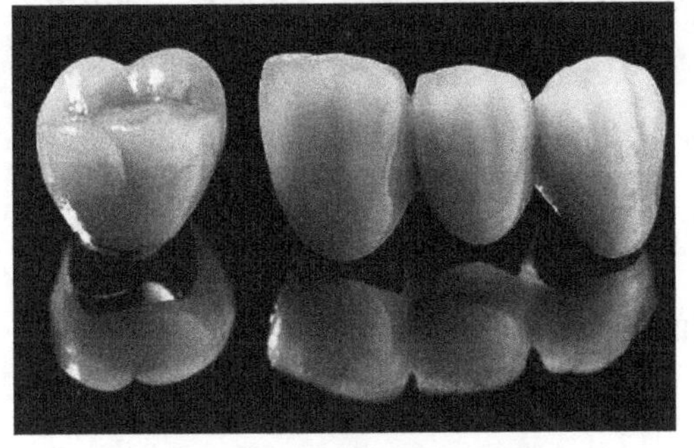

图13-5　烤瓷熔附金属全冠

（3）复合全冠（compound full crown）：以金属与瓷或金属与树脂材料制成的具有复合结构的全冠修复体。

1）烤瓷熔附金属全冠（porcelain-fused-to-metal crown，PFMC）：又称金属烤瓷全冠，简称金瓷冠。是在真空高温条件下，在金属基底上制作的金瓷复合结构的全冠（图13-5）。

2）金属树脂复合全冠（metal-resin crown）：在金属基底上覆盖树脂牙面的复合全冠。

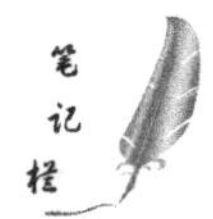

5. 桩核冠（post-and-core crown） 是在残冠或残根上利用插入根管内的桩固位，形成金属桩核或树脂核，然后再制作全冠的修复体。

（三）牙体缺损的修复原则

（1）正确地恢复形态和功能：包括轴面形态、邻接关系、外展隙和邻间隙、咬合关系等，修复体的牙体预备应符合美学要求。

（2）牙体预备过程中注意保护软硬组织的健康 包括去除病变组织、防止损伤邻牙、保护软组合及牙髓等，牙体预备尽量一次完成并制作暂时冠保护。

（3）修复体龈边缘设计符合牙周组织健康的要求。

（4）修复体应有足够的抗力形与固位形。

二、嵌　　体

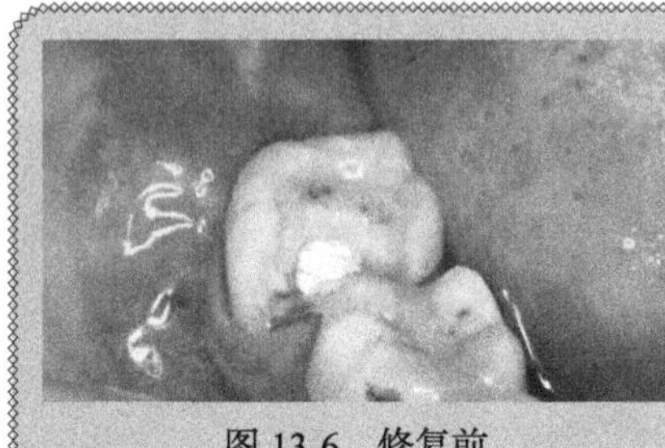
图 13-6　修复前

案例 13-1

患者，女，35 岁，47 牙冠咬合面及近中邻面龋坏，探诊敏感，未探及穿髓点。牙冠高度适中，叩诊（–），不松动，牙周组织无异常（图 13-6）。

问题：

1. 患者的初步诊断是什么？
2. 如何制订患者的治疗计划？

嵌体（inlay）是一种嵌入牙体内部，用以恢复缺损牙形态与功能的修复体或冠内固位体。它是利用不同材料，制成与预备洞型完全吻合的修复体，经试戴合适后，再用黏固剂黏固在牙体的洞型内（图 13-7）。

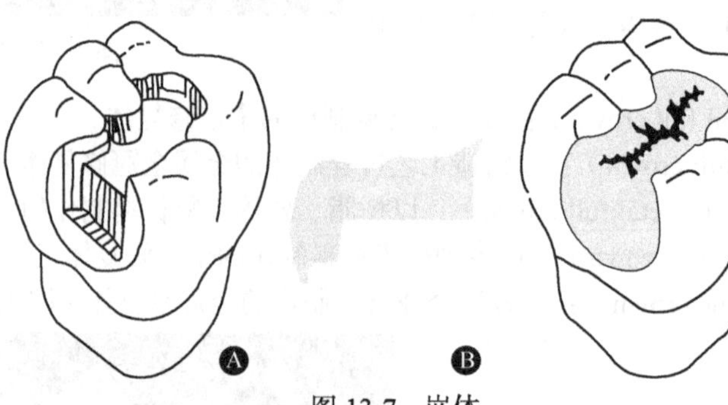

图 13-7　嵌体

A. 洞型预备；B. 嵌体；C. 嵌体黏固后

（一）嵌体的种类

1. 根据制作材料不同分类

（1）合金嵌体：用各种合金如金合金、银合金、不锈钢及钴铬合金铸造而成，其中以金合金最为理想。其物理性能和机械性能良好，坚固耐用，是临床上常用于后牙的修复体，但其色泽影响美观。

（2）复合树脂嵌体：有良好的色泽，但机械性能差，易磨损。

（3）陶瓷嵌体：有天然牙的色泽和透明度、化学性能稳定，有良好的组织相容性，耐磨耗，但脆性大，易折断，制作工艺复杂。随着 CAD/CAM 系统的应用和患者对美观要求的提高，其应用将日趋增多。

2. 根据嵌体覆盖牙面不同分类

（1）单面嵌体：面、颈部嵌体等，仅覆盖牙体的一个面。

（2）双面嵌体：邻殆、邻切、邻舌、颊嵌体等。

（3）多面嵌体：邻殆邻、邻殆颊（舌）嵌体等。

3. 特殊类型嵌体 高嵌体（onlay）是覆盖整个殆面的嵌体修复体，用以恢复患牙咬合关系，一般由 MOD 嵌体演变而来。

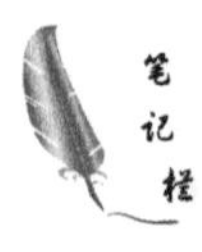
笔记栏

（二）嵌体的适应证和禁忌证

1. 适应证

（1）龋坏小，不接受充填治疗的患者。

（2）能够采用充填法修复的牙体缺损原则上都可以采用嵌体修复。嵌体所能修复的患牙龋坏面积不能过大，应有足够的剩余牙体组织来保持自身的抗力并为修复体提供支持，对这类缺损的患者不愿意接受充填治疗时可选用嵌体修复。

（3）替代充填治疗失败的患者。

2. 禁忌证

（1）易裂的牙，如失髓牙等应避免使用。

（2）牙体缺损的程度使剩余牙体组织不能为嵌体提供固位和保证自身的抗力时，在口内行使功能时容易产生嵌体的脱落或牙体的折裂。

（3）当患者有磨牙症、紧咬牙、磨耗重等患牙受力大的情况存在时，应避免使用。

（4）深龋患牙采用金属嵌体时需避免采用导热率高的金属类型；若对殆牙存在金属修复体时，嵌体宜选用相同金属类型。

（5）口腔卫生保持不佳的患者。

（三）嵌体的优、缺点

1. 优点 与充填体相比，嵌体具有以下优越性。

（1）嵌体可以更好地恢复咬合接触关系和邻面接触关系。

（2）嵌体采用的合金材料比银汞等充填材料具有更好的机械性能，能抵抗外力而不易出现变形、折裂等。

（3）嵌体制作时通过高度抛光可以减少菌斑的附着从而有更好的生物学性能。

2. 缺点

（1）嵌体是外形线较长的修复体，通常在龋坏率低、口腔卫生好的情况下应用。

（2）嵌体（除外高嵌体）能修复缺损的牙体组织，但不能为剩余的牙体组织提供保护。

（3）因就位等要求，其牙体制备量较充填体稍大。

（4）通常采用间接法操作，不能一次完成。

案例 13-1 分析

患者诊断为 47 牙体缺损，可选择树脂充填治疗、嵌体修复和全冠修复，告知其各种修复方式的优缺点后，选择嵌体修复（图 13-8，图 13-9）。

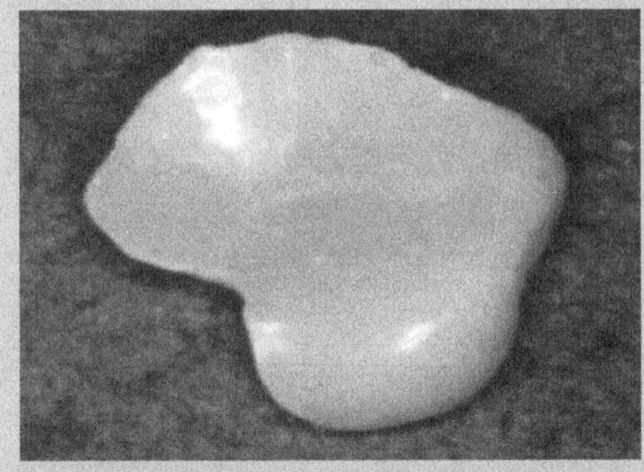

图 13-8 嵌体

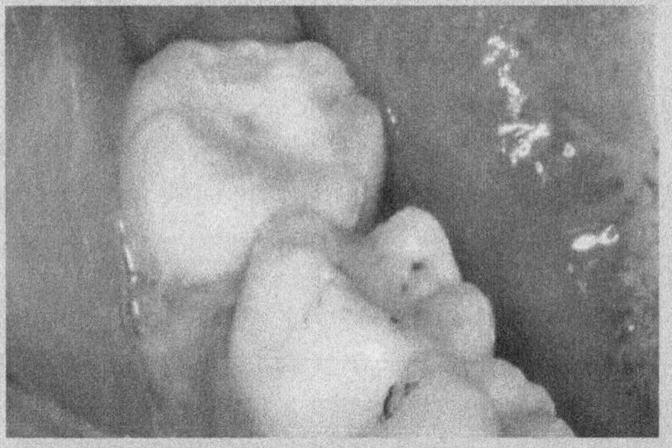

图 13-9 嵌体修复后

三、贴 面

案例 13-2

患者，男性，32 岁。上前牙颈部楔状缺损，牙间存有多个间隙，牙颈部探诊敏感，叩诊（–），不松动，牙周组织未见异常（图 13-10）。

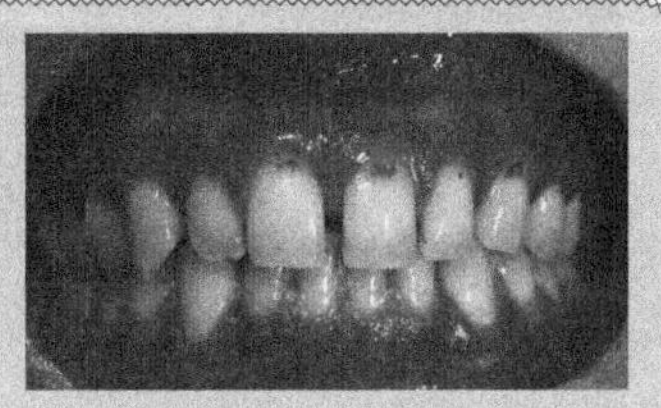

图 13-10 修复前

问题：

1. 患者的初步诊断是什么？
2. 如何制订患者的治疗计划？

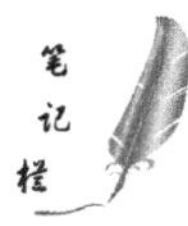

贴面是在不磨牙或少量磨牙的情况下，应用粘结技术，将复合树脂、瓷等修复材料覆盖在表面缺损牙体、着色牙、变色牙或畸形牙等牙患部位，以恢复牙体正常形态或改善其色泽的一种修复方式（图 13-11）。

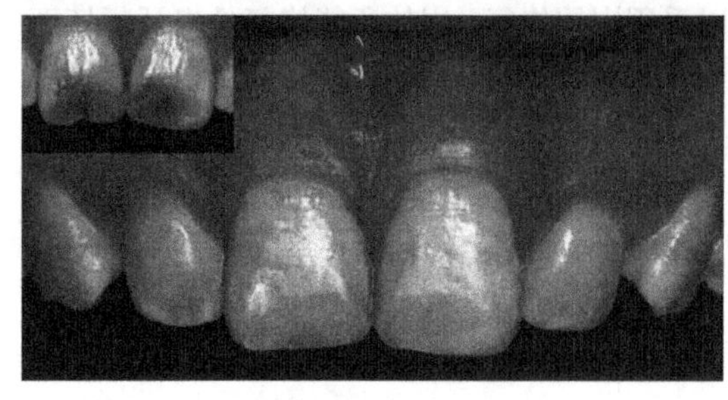

图 13-11　贴面

（一）理想贴面应具备的条件

（1）厚度小，一般不超过 0.8mm。

（2）表面及边缘光滑，对牙龈无刺激。

（3）能恢复牙齿正常形态、能遮挡牙齿的各种变色。

（4）能逼真模仿天然牙牙色，表面质地及半透明特征，与邻牙协调。

（5）能抗磨损，抗折裂，经久耐用。

（6）长久抗着色。

（7）抗边缘微漏。

（8）易于预备和制作。

（9）易于修理或重做。

（10）价格便宜。

（二）贴面的分类

1. 按修复方式分类

（1）直接法贴面修复（direct veneer restoration）：在口内直接、一次操作完成贴面制作、粘结全过程的方法。

（2）间接法贴面修复（indirect veneer restoration）：将预成贴面或技工室制作的贴面在口内试戴、粘结完成的方法。

2. 按修复材料分类

（1）复合树脂贴面（composite veneers）：既可用于直接法贴面修复，也可用于间接法贴面修复。

（2）丙烯酸树脂贴面（acrylic veneers）：主要用于间接法贴面修复，目前已很少被采用。

（3）全瓷贴面（porcelain veneers or all ceramic veneers）：主要用于间接法贴面修复。

（三）贴面的适应证和禁忌证

贴面主要用于：①牙体缺损，包括牙面小缺损、前牙切角缺损、大面积浅表缺损、颈部楔状缺损；②染色牙和变色牙，包括四环素牙、氟斑牙、死髓变色牙、幼稚发育不良牙；③牙体形态异常牙，如畸形牙、过小牙等；④牙体排列异常，如轻度的舌侧错位牙、扭转牙，另外如牙间隙增大，轻度的中线偏移等也是其适应证。

上颌牙严重的唇向错位、严重舌向错位、上颌前突、牙唇面严重磨损无间隙、反殆牙、牙间隙过大、中线过度偏移、牙列拥挤排列不齐等，一般不宜选用贴面修复。

案例 13-2 分析

该患者诊断为 13、12、11、21、22、23 牙体缺损，可选择树脂充填治疗、嵌体修复和全冠修复，告知其各种修复方式的优缺点后，选择 13 ～ 23 贴面修复（图 13-12，图 13-13）。

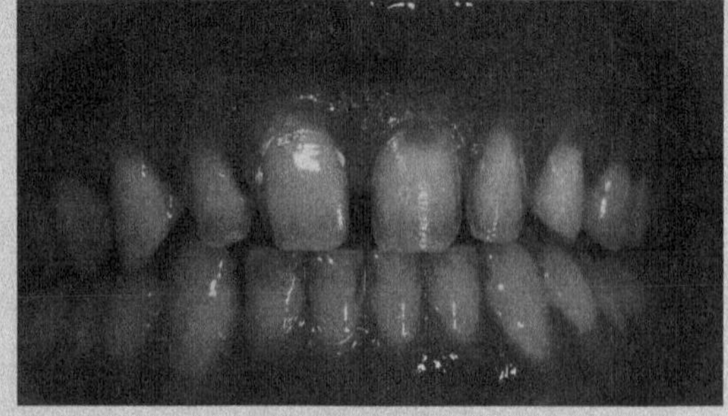

图 13-12　牙体预备

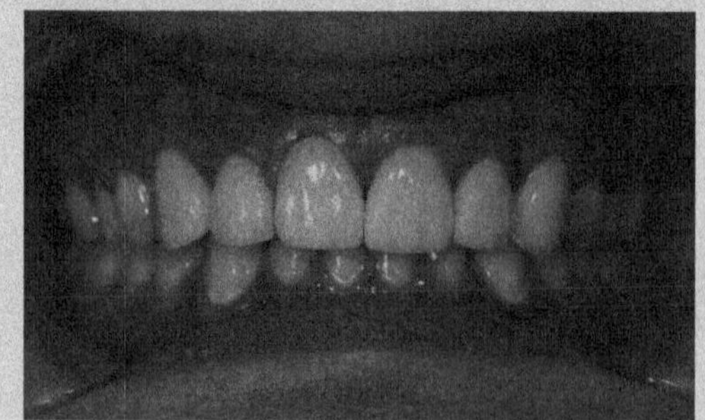

图 13-13　修复后

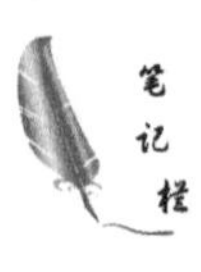

四、桩冠与桩核冠

案例 13-3

患者，女性，19 岁。1 天前因外伤导致上前牙牙冠折断，影响美观来诊，要求美容修复。

检查：12、11、21 牙残根，牙髓暴露，冷热刺激痛，叩痛（+），口腔卫生情况良好，余牙未见异常。

问题：

1. 患者的初步诊断是什么？需要做哪些辅助检查？

2. 如何制订患者的治疗计划？需要哪些基础治疗？

桩冠（post crown）是利用固位冠桩插入根管内以获得固位的一种冠修复体。良好的根管治疗是桩冠修复的基础。桩冠固位良好、外形和色泽美观，制作简便，多用于前牙修复，目前后牙桩冠发展较快。

桩核冠（post-core-crown）是利用根管固位制作桩核，然后在核上制作全冠修复体，实质应为桩 - 核 - 冠系统，该治疗方法已成为重要的治疗方法之一（图 13-14，图 13-15）。

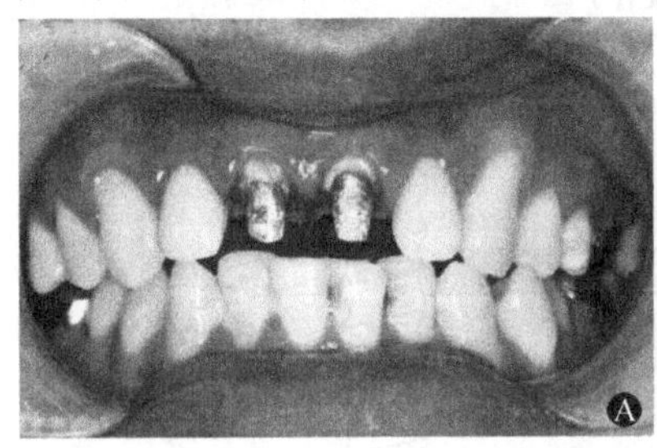

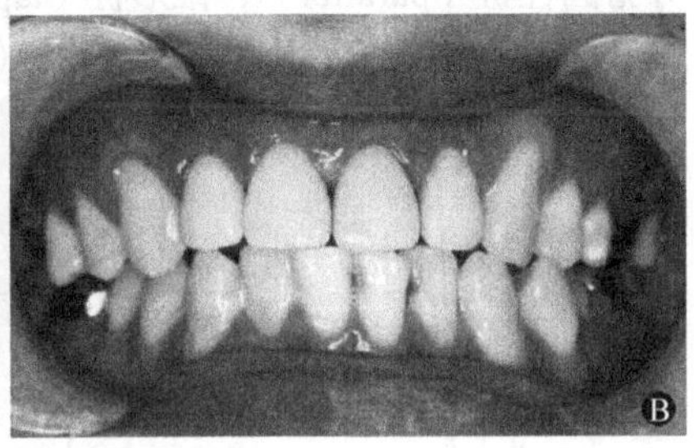

图 13-14　桩核冠（1）

A. 金属桩核；B. 全瓷冠

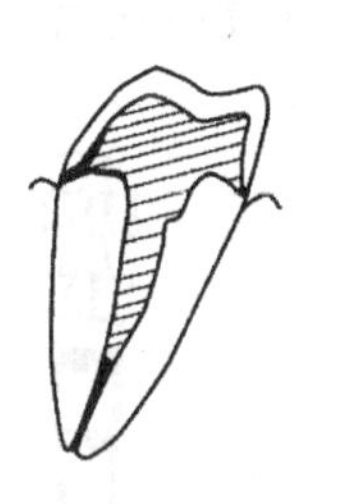

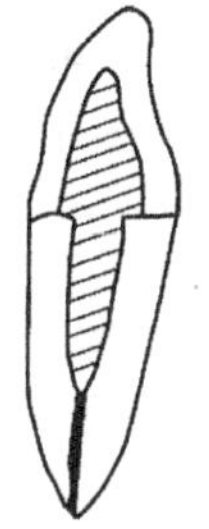

图 13-15　桩核冠（2）

桩核冠修复牙体缺损相对于桩冠，桩核冠是一种更加合理、更为方便的设计，先做桩核再做冠，有以下好处。

（1）如人造冠变色、磨耗或破损等需要重做时，可以换冠而不用重新制作桩核，减少了损伤牙根的可能性。

（2）如作为基牙，可根据其他基牙的情况将核的方向调整，以便取得共同就位道。

（3）桩核与冠分别完成，分别就位。

（4）不能做全冠的严重牙体缺损，可先制作桩核，再行全冠修复。

（5）患牙预备时，可尽可能地保留牙体组织，仅磨除无支持的牙体组织。

案例 13-3 分析

1. 患者 12、11、21 牙冠折断，造成牙冠部分缺损，诊断为 12、11、21 牙体缺损。患者牙冠折断，牙髓暴露，有冷热刺激痛，不敢咬物，需要拍摄 X 线片，了解髓腔状况、根尖状况。

2. 经治疗，11、12、21 根管治疗完成，根充完善，根尖周无异常，可以进行下一步修复治疗。

患者 12、11、21 牙缺损严重，不能做树脂贴面、嵌体修复，剩余牙体组织固位、支持能力较差，全冠修复效果也不理想，因此只能考虑桩核冠修复。前牙的修复不仅要恢复其功能，更要注重美观。遵循患者及其家属的意愿，治疗计划为：首先以全瓷桩核修复，然后再以全瓷单冠修复 11、12、21（图 13-16）。

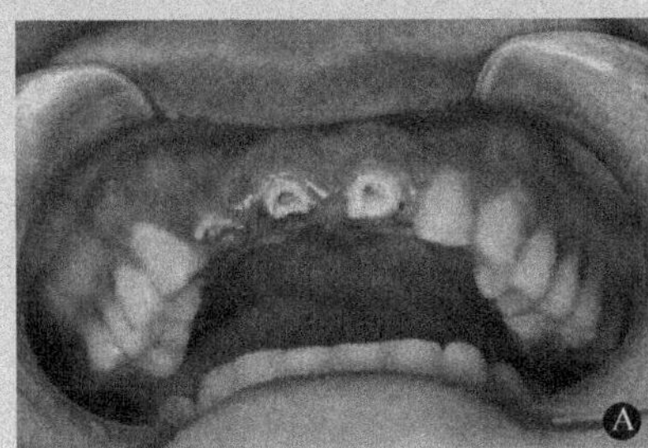

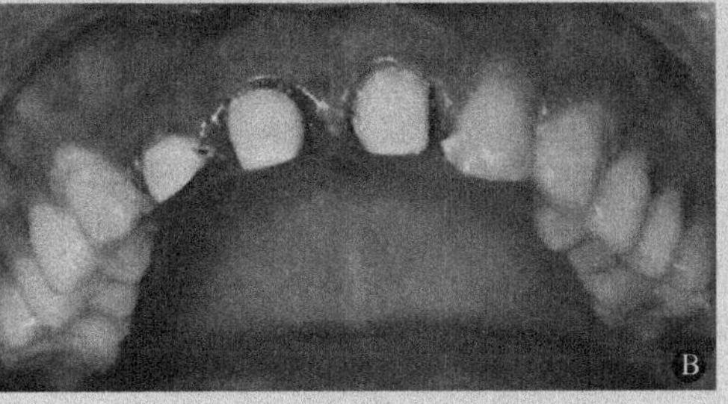

笔记栏

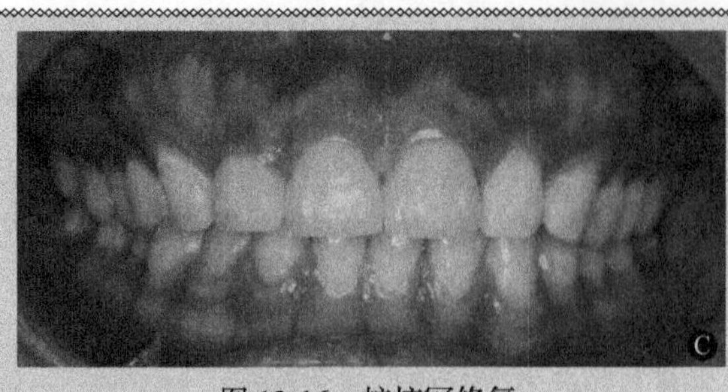

图 13-16　桩核冠修复

A. 桩道预备；B. 全瓷桩核修复；C. 全瓷冠修复

（一）冠桩的分类

1. 根据材料的不同　可分为金属桩和非金属桩。金属桩（核）的传导性会导致磁共振成像扭曲变形，而且金属的不透明性将影响瓷全冠的颜色、美观，因而非金属桩正逐步应用于临床。

2. 根据制作方法不同　分为铸造桩和预成桩（图 13-17）。

3. 根据聚合度的不同　分为圆柱桩（parallel）、锥形桩（taped）。

4. 根据表面结构不同　分为光滑桩（smooth）、锯齿桩（serrated）和螺纹桩（threaded）（图 13-18）。

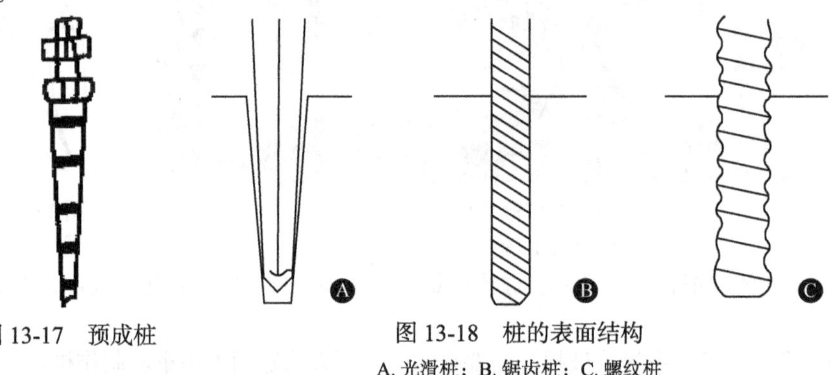

图 13-17　预成桩

图 13-18　桩的表面结构

A. 光滑桩；B. 锯齿桩；C. 螺纹桩

（二）桩（核）冠的适应证及禁忌证

1. 适应证

（1）临床牙冠中度以上缺损（2～4 个壁缺损），剩余牙体组织无足够的固位条件，直接充填后无法提供冠修复体固位力者。

（2）临床牙冠重度缺损，断面达龈下，但牙根有足够长度，经冠延长术或牵引术后可暴露出断面以下至少 1.5mm 的根面高度，磨牙未暴露根分叉者。

（3）错位、扭转牙而非正畸适应证者。

（4）畸形牙直接预备固位形不良者。

2. 禁忌证

（1）18 岁以下的青少年，一般不宜做桩冠修复。如牙冠严重缺损，可行暂时性桩冠修复，待成年后再行永久性桩冠修复。

（2）有明显根尖周感染和临床症状，根管感染未能有效控制，瘘管口未闭，且有分泌物者。

（3）严重根尖吸收，牙槽骨吸收超过根长 1/3，根管弯曲且细小。

（4）牙槽骨以下的斜形根折，伴折牙牙根松动者。

（5）深覆殆、咬合紧，无法获得足够的固位及抗力形者。

（三）桩（核）冠的设计

1. 桩的长度

（1）桩的长度至少应与冠的长度相等。

（2）桩的长度应达到根长的 2/3～3/4。

（3）在牙槽骨内的桩的长度应大于牙槽骨内根长的 1/2。

（4）桩的末端与根尖孔之间应保留 3～5mm 的根尖封闭区。

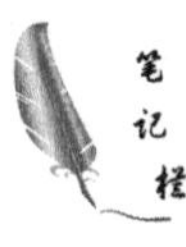

2. 桩的直径　桩的直径取决于根管直径和根径的大小，理想桩的直径为根径的 1/3。桩周围的根管壁要求至少有 1mm 的厚度。

3. 桩的形态　柱形桩的固位优于锥形桩，但由于牙根形态一般为锥形，所以理想的桩形态应与根形态一致。

五、全　　冠

案例 13-4

患者，男性，31 岁。因上前牙变色和缺损前来就诊。口腔检查：患者全口口腔卫生状况较差，牙石（++），11 牙近中切角缺损，21 牙严重变色，无松动（图 13-19），X 线片显示 21 牙已进行完善的根管治疗。

问题：

1. 应该选择怎样的修复体进行治疗？
2. 患者对美观要求高时，应如何修复治疗？

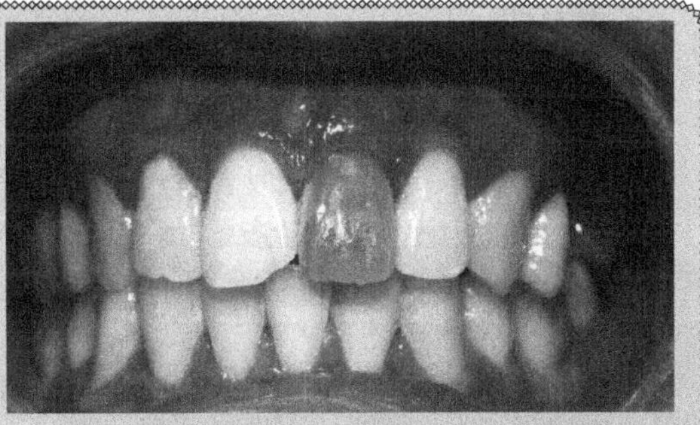

图 13-19　修复前

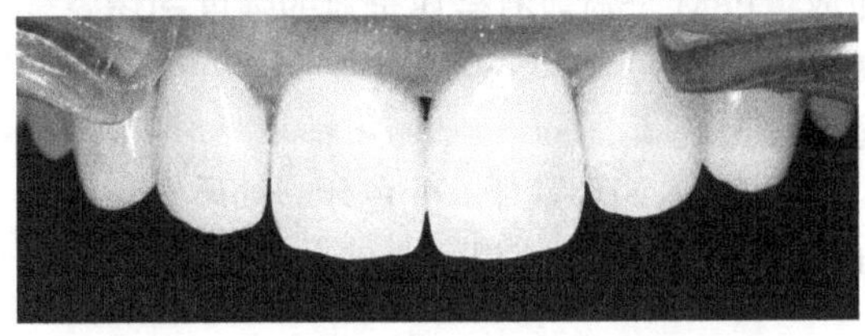

图 13-20　全冠

全冠（full crown）是覆盖整个牙冠表面的帽状修复体。其特点是：修复体与牙体接触面积大，固位力强，对牙的保护作用好（图 13-20）。它是牙体缺损的主要修复形式。根据制作全冠材料的不同，全冠可分为金属全冠、非金属全冠和金属与非金属混合全冠 3 种。

（一）金属全冠

铸造金属全冠是采用牙科合金材料，经铸造工艺过程制作的金属全冠（图 13-21）。铸造金属全冠的外形和厚度可根据缺损的情况进行调整，而且可根据需要增加辅助固位形，以获得良好的固位。铸造金属全冠具有硬度高、强度大、固位力好的优点，但色泽有碍美观，故主要用于后牙牙体缺损的修复，也是固定桥固位体的主要形式。

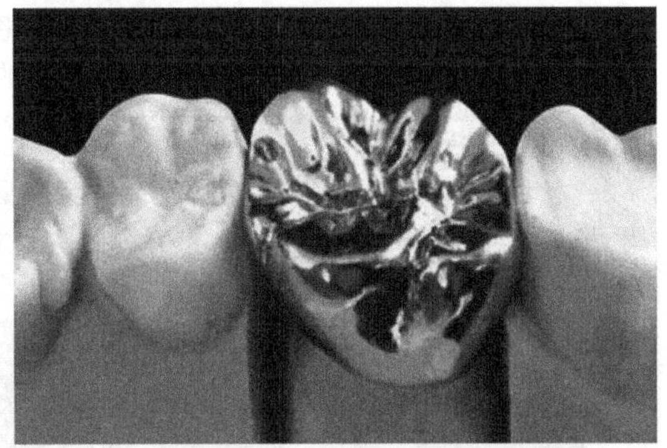

图 13-21　铸造金属全冠

铸造金属全冠的适应证：

（1）后牙牙冠严重缺损，固位形、抗力形差者。

（2）后牙低船、邻接关系不良、牙冠短、牙冠折断或半切术后需要恢复咬合及邻接关系者。

（3）固定义齿的固位体。

（4）保护可摘局部义齿基牙，或需要改形者。

（5）龋患率高或牙本质过敏严重伴牙体缺损，或银汞合金充填后与对船牙、邻牙存在异种金属微电流刺激作用引起症状者。

（二）非金属全冠

非金属全冠是用树脂或瓷制成的全冠。用树脂制作的全冠习惯上称甲冠（jacket crown），瓷全冠按制作工艺不同可分为铸造瓷全冠（castable ceramic crown）、热压铸瓷全冠（pressure casting ceramic crown）和 CAD/CAM 陶瓷冠等（图 13-22）。瓷全冠具有硬度大、热传导低、耐磨、可配色且色泽稳定、生物相容性好等优点，但其脆性大，易破裂，限制了它的使用。近年来，新型铸瓷材料在抗破碎性能方面有了较大改进，增韧陶瓷可用于前、后牙全瓷冠及个别牙缺失全瓷固定桥的修复。塑料全冠制作简便，色泽美观，价格低廉，但硬度低，易磨耗，且易老化变色等，目前临床上多用作暂时性修复或诊断性修复。

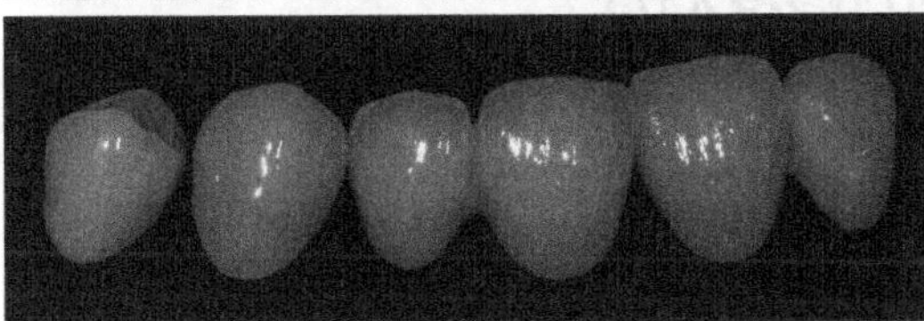

图 13-22　瓷全冠

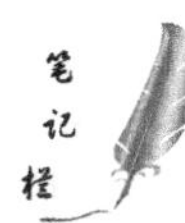

1. 适应证

（1）前牙缺损涉及切角或切缘，用充填或其他修复方法难以取得良好效果者。
（2）牙冠有较大缺损或冠部有多处缺损者。
（3）前牙釉质发育不全、氟斑牙、四环素牙或死髓牙等影响美观者。
（4）畸形牙，错位牙、扭转牙不易正畸治疗者。
（5）对美观要求高、且能注意保护修复体者。

2. 禁忌证

（1）青少年恒牙，且患牙为活髓者。
（2）临床牙冠过短或牙颈部周径过小者。
（3）对刃䍚、磨牙症或咬合力过大的患者。
（4）牙周疾患不宜固定修复者。

（三）金属与非金属混合全冠

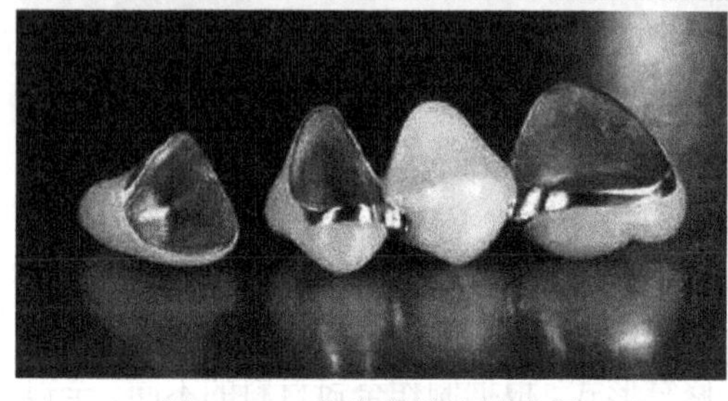
图 13-23 烤瓷熔附金属全冠

烤瓷熔附金属全冠（porcelain fused to metalcrown，PFM）它是先用金属合金制成金属基底（metal coping，又称金属基底冠），在其表面覆盖瓷粉，在真空炉中烧结熔附而成，PFM 全冠兼有金属全冠的强度和烤瓷全冠的美观（图 13-23）。

1. 适应证

（1）氟斑牙、四环素牙、变色牙、釉质发育不全等，不宜用其他方法修复或患者要求永久修复者。
（2）牙体缺损较大而无法充填治疗者。
（3）前牙错位、扭转不宜或不能正畸治疗者。
（4）需要做烤瓷桥固位体的基牙。

2. 禁忌证

（1）青少年恒牙尚未完全发育，牙髓腔宽大者。
（2）无法取得足够的抗力形和固位形的患牙。
（3）深覆䍚、咬合紧，无法预备出足够的空间者。

案例 13-4 分析

前牙的修复不仅要恢复其功能，更要注重美观。患者右上中切牙近中切角缺损，且左上中切牙严重变色，因此，应同时修复 11、21。遵循患者个人及家属的意愿，治疗计划为：贴面修复 11，全瓷冠修复 21（图 13-24，图 13-25）。

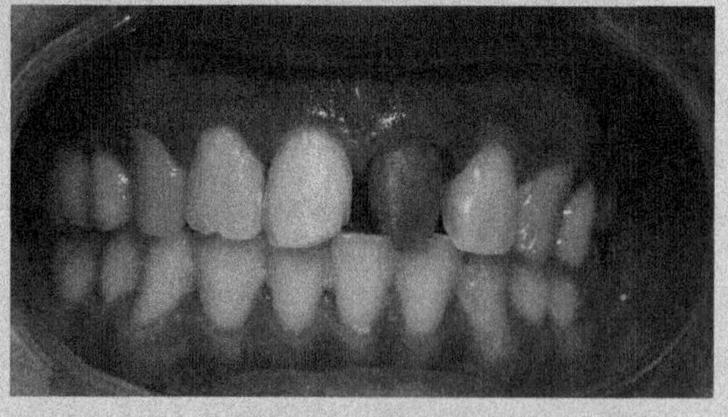
图 13-24 牙体预备

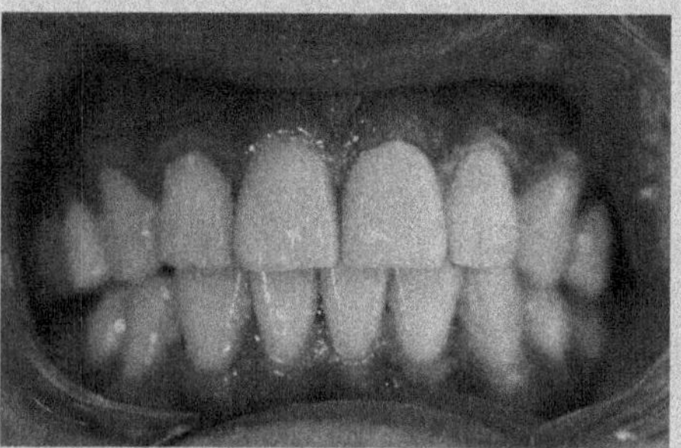
图 13-25 全瓷冠修复

第二节 牙列缺损的修复治疗

一、概 述

牙列缺损（dentition defect）指单颌或上、下牙列中部分天然牙的缺失。有时可伴有软组织、牙槽骨的缺失。

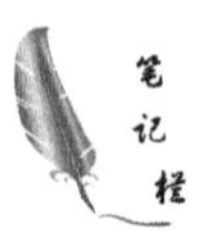
笔记栏

（一）病因

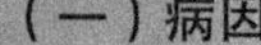

造成牙列缺损的病因有龋病、牙周病、根尖周病、颌骨和牙槽骨外伤、颌骨疾患、发育障碍等。

迄今为止，国内患者牙列缺损的主要病因仍然是龋病和牙周病。

（二）影响

1. 咀嚼功能减退　牙齿的缺失可导致咀嚼效率降低。随着缺牙数量的增加，咀嚼功能将继续下降，影响患者胃肠功能，危害身体健康。

2. 牙体牙周组织病变　当牙列缺损时，若不及时修复，常导致邻近缺牙间隙的余留牙出现倾斜、移位，缺牙间隙缩小，对颌牙伸长，导致局部咬合关系紊乱。缺牙后久未修复，邻牙倾斜失去与相邻牙的接触关系，造成食物嵌塞，导致余留牙的龋病和牙周病。

3. 发音功能障碍　多个前牙缺失及多个后牙缺失，影响发音的准确性及清晰度。

4. 美观的影响　面部外观依靠完整无缺的牙列来维持。多个前牙缺失，使唇颊部软组织失去支持而内陷，加之缺隙存在，对美观影响极大。多数后牙缺失，面下1/3变短，鼻唇沟加深，面部皱纹增加，面容苍老，对美观和心理影响均较大。

5. 颞颌关节病变　长期、多数后牙缺失，久未修复，可出现关节症状，甚至导致颞下颌关节功能紊乱。

二、可摘局部义齿

案例 13-5

患者，女性，57岁。上、下牙缺失数月余，要求修复。患者自述数月前因余留牙龋坏松动无法保留拔除数颗牙齿，其间未行其他处置。检查示颌面左右基本对称，全口卫生状况较差，开口度及开口型无异常。11、12、13、14、15、16、17、22、23、24、25、27；35、36、37、45、46缺失，余留牙无明显松动，叩诊（–），牙龈无红肿及明显萎缩（图13-26）。

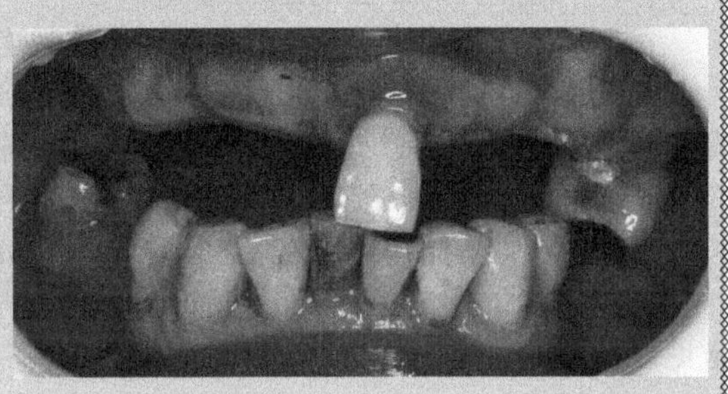

图13-26　修复前

问题：

1. 患者的初步诊断是什么？可选择的修复方式有哪些？
2. 本病例修复前需要做哪些处理，应注意哪些问题？

可摘局部义齿（removable partial denture，RPD）是利用口内余留的天然牙、黏膜、牙槽骨作支持，借助义齿的固位体及基托等部件取得固位和稳定，人工牙恢复缺失牙的形态和功能，用以修复缺损牙列及相邻软硬组织的形态及功能，且可由患者自行取戴的一种修复体。可摘局部义齿是牙列缺损修复最常用的方法。

（一）可摘局部义齿的适应证和禁忌证

1. 适应证　可摘局部义齿的适应证范围较广，适用于各类牙列缺损患者，从修复个别牙缺失到修复仅余留单个牙的大范围牙列缺损均可采用。

（1）适用于各种牙列缺损，尤其是游离端缺失牙的患者。

（2）缺牙伴有牙槽骨、颌骨或软组织缺损者。

（3）可作为拔牙创未愈合者或处于生长发育期青少年的过渡性修复。

（4）基牙或余留牙松动不超过Ⅱ度、牙槽骨吸收不超过1/2者，修复牙列缺损的同时可兼作松动牙固定，形成可摘义齿夹板。

（5）因先天萌出不足或牙面重度磨损等原因造成咬合垂直距离过低，需在修复缺失牙的同时适当加高垂直距离者。

（6）腭裂患者需要以腭护板基托封闭腭部裂隙者。

（7）基牙倾斜、倒凹过大，或不愿意磨牙者，或主动要求做可摘局部义齿者。

（8）不能耐受固定义齿修复需要磨除牙体组织时的过敏不适又不同意局部麻醉的患者。

（9）年老体弱、全身健康条件不允许做固定义齿修复者。

2. 禁忌证

（1）因某些原因如偏瘫，痴呆症，肢、手残缺，癫痫，精神障碍等疾病，生活不能自理，对可

笔记栏

摘局部义齿不便摘戴、保管、保洁，有误吞义齿危险的患者。

（2）对丙烯酸树脂过敏又无其他材料可取代者。

（3）个别患者对义齿异物感明显又无法克服者。

（二）可摘局部义齿的优、缺点

1. 优点

（1）适用范围广，对基牙的要求不如固定义齿高，几乎适应所有牙列缺损。

（2）磨除牙体组织少。

（3）由于可由牙槽嵴帮助承担部分咬合压力，剩余牙负担较轻。

（4）取戴方便，义齿的清洁与修理和增补容易。

（5）制作方法简便，费用较低。

2. 缺点

（1）可摘局部义齿有一定大小的基托，同一牙列缺损修复比固定义齿外形大，初戴时异物感明显，有时会影响发音、引起恶心，需要一段适应时间。

（2）稳固性和咀嚼效能均不如固定义齿。

（3）可能出现黏膜的压痛、压伤。

（三）可摘局部义齿的组成及其作用

可摘局部义齿由人工牙、基托、固位体和连接体四部分组成。

1. 人工牙（artificial tooth） 是可摘局部义齿上用来代替缺失天然牙，恢复牙冠形态、咀嚼和发音功能的部分。人工牙通常采用树脂、硬质树脂、陶瓷及金属等材料制作。

2. 基托（base plate） 是义齿覆盖在无牙牙槽嵴上与承托区黏膜直接接触的部分，基托连接义齿各部分为一个整体，起到分散、传导咬合力和稳固义齿的作用。

3. 固位体（retainer） 是可摘局部义齿位于基牙上的金属部分，起固位、稳定、支持作用。常见固位体种类有卡环固位体、套筒冠固位体、冠外附着体和冠内附着体。

4. 连接体（connecter） 是可摘局部义齿的组成部分之一。它可将义齿各部分连接为一个整体。有大连接体（major connecter）和小连接体（minor connecter）之分。大连接体连接义齿各部分成一整体，以便修复缺牙和行使功能，并且传递和分散咬合力量至基牙及邻近的支持组织。与基托连接相比，可缩小义齿的体积并增加义齿强度。小连接体的作用是把义齿上的各部件，如卡环、支托等，与大连接体相连接。

（四）可摘局部义齿的支持方式

1. 牙支持式义齿 牙支持式指缺隙两侧均有余留天然牙，两端基牙均设置殆支托，义齿所承受的殆力主要由天然牙承担。适用于缺牙少、基牙稳固的病例，其修复效果较好。

2. 混合支持式义齿 当缺牙区的后方无余留牙（远中游离缺失），或缺失牙数目多、缺隙长时，义齿人工牙承受的咬合力一部分由邻近缺隙的天然牙承担，另一部分由义齿基托覆盖的牙槽嵴承担，即由天然牙和牙槽嵴共同承担咬合力。此类义齿容易出现翘动、旋转等不稳定现象，游离缺隙的邻近基牙容易受到扭力损伤，牙槽嵴容易发生骨吸收和黏膜压痛。修复效果不如牙支持式义齿。

3. 黏膜支持式义齿 黏膜支持式指义齿所承受的殆力主要由黏膜及其下的牙槽骨负担。虽然缺隙的一端或两端有余留天然牙存在，但因余留牙松动或因咬合过紧而不设置殆支托，常用于缺牙多，余留牙条件差，或咬合关系差的病例。

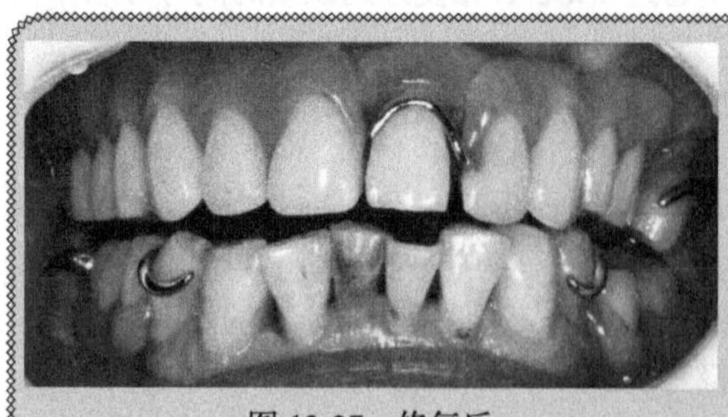

图 13-27 修复后

案例 13-5 分析

患者诊断为上、下牙列缺损，患者有上下后牙游离端缺失，可选择种植义齿修复或可摘局部义齿修复，告知患者各种修复方式的优缺点后，最终选择可摘义齿修复（图 13-27）。为可摘局部义齿设计和制作创造有利条件，应先进行牙周洁治，去除牙石，使得修复后满足可摘局部义齿设计的基本要求。

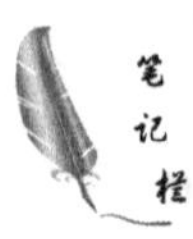
笔记栏

三、固定义齿

案例 13-6

患者，女性，39 岁。

主诉：因右上前牙缺损及损失 3 个月余，要求固定修复上前牙。

现病史：患者一颗右上前牙龋坏多年，未曾治疗；3 个月前另一颗右上前牙因外伤松动于外院拔除，现因影响美观前来我院就诊。

检查：12 缺失，牙槽嵴愈合良好，13 牙冠变色，牙冠缺损 1/3，叩诊（–）。余留牙无松动，全口牙牙石（++），多数牙牙根暴露，牙龈退缩，口腔卫生状况欠佳（图 13-28）。

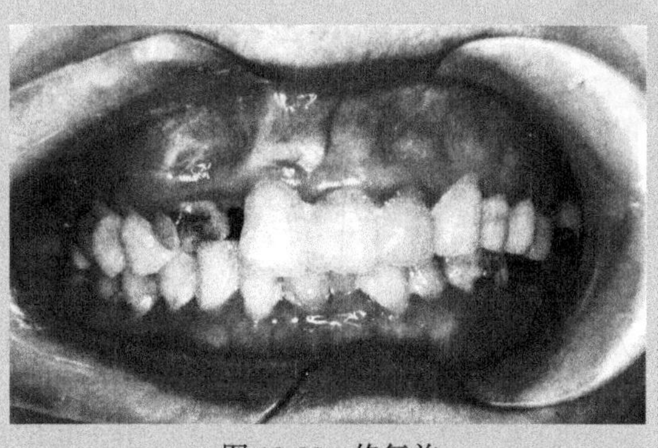

图 13-28　修复前

问题：

1. 诊断是什么？
2. 可以选择的修复方式有哪些？

固定义齿是利用缺牙空隙两端或一端的天然牙或牙根作为基牙，在基牙上制作固位体，并与人工牙相连接成为一个整体，通过黏固剂黏固在基牙上，患者不能自行取戴的义齿。通常将固定义齿称为固定桥。

（一）固定桥的优、缺点

（1）具有良好的固位、稳定，义齿能有效地恢复缺失牙的功能。

（2）舒适美观。固定义齿体积与原天然牙体积和外形近似，异物感小，美观。不影响舌的功能活动，不影响发音。

（3）使用方便。因固定于口腔内，免去了经常取戴的不便。

（4）对基牙要求高，适用范围较窄。由于义齿的力完全由基牙承担，要求基牙牙冠有良好的固位力，牙周组织健康，牙根具有足够的支持力。适用于牙列中单个牙缺失或少数牙缺失以及数个牙间隔缺失，邻牙牙根有足够支持力，牙冠有良好的固位力，牙周组织健康。

（5）固位体牙体制备中对牙体组织切割量大。

（6）患者不能自行取摘义齿，应注意保持良好的口腔清洁。

（二）固定义齿的禁忌证及非适应证

1. 禁忌证

（1）年龄小，临床牙冠短，髓腔较大，髓角高，根尖尚未完全形成者。

（2）缺牙较多，余留牙无法承受较大力者。

（3）缺牙区毗邻牙牙髓已有病变未经治疗者。

（4）缺牙区毗邻牙有牙周炎，炎症未得到有效控制者。

2. 非适应证

（1）缺牙区邻牙倾斜移位、对颌牙伸长形成牙间锁结。

（2）末端游离缺失的缺牙数为 2 个和超过 2 个。

（3）缺牙区邻牙临床牙冠较短，通过桩核也无法达到固位体的固位力。

（4）缺牙区邻牙松动度超过 Ⅰ 度者。

（5）牙槽骨吸收超过根长 1/3 者。

（6）拔牙创未愈合者。

（三）固定义齿的组成

1. 固位体（retainer）（图 13-29）

（1）类型：指在基牙上制作并黏固的全冠、桩冠、部分冠、嵌体等。

（2）作用：连接基牙和固定桥成为一个功能整体，并使固定桥获得固位。桥体所承受的𬌗力通

笔记栏

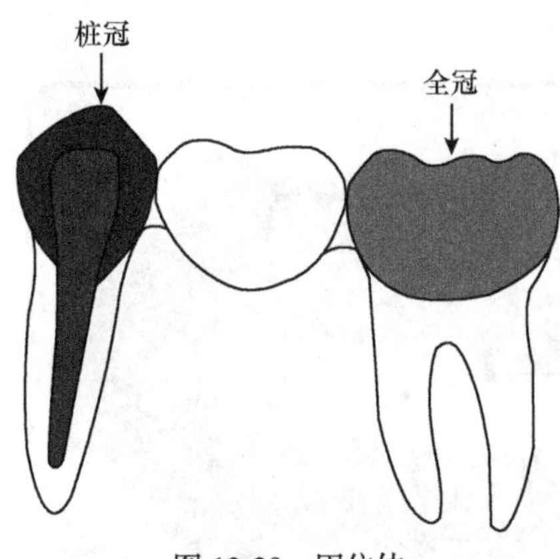

图 13-29 固位体

过固位体传导至基牙及牙周支持组织。

（3）要求：有足够的固位力抵抗咀嚼运动中来自各个方向的外力，保证义齿不发生松动、脱落。

（4）材料：有足够强度、能够抵抗力而不发生破裂，生物相容性良好，不刺激基牙及牙龈组织。

2. 桥体（pontic）（图 13-30） 桥体即人工牙——是固定桥恢复缺失牙的形态和功能的部分。桥体借连接体与固位体相连。制作的桥体要与缺失牙外形相似，色泽美观，不刺激牙龈组织，且有良好的机械强度。

3. 连接体（connector）（图 13-31） 是桥体与固位体之间的部分。连接体应有足够强度、不影响美观、易清洁或有一定的自洁能力。

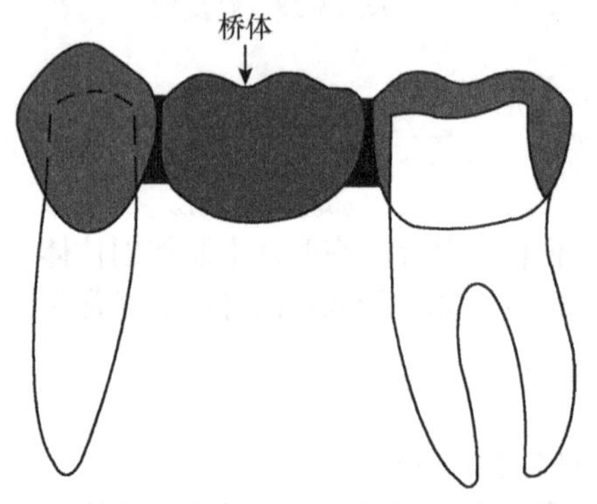

图 13-30 桥体

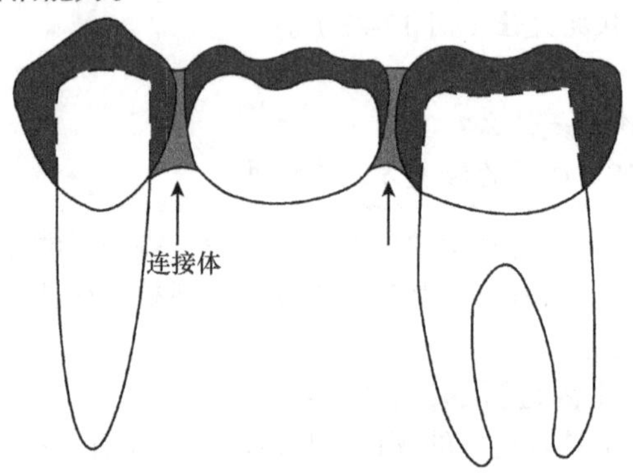

图 13-31 连接体

（四）固定义齿的类型

1. 双端固定桥（rigid fixed bridge） 又称完全固定桥，其两端都有固位体，固位体与桥体之间的连接形式为固定连接，其力全部由基牙承担（图 13-32）。这是临床应用最多的修复形式。

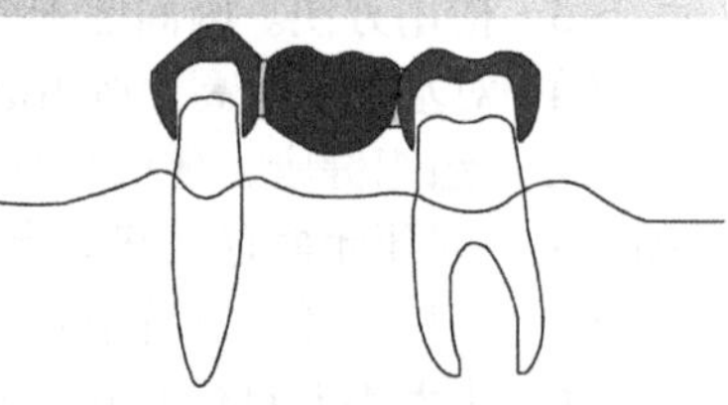
图 13-32 双端固定桥

2. 半固定桥（semi-rigid bridge） 半固定桥的两端为不同的连接体，一端为固定连接，另一端为活动连接，又称为应力缓冲式固定桥（broken-stress bridge）（图 13-33）。

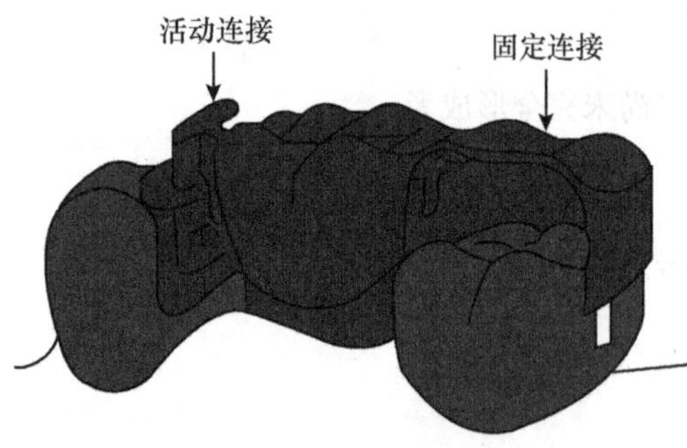

图 13-33 半固定桥

3. 单端固定桥（cantilever fixed bridge） 固定桥仅有一端有固位体,固位体与桥体之间为固定连接，另一端完全游离，无基牙支持（图 13-34）。单端固定桥受力后，形成以桥体为力臂，以基牙为旋转中心的杠杆作用，使基牙发生扭转和倾斜。因此，单端固定桥仅适用于缺牙间隙小、基牙支持及固位力很强的患者。

4. 复合固定桥（compound fixed bridge） 常采用双端固定桥与单端固定桥或半固定桥复合，对于多个间隔缺牙间隙进行修复（图 13-35）。

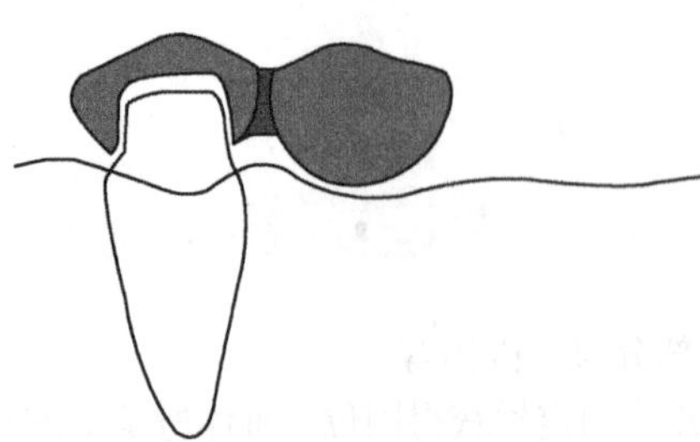
图 13-34 单端固定桥

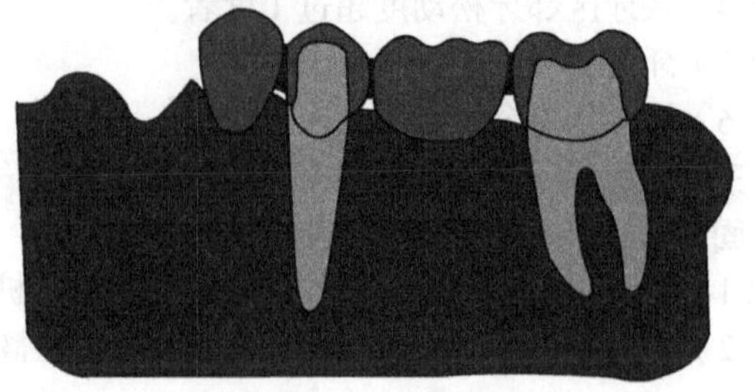
图 13-35 复合固定桥

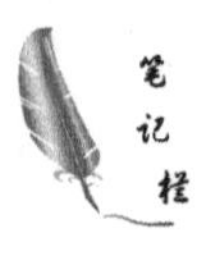

5. 种植固定桥　以植入牙槽骨内的种植体为基牙进行固定修复（图 13-36）。

6. 固定 - 可摘联合桥　力主要由基牙承担，支持形式类似于复合固定桥，固位主要依靠摩擦力或磁力，患者可以将固位体从基牙上自行摘戴。其固位可采用磁性固位、附着体固位或套筒冠固位（图 13-37）。

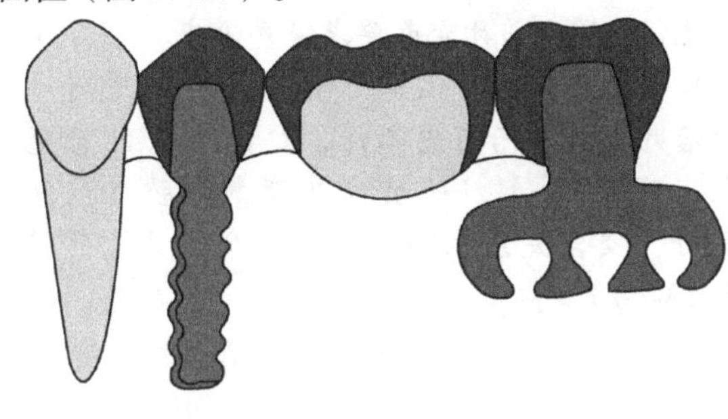
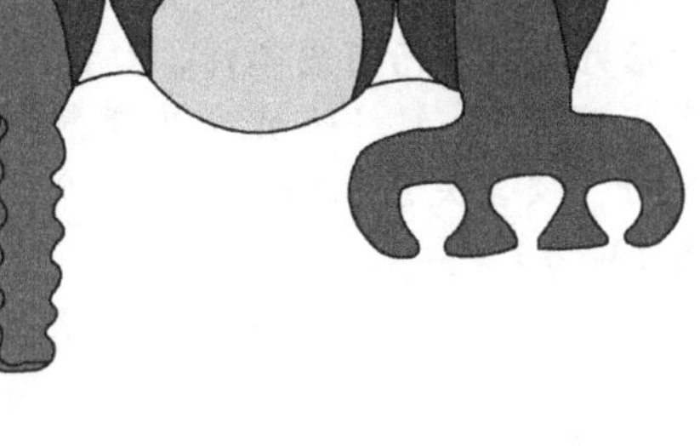

图 13-36　种植固定桥

图 13-37　固定 - 可摘联合桥

7. 粘结固定桥（Mariland bridge，马里兰桥）　主要利用粘结材料的黏结力将义齿黏固于基牙上，固定桥的固位体为金属翼板，因此牙体预备时牙体磨除少。

（五）桥体的龈面设计

1. 接触式桥体　接触式桥体的龈面和牙槽嵴接触。其优点是美观，有利于发音及龈组织的健康。

（1）鞍式桥体：桥体的龈面呈马鞍状骑跨在牙槽嵴上，与黏膜接触范围较大，多用于后牙。

（2）改良鞍式桥体：桥体的唇颊侧龈端与牙槽嵴顶接触，桥体的龈面向舌侧延伸时逐渐聚合，尽量扩张舌侧的邻间隙，使食物残渣容易溢出。此种桥体是一种理想的桥体形式，也是临床最常用的桥体方式。

（3）盖嵴式桥体：此桥体的龈端与唇颊黏膜的一小部分呈线性接触，舌侧呈三角形开放。主要用于上牙牙槽嵴吸收较多者。

（4）改良盖嵴式桥体：将唇颊侧的接触区扩大到龈嵴顶，可防止食物进入龈嵴顶，上、下颌固定桥都可以使用该设计。

（5）船底式桥体：桥体的龈端与牙槽嵴的接触面呈船底形。容易清洁，用于下颌牙槽嵴狭窄的病例。

2. 悬空式桥体　桥体的龈面与牙槽嵴顶的黏膜不接触，留出 3mm 以上的间隙，自洁作用好，但舌感不舒服，主要用于后牙缺失。

案例 13-6 分析

患者 12 缺失，诊断为上颌牙列缺损。前牙的修复主要考虑美观，兼顾功能。该患者的修复方式有 3 种：①种植义齿修复 12，13 根管治疗后全冠修复；②隐形义齿修复 12，13 根管治疗后全冠修复；③ 11，13 作为固定桥基牙，修复 12。

鉴于患者的经济条件和牙周状况，遵循个人意见，最终决定进行 11，12，13 全瓷固定桥修复（图 13-38，图 13-39）。

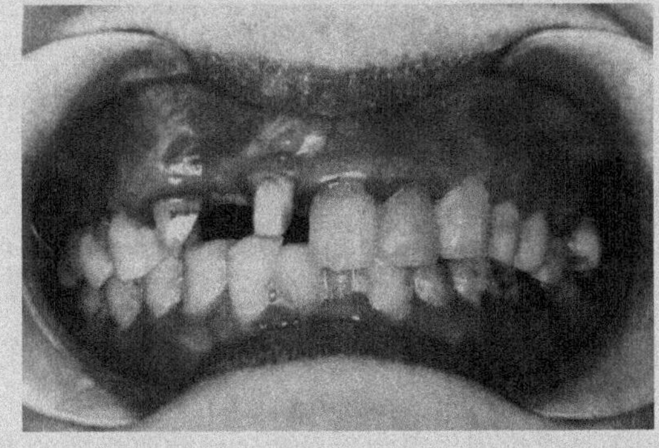

图 13-38　固定桥牙体预备

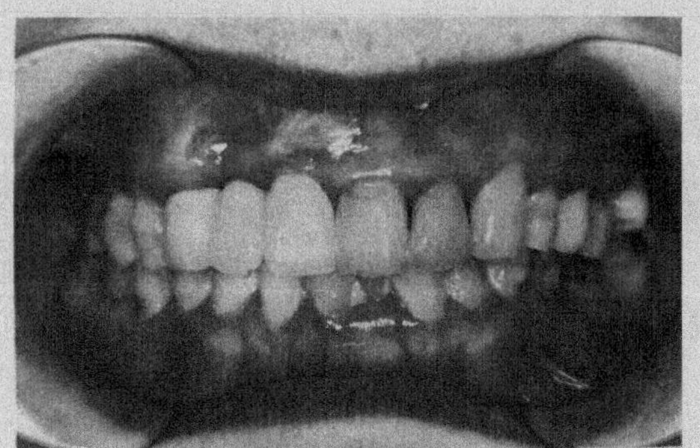

图 13-39　修复后

四、种植义齿

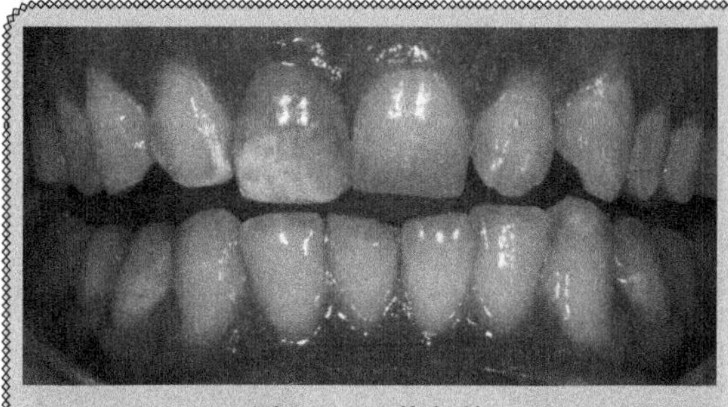
图 13-40 修复前

案例 13-7

患者，女性，22 岁。

主诉：因上前牙变色要求修复治疗。

现病史：2 年前上前牙曾因外伤而进行过根管治疗，具体治疗史不详，口内检查 11 牙冠变色，叩痛（+），松动度Ⅱ度，口腔卫生状况良好，咬合关系无明显异常，余留牙无异常（图 13-40）。

问题：

1. 患者的初步诊断是什么？需要哪些辅助检查？
2. 如何制订患者的治疗计划？各种方案的优、缺点是什么？

种植义齿（implant supported denture）是由牙种植体（dental implant）及其支持的上部结构组成的修复体（图 13-41）。牙种植体又称下部结构，为人工材料所制，经手术植入失牙区颌骨内或骨膜下；上部结构在结构上与可摘或固定义齿类似，通过各种连接方式与种植体的基桩相连。

（一）种植义齿的适应证

1. 种植义齿修复需要考虑的全身因素

（1）身体健康，无心脏病、糖尿病、骨质疏松、内分泌疾病等全身性疾病。

（2）有接受种植修复的主观愿望和要求。

（3）能够忍受种植手术，能定期接受追踪观察。

（4）能与医师密切配合，对种植义齿的特点以及可能出现的问题有足够的认识。

（5）种植修复对患者年龄没有上限。年龄的下限是必须青春期发育完成后，男性在 17 岁以后，女性在 16 岁以后。

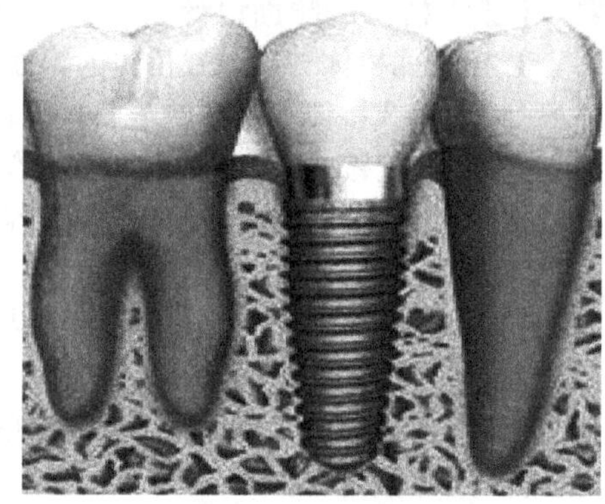
图 13-41 种植义齿

2. 种植义齿修复需要考虑的局部因素

（1）颌骨形态正常，无囊肿，无阻生牙，无牙源性炎症，骨高度、宽度足够容纳种植体。

（2）牙槽嵴无进行性吸收倾向。

（3）缺牙区邻牙稳固，无错𬌗、紧咬合。

（4）无夜磨牙、偏侧咀嚼，口腔卫生状况好。

3. 种植床的基本条件

（1）骨高度≥ 10mm，宽度≥ 5mm，植入种植体后颊、舌侧骨壁厚度≥ 1mm。

（2）距上颌窦底，鼻腔底的距离≥ 1mm。

（3）种植体与邻牙间距≥ 1.25mm。

（4）两个种植体之间的距离≥ 7mm。

（5）种植后的冠根比例最少保持 1∶1。

总之，在患者自愿，并能按期复查，全身条件良好，缺牙区软、硬组织无严重病变和无不良咬合习惯的前提下，只要患者缺牙区有理想的骨量和骨密度，或者通过特殊外科手术解决了骨量不足的问题，即可考虑种植义齿修复。

（二）种植义齿的禁忌证

（1）有全身性疾病，如心脏病、血液病、糖尿病、高血压、肾病、代谢障碍等，不宜施行手术或不能忍受手术创伤者，不能与医师合作者。

（2）种植区有颌骨囊肿、骨髓炎、鼻旁窦炎及较严重的软组织病变的患者，有严重牙周病的患者。

（3）咬合力过大或咬合不平衡可能造成种植体周围骨组织创伤吸收而导致种植修复失败的患

笔记栏

者。引起咬合力过大或咬合不平衡的因素有严重错𬌗、紧咬合、夜磨牙症、偏侧咀嚼等不良咬合习惯。

（4）缺牙区骨量和骨密度不理想，并估计通过特殊种植外科手术不能满足其要求的患者。

（三）种植义齿的优点

（1）种植义齿的支持、固位和稳定功能较好。

（2）种植义齿可避免或减少固定义齿需做的基牙预备及其可能发生的不良后果和给患者带来的心理负担。

（3）由于种植义齿无基托或基托面积较小，具有良好的舒适度。

（四）固定义齿、可摘局部义齿、种植义齿的主要特点（表 13-1）

表 13-1　固定义齿、可摘局部义齿、种植义齿的主要特点

	固定义齿	可摘局部义齿	种植义齿
固位、稳定、支持功能	好	稍差	较好
适应范围	较窄、适用于少数牙缺失	几乎适用于所有牙缺失	较广、缺牙区有理想的骨量和骨密度即可
基牙条件	要求高	可有轻度松动、倾斜	无
舒适度	舒适、无异物感、不影响发音、美观	有异物感、可能影响发音、美观	有良好的舒适度
咀嚼效率	好	稍差	较好
基牙预备	量多	量少	可避免或减少
便利程度	无需患者摘戴、口内刷洗	每天摘戴、口外刷洗	固定者不需摘戴
修复费用	费用较高	费用较低	费用昂贵

（五）种植义齿修复并发症

1. 种植体基台的松动和折断　①种植体材料本身及制作缺陷；②使用时间过长，金属疲劳、腐蚀；③上部结构适应性差：④不良咬合负载；⑤种植体周围广泛骨吸收；⑥患者不良咀嚼习惯夜磨牙、紧咬牙。

2. 上部结构螺丝的松动和折断　①螺丝与螺丝孔不吻合，产生应力集中；②上部结构与基台适应性差；③咬合高点、侧向力过大等不良咬合负载；④上部结构设计不良。

3. 种植修复支架的断裂　①材料本身及制作、焊接缺陷；②直接横断面尺寸、大小，形态不良；③不良咬合致应力集中；④悬臂梁过长等上部结构设计不良。

4. 种植体折断　常由于种植体疲劳、损伤引起，该并发症的发生常伴有严重骨吸收，同时也与种植体选择不当、咬合力过大有关。

5. 种植体周围炎　修复后种植体周围炎常由种植体龈缘炎发展而来，临床表现与牙周炎相似，严重的可引起骨吸收、种植体丧失，致使种植修复失败。

6. 种植体周围黏膜炎　菌斑、结石能刺激牙龈引起龈缘炎，所以促进菌斑、结石形成的因素都能引起种植体周围龈缘炎；患者使用过程中不能保持良好的卫生习惯，又不能定期复查。

7. 种植体周围骨吸收　①患者有全身性骨代谢性疾病；②口腔卫生不良，种植体周围炎；③种植体及种植修复义齿过早承担不当力量；④种植设计不合理，咬合设计不合理。

8. 美观问题　①种植义齿龈乳头区“黑三角”；②种植义齿形态对面部丰满度恢复欠缺；③钛金属基台对牙冠颜色的影响。

9. 发音问题　多数牙缺失时间长，舌体增大，修复后舌运动受限等。

案例 13-7 分析

CBCT 显示患牙根中 1/3 折断，根管内可见高密度充填影像（图 13-42，图 13-43）。患者初步诊断为 11 牙体缺损。该患者可采取的治疗方案如下：方案一，固定义齿修复；方案二，可摘局部义齿修复；方案三，种植义齿修复。告知患者每种治疗方案的优缺点后，经综合考虑，患者选择种植义齿修复（图 13-44 ～图 13-46）。

笔记栏

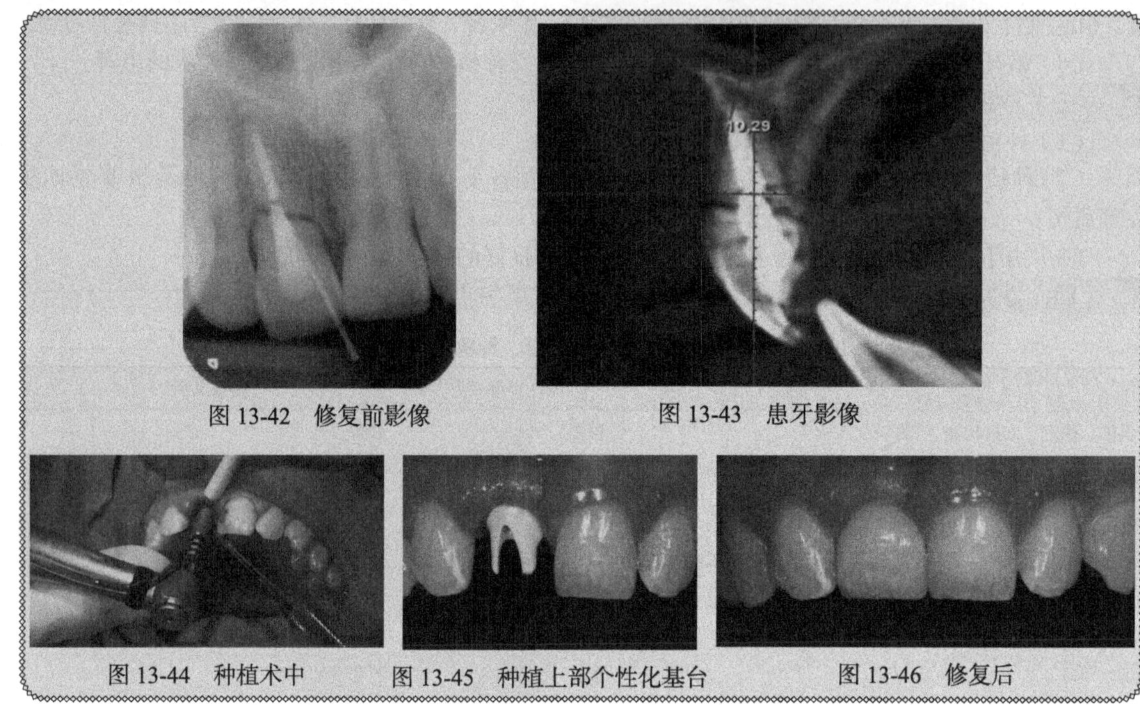

图 13-42 修复前影像　图 13-43 患牙影像

图 13-44 种植术中　图 13-45 种植上部个性化基台　图 13-46 修复后

第三节　牙列缺失的修复治疗

一、概　　述

牙列缺失是指上、下颌或整个牙弓（上、下颌）上不存留任何天然牙或牙根，又称无牙颌（edentulous jaw）。

（一）牙列缺失的影响

牙列缺失后，对患者的颌面部形态、咀嚼功能和发音等都会产生不良的影响。如得不到及时修复，牙列缺失可导致牙槽嵴、口腔黏膜、颞颌关节、咀嚼肌及神经系统的有害改变。牙列缺失后应及时进行全口义齿的修复，以恢复患者丧失的咀嚼功能，以及面容美观和发音功能；保护颌面部软硬组织及颞下颌关节的健康；预防由咀嚼功能丧失而继发的消化系统疾病，促进患者的身心健康。

（二）无牙颌解剖标志（图 13-47）

1. 牙槽嵴　牙列缺失后牙槽突逐渐吸收改建形成牙槽嵴，能承受较大的咀嚼压力。上、下牙槽嵴将整个口腔分为内外两部分：口腔前庭与口腔本部。

2. 口腔前庭　位于牙槽嵴与唇、颊侧黏膜之间，为一潜在的间隙。从前向后有以下解剖标志：唇系带、颊系带、颧突、上颌结节、颊侧翼缘区、远中颊角区。

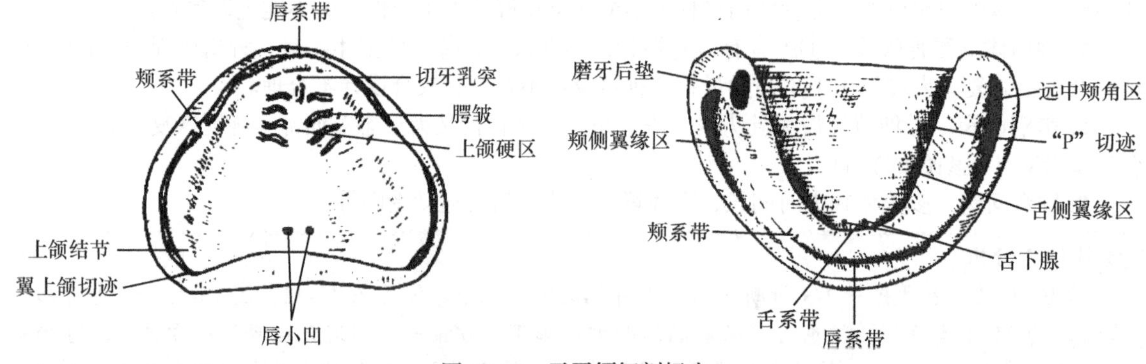

图 13-47　无牙颌解剖标志

3. 口腔本部　口腔本部在上下牙槽嵴的舌侧，上为腭顶，下为口底。本区内的解剖标志有切牙乳突、腭皱襞、上颌硬区、腭小凹、颤动线、腭穹隆、翼上颌切迹、舌系带、舌下腺、下颌隆突、

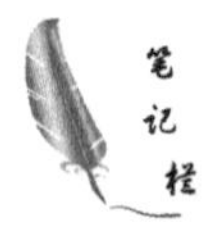

下颌舌骨嵴、舌侧翼缘区、磨牙后垫。

二、全口义齿

案例 13-8

患者，女性，65 岁。全口牙齿缺失 1 年，口内检查牙槽嵴高度、宽度尚可，系带附着较低，舌体肥大，面下 1/3 距离变短。黏膜无明显红肿、瘢痕等（图 13-48）。

问题：

1. 如何制订患者的治疗计划？
2. 修复前需做哪些准备工作？

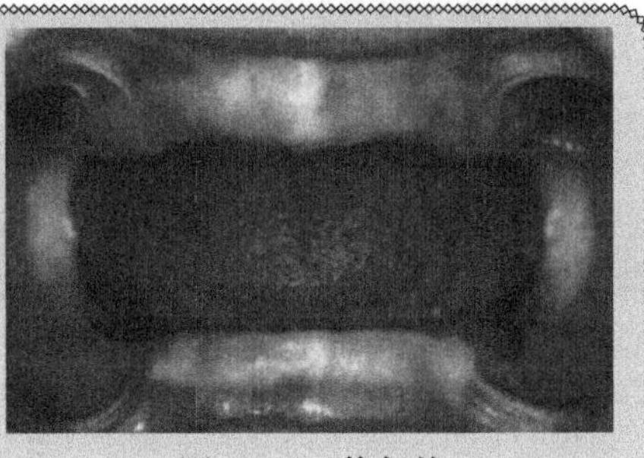
图 13-48　修复前

全口义齿（complete denture）是为牙列缺失患者制作的义齿。牙列缺失是指上颌、下颌或上下颌牙全部缺失。如单颌牙列缺失，对颌牙列可能是完整的，也可能伴有牙列缺损，恢复单颌牙列缺失的义齿称单颌义齿。

（一）全口义齿的结构

全口义齿由基托和人工牙列（artifical teeth）两部分组成。基托具有为全口义齿提供固位、固定人工牙列和支撑面部组织等功能。人工牙是恢复缺失牙功能和美观的部分。基托和人工牙共同构成义齿的 3 个表面（denture surface）：组织面、咬合面和磨光面。

1. 组织面　组织面是义齿基托与口腔黏膜组织接触的面，必须与口腔黏膜组织紧密贴合，二者之间形成负压和吸附力，使全口义齿在口腔中获得固位。

2. 咬合面　咬合面是上、下颌牙咬合接触的面。在咬合时，咀嚼肌产生的咬合力量通过咬合面传递到基托组织面所接触的口腔支持组织上。患者做正中咬合时，上、下牙列咬合面要尖窝相对并均匀紧密接触；患者做前伸、侧向咬合时应达到平衡𬌗，将促进义齿的固位。否则，患者咬合时因受力不均匀将破坏义齿的固位。

3. 磨光面　磨光面是指义齿与唇、颊和舌肌接触的部分。磨光面的外形一般应制成凹形，唇、颊、舌肌作用于磨光面时产生有利于义齿固位和稳定的挟持力。如果磨光面形态不恰当，形成凸形，受唇颊、舌肌活动时力的作用，易使义齿脱位。磨光面应光洁，义齿基托厚度应为 1.5 ～ 2mm。

（二）修复前准备

1. 残根　口腔内有残根者，应检查其松动度，牙根明显松动者应拔除；牙根稳固应拍摄 X 线片，如根周牙槽骨骨吸收不超过根长的 2/3 者，可做根管治疗后保留牙根，在其上制作覆盖全口义齿。

2. 牙槽嵴尖锐的骨尖、骨突和骨嵴　尖锐的骨尖、骨突、骨嵴形成了明显的倒凹者应先进行修整术。范围较小或不很显著的骨尖、骨突可不必修整，义齿完成后，在相应的基托组织面进行适当缓冲。

3. 过大的骨组织倒凹　上颌结节颊侧和下颌隆凸下方形成了明显的倒凹会影响义齿的就位，应进行外科修整。若两侧上颌结节增生突出过大，可只修整较大的一侧，戴义齿时采取旋转就位法；另一侧上颌结节倒凹将有利于义齿固位。

4. 唇、颊系带　唇、颊系带附着点过高，有的接近牙槽嵴顶甚至与之平齐，将影响基托边缘的封闭，不利于义齿的固位，应做系带成形术。

5. 增生的黏膜组织　戴过全口义齿的患者，如果原义齿不合适，基托边缘过长，以致形成前庭沟或口底区游离状的增生性黏膜组织，或牙槽嵴区由于义齿压力过大骨吸收多而形成松软牙槽嵴。应先手术切除增生的软组织。

案例 13-8 分析

患者可采取的治疗方案如下：①全口义齿修复；②种植义齿修复。告知患者每种治疗方案的优缺点后，经综合考虑，患者选择全口义齿修复（图 13-49，图 13-50）。

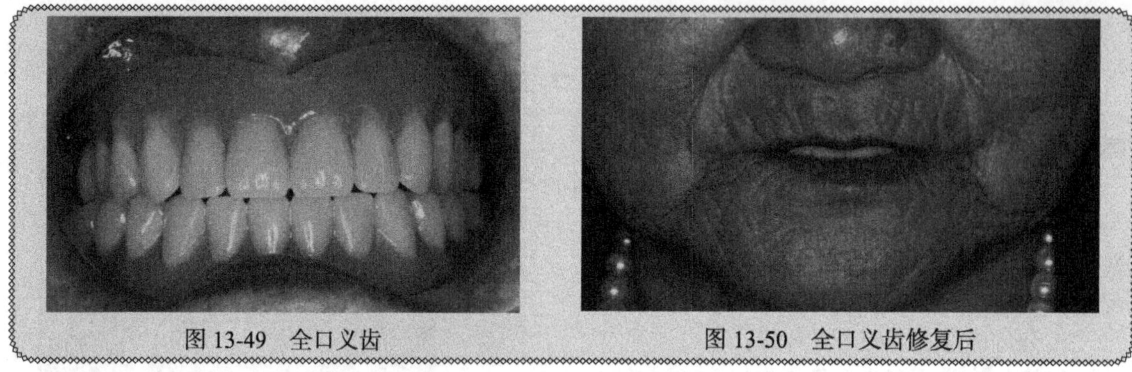

图 13-49　全口义齿　　　　图 13-50　全口义齿修复后

三、全口固定种植义齿

通过螺丝将金属支架承托的固定修复体固定在种植基台上，患者不能自行摘戴。通常需要 4 ～ 6 个种植体，来支持上颌或下颌的全口义齿。受颌骨条件限制，这些种植体往往分布在上、下颌骨前半部，即上颌窦的近中和下颌颏孔的近中。由于能提供良好的固位和稳定，基托面积小，患者的咀嚼效率和舒适感都有明显改善。

四、全口覆盖种植义齿

一部分无牙颌患者更适合以覆盖义齿方式修复，主要因为颌骨条件差，不能容纳足够数量的种植体；患者不能承受长时间的外科手术和多次复诊；患者维护口腔卫生的能力差；经济上不能担负全口固定种植义齿等。全口覆盖种植义齿的设计，在上颌必须采用至少 4 颗种植体，下颌可以应用 2 ～ 4 颗种植体。以种植体作为基础，集合各种附着体（球帽、定位器、太极扣、杆卡、磁性附着体等）的上部结构进行覆盖义齿的修复。

牙列缺失修复方法的比较见表 13-2。

表 13-2　牙列缺失修复方法的比较

项目	全口义齿	全口覆盖种植义齿	全口固定种植义齿
支持方式	黏膜支持式	混合支持	种植体支持
咀嚼功能	低	中	高
美观效果	有个体差异	有个体差异	有个体差异
固位与稳定	差	中	好
基托面积	大	可适当减小	无
种植体数量	无	上颌 4 ～ 6 颗，下颌 2 ～ 4 颗	单颌 6 颗以上
牙槽骨要求	较宽松	较严格	严格
舒适度	异物感较强	有异物感	异物感较低
费用	低	较高	高
修复周期	短	较长	较长
随访要求	低	高	高

（谢伟丽）

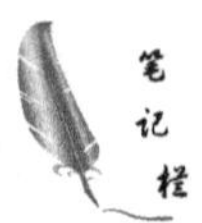

笔记栏

第十四章 错殆畸形及矫治

【目的要求】

掌握：①错殆畸形的病因。②各类错殆畸形的临床表现。

熟悉：①错殆畸形的危害。②各类错殆畸形的矫治方法。

了解：①各类错殆畸形的病因和机制。②相关矫治器的区别和适应证。

第一节 概　　述

口腔正畸学（orthodontics）是口腔医学的一个分支学科，主要研究错殆畸形（malocclusion）的病因机制、诊断分析及其预防和治疗。错殆畸形是指儿童在生长发育过程中，由遗传因素或环境因素，导致的牙、颌、面的发育畸形。近代错殆畸形的概念已远不止牙齿错位和排列不齐，而是指由牙齿、牙弓、颌骨、颅面之间不调而引起的各种畸形。这些畸形不但影响外观，同时危害口颌系统的正常功能及全身健康。

据世界卫生组织统计，错殆畸形属于三大口腔疾病（龋病、牙周病和错殆畸形）之一。1995年毛燮均教授等以理想正常殆为标准调查统计，错殆畸形患病率高达91.20%。2000年全国七个地区调查以个别正常殆为标准，调查结果为乳牙期错殆畸形发病率为51.84%，替牙期为71.21%，恒牙初期为72.92%。因此，口腔正畸学的任务是非常繁重而艰巨的。

一、病　　因

（一）遗传因素

1. 种族演化　错殆畸形是随着人类的种族演化而发生和发展的。原始人从爬行到直立行走，支持头部的颈背肌逐渐减弱，为适应头部平衡，头部重量减轻，颌骨逐渐退化缩小。同时由于火的使用，食物由生到熟、由粗到细、由硬到软，咀嚼器官的功能日益减弱且体积逐渐缩小。但该退化并非平衡的，肌肉退化最多，其次颌骨，牙齿退化最少。因此颌骨容纳不下所有的牙齿，出现牙齿拥挤，常见的拥挤有“虎牙”和“龅牙”。

2. 个体发育　错殆畸形的遗传因素约占错殆畸形病因的29.4%，但错殆畸形是多基因遗传，环境因素影响基因的表现，咀嚼器官以退化性性状的遗传占优势，故错殆畸形呈多种多样，遗传的表现方式亦各异（图14-1）。

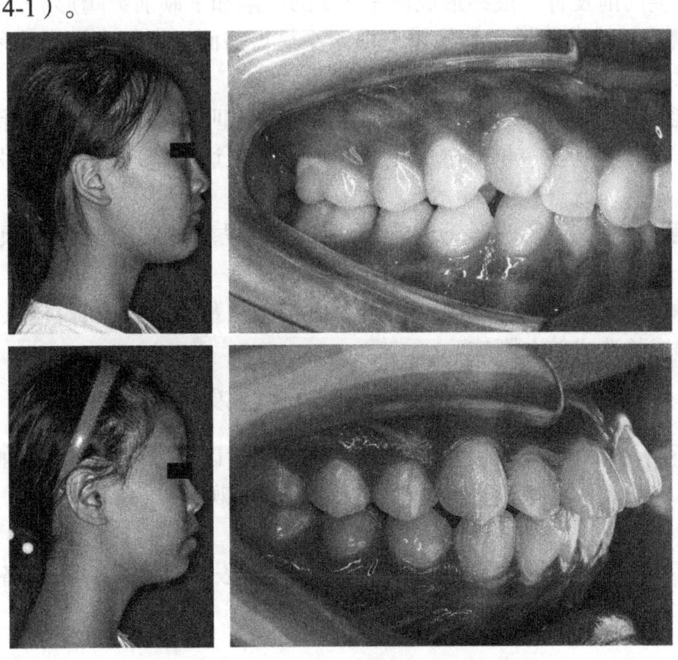

图14-1　一对孪生姐妹错殆畸形的表现

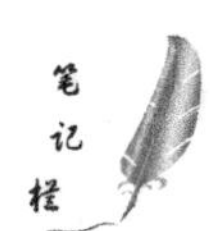

（二）环境因素

1. 先天因素 包括母体因素、胎儿因素及常见的发育障碍及缺陷，如多生牙、先天性缺失牙、牙形态异常等发育障碍和畸形等。

2. 后天因素 指自出生后由环境的某些因素造成的错𬌗畸形，主要包括以下几个方面。

（1）全身性疾患：如某些急性及慢性疾病、佝偻病、营养不良等。

（2）乳牙期及替牙期的局部障碍：乳牙早失、乳尖牙磨耗不足、乳牙滞留以及恒牙萌出顺序紊乱。

（3）口腔及周围器官功能因素：如吮吸、咀嚼、呼吸、吞咽和肌功能等出现异常。

（4）口腔不良习惯：儿童的不良习惯主要为吮指、吐舌、咬上下唇、偏侧咀嚼、咬物和睡眠习惯。

二、临床表现

错𬌗畸形的表现多种多样，有简单的也有复杂的。

（一）个别牙齿错位

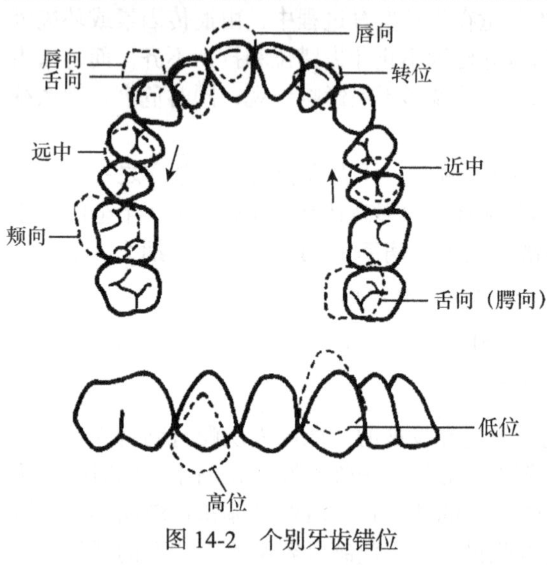

图 14-2 个别牙齿错位

包括牙齿的唇向错位、颊向错位、舌向错位、腭向错位、近中错位、远中错位、高位、低位、转位、易位和斜轴等（图 14-2）。

（二）牙弓形态和牙齿排列异常

（1）牙弓狭窄、腭盖高拱。

（2）牙列拥挤。

（3）牙列稀疏。

（三）牙弓、颌骨、颅面关系的异常

（1）前牙反𬌗。

（2）前牙反𬌗，近中错𬌗，下颌前突。

（3）前牙深覆盖，远中错𬌗，上颌前突。

（4）上下牙弓前突，双颌前突。

（5）一侧反𬌗，颜面不对称。

（6）前牙深覆𬌗，面下 1/3 高度不足。

（7）前牙开𬌗，面下 1/3 高度增大。

三、错𬌗畸形的危害性

1. 影响𬌗颌面的发育 如前牙反𬌗不及时治疗则下牙弓限制了上颌骨的发育，而下颌没有上下牙弓的协调关系而过度向前发育，最终形成面中 1/3 的凹陷和下颌前突畸形。

2. 影响口腔的健康 错𬌗的牙齿拥挤错位由于不易自洁而好发龋病及牙龈牙周炎症，同时常因牙齿错位而造成牙周损害。

3. 影响口腔功能 前牙反𬌗、开𬌗或后牙锁𬌗等可影响咀嚼功能；前牙开𬌗可影响发音功能；严重下颌后缩影响正常呼吸功能；早接触或𬌗干扰影响下颌运动，进一步将会引起颞下颌关节的功能和器质病变。

4. 影响容貌外观 各类错𬌗畸形可影响容貌美观，呈现开唇露齿、双颌前突、长面或短面等畸形。

5. 影响心理健康 错𬌗畸形可能会造成颜面部的畸形，从而导致患者自卑、敏感和内向等，对青少年的身心健康和成长造成较大影响。

四、错𬌗畸形的矫治方法及矫治器

错𬌗矫治就是矫治牙齿排列不齐，上下牙弓关系异常，以及牙、颌与颅面的不协调，矫治的方法多种多样。总之，错𬌗畸形的矫治目标是平衡、稳定和美观。

（一）早期矫治

1. 预防性矫治 预防性矫治是及时发现影响正常生长发育的因素，采取各种措施防止错𬌗畸

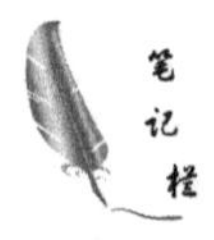

形的发生。原则为早发现问题、早期防治问题，包括预防错殆畸形的宣传教育，牙弓内缺隙的保持，维持牙齿的正常替换，控制龋病及不良习惯等。常采用的矫治器有间隙保持器、不良习惯破除器等。

2. 阻断性矫治 在错殆畸形发生的早期，用简单的矫治方法进行早期矫治，阻断错殆畸形向严重发展，将牙颌面发育导向正常。包括缩小了的间隙再获得，阻断因牙齿数目、牙齿大小、唇系带异常及不良习惯等引起的错殆。如早期严重拥挤的序列拔牙，乳牙期前牙反殆采用上颌殆垫式舌簧矫治器矫治等。

（二）正畸治疗

1. 活动矫治器 活动矫治器是一种由患者自行摘戴的矫治装置。它是由基托、固位体、各种弹簧等组成，可以产生作用力，或由口周肌肉和咀嚼肌收缩产生的力，影响颌骨、牙齿及牙周支持组织，以利于牙颌面正常生长发育。常见的活动矫治器有：①功能矫治器；②活动扩弓矫治器；③舌习惯矫治器；④平面导板；⑤斜面导板；⑥活动保持器等。

2. 固定矫治器 各种固定矫治器大都由带环或颊面管、矫治弓丝、托槽组成（图 14-3）。通过粘结剂将以上矫治器附件粘固于牙齿上，从而精确地移动牙齿，达到矫治目的。目前应用最为广泛的是方丝弓矫治器、直丝弓矫治器、舌侧矫治器等。按照托槽材质不同又可分为金属托槽、生物陶瓷托槽等。

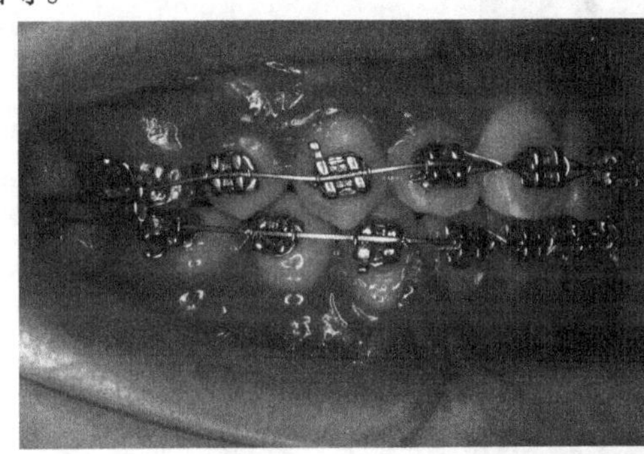 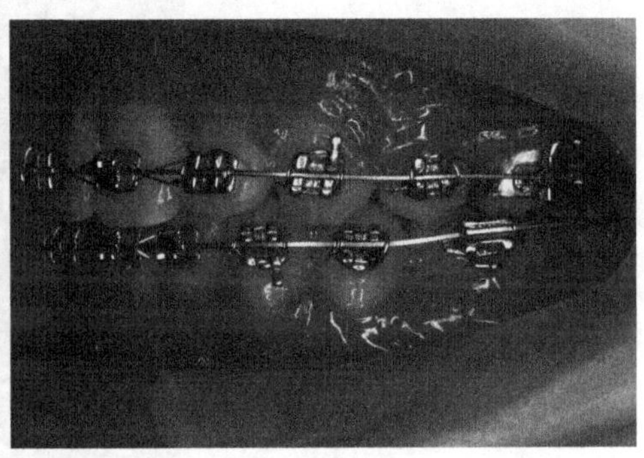

图 14-3 固定矫治器大都由颊面管、矫治弓丝、托槽三部分组成

3. 无托槽隐形矫治器 该矫治器拥有美观隐蔽、方便舒适等优点外，还具有可预测、准确和操作简单等优点，因此近年来受到广大患者的欢迎。

五、手术治疗

对于有颌骨畸形、严重影响面容的成年患者，需要采用正畸 - 正颌外科联合治疗重建颌骨的三维空间关系，恢复正常的形貌。

第二节 牙列拥挤和双颌前突的矫治

一、牙列拥挤

牙列拥挤（crowding）是最常见的错殆畸形，主要表现为牙齿唇颊舌侧错位或重叠、倾斜、扭转和埋伏等，常与其他畸形同时存在。

案例 14-1

患者，女性，15 岁。因上下牙不齐要求矫治。

患者替牙后发现上、下牙不齐，影响美观，就诊要求矫治。否认家族中有类似的畸形、口腔不良习惯等。

牙颌面检查：面部对称，侧貌稍凸，面下 1/3 正常。恒牙列，上下颌中线对齐，前牙覆殆覆盖基本正常，上下颌尖牙唇向高位，上下牙列拥挤，两侧磨牙为中性关系（图 14-4，图 14-5）。X 线头颅侧位片分析显示上、下颌骨发育无异常。

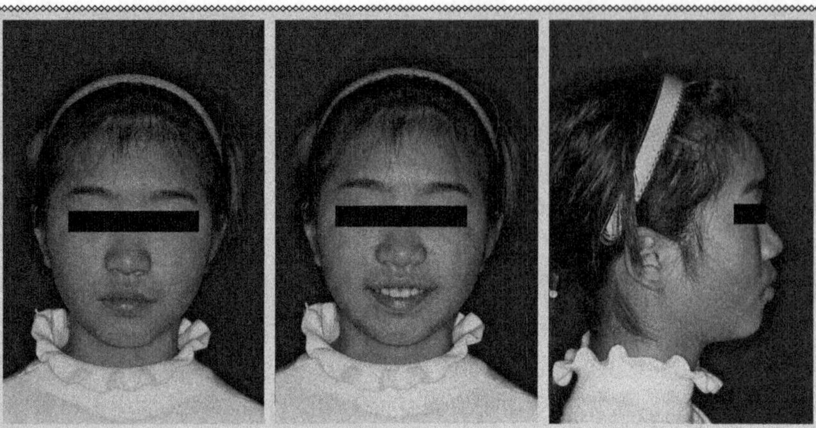

图 14-4　术前面像

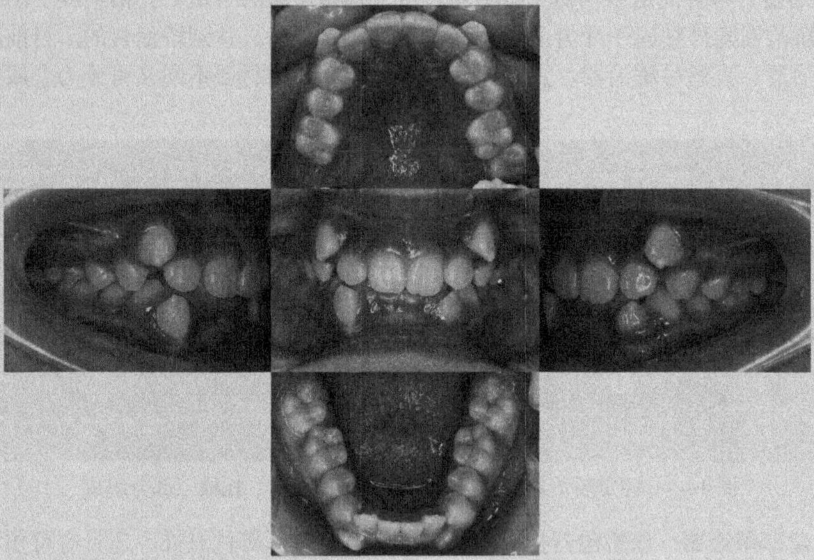

图 14-5　术前口内照

问题：

1. 诊断是什么？
2. 如何去治疗？

【病因】　造成牙列拥挤的原因为牙量骨量不调，牙量（牙齿总宽度）相对大，骨量（齿槽弓总长度）相对小，牙弓长度不足以容纳牙弓上的全数牙齿。牙量骨量不调受遗传与环境两方面的影响。

【诊断】

1. 牙列拥挤度的分级　牙列拥挤度（severity of crowding）根据其严重程度分为 3 度。

轻度拥挤（Ⅰ度拥挤）：牙弓拥挤在 2 ～ 4mm。

中度拥挤（Ⅱ度拥挤）：牙弓拥挤在 4 ～ 8mm。

重度拥挤（Ⅲ度拥挤）：牙弓拥挤超过 8mm。

2. 牙列拥挤度的确定　牙列拥挤程度的确定依赖模型测量，即测量第一磨牙前所有牙冠长度与牙弓弧长之差值。需要注意的是，传统的拥挤度分析方法仅针对第一恒磨牙之前，后段牙弓常常因间隙不足发生第三磨牙甚至第二磨牙阻生、萌出错位，后段牙弓拥挤还影响正畸效果的稳定性，因此必须重视后段牙弓间隙的测量分析。

【矫治】　由于牙列拥挤的病因是牙量相对大，骨量相对小，因此治疗原则就是增大骨量、减小牙量。增大骨量主要通过牙弓扩展来实现，减小牙量通过减数、减径以及纠正后牙扭转的方法获

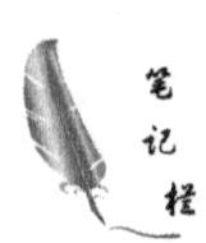

得间隙。

1. 牙弓扩展

（1）牙弓长度扩展

1）推磨牙远中移动：适用于因第一恒磨牙前移造成的轻中度牙列拥挤，磨牙远中关系。时机为第二恒磨牙牙根形成1/2时为最佳时机。

常用推磨牙向远中移动的矫治器有以下几种：①口外弓推磨牙向远中移动；②摆式矫治器推磨牙远中移动；③无托槽隐形矫治＋Ⅱ类牵引推磨牙远中移动；④种植钉辅助推磨牙向后。

2）切牙唇向移动：适用于切牙直立或舌倾、覆殆较深、上下颌骨和面型无前突的病例。

（2）牙弓宽度扩展

1）腭中缝扩展：适用于中重度牙列拥挤，上颌骨狭窄，后牙反殆。时机为8～14岁为宜，年龄越小，骨缝扩展效果越明显。扩弓方式有快速腭中缝开展和慢速腭中缝开展。最常用的方法是Hyrax扩弓矫治器和Hass扩弓矫治器。近年，上颌骨性扩弓器MSE为腭中缝的扩展提供了新方法，有研究表明该种矫治器的使用无明显的年龄限制，且磨牙的颊侧倾斜改变较小。

2）正畸扩展：适用于后牙舌向倾斜造成牙弓狭窄拥挤的恒牙期患者。

通过后牙的颊向倾斜而扩大牙弓，每次可获得1～2mm间隙。

常用正畸扩展矫治器：①四眼圈簧矫治器；②上颌螺旋活动扩弓矫治器；③菱形簧扩弓矫治器；④扩弓辅弓。

2. 减径　又称邻面去釉（interproximal enamel stripping，IPR）（图14-6）。主要适用于轻度或中度拥挤；上、下牙弓牙齿大小比例失调；牙齿形态不良；口腔卫生和牙周状况较好；龋患率低；无颌骨位置关系不调；不希望扩弓增加口唇丰满度的患者。釉质发育不良、龋患率高的患者为禁忌。

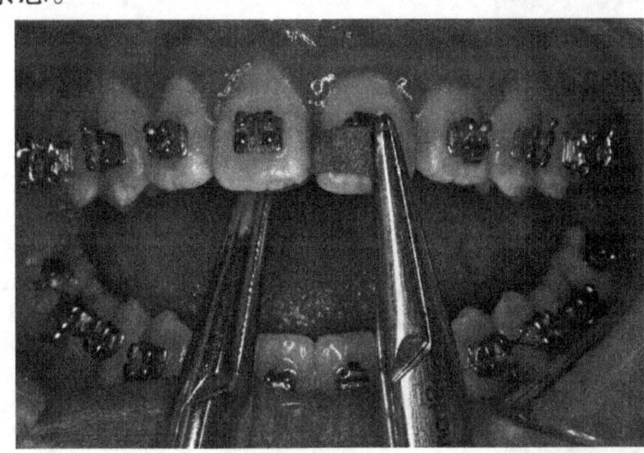
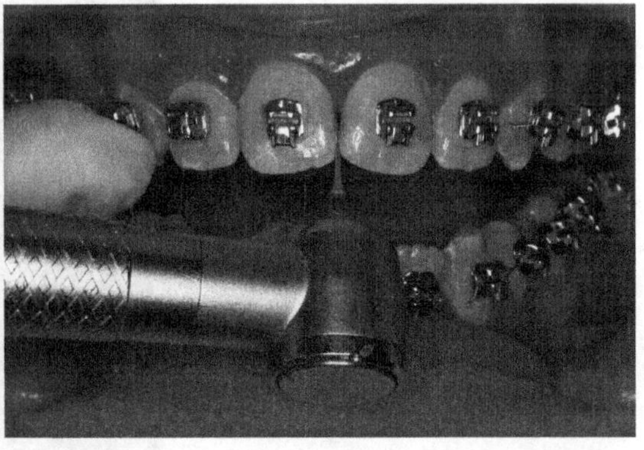

图14-6　邻面去釉

3. 减数治疗　即为拔牙矫治（extraction）、应考虑的问题以下几个问题：①牙弓拥挤度：拥挤度越大，拔牙的可能性越大。② Spee曲线：每整平1mm Spee曲线，需要1mm的牙弓间隙。③切牙内收：切牙越唇倾，内收所需间隙越大，拔牙的可能性越大。④面部软组织侧貌：为减轻口唇突度，常减数第一前磨牙；相反如果患者上颌发育欠佳，要慎重考虑减数治疗。⑤尖牙、磨牙和中线纠正等。

案例14-1分析

对本病例的模型进行测量分析，结果显示上颌拥挤度为13mm，下颌为12mm。两侧磨牙为中性关系，无颌骨及牙弓的关系不调，前牙唇倾度无明显异常。本病例诊断为安氏Ⅰ类上下牙列重度拥挤。

矫治：由于该病例为上下牙列重度拥挤，为提供间隙排齐牙齿，则考虑拔除4颗第一前磨牙；采用直丝弓固定矫治技术，将拔牙间隙完全用于纠正拥挤，排齐上下牙列，调整前牙覆殆覆盖磨牙关系，维持磨牙中性关系，精细调整，去除托槽，Hawley保持器保持，完成治疗。

案例 14-2

患者，男性，25 岁。因牙齿前突，闭嘴不能求治。

患者自觉上下牙较前突，闭嘴不能。严重影响美观，要求矫治。父亲有类似畸形，有吐舌不良习惯。

牙颌面检查：面部不对称，开唇露齿，侧貌凸，下颌平面角较小。恒牙列，上中线右偏 0.5mm，下中线左偏 0.5mm。前牙深覆𬌗Ⅰ度，覆盖 2.5mm，上下前牙唇倾、前突，上牙列轻度拥挤，下牙列中度拥挤，两侧磨牙中性关系，有吐舌不良习惯，全身检查未见异常（图 14-7，图 14-8）。X 线头颅侧位片分析显示上下颌骨发育正常。

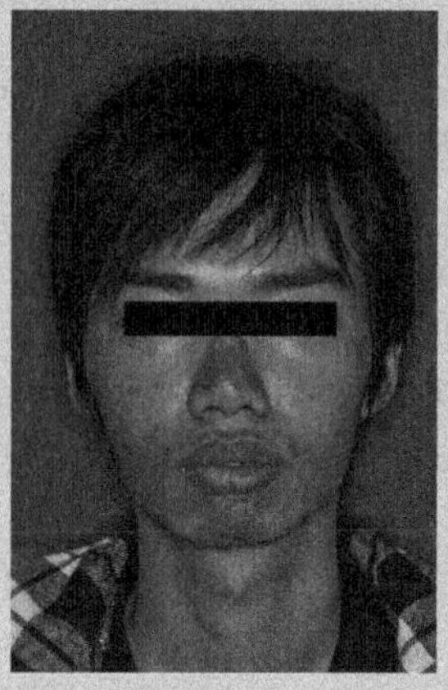
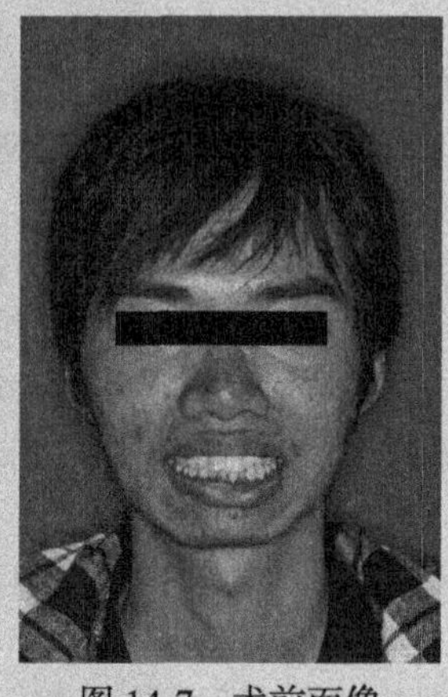
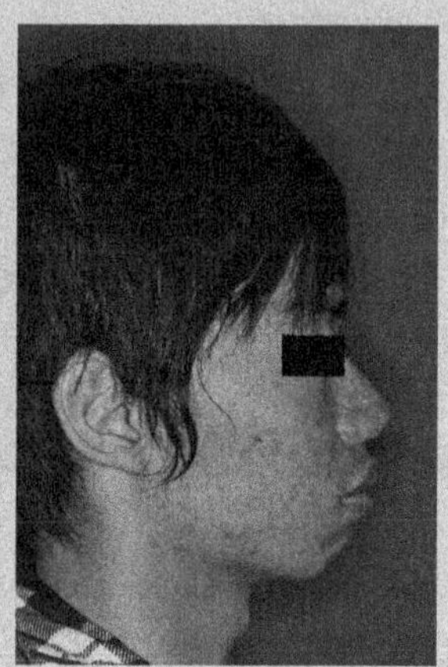

图 14-7 术前面像

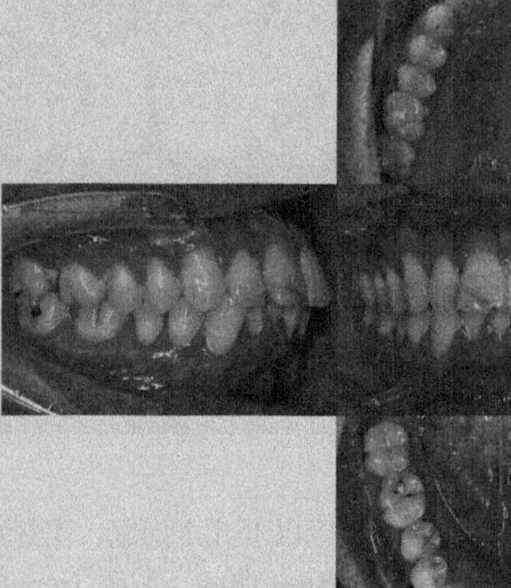
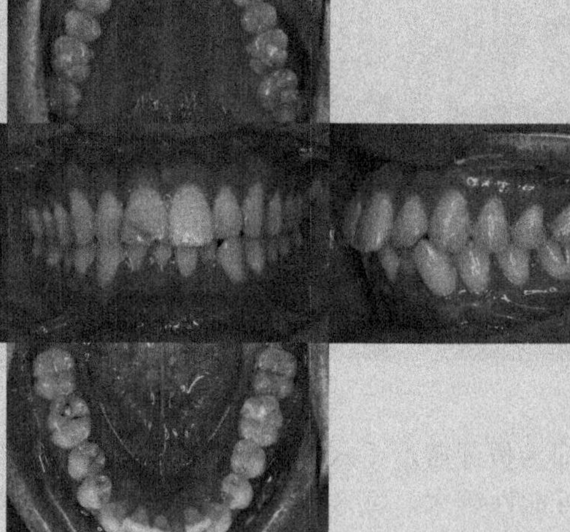

图 14-8 术前口内照

问题：

1. 如何诊断？
2. 患者的矫治方案设计有哪些？
3. 治疗过程中需注意什么？

二、双牙弓前突

双颌前突（bimaxillary protrusion）俗称“龅牙”，上下前牙前突，一般磨牙为中性关系，正常放松状态口唇不能自然闭合，嘴唇较短而厚，形成“开唇露齿”。侧面观面下 1/3 较突，微笑时露龈，严重影响美观。本病多由遗传因素引起，有明显的遗传特征，且具有一定的地域性分布。吐舌等口腔不良习惯，可使牙齿舌侧面受到异常的向外力，导致上下牙前突畸形。双颌前突患者的正畸治疗一般考虑拔除第一前磨牙，内收上下前牙，达到减轻口唇突度、改善面型的目的。

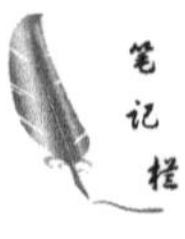

案例 14-2 分析与诊断

（1）面部检查：开唇露齿，颏肌紧张，侧貌凸。

（2）牙颌检查：磨牙咬合关系正常，上下前牙唇倾、前突。

（3）家族中有类似畸形，有吐舌不良习惯。

根据以上要点，本病例诊断为恒牙期安氏Ⅰ类双颌前突。遗传为主因，且有吐舌不良习惯。

矫治：本病例拔除 4 颗第一前磨牙，采用直丝弓固定矫治技术，排齐上、下牙列，内收前牙，关闭拔牙间隙，尽量保持后牙不前移（使用种植支抗、横腭杆或口外弓等增强后牙力量），改善面型，精细调整，建立良好的咬合关系，并保持。由于本病例上唇短翘且有吐舌习惯，在矫治中及矫治后，应训练正确吞咽方式和辅以唇肌训练，如此更有利于获得理想的唇齿关系。（注：本病例由李高华医师提供）

第三节　宽度不调的矫治

牙弓宽度的不调如后牙反殆（posterior crossbite）和锁殆（scissors bite）是错殆畸形矫治中较常见的，常与其他畸形如牙列拥挤相伴随而存在。

一、后牙反殆

案例 14-3

患者，男性，18 岁。因后牙咬合欠佳，要求矫治。

牙殆面检查：面部左右不对称、下颌向左侧偏斜，颏部左偏，侧貌直，下颌体陡。恒牙列，上中线右偏 2mm，下中线偏左 0.5mm，前牙开殆Ⅰ度，覆盖 0mm，双侧尖牙至第一磨牙均反殆，上下牙列轻度拥挤，双侧磨牙为近中关系。全身检查未见异常（图 14-9，图 14-10）。X 线头颅侧位片分析显示：上颌骨发育不足，下颌发育正常。

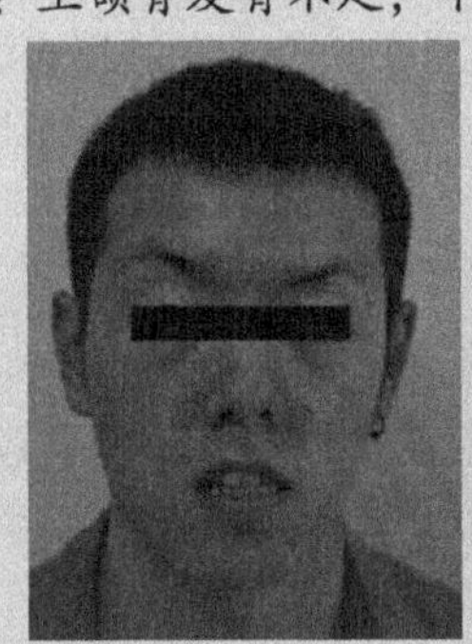
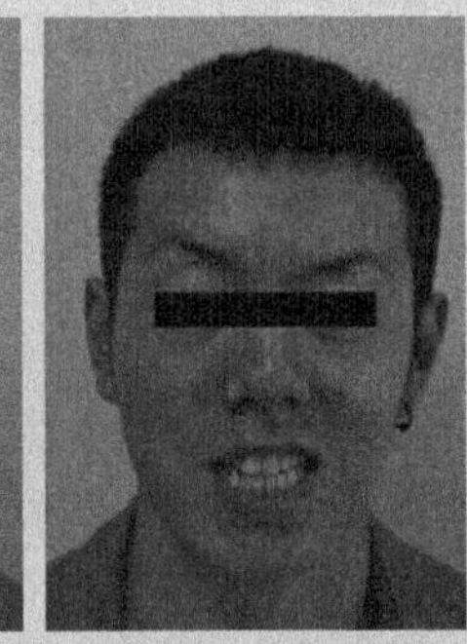
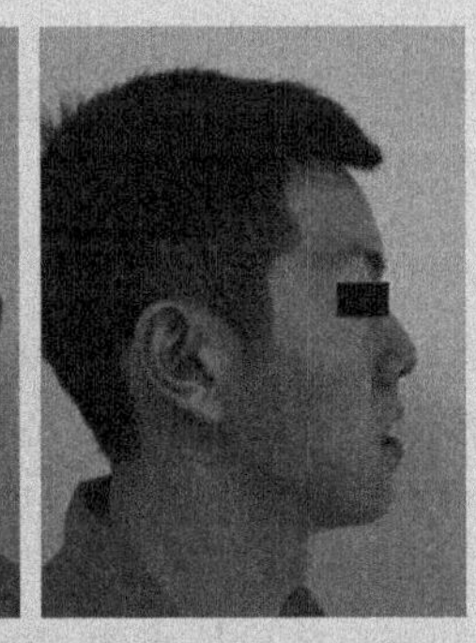

图 14-9　术前面像

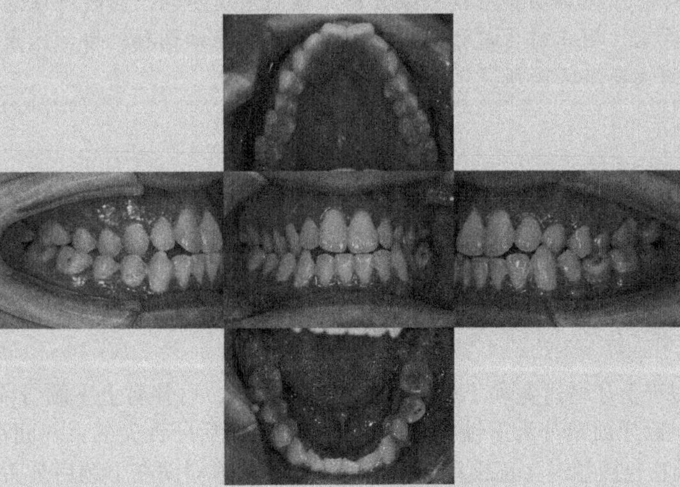

图 14-10　术前口内照

笔记栏

问题：

1. 如何诊断？

2. 如何矫治？矫治要点是什么？

【病因】

1. 牙性因素 由于替牙障碍所致的上颌牙齿的腭向萌出和（或）下颌牙齿的颊向萌出引起后牙的反𬌗。

2. 功能性因素 如长期一侧后牙的废用，易引起对侧后牙反𬌗；不良习惯导致的下颌向一侧偏歪，可以造成该侧后牙的反𬌗。

3. 骨性因素 由于上下颌骨间宽度发育的不协调、上颌发育过窄、下颌过宽造成，唇腭裂患者及长期口呼吸患者常存在后牙的反𬌗。

【临床表现】 后牙反𬌗表现为下后牙的颊尖及其舌斜面位于相应上后牙颊尖及颊斜面的颊侧，既可发生于单侧后牙也可发生于双侧后牙。后牙反𬌗一般均伴有𬌗干扰和下颌功能性移位，严重的后牙反𬌗可伴有颞下颌关节症状及颜面畸形。

【矫治】 后牙反𬌗的患者常伴有其他畸形的存在并且需要矫治。治疗原则是先解决后牙反𬌗的问题，然后进行其他畸形的矫治。一般来说，乳牙期后牙的反𬌗通常较轻，可以暂时不进行矫治。替牙期时轻度的后牙反𬌗通常也不需要单独进行矫治，可以在进行其他错𬌗畸形治疗时同时矫治。

1. 单侧后牙反𬌗的矫治

（1）活动矫治器：适用于单纯的一侧后牙反𬌗，可使用对侧后牙𬌗垫加反𬌗侧后牙舌簧矫治器或上颌改良的扩弓矫治器。

（2）固定矫治器：适用于伴随其他较复杂因素的一侧后牙反𬌗。可以通过弓丝上弯制曲或上、下颌的交互牵引来纠正后牙反𬌗，也可配合使用活动矫治器。

2. 双侧后牙反𬌗的矫治 双侧后牙反𬌗的患者多数由于颌骨的发育异常所致。对于生长发育期内的患者可以通过打开腭中缝增加上颌的骨量，增加上颌的宽度。还可以使用正畸扩展的方法如分裂基托、四眼圈簧和Quad-Helix等矫治器调整上颌牙弓的宽度。对于反𬌗不严重的可以在使用固定矫治器的同时增加颊侧的扩弓辅弓装置。

案例 14-3 分析

通过对模型分析显示：上颌牙弓稍窄，腭盖高拱，拥挤度为3mm，下颌牙弓拥挤4mm，提示该病例双侧后牙反𬌗宽度不调，主要为牙性，上颌牙弓宽度窄，而下颌牙弓宽度正常。再结合根据患者的临床检查和X线头颅侧位片分析，本病例诊断为安氏Ⅲ类高角双侧后牙反𬌗，前牙开𬌗，上、下牙列轻度拥挤。

矫治：患者为双侧后牙反𬌗病例，同时还伴前牙开𬌗、高角等较复杂因素，应采用固定矫治器。拔除下颌第三恒磨牙，上颌辅助扩弓辅弓装置纠正横向宽度不调，同时要注意垂直向和矢状向的控制；下颌推磨牙向后，纠正前牙覆𬌗覆盖及磨牙关系，精细调整，矫治结束，采用透明压膜保持器。（注：本病例由高海涛医师提供）

二、后牙锁𬌗

【病因】

1. 牙性因素 由于个别牙齿的替牙障碍，导致恒牙错位萌出，造成个别牙锁𬌗，常发生于第一前磨牙区。后段牙弓拥挤也易造成后牙锁𬌗，多见于第二恒磨牙。

2. 功能性因素 多因一侧后牙严重龋坏或牙缺失后，该侧后牙的失用，在失用侧易出现多数后牙的正锁𬌗。

3. 骨性因素 由于上牙弓过宽和（或）下牙弓过窄造成，可伴有上下颌骨前后向位置不调。

【临床表现】 后牙锁𬌗分为正锁𬌗和反锁𬌗。当上颌后牙舌尖的舌斜面在下后牙颊尖的颊斜面颊侧，并且𬌗面无咬合接触时为正锁𬌗；当上后牙颊尖的颊斜面在下颌后牙舌尖的舌斜面的舌侧，并且咬𬌗面没有咬合接触时为反锁𬌗。后牙锁𬌗基本都伴有𬌗干扰和下颌功能性移位。较严重的单侧后牙锁𬌗可伴有颞下颌关节症状及颜面畸形。

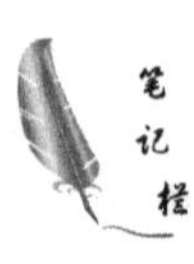

【矫治】　后牙锁殆可以出现在任何年龄段，但以替牙末期及恒牙期常见，发现后牙的锁殆均应及时矫治，以免产生颞下颌关节症状或颜面部不对称。存在锁殆的患者一般应先进行锁殆的矫治，再考虑其他畸形的治疗。

1. 正锁殆的矫治

（1）单个后牙的锁殆：单个后牙正锁殆可通过常规的固定矫治器所产生的颌内牙齿的移动或上、下颌的交互牵引来纠正（图 14-11）。对于有些第二恒磨牙锁殆的患者，当上颌第二磨牙的颊向错位较为严重者，如果存在将要萌出的健康第三磨牙，可以将上颌第二磨牙拔除，第三磨牙在萌出过程中可以向前自行调整与对颌第二磨牙建立咬合关系。近年，微种植支抗钉也为后牙锁殆的矫治提供新方法，一方面可有效矫治锁殆，另一个方面防止锁殆伸长，避免殆创伤。

（2）对于单侧或双侧多个后牙的锁殆：常见于下颌牙弓狭窄，主要是下后牙的舌向错位所导致。此类病例的矫治较为复杂，需要在治疗中调整上、下颌之间的宽度关系，联合固定矫治器、颌间牵引、殆垫等多种方法到达矫治目标，甚至需采用正颌手术。

2. 反锁殆的矫治　后牙反锁殆的矫治原则、方法同正锁殆，但需注意反锁殆矫治在力学设计上与正锁殆正好相反。

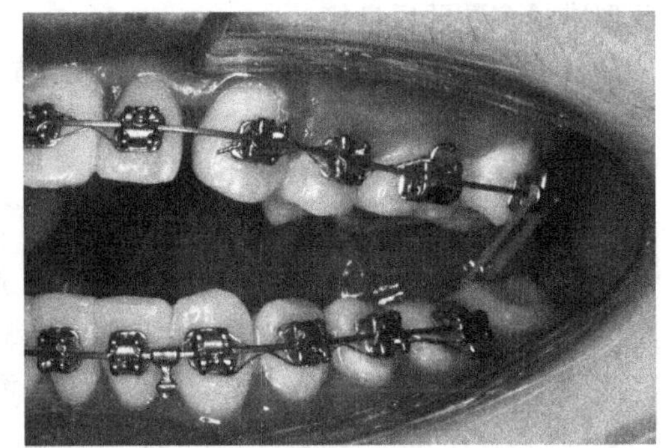

图 14-11　交互牵引

第四节　安氏Ⅱ类错殆畸形的矫治

Ⅱ类错殆（Class Ⅱ，division）即远中错殆，是指将上颌第一恒磨牙颊尖咬合于下第一恒磨牙近中颊沟的远中。

【病因】

1. 遗传因素　因牙齿大小、数目异常所造成的错殆受遗传较强的控制如上前牙区多生牙或下切牙先天缺失可致前牙深覆盖。严重的骨骼畸形，如下颌发育过小、上颌发育过大也受遗传因素明显的影响。

2. 环境因素

（1）局部因素：包括口腔不良习惯、替牙障碍，一些口腔不良习惯如长期吮指、咬下唇等可造成上前牙唇倾，拥挤，前牙深覆盖；继发咬下唇习惯可增加畸形的发展。

（2）全身因素：鼻咽部疾患（如慢性鼻炎、腺样体肥大等）和部分全身疾病（如佝偻病、钙磷代谢障碍等）可造成前牙深覆盖，磨牙关系远中。

【临床表现】

1. 长度或矢状方向　安氏Ⅱ类错殆根据切牙唇舌向倾斜，可为安氏Ⅱ^{1}类错殆和安氏Ⅱ^{2}类错殆，前者主要表现为上切牙唇倾，上颌骨或上牙列相对前突或者下颌骨或下牙列相对后缩，前牙深覆盖；后者为上切牙舌倾，前牙闭锁性深覆殆。

深覆盖（Deep overbite）是指上、下前牙切端的前后距离超过 3mm 以上者，临床上分为 3 度（图 14-12）。

Ⅰ度深覆盖：3 ～ 5mm。

Ⅱ度深覆盖：5 ～ 8mm。

Ⅲ度深覆盖：8mm 以上。

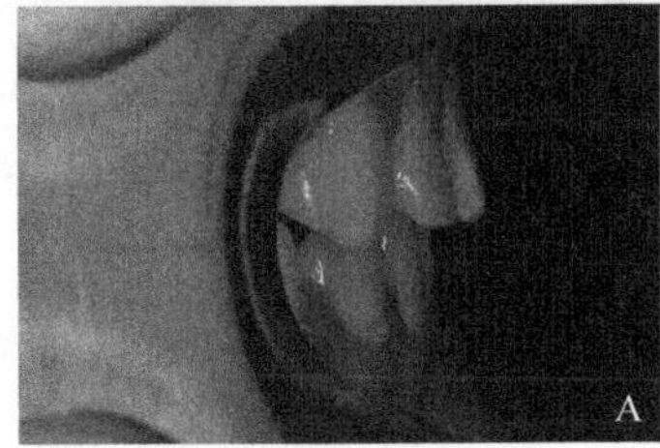
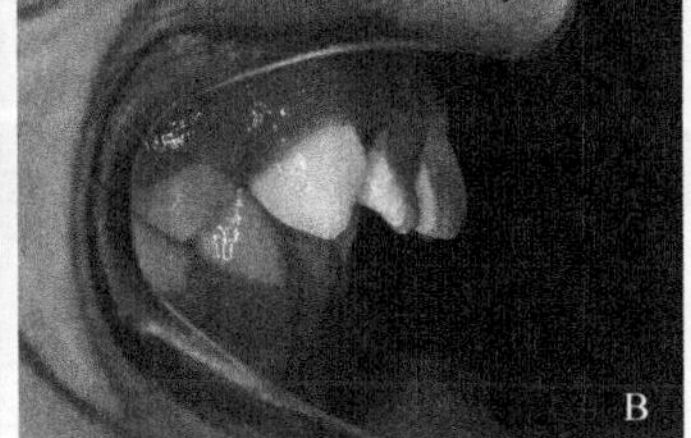
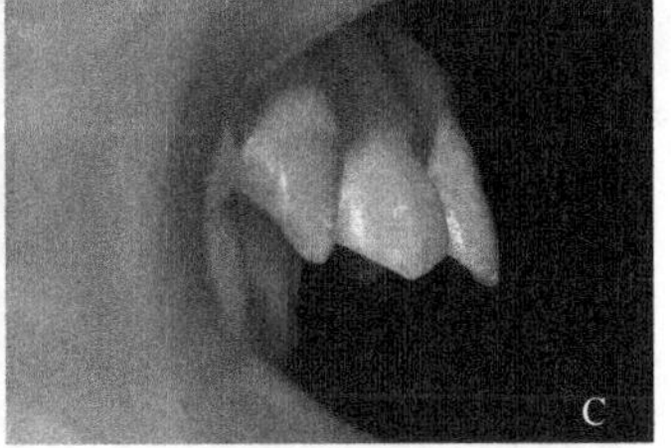

图 14-12　深覆盖

A. Ⅰ度深覆盖　B. Ⅱ度深覆盖　C. Ⅲ度深覆盖

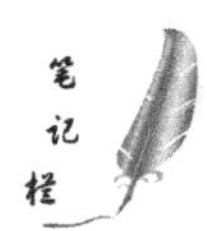

2. 宽度方向 安氏Ⅱ类错𬌗患者常表现为腭盖高拱，上牙弓狭窄，下颌前伸至Ⅰ类关系时，上下牙弓宽度常存在 3 ～ 5mm 的不协调关系。

3. 高度方向 安氏Ⅱ类错𬌗常伴有颌骨垂直向异常，面型上表现为长面型或短面型，前牙表现为深覆𬌗、正常覆𬌗或开𬌗。

【诊断】 按病因机制分为 3 型。

（1）牙型（性）：主要由于上下前牙的数目、位置或倾斜度异常造成的，治疗较简单。

（2）功能型（性）：常因咬合干扰和早接触诱发异常的神经肌肉反射，引起下颌功能性后缩。该型上颌一般正常，当下颌前伸至中性磨牙关系时，上下牙弓矢状关系基本协调，面型明显改善。此型错𬌗多数预后良好。

（3）骨型（性）：由于上下颌骨发育异常致上下颌处于远中错𬌗关系。

【矫治】

1. 安氏Ⅱ[1]错𬌗矫治

案例 14-4

患者，女性，16 岁，因上牙前突、面突求治。

患者自觉上下牙较前突，严重影响美观，要求矫治。其母亲有类似畸形。

牙𬌗面检查：面部对称，开唇露齿，侧貌凸，面下 1/3 短。恒牙列，上下颌中线齐，前牙深覆盖Ⅲ度，深覆𬌗Ⅱ度，上前牙唇倾明显，下牙列轻度拥挤，双侧磨牙远中关系，有张口呼吸不良习惯（图 14-13，图 14-14）。X 线头颅侧位片分析显示：上颌骨发育过度，下颌发育不足。

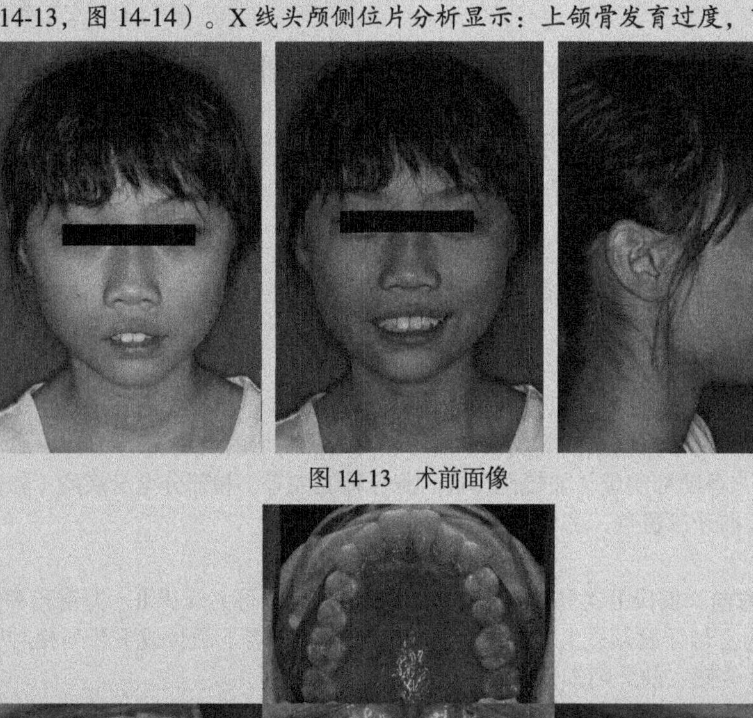

图 14-13 术前面像

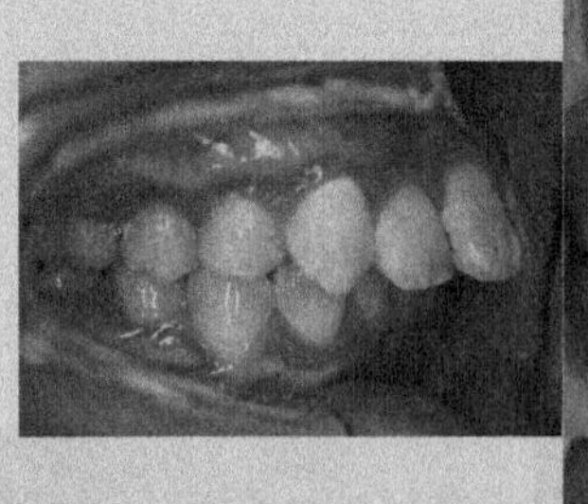

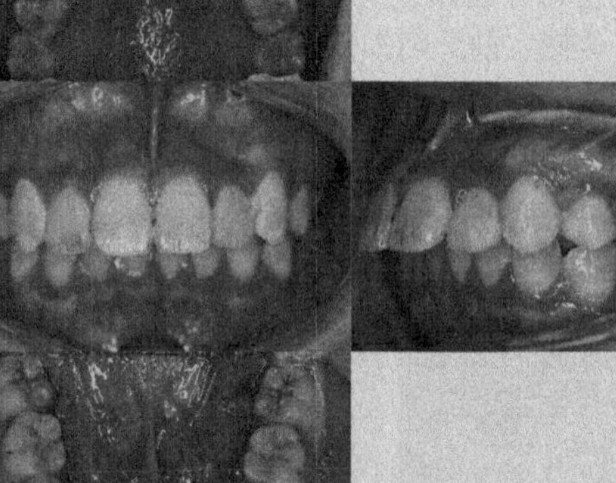

图 14-14 术前口内照

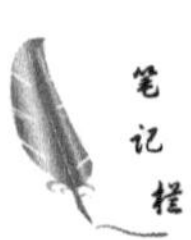

笔记栏

问题：

1. 如何诊断？其发病机制如何？如何鉴别诊断上颌前突、下颌后缩或上颌前突伴下颌后缩？

2. 如何矫治？矫治要点是什么？

3. 青少年儿童与成人安氏Ⅱ类错殆矫治有何不同？

（1）早期矫治（替牙期和恒牙初期）

1）尽早去除病因：破除各种口腔不良习惯，治疗鼻咽部疾患等。

2）尽早处理前牙畸形：对导致前牙深覆盖的牙齿问题进行处理，例如拔除上颌多生牙、上牙弓宽度不足的开展以及纠正个别切牙舌向错位等，牙齿问题的处理相对简单，可采用活动矫治器。

3）对于存在上下颌骨关系不调的安氏Ⅱ^{1}分类患者，可在青春生长迸发期前 1～2 年使用功能矫治器治疗以影响颌骨的生长，其作用机制主要为：唇倾下前牙、舌倾上前牙；抑制上颌骨向前的生长；对部分患者可以促进下颌骨向前生长。但由于改变生长是有限度的，大多数病例需要在恒牙早期进行二期综合性矫治。

A. 抑制上颌向前生长：常使用头帽式肌激动器抑制上颌向前生长，但有研究表示该矫治器不能远中移动上颌骨，上下颌骨的前后关系调节主要依赖于下颌向前生长发育。

B. 促进下颌向前生长：常用功能矫治器有肌激动器、FR-Ⅱ、Twin-block、Herbst 矫正器及其衍生出的 Jesper Jumper Forsus 等矫治器。

（2）恒牙期综合性矫治

1）解除拥挤，排齐牙列：基本方法同牙列拥挤的矫治。

2）解除前牙深覆殆：是整平牙弓的关键步骤，常用的矫正方法有以下几种。

A. 平面导板：适用于低角及均角的患者，其主要作用机制为抑制下前牙的萌长，促进下后牙的萌长。

B. 摇椅弓：最常使用打开咬合的方法，其作用机制为压低前牙，特别是下前牙；升高后牙，特别是下后牙。同时早期将下颌第二磨牙纳入矫治更加有利于深覆殆的矫治。

C. 多用唇弓：其作用机制为前牙压低，而不是后牙伸长，常用于下颌牙弓。

D. J 钩头帽：适用于上前牙伸长导致的前牙深覆殆，借助于口外力直接压低上前牙。

E. 种植钉：近年来种植钉越来越多地应用于深覆殆的矫治，有研究表明在打开覆殆时使用种植钉，不仅可以缩短疗程，而且能减少前牙压入时的牙根吸收。

3）解除前牙深覆盖和调整磨牙远中关系。

A. 不拔牙矫治：主要针对牙性畸形而非严重的骨性畸形，上下牙列拥挤不严重，磨牙轻度远中关系。

扩大牙弓、Ⅱ类牵引：适合上牙弓狭窄阻碍下颌向前生长，下颌有一定生长潜力的患者。上颌通常使用螺旋扩弓器等扩弓装置。Ⅱ类牵引使下磨牙或下牙弓向前，拉上前牙向后达到纠正深覆盖和磨牙关系的目的。

推磨牙向后：以磨牙中性关系来掩盖颌骨远中关系，并解决前牙深覆盖。常采用的矫治器有：口外弓、摆式矫治器及种植支抗等。

B. 拔牙矫治：当上下颌骨的矢状关系无法改变时，正畸常用牙性代偿矫治的方法进行掩饰性治疗。

内收上前牙：一般拔除上颌第一前磨牙，其拔牙间隙主要用于改善上前牙前突和深覆盖。

拔牙矫治前移下磨牙：通常拔除下颌第二前磨牙，其间隙主要用于下颌近中移动纠正磨牙的远中关系，常用方法有Ⅱ类牵引和（或）颌内牵引。

需注意对于成人严重的Ⅱ骨性类错殆，需与正颌外科手术联合才能获得良好的治疗效果。

案例 14-4 分析

根据以上牙殆面检查内容和 X 线头颅侧位片分析，鉴别诊断双颌前突、上颌前突、下颌后缩或上颌前突伴下颌后缩。该患者为恒牙期安氏Ⅱ^{1}类错殆，上颌前突，上下切牙唇倾轻度拥挤。

矫治设计：①拔除上颌双侧第一前磨牙，下颌双侧第二前磨牙；②采用直丝弓固定矫治技术，

笔记栏

拔牙间隙尽可能上前牙排齐内收之用，注意纠正前牙深覆𬌗，内收上前牙，改善唇突度；③建立尖牙磨牙中性关系及后牙良好的咬合关系；④结束矫治，固定舌侧丝保持。（注：本病例由李高华医师提供）

2. 安氏Ⅱ²错𬌗矫治

案例 14-5

患者，女性，20 岁。因牙齿不齐，要求矫治。

患者因自觉上下牙不齐，影响美观就诊。家族中无类似畸形。

牙𬌗面检查：面部稍不对称，露龈笑，侧貌稍凸。恒牙列，上下颌中线不齐，深覆𬌗Ⅲ度，上前牙舌倾明显，上牙列中度拥挤，下牙列轻度拥挤，双侧磨牙远中关系。口腔卫生可，牙周组织情况良好。张口度正常、张口型↘，颞下颌关节双侧存在弹响但无压痛（图 14-15，图 14-16）。X 线头颅侧位片分析显示：上颌骨发育正常，下颌发育不足。

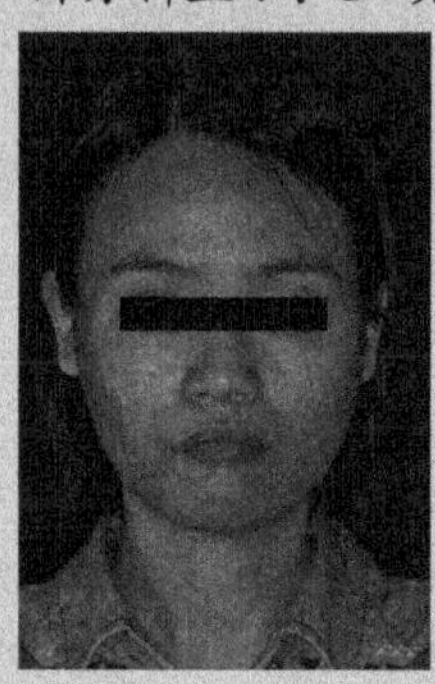 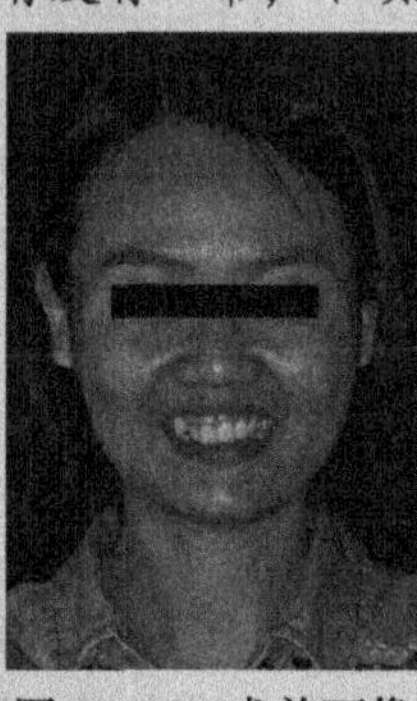 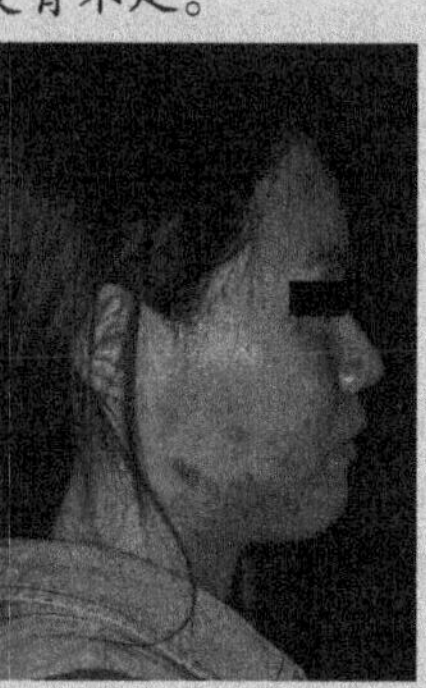

图 14-15　术前面像

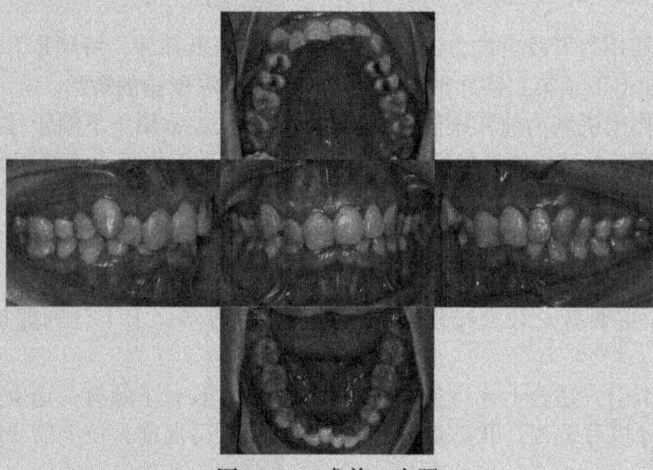

图 14-16　术前口内照

问题：

1. 如何诊断？矫治方案设计有哪些？
2. 是否伴有牙周和颞下颌关节疾患？
3. 安氏Ⅱ²类错𬌗畸形的要点是什么？

安氏Ⅱ²类错𬌗又称为前牙闭锁𬌗，表现为上前牙过度直立甚至舌向倾斜，从而将下颌骨限制于后位。颌骨矢状关系与安氏Ⅱ¹类似，但具有较好的侧面曲线。垂直向关系上一般表现为低角，严重者上下前牙牙槽垂直向过度发育，上下切缘可以咬伤上颌腭侧牙龈及下颌唇侧牙龈。下颌的前伸、开闭口、侧向移动等多方向运动均受限，并可出现张口疼痛、弹响等症状。前牙闭锁𬌗为生长发育畸形，有一定的家族遗传倾向。其常易伴有露龈笑严重影响美观，咀嚼功能低下常伴颞下颌关节损害，被视为必须矫治的错𬌗畸形。

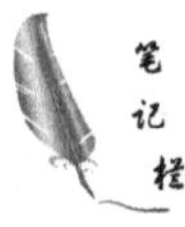
笔记栏

安氏Ⅱ²类错𬌗的矫治要点：①解除上前牙舌倾为其重点；②因其侧貌曲线较好，非拔牙矫治是首选，若因解除牙拥挤需要而拔牙，应尽可能靠后拔牙；③矫正磨牙远中关系。其中解除拥挤和排列不齐的方法同牙列拥挤的矫治，值得一提的是，切牙唇向移动将扩展出部分间隙，同时也有助于减小深覆殆。磨牙远中关系的矫治参见安氏Ⅱ^{1}错殆的矫治，应注意部分安氏Ⅱ^{2}患者的下颌在解除前牙锁结关系后，可能会发生前移位。

案例 14-5 分析

根据以上牙殆面检查内容和 X 线头颅侧位片分析，患者诊断为安氏Ⅱ^{2}类错殆，深覆殆，上颌中度拥挤，下颌轻度拥挤。前牙闭锁殆常导致下颌的前伸、开闭口、侧向移动等多方向运动均受限，并可出现张口疼痛、弹响等症状，因此病史询问中注意是否伴有牙周或颞颌关节疾患，患者牙周健康，存在颞下颌关节紊乱症。

矫治方案设计：拔除上颌双侧第一前磨牙，采用直丝弓矫治技术，唇倾上前牙，上颌增加平面导板打开前牙深覆殆，矫治过程中需关注颞下颌关节，下颌前牙进行少量 IPR，上下牙弓协调，精细调整，结束矫治。（注：本病例由李高华医师提供）

第五节　前牙反殆的矫治

前牙反殆（anterior crossbite）即俗话所说的“地包天”“兜齿”。它是安氏Ⅲ类错殆（Class Ⅲ，division）的主要症状之一。安氏Ⅲ类错殆是指将上颌第一恒磨牙颊尖咬合于下第一恒磨牙近中颊沟的远中，也称为近中错殆。安氏Ⅲ类错殆是我国儿童中常见的一种错殆畸形。据 2000 年中华口腔医学会的调查结果显示，乳牙期、替牙期和恒牙期的患病率分别为 14.94%、9.65% 和 14.98%。反殆对口腔功能、颜面美观和心理健康有较严重的影响，并且随患者的生长增龄症状逐渐加重，因此受到口腔各科医师的重视。

案例 14-6

患者，男性，4 岁。因“地包天”要求矫治。

乳牙列萌出完成后，发现前牙“地包天”就诊。哺乳方式为卧位人工喂养，其家族中无类似畸形。

牙殆面检查：面部对称，侧貌稍凹。乳牙列，上中线齐，下中线左偏 1mm，前牙反殆，深覆殆Ⅰ度，反覆盖 2mm，上前牙腭向倾斜，两侧乳磨牙终末平面为近中阶梯（图 14-17，图 14-18）。

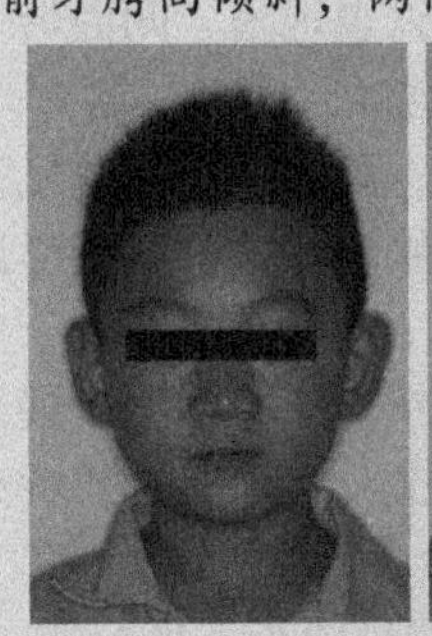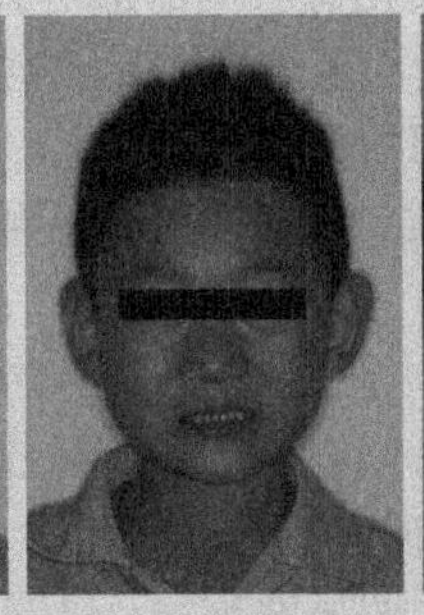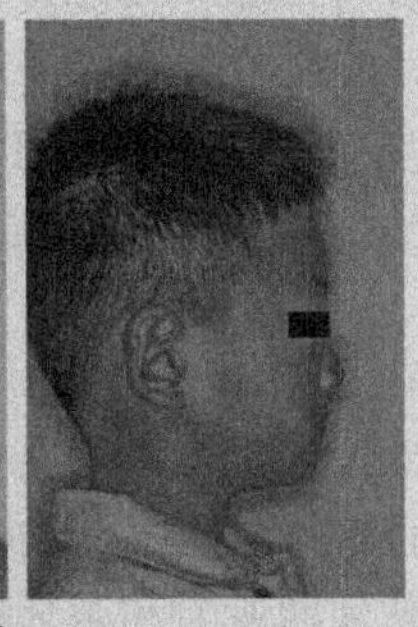

图 14-17　术前面像

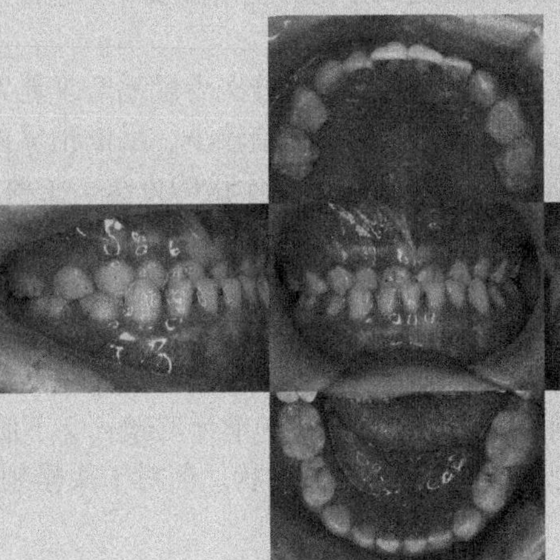

图 14-18　术前口内照

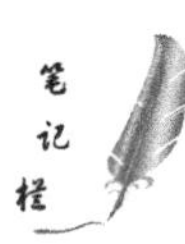

问题：

1. 乳牙反殆的最佳矫治年龄是多少？乳牙反殆的早期矫治是否有必要性？
2. 乳牙反殆的矫治方法有哪些？预后如何？
3. 我们是否需要纠正乳牙反殆的儿童口腔不良习惯？

【病因】

1. 遗传因素 前牙反殆有明显的家族倾向。据有关资料，将近一半的前牙反殆患者，1～3代的血缘亲属中有类似错殆存在。由于错殆畸形均受到遗传因素和环境因素两方面的影响，因此临床上不能通过简单地询问家族史来区别患者Ⅲ类错殆的类型并估计预后，要仔细分析亲属，特别是父母的殆型、骨型。家族资料可以提供有价值的参考。

2. 先天性疾病 先天性唇腭裂是前牙反殆的重要病因之一。唇腭裂患者由于腭部软组织的缺损，手术瘢痕的挛缩等造成上颌骨发育异常，表现为前牙反殆或全牙弓反殆。此外梅毒、巨舌症和先天愚型（Down综合征）等先天性疾病，也可以是前牙反殆的病因。

3. 后天原因

（1）全身性疾病：垂体功能亢进或佝偻病可使下颌骨发育畸形表现出磨牙近中关系、前牙反殆、开殆。

（2）功能因素：一些呼吸道疾病如慢性扁桃体炎等常造成气道狭窄，机体为保持呼吸道通畅，舌体常处于低为且向前伸，带动下颌向前，形成前牙反殆、下颌前突。

（3）乳牙及替牙期局部障碍：上颌前牙先天或外伤缺失、多数乳磨牙早失、上颌乳切牙滞留，乳尖牙的磨耗不足，均是前牙反殆形成的重要后天原因。

4. 口腔不良习惯 伸舌、吮指、咬上唇、前伸下颌习惯及不正确人工喂养都可造成前牙反殆、下颌前突。

【诊断】 按致病机制分类：

1. 牙性反殆 多见于乳牙期的反殆，患者侧貌基本正常，上前牙稍向舌向倾斜，下前牙位置较正常或唇倾。该类前牙反殆矫治较简单，预后较好。

2. 功能性反殆 由于不良哺乳姿势等引起下颌功能性前伸造成下颌前突和前牙反殆。单纯的功能性反殆仅见于乳牙期或替牙期，这类反殆患者的面形可以表现出“凹面形”，但下颌骨可以后退至前牙对刃咬合的状态，而这时患者反殆面形得到明显改善。

3. 骨性反殆 骨性反殆为真性安氏Ⅲ类错殆前牙反殆，前两种类型的反殆患者如果未经及时矫治，可以演变为骨性反殆。表现呈典型的“凹面形”，这种类型反殆的畸形最严重，对美观和功能的影响也最大。

【矫治】 前牙反殆早期矫治的原则是去除病因，阻断骨骼畸形的发展，为骨骼正常生长创造良好环境，同时改善面型，增强儿童的自信心。恒牙期及成人前牙反殆的矫治原则是通过牙齿和牙槽骨的代偿，建立正常的覆殆覆盖，掩饰存在的骨骼畸形。

1. 早期矫治 包括乳牙期矫治和替牙期早期矫治，目的是纠正不良习惯，针对病因消除殆干扰。乳牙期前牙反殆多为牙性和功能性反殆，可以使用简单的方法解除反殆，最佳矫治年龄一般是3～5岁。常用方法：

（1）调磨乳尖牙：乳尖牙磨耗不足所造成的反殆，可分次少量地磨改乳尖牙达到矫治目的。

（2）咬撬法：适宜个别牙反殆者且尚未建立锁结或锁结较小，反覆殆反覆盖均较浅的患儿。

（3）上颌殆垫舌簧矫治器：是临床上最常用的纠正前牙殆的方法。主要用于反覆殆反覆盖中度，且后牙有固位的患儿。

（4）下颌联冠斜面导板：适用于乳牙深反覆殆，反覆盖小者。

（5）局部固定矫治器：替牙期的个别前牙反殆，可采用上颌“2×4”固定矫治器，唇向移动上颌前牙，舌向移动下前牙，解除前牙反殆。

（6）头帽颏兜的适应证：①下颌前突，下颌平面较平的前牙反殆；②下颌可退至前牙切对切；③下切牙位置基本正常或稍有唇倾；④无明显颞下颌关节症状。但对于头帽颏兜的治疗效果存在一定的争议，临床上应用较少。

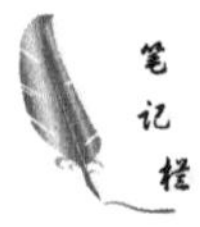
笔记栏

案例 14-6 分析

根据牙殆面检查前牙反殆，深覆殆Ⅰ度，反覆盖 2mm，上前牙腭向倾斜，喂养方式不正确，无家族史，可诊断为乳牙期牙性前牙反殆。采用上颌殆垫舌簧矫治器，唇倾上前牙，纠正前牙反殆，注意改正不正确喂养方式。

2. 替牙期晚期和恒牙期矫治 替牙期是前牙反殆矫治的关键时期，尤其是对于骨性Ⅲ类错殆。替牙期反殆的矫治一般是在上、下切牙均萌出后（即 7 ～ 8 岁），通过生长改形治疗，利用患者的生长潜力，促使上颌向前生长，抑制下颌的过度生长，减轻颌骨的畸形程度。

矫形治疗对颌骨的作用随着年龄的增长而逐渐降低，因此恒牙早期主要是通过唇倾上颌牙弓，采用Ⅲ类牵引适度改变下颌骨位置，以及拔牙矫治，代偿性移动上、下前牙，达到掩饰骨骼畸形的目的。

（1）功能性矫治器：常见的有 FR- Ⅲ型功能调节器（图 14-99）、反向 Twin-Block 和反向肌激动器等。主要是利用咀嚼肌的力量及改变口周肌肉力量的平衡，促使上颌骨矢状向和横向生长、上颌前牙唇向倾斜、下颌前牙舌向倾斜，达到矫正前牙反殆的目的。适用于替牙期功能性Ⅲ类错殆和轻度上颌发育不足的骨性Ⅲ类错殆，功能矫治器戴用的时间 6 ～ 12 个月。

（2）上颌前方牵引器：对于骨性反殆患者，若畸形由上颌发育不足引起，则可以采用生长改形治疗，以上颌前方牵引器，促使上颌骨向前发育。前方牵引器由口内装置和口外装置。牵引力大约为每侧 500g，每天牵引 12 ～ 14 小时。牵引力方向低于殆平面 20° ～ 30°。可结合使用螺旋扩弓器，松解上颌骨缝，更利于上颌骨向前的发育。

（3）拔牙非拔牙矫治：骨性Ⅲ前牙反颌患者行代偿治疗时需慎重拔牙，尤其是上颌拔牙更需慎重。一般而言，只要拥挤不影响反殆解除，则不要急于减数。矫治是否需要拔牙矫治是由上颌决定，如上牙弓严重拥挤，尽管下颌不拥挤，最终也需拔除 4 个前磨牙。常用的拔牙模式有拔除下颌切牙、拔除前磨牙、拔除第二、三恒磨牙。

3. 成人反殆的矫治 成人反殆多为乳牙期或替牙期的牙性、功能性反殆未及时治疗发展而来的骨性反殆或混合型反殆。由于成人生长发育已基本结束，因此不能利用生长潜力进行矫形治疗，而主要采用移动牙齿的正畸方法。轻度的骨性反殆可以通过上、下颌牙殆面型齿的移动来掩饰上、下颌骨的不协调，使患者面型得以改善。严重的骨性反殆患者，一般只能通过正畸和外科手术联合治疗才能从根本上解决患者的反殆，改善患者的容貌。

第六节 开殆和深覆殆的矫治

开殆（open bite）与深覆殆（deep overbite）通常是由于上、下牙弓及颌骨垂直向发育异常而产生的，在安氏Ⅰ、Ⅱ、Ⅲ类错殆中与均有可能存在，且往往伴有其他畸形。因此在矫治时，也需同时考虑其他畸形的矫治。

（一）深覆殆

深覆殆是指前牙 - 牙槽骨高度发育过度或后牙 - 牙槽骨高度发育不足，或两者皆有的错殆畸形，且常伴有水平向关系异常。上前牙切缘覆盖下前牙牙冠唇面长度 1/3 以上者；或下前牙切缘咬合于上前牙牙冠舌面切 1/3 以上者，称之为深覆殆。

【病因】

1. 遗传因素 上颌发育过大，下颌形态异常，位置靠后。下颌支发育过长，下颌下缘平面较平，下颌呈反时针旋转生长型。

2. 全身因素 儿童时期全身慢性疾病等致颌骨发育不良，后牙牙槽高度发育不足导致下颌向前、上旋转，而前牙继续萌出，前牙槽高度发育过度。

3. 乳牙或替牙局部障碍 多数乳磨牙或恒磨牙龋坏或早失、双侧多数后牙颊舌向错位严重，先天缺失恒下切牙或乳尖牙早脱等均可引起深覆殆。

4. 功能因素 下颌功能性后缩使上下前牙无咬合接触，后牙咬合力过大，造成下颌 Spee 曲线深，导致深覆殆。

5. 口腔不良习惯 紧咬牙习惯易造成咀嚼肌张力过大，当牙尖交错位咬合时，咀嚼肌、翼内肌张力过大，抑制了后牙牙槽的生长；咬下唇习惯，对下前牙和下颌骨有向后的压力，形成下前牙拥挤、

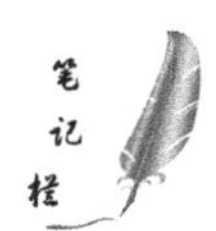

深覆𬌗或下颌后缩等。

【诊断】 临床上将深覆𬌗分为以下三度（图 14-19）。

Ⅰ度：上切牙牙冠覆盖下切牙唇面 1/3 ～ 1/2，或下切牙咬合在上切牙舌面切 1/3 ～ 1/2 处。

Ⅱ度：上切牙牙冠覆盖下切牙唇面 1/2 ～ 2/3，或下切牙咬合在上切牙舌面切 1/2 ～ 2/3 处。

Ⅲ度：上切牙牙冠覆盖下切牙唇面 2/3 以上，或下切牙咬合在上切牙舌隆突以上。

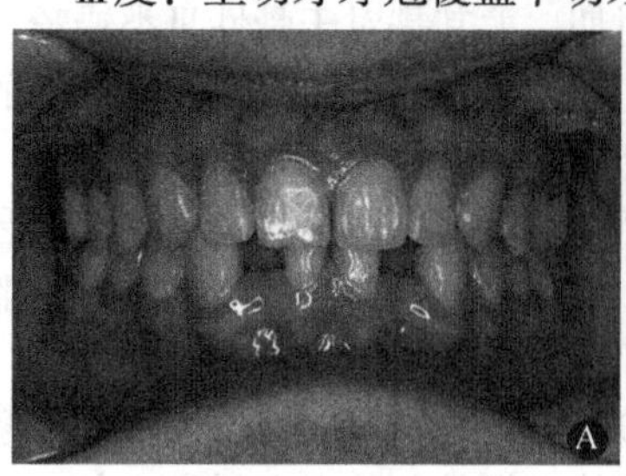

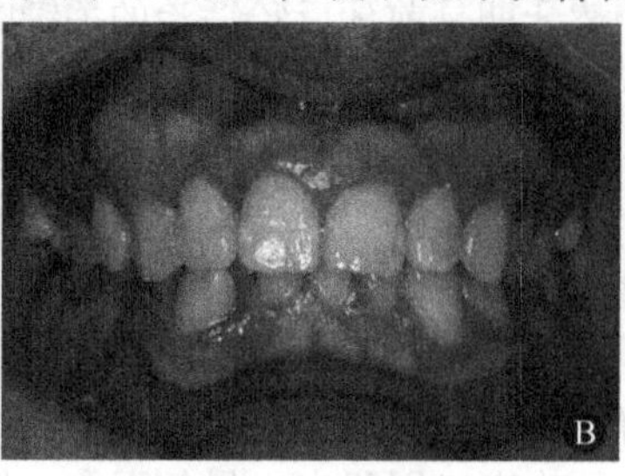

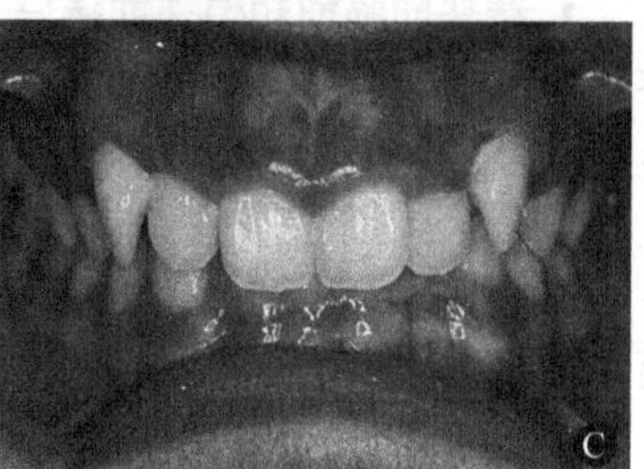

图 14-19 深覆𬌗

A. Ⅰ度；B. Ⅱ度；C. Ⅲ度

深覆𬌗按照其形成机制可分为牙源性深覆𬌗和骨源性深覆𬌗。

1. 牙源性深覆𬌗 主要是由牙或牙槽垂直向发育异常引起，常表现为上、下颌前牙及牙槽高度过高和（或）后牙及后牙牙槽高度过低。

2. 骨源性深覆𬌗 在上、下前牙舌倾、前牙及前牙牙槽发育过度、后牙及后牙牙槽高度不足的牙及牙槽问题之外，还存在上下颌骨矢状向位置不调。

【矫治】 深覆𬌗的治疗要考虑前后牙和牙槽的情况，根据患者生长发育的趋势采取不同的措施，纠正前牙轴倾度，压低前牙和前牙牙槽，升高后牙和后牙牙槽，协调上、下颌骨位置关系。骨性深覆𬌗主要借助于平面导板或 Activator，使下切牙有一个稳定的咬合接触，从而促进后牙的萌出。这类矫治器的作用随着年龄的增长而逐渐减小，此时可借助于固定矫治器、颌间牵引来刺激后牙牙槽骨的生长并抑制前牙的萌出或压低上、下前牙。具体矫治手段同安氏Ⅱ类错𬌗深覆𬌗的控制。

（二）开𬌗

开𬌗（open bite）主要是上、下牙弓及颌骨垂直向发育异常，前牙或部分后牙在正中𬌗位及下颌功能运动时无𬌗接触，严重时只有个别后牙有接触。开𬌗不仅影响前牙的切割功能，还影响患者的发音。

案例 14-7

患者，女性，22 岁。因前牙不能咬合，要求矫治。

患者自觉上、下前牙咬合不上，影响进食，要求矫治。否认家族遗传史，有吐舌吞咽不良习惯。

牙𬌗面检查：面部基本对称，侧貌直面型，面下 1/3 长。恒牙列，上颌上牙列轻度拥挤，下牙列存在散隙。上、下中线齐，双侧磨牙为轻度近中关系，开𬌗Ⅰ度，覆盖 0mm。颞下颌关节检查无明显异常。X 线头颅侧位片示：上、下后牙萌出过多，下颌骨发育正常（图 14-20，图 14-21）。

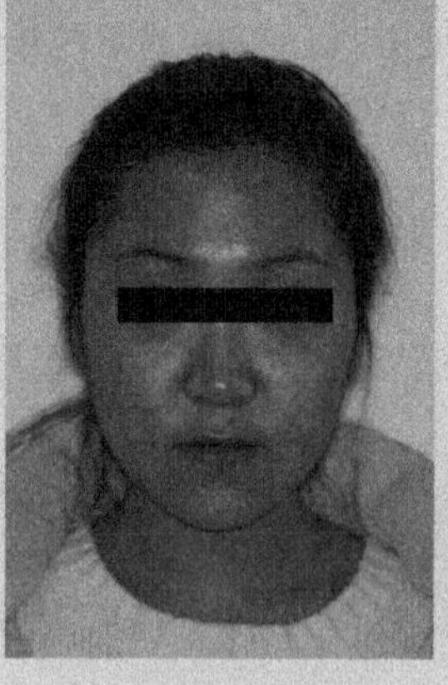
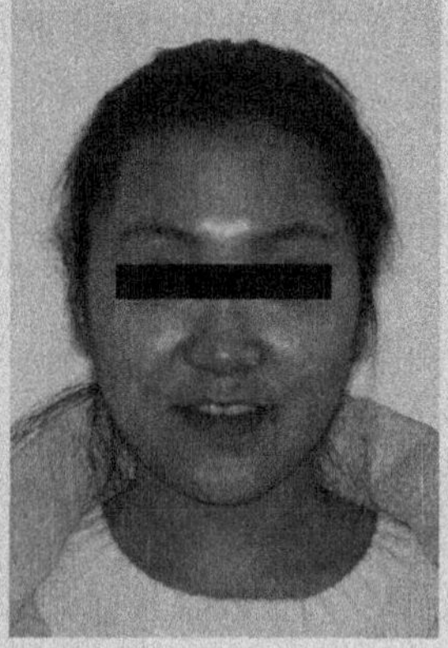
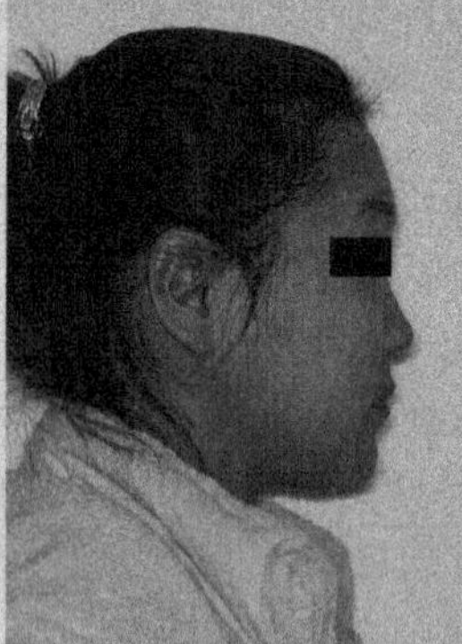

图 14-20 术前面像

笔记栏

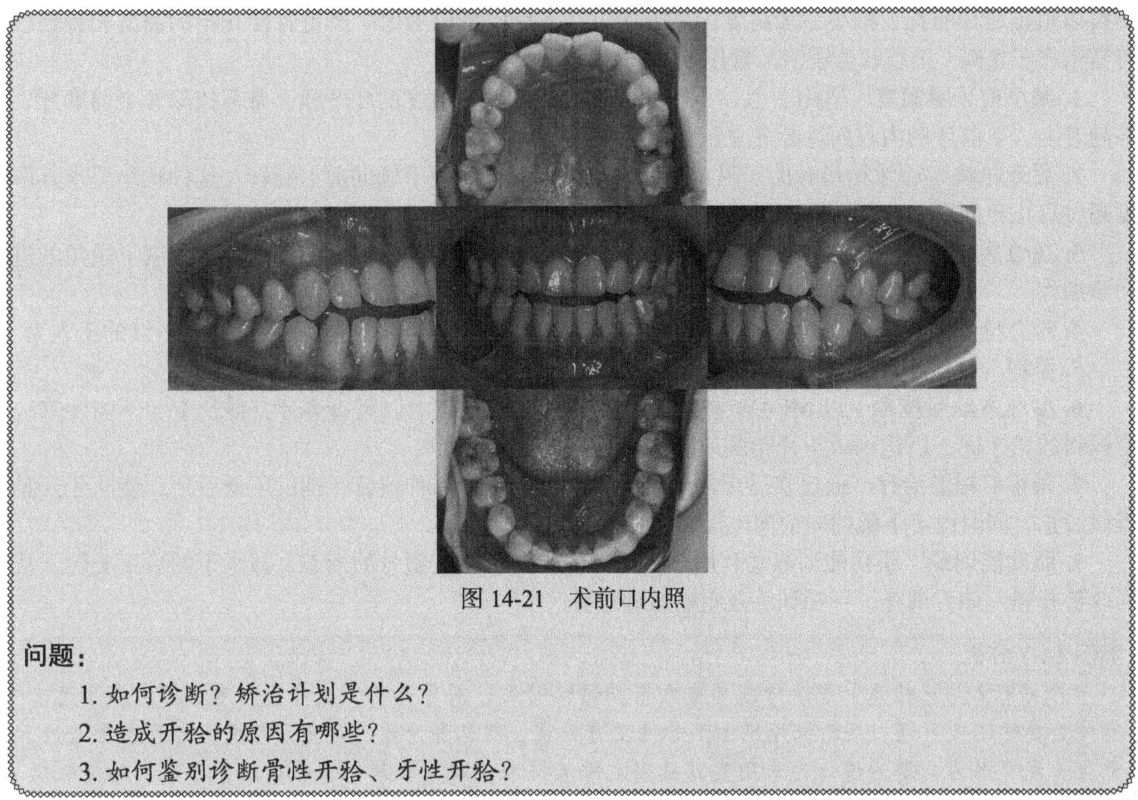

图 14-21 术前口内照

问题：

1. 如何诊断？矫治计划是什么？
2. 造成开殆的原因有哪些？
3. 如何鉴别诊断骨性开殆、牙性开殆？

【病因】 开殆错殆畸形的病因繁多且复杂。主要包括以下方面。

1. 口腔不良习惯 长期不良习惯所致开殆患者约占造成开殆总病因的 68.7%。其中吐舌习惯最为常见，所形成的前牙区开殆间隙呈梭形，与舌的形态一致（图 14-22）。此外，如伸舌吞咽、吮指、咬唇等均可造成前牙区开殆，咬物习惯（如咬铅笔等）可能在咬物的位置形成局部小开殆。

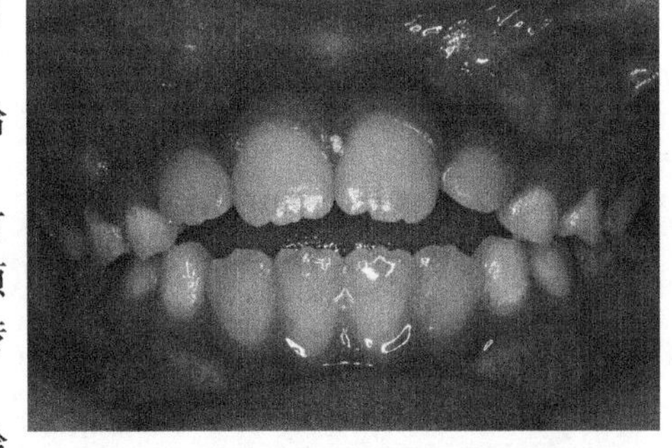

图 14-22 吐舌习惯形成的前牙区梭形开殆

2. 下颌第三磨牙前倾或水平阻生 常推第二磨牙向殆方，成为后牙的咬合高点，导致开殆。

3. 遗传因素 对于开殆是否受遗传影响，学者们尚有争议，需进一步研究。部分患者在生长发育过程中，上颌骨前部向上旋转，下颌向后下旋转的生长型，可能与遗传有关。

4. 全身疾病及综合征 严重的佝偻病患儿常伴有开殆畸形，同时一些遗传病也可以伴有开殆，如 Down 综合征、Pierre-Robin 综合征等。

【诊断】 临床上按上下切牙切缘间垂直距离的大小可将开殆分为 3 度。

Ⅰ度：上下切缘之间的垂直距离为 0 ～ 3mm。

Ⅱ度：上下切缘之间的垂直距离为 3 ～ 5mm。

Ⅲ度：上下切缘之间的垂直距离为 5mm 以上。

开殆按照其形成机制可分为牙源性开殆和骨源性开殆。

1. 牙源性开殆 形成机制主要由于前牙萌出不全，前牙牙槽骨发育不足，后牙齿萌出过度，后牙牙槽发育过度，面部无明显畸形，颌骨发育基本正常。

2. 骨源性开殆 除牙及牙槽的问题外，主要表现为下颌支短，下颌角大，面型 1/3 长，严重者呈长面型综合征。多见于下颌后旋转型病例。

【矫治】 开殆矫治的总原则是找出病因，根据开殆形成的机制，采用合适的方法对伸长前牙及牙槽和（或）后牙 - 后牙槽，达到纠正开殆。在矫治过程中必须注意纠正口腔不良习惯，如不去除，畸形难以纠正，也易复发。由于骨性开殆具有进行性加重的特点，而正畸治疗对牙槽突代偿性改建作用是有限的，因此骨性开殆的预后一般较差。对这类患者而言，减小下颌的后旋转更加重要，一

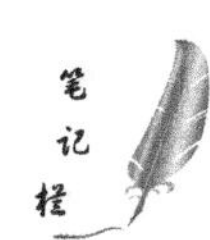

切可以阻止后牙萌长、减小后牙高度的措施均应在治疗中加以考虑。严重骨性开𬌗的面型和骨骼改善需依靠于正畸 - 正颌联合矫治。常用矫治方法如下。

1. 减小前牙唇倾度 适用于上、下前牙唇倾造成的轻、中度前牙开𬌗，常需拔除 4 个前磨牙，并随着上、下前牙的内收而逐渐建立正常覆𬌗关系。

2. 后牙𬌗垫 后牙𬌗垫有助于阻止后牙的垂直向萌长，使下颌向前上旋转。这种𬌗垫要求其厚度超过息止𬌗间隙 3 ～ 4mm，治疗时机为生长发育期结束之前。

3. 高位头帽颏兜 改变常规颏兜作用力的方向，需将力的方向尽量向上，从而控制下颌角的进一步加大。

4. 磁力𬌗垫 在𬌗垫上加磁体，利用磁力同极相斥的原理，可以对上、下后牙产生持续的压入力。

5. 舌刺 破除吐舌及吮指习惯，使上下前牙正常生长，纠正开𬌗。

6. 多曲方丝弓技术 以 MEAW 技术为代表的固定矫正技术以竖直磨牙，伸长上、下前牙来改变倾斜的𬌗平面，以达到矫正开𬌗的效果。

7. 种植钉辅助治疗 通过在后牙的颊腭（舌）侧同时植入种植钉，辅助压低后牙，使前牙开𬌗得以矫正，同时由于下颌的向前向上旋转，面型也得以改善。

8. 肌功能训练 肌功能训练是利用口腔周围的肌力来改变颌骨的形态，减少下颌后下旋转，从而改善开𬌗。如舌训练，吞咽训练及咀嚼肌训练等。

案例 14-7 分析

根据以上临床检查，患者诊断为安氏Ⅲ类错𬌗畸形，前牙开𬌗，上牙列轻度拥挤。由于患者有伸舌吞咽不良习惯，且侧位片显示无骨性发育异常，则患者为牙性开𬌗。考虑患者为成年女性，无生长发育潜力，矫治设计为采用直丝弓固定矫治技术，配合舌刺纠正吐舌不良习惯，加强肌功能训练（舌肌功能训练、吞咽训练和紧咬牙训练），排齐上、下牙列，纠正开𬌗，改善磨牙关系，建立正常覆𬌗覆盖，终身保持。

（管晓燕）

第十五章 口腔疾病与全身系统性疾病的关系

【目的要求】

掌握：白血病、贫血、糖尿病、艾滋病患者的口腔表征及治疗原则。

熟悉：①各类特异性感染在口腔及颌面部的表现。②皮肤黏膜病在口腔黏膜的临床表现。③龋病、牙周炎对全身健康的影响。

了解：营养性疾病、某些综合征在口腔的表现。

口腔作为消化系统的开端，是全身器官的重要组成部分，近年来，口腔疾病与全身健康或疾病的双向关系越来越受到重视。

第一节 全身系统性疾病在口腔的表现

某些全身疾病如白血病、糖尿病等可累及口腔，产生多种临床症状。由于疾病的表现复杂、多变，临床医师应根据病史、口腔检查及辅助检查等做出明确诊断，以便采取最佳的治疗方案。

一、血液及出血性疾病

血液病与口腔关系密切，因该类患者凝血功能及机体抵抗力下降，常有牙龈出血肿胀、口腔黏膜溃疡等表现。临床中对此类患者的治疗要多加注意，避免对患者产生更大的伤害。

案例 15-1

患者，男性，35 岁。

主诉：全口牙龈肿痛 3 个月余。

现病史：患者 3 个月前出现牙龈肿痛，口服抗菌药物及止痛药物后效果不佳。2 个月前于某院行洁牙治疗，牙龈仍肿痛，症状未见缓解。2 周前因牙龈剧痛而拔除左侧后牙，拔牙创出血严重并伴头晕。近日来牙龈肿痛持续加重。

查体：血压 116/78mmHg。全口牙龈肿胀，增生明显，呈苍白色，可见明显的出血点和坏死。软垢（+++），龈上牙石（++），BOP（+）；32、31、41 松动Ⅲ度，11、12、15 ～ 17、35 ～ 37、42 ～ 46 松动Ⅱ度，13、14、33、34、21 ～ 25 松动Ⅰ度；47 见拔牙创，愈合状况较差。

口腔 X 线片示：全口牙槽骨中重度吸收。

实验室检查示：白细胞 2.8×10^9/L，红细胞 2.3×10^{12}/L，血小板 4×10^9/L，血红蛋白 67.0g/L，幼稚细胞 78%。凝血时间：PT 22.15 秒。

问题：

1. 诊断是什么？
2. 应该如何治疗？

（一）白血病

白血病（leukemia）患者口腔中的主要表现如下。

（1）牙龈肿大，颜色暗红发绀或苍白，组织松软脆弱或中等硬度，表面光亮。牙龈肿胀常为全口性，且可覆盖部分牙面。由于牙龈肿胀、菌斑堆积，牙龈一般有明显的炎症（图 15-1）。

（2）龈缘处组织坏死、溃疡和假膜形成，状如坏死性溃疡性龈炎，严重者坏死范围广泛，有口臭。主要是由于牙龈中大量幼稚血细胞浸润积聚，可造成末梢血管栓塞，局部组织对感染的抵抗力降低所致。

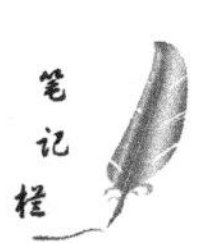

（3）牙龈有明显的出血倾向，龈缘常有渗血，且不易止住，牙龈和口腔黏膜上可见出血点或瘀斑。患者常因牙龈肿胀、出血不止或坏死疼痛而首先到口腔科就诊，及时检查血象有助于诊断（图 15-2）。

（4）严重的患者还可出现口腔黏膜的坏死或剧烈的牙痛（牙髓腔内有大量幼稚血细胞浸润引起）、发热、局部淋巴结肿大及疲乏、贫血等症状。

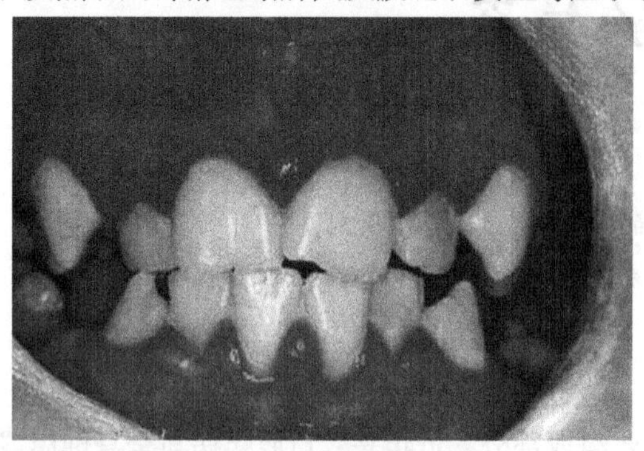

图 15-1　白血病引发牙龈增生

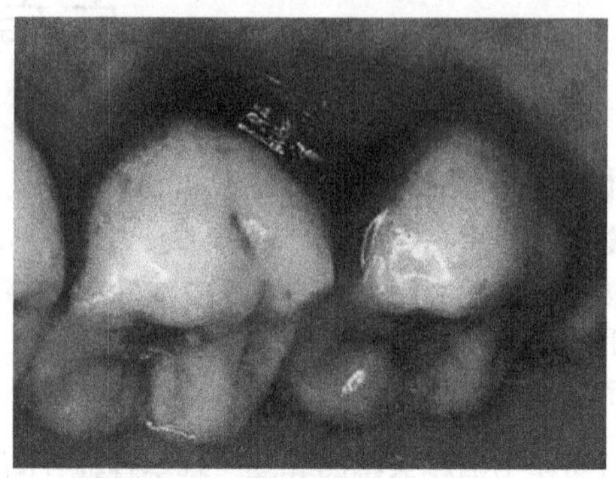

图 15-2　牙龈自发性出血

案例 15-1 分析

本病例具有以下临床症状和特点：患者近期出现牙龈肿痛，行口腔常规治疗后，症状未见缓解。拔牙后拔牙创出血严重并伴有头晕。口腔检查可见全口牙龈肿胀，增生明显，呈苍白色，可见明显的出血点和坏死，全口多数牙齿Ⅰ～Ⅲ度松动。血常规及血涂片检查发现血细胞数目及形态异常。凝血时间延长。

诊断：慢性牙周炎（重度），血液病待查。

该病例可能的诱因为白血病患者末梢血中的幼稚血细胞，在牙龈组织内大量浸润积聚，致使牙龈肿大。由于牙龈肿胀、出血，口内自洁作用差，使菌斑大量堆积，加重了牙龈炎症。

治疗：及时转至内科确诊，并与血液科医师密切配合治疗。牙龈出血以保守治疗为主，压迫止血，加强口腔护理。

对此类患者治疗时，应注意减少刺激，避免患者大量出血，同时应请内科医师协助诊疗。

（二）贫血

不同类型的贫血（anemia）病因可导致多样的口腔表现。

1. 缺铁性贫血　患者口腔黏膜苍白，舌面丝状乳头及菌状乳头萎缩，舌面光滑发亮，舌尖也可见萎缩性改变，唇、颊及舌黏膜受刺激或炎症激惹，可形成溃疡，黏膜和舌有烧灼痛，口角有炎症或皲裂（图 15-3）。

2. 巨幼细胞性贫血　早期的口腔症状表现为疼痛性舌炎和舌的烧灼感。继之舌部出现溃疡，舌乳头萎缩，舌色亮红，呈火红样斑块，尤以舌缘和舌尖明显。严重者舌面光滑、呈蜡片状，舌部肌张力丧失。不少患者出现义齿佩戴困难。

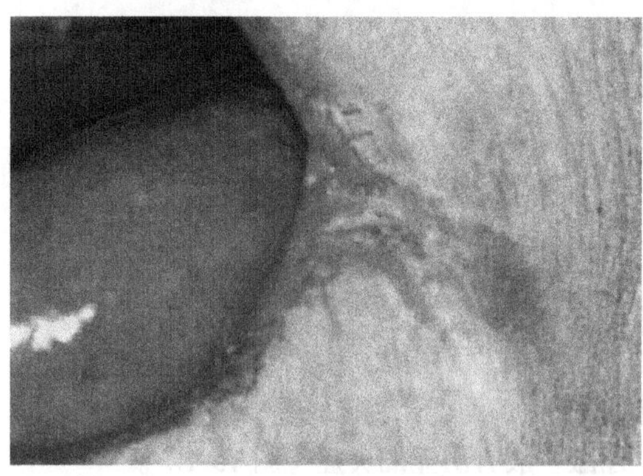

图 15-3　缺铁性贫血引起舌炎和口角炎

3. 再生障碍性贫血　患者的口腔黏膜苍白，牙龈持续少量出血，黏膜及皮肤出血形成瘀点、瘀斑，轻微的创伤即可引起溃疡和坏死。常见于牙龈缘、颊黏膜和硬腭。不少患者伴发扁桃体炎和咽炎。

除上述血液病外，出血性疾病，如特发性血小板减少性紫癜、血友病等在口腔中也有相应的表现，主要为牙龈自发性出血，黏膜出现瘀斑，易破溃等。

笔记栏

二、营养性疾病

（一）维生素 A 缺乏症

维生素 A 缺乏会引起骨骼生长缓慢，颌骨及成釉细胞发育不良，影响牙齿的正常萌出及功能。还可引起口腔溃疡，不易愈合；有时患者有口干现象。

（二）维生素 B_2 缺乏症

维生素 B_2 缺乏时，患者可出现口角炎、唇炎及舌炎的相应表现，具体为：双侧口角糜烂溃疡，影响说话，进食；唇部干燥肿胀，可有疼痛感、烧灼感；舌背发红，可有萎缩性舌炎，有时见地图舌。对于该类患者，进食富含维生素 B_2 的食物，可改善症状。

（三）叶酸缺乏症

叶酸缺乏患者的口腔表现主要为舌炎，舌乳头萎缩，舌背发红，疼痛，也可引起溃疡。

（四）维生素 C 缺乏症

维生素 C 缺乏症即坏血病，轻者口腔症状不明显，严重者可出现牙龈炎、出血等症状，表现为牙龈肿胀，呈暗紫红色，易出血，可有溃疡、糜烂，甚至继发感染。可伴有疼痛、血腥样口臭。

（五）维生素 D 缺乏症

维生素 D 缺乏症又称佝偻病，是一种小儿常见病，影响骨骼的发育。口腔颌面部表现为方头，釉质发育不全，牙齿萌出延迟等。

对于营养性疾病，要注意补充营养，并配以对症治疗，症状即可得到控制或明显改善。

三、内分泌系统疾病

（一）糖尿病

牙周病与糖尿病（diabetes）关系密切，被称为糖尿病的第六大并发症。糖尿病患者血糖高，对感染的抵抗能力弱，较血糖正常者更易引起或加重牙周病，且牙周治疗更困难；而牙周病也易加重糖尿病，使血糖不易控制。

糖尿病患者常见口腔病变表现如下。

1. 龈炎、牙周炎　糖尿病患者常出现牙龈充血、水肿、糜烂、出血、疼痛。牙周部位可发生牙周脓肿、牙周袋形成，并有脓性渗出（图 15-4）。随病情发展可出现牙槽骨吸收、牙齿松动脱落。

2. 口腔黏膜病变　表现为口腔黏膜干燥，常有口干、口渴，唇红部皲裂。牙龈、舌黏膜可出现糜烂及小溃疡，伴疼痛，易发生感染性口炎、口腔白念珠菌病（图 15-5）。

3. 龋齿

4. 其他　易出现拔牙后愈合时间延长、疼痛及炎症等。

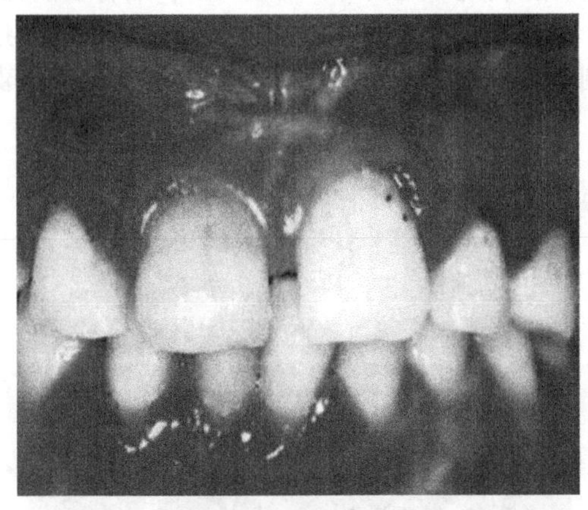

图 15-4　糖尿病患者牙周炎和牙周脓肿

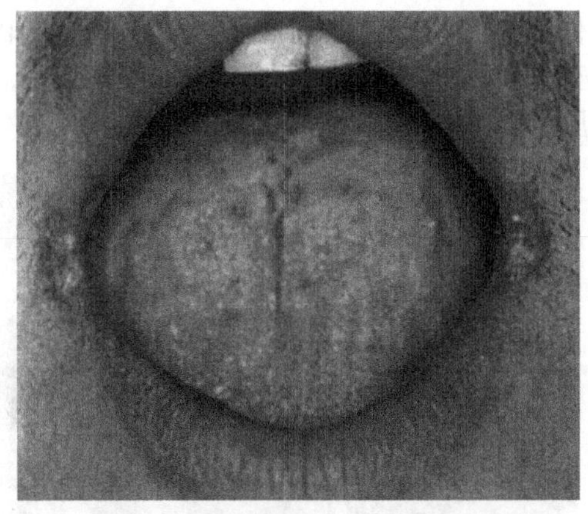

图 15-5　糖尿病患者口干和口角炎

（二）甲状旁腺功能减退症

甲状旁腺功能减退症（hypoparathyroidism），简称甲旁减，是多种原因导致的甲状旁腺素产生减

笔记栏

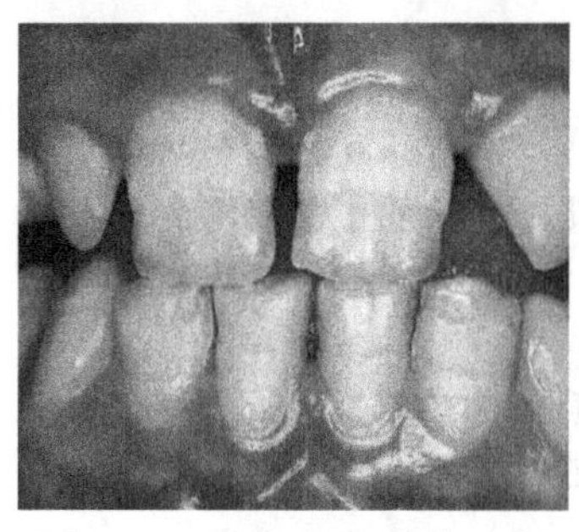
图 15-6 甲状旁腺功能减退患者牙齿发育不全

少或作用缺陷而造成以低钙血症、高磷血症为主要化验异常的疾病，患者表现为反复手足搐搦和癫痫发作，长期口服钙剂和维生素 D 制剂可以使病情得到控制。

甲状旁腺功能减退者的口腔表现主要是牙齿钙化不良、发育不良（图 15-6）。特发性甲状旁腺功能减退者易发生口腔念珠菌感染。

此外，甲状腺功能亢进的患者牙齿萌出较早，可出现舌活动异常。患者应避免行拔牙等手术，若确需手术，应控制疾病情况，使患者基础代谢率＜ +20%，静息脉搏＜ 100 次 / 分。

四、特异性感染

（一）梅毒

梅毒（syphilis）是由梅毒螺旋体引起的一种慢性性传播疾病，梅毒螺旋体可侵犯人体几乎所有器官，因此梅毒的临床表现复杂多样。根据传染途径的不同，可分为获得性（后天）梅毒和胎传（先天）梅毒。根据病程的长短，分为早期梅毒和晚期梅毒。

案例 15-2

患者，男性，20 岁。

主诉：口腔溃疡疼痛 1 个月，右肩部结节 1 个月。

现病史：患者 1 个月前无明显诱因出现口腔溃疡，伴有疼痛。右肩部出现一红色小丘疹，无明显不适，未予治疗，之后皮疹渐大并呈环状，轻度瘙痒。患者 2 个月前有冶游史。

既往史：体健，否认局部外伤史。

家族史：家族成员无类似病史。

查体：血压 110/78mmHg。舌、下唇部有圆形白色微隆斑块，直径约 1cm，边界清楚，黏膜溃疡。11，21 切缘比颈部狭窄，中央呈半月形凹陷，26 釉质呈多个颗粒状结节和坑窝凹陷。右肩部可见一暗红色结节，呈规则环状，直径约 1cm，质硬，少许脱屑。外阴、肛周及其他系统检查无异常，全身浅表淋巴结未触及肿大。一般情况好。

实验室检查示：TRUST（1 ∶ 64），TPPA（+），抗 -HIV 检测：阴性。

问题：

1. 诊断是什么？诊断依据是什么？
2. 该采取何种治疗措施？

先天性梅毒的患者以哈钦森牙和桑葚牙为特征性口腔表现（图 15-7，图 15-8），如有哈钦森牙、神经性耳聋和间质性角膜炎，则合称哈钦森三联征。后天梅毒一期时在唇、舌等部位可见硬下疳；发展至二期梅毒时，常在舌部出现梅毒黏膜斑，呈圆形或椭圆形灰白色微隆起的斑块；三期梅毒以树胶肿、梅毒性舌炎及白斑为主要口腔病损。

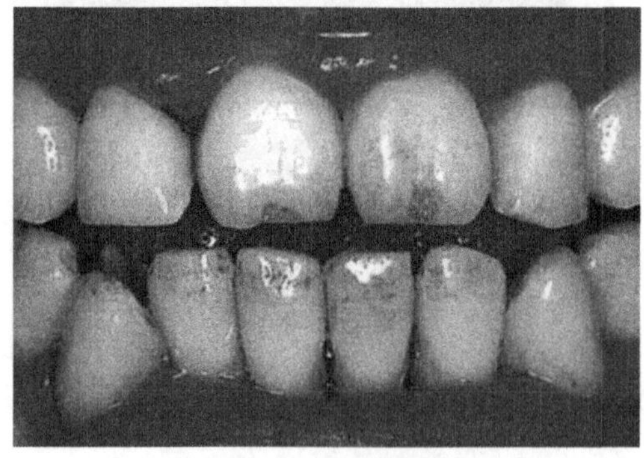
图 15-7 哈钦森牙

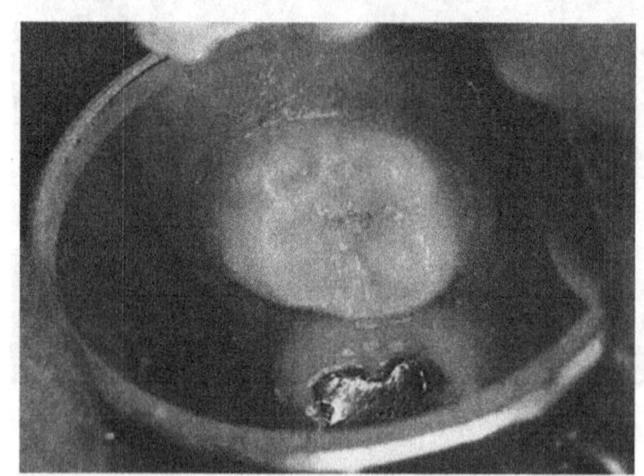
图 15-8 桑葚牙

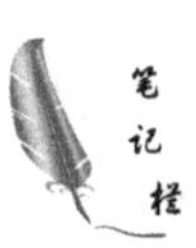

案例 15-2 分析

本病例具有以下临床症状和特点：患者 2 个月前有冶游史。曾出现口腔黏膜溃疡，皮肤疹。口腔检查可见唇舌颊部黏膜圆形斑块，表面糜烂或溃疡；哈钦森牙、桑葚牙。全身检查可见梅毒疹。

诊断：二期梅毒。

本病例可能诱因是患者性生活混乱，性接触感染。

诊断：二期梅毒。

诊断依据：

（1）舌、下唇部有圆形白色微隆斑块，直径约 1cm，界清，黏膜溃疡（梅毒黏膜斑）。

（2）11、21 切缘比颈部狭窄，中央呈半月形凹陷；26 釉质呈多个颗粒状结节和坑窝凹陷（哈钦森牙、桑葚牙）。

（3）右肩部可见一暗红色结节，呈规则环状，直径约 1cm，质硬，少许脱屑（梅毒疹）。

治疗：予苄星青霉素 240 万 U，每日肌内注射治疗，至溃疡逐渐愈合，皮疹逐渐消退。分两侧臀部注射，每周 1 次，共 3 次。随访。

（二）病毒感染

1. 柯萨奇病毒感染　柯萨奇病毒有 A 组和 B 组两类，A 组主要感染儿童，典型表现为柯萨奇病毒引起的疱疹性咽峡炎，患儿出现发热、咽痛症状，在咽部形成疱疹，破溃后形成溃疡（图 15-9）；婴幼儿有拒食、哭闹、流涎的表现。

柯萨奇病毒感染还可引起手足口病，表现为口腔及咽部疼痛，有上呼吸道感染的症状，皮疹多见于手指、足背，口内颊部、软腭及舌等部位有散在疱疹。此外病毒感染还可引起中枢神经系统感染、呼吸道感染等。

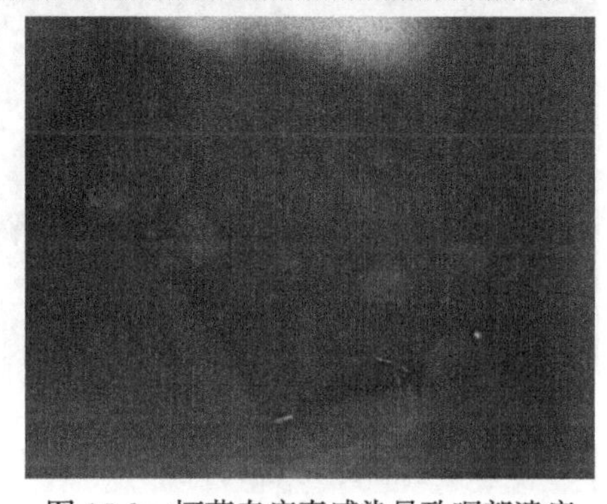

图 15-9　柯萨奇病毒感染导致咽部溃疡

此外，还有一些病毒感染可引起口腔症状。如 EB 病毒感染者，可有咽痛的表现，在咽部形成溃疡、假膜，且有淋巴结肿大等。尖锐湿疣为感染人乳头瘤病毒（HPV）所致，好发于唇、颊、舌系带等处，为单发或多发的结节，呈红色或苍白色。

2. 带状疱疹病毒感染　带状疱疹由水痘 - 带状疱疹病毒（VZV）引起，主要特征为沿单侧周围神经分布的簇集性小水疱，按神经节段分布，常有神经痛的症状。

带状疱疹感染口腔表现为口腔黏膜疱疹多，有疼痛、烧灼感，但仅累及单侧，常发生溃疡（图 15-10，图 15-11）。若病变累及三叉神经，可出现牙痛的症状。

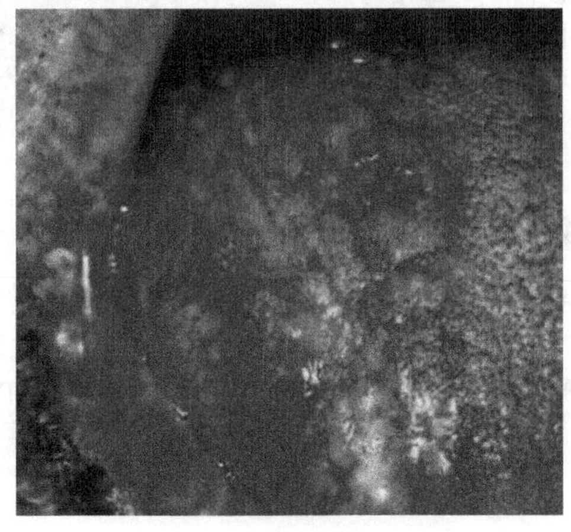

图 15-10　VZV 感染下颌支区

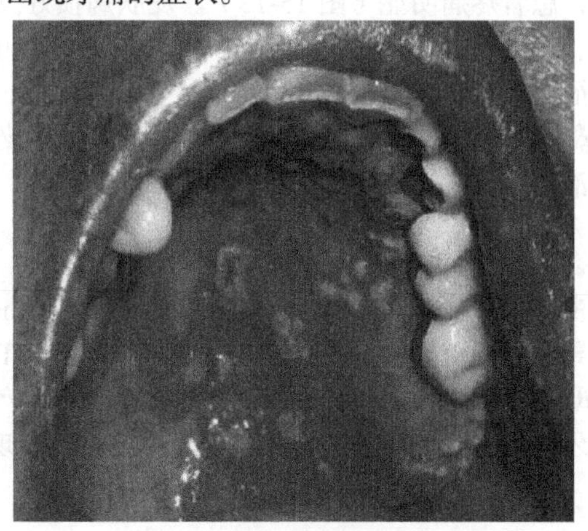

图 15-11　VZV 感染上颌支区

除上述疾病外，念珠菌感染也为常见的特异性感染，慢性黏膜皮肤念珠菌病患者可出现口腔反复感染，形成红斑、结节等表现。

3. 结核病毒感染　口腔黏膜感染结核分枝杆菌可引起慢性感染，患者口腔软组织表现主要有结核初疮、结核性溃疡、寻常狼疮等。

口腔结核的临床表现有以下几点。

（1）结核初疮，为在 2～3 周潜伏期后入侵处的小结，可发展为顽固性溃疡，周围有硬结称为结核性初疮。

（2）结核性溃疡，是口腔中常见的继发性结核损害，常见于舌部。呈线形溃疡，边缘微隆起，鼠噬样外观，形成潜掘状边缘。

（3）寻常狼疮，临床少见，早期为一个或数个绿豆大小的结节，质稍软，界限清晰。透明玻璃片检查见中央呈圆形苹果酱色。

五、皮肤黏膜病

有些皮肤黏膜病也会累及口腔，对患者的身心健康产生很大影响，如慢性盘状红斑狼疮、天疱疮、类天疱疮、药物过敏性口炎等。

（一）盘状红斑狼疮

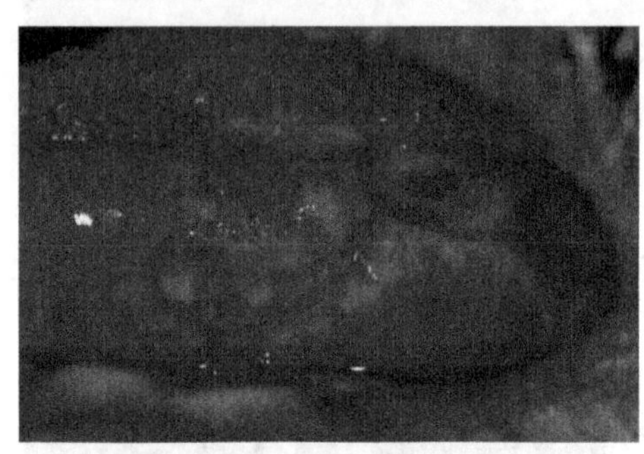

图 15-12　口腔内红斑狼疮损害

盘状红斑狼疮（chronic discoid lupus erythematosus，DLE）是一种慢性皮肤 - 黏膜结缔组织疾病，皮疹呈持久性盘状红色斑片，多为圆形、类圆形或不规则形，可见角栓突起，病损周边有放射状排列的细短白纹。

盘状红斑狼疮的典型皮肤病损为“蝴蝶斑”，主要分布在鼻部和颧面部，有红色斑块，表面覆盖鳞屑。口腔病损好发于下唇，内部呈红晕状，外部有放射状白色条纹，病变可超出唇红缘，使皮肤与黏膜界限不清（图 15-12）。组织活检对盘状红斑狼疮的诊断有重要意义；实验室检查可见血沉加快、免疫球蛋白升高等表现。

（二）药物过敏性口炎

药物过敏性口炎是指通过口服、注射、涂搽等途径使药物进入体内后，过敏体质者发生超敏反应而引起的皮肤及黏膜疾病。药物过敏性口炎若伴有固定部位的皮肤及黏膜损害，称为固定性药疹。

复发性阿弗他溃疡：局部给予消炎、止痛药，如 0.1% 曲安西龙软膏、0.5% 盐酸达克罗凝胶涂于溃疡面。可口服糖皮质激素。

药物过敏性口炎的口腔病损多见于唇、颊等部位，表现为黏膜充血肿胀，出现水疱，破溃后可形成糜烂或溃疡，有渗出，患者疼痛明显（图 15-13）。皮肤病损好发于躯干、四肢、手足等部位，表现为丘疹、水疱。重症者可发生莱氏综合征，全身症状明显，出现高热、全身性水疱，还可累及眼、鼻腔等部位。治疗时，首先应停止使用致敏药物，再行对症治疗及全身支持治疗。

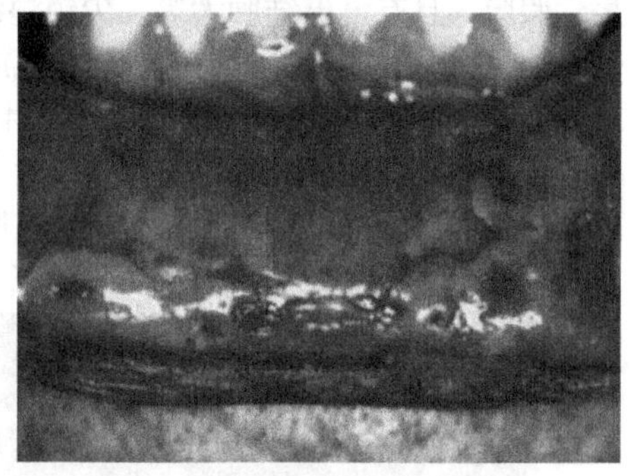

图 15-13　药物过敏性口炎

六、艾 滋 病

艾滋病（acquired immune deficiency syndrome，AIDS，又称获得性免疫缺陷综合征），是 HIV 感染导致的免疫功能缺陷，HIV 病毒主要攻击 $CD4^{+}T$ 淋巴细胞。AIDS 可通过性接触传播、血液传播、母婴传播，其中性接触为主要传播途径。口腔主要有真菌感染、病毒感染、卡波西肉瘤、HIV 相关性牙周病、溃疡性损害和非霍奇金淋巴瘤等表现。

七、综 合 征

一些综合征也可伴发口腔病损，现选择两个较为常见的疾病进行说明。

（一）克罗恩病

克罗恩病常发生于末端回肠，有腹痛、腹胀、腹泻的表现。口腔病损多表现为口腔黏膜线状溃疡，口腔黏膜增生，可呈肉芽肿或结节样表现；牙龈发红，有时呈颗粒状。

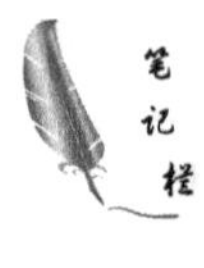

（二）掌跖角化 - 牙周病综合征

掌跖角化 - 牙周病综合征（papillon-Lefevre syndrome，PLS）的病变特点是手掌和足跖部的皮肤过度角化，牙周组织快速严重破坏，有的病例还伴有硬脑膜的钙化。患者全身一般健康，智力正常。

掌跖角化牙周病综合征皮损患者的手掌、足底、肘部及膝部，可见鳞屑、皲裂等。口腔表现主要为牙周病，牙槽骨吸收迅速，牙齿松动脱落（图 15-14）。

此外，一些综合征也可见口腔病损，如多发性基底细胞痣综合征，有牙源性角化囊性瘤、痣样基底细胞癌、分叉肋、大脑镰钙化等表现；遗传性外胚叶发育不全症，有先天牙齿缺失，甚至全口无牙的表现；色素沉着 - 肠息肉综合征出现口腔黏膜色素斑等。

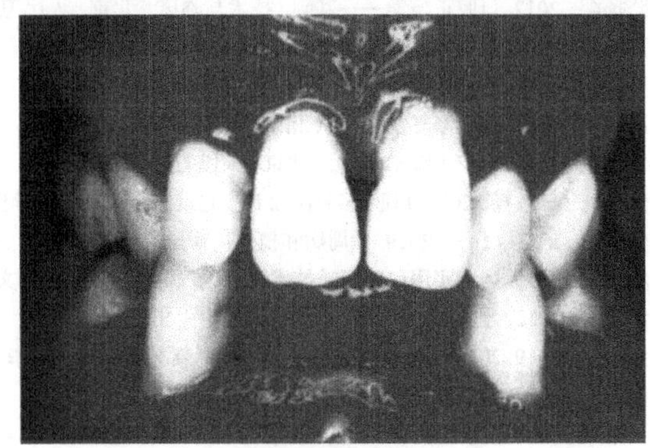

图 15-14　掌跖角化牙周病综合征引起牙齿过早缺失

八、其他疾病

很多疾病都会在口腔有相应的症状和体征。如肝硬化是一种常见的肝部慢性病变，患者可有牙龈红肿、出血，口腔黏膜发红，舌背黏膜萎缩，舌炎，口臭等表现，有时病变甚至累及唾液腺。尿毒症的患者易发生口腔溃疡，晚期可出现口臭；肾移植后，因患者大量使用激素、硫唑嘌呤、广谱抗菌药等，口腔易出现牙龈肿胀，念珠菌感染等。

第二节　口腔疾病对全身健康的影响

口腔疾病不仅影响口腔功能的发挥，也会对全身健康产生不利影响。本节以口腔最常见的两大疾病——龋病、牙周病为例来简要说明口腔疾病对全身健康带来的不利影响。

一、龋　病

龋病（caries）是在以细菌为主的多因素影响下，牙体硬组织发生慢性进行性破坏性疾病。其临床特征是牙体硬组织在色、形、质各方面发生变化，若未予重视，长久发展也可影响其他部位的健康。

龋病与多种全身疾病有着密切联系。对于心瓣膜有器质性病变的患者，龋病可以引起细菌性心内膜炎。有研究报道，去除牙病灶后，虹膜炎、虹膜睫状体炎的病情减轻。也有报道称口腔疾病与神经炎、关节炎、肾炎、呼吸道疾病、胃肠道疾病等均有联系。

二、牙　周　炎

牙周炎（periodontitis）是发生在牙周支持组织（牙龈、牙周膜、牙槽骨、牙骨质）的炎症性、破坏性疾病，是导致牙齿缺失的主要原因之一。牙周炎不仅会影响口腔功能的正常发挥，也会对美观产生一定影响，还会导致远隔脏器的病损，如关节炎、胃溃疡、肾炎等。此外，牙周炎还与冠心病、早产低出生体重婴儿等疾病相关。

口腔疾病和全身情况密切相关，对于各类临床疾病，一定要明确来源，辨别性质，不要贻误对全身疾病的诊治。此外，在治疗过程中，要特别注意局部和全身的关系，充分考虑患者的全身情况，为患者选择最恰当的治疗方案。

（邓嘉胤）

笔记栏

参考文献

白丁, 2015. 口腔正畸策略、控制与技巧 . 北京 : 人民卫生出版社 .

陈谦明, 2015. 口腔黏膜病学 . 4 版 . 北京 : 人民卫生出版社 .

陈扬熙, 2012. 口腔正畸学——基础, 技术与临床 . 北京 : 人民卫生出版 .

丁仲娟, 杨佑成, 2008. 口腔科学 . 北京 : 科学出版社 .

樊明文, 2012. 牙体牙髓病学 . 北京 : 人民卫生出版社 .

冯海兰, 2007. 口腔修复学 . 2 版 . 北京 : 北京大学医学出版社 .

傅民魁, 2012. 口腔正畸学 . 6 版 . 北京 : 人民卫生出版社 .

傅民魁, 林久祥, 2005. 口腔正畸学 . 2 版 . 北京 : 北京医科大学出版社 .

郭淑娟, 刘倩, 丁一, 2019. 牙周病和植体周病国际新分类简介 . 国际口腔医学杂志, 46(2): 125-134.

罗颂椒, 2015. 当代实用口腔正畸技术与理论 . 北京 : 科学技术文献出版社 .

孟焕新, 2012. 牙周病学 . 4 版 . 北京 : 人民卫生出版社

孟焕新, 2019. 2018 年牙周病和植体周病国际新分类简介 . 中华口腔医学杂志, 54(2): 73-78.

邱蔚六, 2012. 口腔颌面外科学 . 7 版 . 北京 : 人民卫生出版社

张学军, 2008. 皮肤性病学 . 7 版 . 北京 : 人民卫生出版社 .

张志愿, 俞光岩, 2013. 口腔科学 . 8 版 . 北京 : 人民卫生出版社 .

赵铱民, 2012. 口腔修复学 . 7 版 . 北京 : 人民卫生出版社 .

赵志河, 白丁, 2018. 正畸治疗方案设计——基础、临床及实例 . 北京 : 人民卫生出版社 .

Caton JG, Armitage G, Berglundh T, *et al.*, 2018. A new classification scheme for periodontal and peri-implant diseases and conditions: intruduction and key changes from the 1999 classification. J Periodontol, 89: 1-8.

Chi AC, Neville BW, Krayer JW, *et al*, 2010. Oral manifestations of systemic disease. Am Fam Physician, Dec 82(11): 1381-1388.

Johnson NW, 2010. The mouth in HIV/AIDS: markers of disease status and management challenges for the dental profession. Aust Dent J, 55 Suppl 1: 85-102.

M. Anthony Pogrel, Kar-Erik Kahnberg, Lars Andersson, 2014. Essentials of Oral and Maxillofacial Surgery. Oral and Maxillofacial Surgery. Saj Jivraj. Graftless Solutions for the Edentulous Patient. 1st ed. Springer : Springer Nature.

Proffit WR, 2014. 当代口腔正畸学 . 5 版 . 王林, 译 . 北京 : 人民军医出版社 .

笔记栏